U0335957

JINGBIAN XIANDAI
YIYUAN GUANLI GUIFAN

精编现代
医院管理规范

主编　赵　文　李克宏　吕学信　高凤玲

　　　潘　钰　韩华美　张　云

黑龙江科学技术出版社

图书在版编目(CIP)数据

精编现代医院管理规范 / 赵文等主编. -- 哈尔滨：
黑龙江科学技术出版社，2021.8
ISBN 978-7-5719-1076-1

Ⅰ．①精… Ⅱ．①赵… Ⅲ．①医院－管理规范 Ⅳ.
①R197.32-65

中国版本图书馆CIP数据核字（2021）第174320号

精编现代医院管理规范
JINGBIAN XIANDAI YIYUAN GUANLI GUIFAN

主　　编　赵　文　李克宏　吕学信　高凤玲　潘　钰　韩华美　张　云
责任编辑　陈元长
封面设计　宗　宁
出　　版　黑龙江科学技术出版社
　　　　　地址：哈尔滨市南岗区公安街70-2号　邮编：150007
　　　　　电话：（0451）53642106　传真：（0451）53642143
　　　　　网址：www.lkcbs.cn
发　　行　全国新华书店
印　　刷　山东麦德森文化传媒有限公司
开　　本　787 mm×1092 mm　1/16
印　　张　25.25
字　　数　808千字
版　　次　2021年8月第1版
印　　次　2021年8月第1次印刷
书　　号　ISBN 978-7-5719-1076-1
定　　价　218.00元

编委会

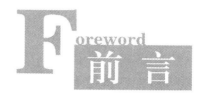

前　言

　　医院管理学作为管理学的一个分支学科，已经发展得较为完备并形成了一种比较完善的学科体系，其研究的内容也随着该学科的不断发展而与时俱进。医院管理是指在一定的环境或条件下，运用一定的管理职能和手段，通过有效地分配组织资源，包括人、财、物、信息，对医院的运作过程进行指挥和控制，为达到医院所计划的目标所实施的过程。医院管理就是要有效地协调医院内部的各种关系并寻找医院运作效率的最大化，让医院始终处于一种良性循环之中，通过各种规章制度，在医院建立一种良好秩序，保证医院完整、顺利地运转。

　　随着社会经济的发展和人民群众对医疗服务需求和期望的提高，医院的功能与任务也随之发生了较大的变化，并因此带来了医院管理理论和方法的创新与变革。为了适应医院管理工作及教学改革的迫切需要，我们以现代管理科学理论和方法以及国外医院管理研究的最新进展和成果为基础，在密切结合我国医院改革和发展的实际的前提下，总结多年来医院管理经验，编写了《精编现代医院管理规范》一书。

　　本书以实现医院现代化管理为目标，遵循系统性、科学性、先进性和实用性的编写原则，主要系统介绍了医院管理、医院管理与医院信息化、门（急）诊管理、住院患者管理、临床信息系统、现代化设备在病案管理中的应用、病案基础管理、病案质量管理、住院病案管理、电子病历管理等，内容涉及医院管理的方方面面，理论新颖、条理清晰，具有很强的创新性、指导性。本书适用于医院各级领导、卫勤管理人员、医院管理研究与教学人员阅读参考使用。

　　本书在编写过程中参阅了大量的资料，但由于编写时间仓促，学识水平有限，错误、遗漏在所难免，敬请广大读者批评指正。

《精编现代医院管理规范》编委会

2021 年 6 月

C目录

ontents

第一章 医院管理

第一节 医院管理学概述

一、医院管理及医院管理学的概念

（一）医院管理的概念

医院管理是指根据医院的环境和特点,运用现代管理理论和方法,通过计划、组织、控制、激励和领导等活动,使医院的人力、物力、财力、信息、时间等资源得到有效配置,以期更好地实现医院整体目标的过程。医院管理活动的目的是要在有限的医疗卫生资源条件下,以充分实现医院的最佳社会效益和经济效益,发挥医院的整体效能并创造出最大的健康效益。医院管理的主要任务是认真贯彻执行国家的卫生方针政策,增进医院发展活力,充分调动医院及医务人员的积极性,不断提高医院服务质量和效率,更好地为人民健康服务,为构建社会主义和谐社会服务。

（二）医院管理学的概念

医院管理学是运用现代管理科学的理论和方法,研究并阐明医院管理活动的规律及其影响因素的应用学科。医院管理学是管理学的一个分支和理论性、实践性、综合性较强的学科,既与医学科学相联系,又与其他社会科学及自然科学紧密相连,是医学和社会科学的交叉学科。医院管理学与管理学、组织行为学、社会学、公共政策学、经济学、卫生事业管理学、卫生经济学、卫生法学、卫生统计学、流行病学等许多学科有着十分密切的关系。

二、医院管理研究的主要任务与医院管理学的研究对象

（一）医院管理研究的主要任务

医院管理研究的目的是发现医院管理活动的客观规律,完善和发展医院管理科学理论,指导医院管理活动实践。医院管理研究的主要任务是研究医院系统的管理现象和运行规律,医院系统在社会系统中的地位、功能和制约条件,医院管理体制,监督、补偿、治理和运行等机制,医院内部组织领导、经营管理、质量控制和资金、人力、物流、信息等要素的组织协调等。

1

医院管理研究是卫生政策与管理研究的重要领域,是研究医院管理现象及其发展规律的科学,综合运用政策学、经济学、管理学的原理和方法,研究影响医院发展的宏观管理体制、运行机制和提高医院内部管理水平、运营效率的理论和方法,其目的是要促进医院实现组织目标、提高医院工作效率和效果。

(二)医院管理学的研究对象

医院管理学的研究对象主要是医院涉及的要素、医院系统及各子系统的管理现象和规律,系统之间的关系、定位、作用和制约机制,医院运行的过程以及影响其运行的内外环境,同时也要研究医院系统在社会大系统中的地位、作用和制约条件。

三、医院管理学的研究内容和学科体系

(一)医院管理学的研究内容

医院管理学的研究内容主要包括医院管理的基本理论和方法,与医院管理紧密相关的卫生发展战略与卫生政策、卫生服务体系、卫生资源及筹资体系等卫生管理内容,医院人力资源管理、质量管理、信息管理、财务管理、经营管理、后勤保障管理、绩效管理等内部运行管理内容。

也有将医院管理研究分为理论研究、宏观政策研究、服务体系研究、微观运行管理研究等内容。理论研究包括医院管理思想、管理原则、医院管理研究方法论、研究对象、学科体系、医院管理职能等。宏观政策研究包括运用系统论思想,研究医院在卫生体系中的地位、作用及运行规律,管理体制、运行机制、监管机制,以探索医院整体发展思路和战略目标等宏观战略研究;法律法规、政策、税收、支付等政策环境,群众卫生服务需要、需求等社会环境,经济环境,竞争环境等环境研究。服务体系研究包括医疗服务体系、区域医疗规划及资源配置、城乡医疗服务网、医院分级管理等。微观运行管理研究主要包括运用管理学基本理论研究医院管理的各个环节,领导,计划,决策,控制,效率(人员、设备的利用),医院业务流程管理等;组织人事管理,经营管理,质量管理,财务管理,信息管理,后勤管理等。

(二)医院管理学的学科体系

医院管理学的研究内容非常广泛,有必要对其学科体系进行划分,明确该学科的研究对象、研究范畴及其之间的有机联系,促进医院管理学的学科建设和发展。关于医院管理学的学科体系目前国内外还没有形成完全一致的看法,有以医院科室和部门设置为基础进行分类的,如医疗科室管理、医技科室管理、护理管理、病案管理等;也有划分为业务管理、行政管理、经济管理等;这些分类方法概念不够清晰,难以形成理论体系。为了突出医院管理的理论性、整体性、层次性、实践性及实用性等特点,多数医院管理研究者将其分为综合理论和应用管理两大部分。

1.综合理论部分

也称之为医院管理学总论,主要研究医院管理的基本原理与医院概论等基本理论问题,包括医院管理学的概念、研究对象、学科体系与发展,医院管理职能和方法、医院管理的政策等。

医院概论主要从社会角度来研究医院这个特定系统的一般规律,主要包括医院的发展历史、定义和类型、性质、地位、工作特点、任务和功能、医院管理的方针政策、医院发展趋势、医疗法规等。

此外,还要研究医院体系的管理,包括医院管理体制、治理机制、补偿机制、运行机制和监管机制,医院服务体系的布局与发展规划、医院资源的筹集与使用(如医疗保障制度、医院支付方式

改革等)、城乡医疗服务网建设和医院之间协作等。

2.应用管理部分

也可以称为医院管理学各论,主要研究医院管理这个系统中既相互联系又有区别的各个要素及其之间的关系等。这些要素管理主要有组织及人力资源管理、质量管理(医疗管理、技术管理、质量改进、安全管理)、信息管理、财务与经营管理(即经济管理)、科教管理、后勤管理(包括物资设备、后勤保障)等。由这些要素形成各个专业的管理,有些专业管理又可以分为若干子系统。

(1)组织管理:为了实现医院目标,将医院的人员群体按照一定的功能分工划分成相应的组织机构并有机结合,使其按一定的方式与规则进行活动的集合体。医院组织机构设置是医院进行各项活动的基本条件,医院组织管理也是整个医院管理的基础。

(2)人力资源管理:人力资源是任何组织中的第一资源,在医院中则更为重要。医院人力资源管理包括人员的录用、培养、使用等相关的体制和激励约束机制、人员的编配、职权的划分、医德医风建设等。

(3)质量管理:对医院活动全过程进行组织、计划、协调和控制,从而提高技术水平、医疗质量和技术经济效果,包括医疗服务的及时性、有效性、安全性,患者的满意度,医疗工作效率,医疗技术经济效果等内容,可以具体划分为医疗管理、技术管理、质量改进和安全管理。

(4)信息管理:信息处理、信息系统的建立和情报资料的管理,例如:医院统计、病案管理、资料管理等。它作为一项专业管理,贯穿在各项专业及其相互联系中。

(5)财务管理:进行经济核算和成本核算,降低医疗成本,避免浪费。管好用好资金,合理地组织收入和支出,以较少的财力和物力发挥较大的医疗技术经济效果,保证医疗业务的开展以及发展业务的需要。

(6)经营管理:从医院经济实体性的角度,将医院经济活动与医疗服务活动相结合,社会效益与经济效益相统一基础上的经济管理过程。医院经营主业是医疗业务,同时有科研、教学、预防保健服务、医药器材物品生产与加工,以及其他生产经营活动。

(7)科教管理:将现代管理学原理、方法应用于医院的科技活动以及教学中,调动临床科技人员和医院有关部门的积极性,实现在科技活动中各要素的最佳组合并发挥最大效能。内容包括医院科研规划及实施管理、科研制度管理、科研人才管理、科研经费管理、临床医学教育管理、住院医师规范化培训、继续医学教育管理等。

(8)后勤管理:围绕医院的中心任务,对医院的能源供给、环境卫生、保养维修、车辆调度、生活服务、药品器材、医疗设备等进行计划、组织、协调和控制,以保障医院工作的顺利进行,可以划分为总务保障管理、物资管理和设备管理。

医院管理系统各部分可以有各自的目标,但医院作为一个整体系统则有一个总的目标,医院各个子系统的运行和各项专业的管理都必须围绕医院总体目标的实现而进行。医院各项专业管理各有特点,但又密切联系,在实际管理工作中相互交叉、难以分割。不同历史时期,医院管理学研究的内容也各有侧重。在新的形势下,"以人为本"的服务观与"以患者为中心"的医疗观已成为医院管理研究的主旋律。如何完善医疗服务体系,改革医院管理体制和治理、运行、补偿和监管机制,转变医院发展模式,加强医院内部管理,减轻患者负担等已经成为当前医院管理研究的重要内容。而关于医院质量管理、医院经营管理、医学科技与教育、职业道德建设、医院管理理论等的研究,则是医院管理学研究的长久课题。

四、医院管理学的研究方法

目前我国医院管理正处于从经验管理向科学管理的转变之中,医院管理实践中产生许多新的问题,迫切需要从医院管理学学科发展的角度进一步研究,这就必然需要了解医院管理学的一般研究方法,属于方法论中一般科学方法论和具体科学方法论的范畴。医院管理学是一门交叉学科,其研究方法多借鉴管理学、社会学、经济学和医学等学科的理论和方法,结合医院管理的特点和规律,研究解决医院管理中的问题。主要方法可以分为定性研究和定量研究。

(一)定性研究方法

定性研究方法是社会学常用的一种探索性研究方法,多运用在关于事物性质的研究。通常是根据研究者的认识和经验确定研究对象是否具有某种性质或某一现象变化的过程及原因。定性研究方法主要是通过特定的技术或方式获得人们的一些主观性信息,对特定问题的研究具有相当深度,通常是定量研究的先前步骤。常用的定性研究方法有以下几种。

1.观察法

观察法是社会学研究的最基本方法之一,它不同于日常生活中的一般观察,而是一种有意识的系统行为。定性观察法是指在自然状态下对研究对象的行为和谈话进行系统、详细的观察,并记录其一言一行。

2.访谈法

访谈法是指研究者在一定的规则下,按照事先确定的目的和内容,面对面地询问被访者并通过与其交谈获取有关信息的方法。可以分为非结构式访谈、半结构式访谈和结构式访谈,通常与观察法结合使用。

3.专题小组讨论法

也称焦点小组讨论法,是由一个经过训练的主持人以一种无结构的自然形式召集一小组同类人员(通常不超过 12 人),对某一研究专题在主持人协调下展开讨论,从而获得对讨论问题的深入了解的一种定性研究方法。该方法常用于收集目标人群中较深层次的信息,定性了解人们对某问题的看法和建议等。经常作为定量调查的补充。

4.选题小组讨论法

选题小组讨论法是一种程序化的小组讨论过程,召集 6～10 人来讨论某个特定问题的有关方面及原因,并对其进行收集判断,以确定优先方案,该方法既提供了表达个性和权威的机会,也照顾到了大多数人的意见,常用于社会需求评估。

5.文献分析方法

文献分析方法是通过查阅有关文献资料或记录,在较短时间内尽快了解某个研究问题相关情况的一种方法,是开展各种研究通常必不可少的一种重要方法。

6.德尔菲法

德尔菲法是一种预测和决策的方法,通过匿名方式,让专家独立地针对一个问题进行思考,并采用信函方式与研究者建立信息联系。研究者对信函信息汇总整理并将主要结果反馈给各位专家,供专家再次分析判断,反复多次后,专家意见趋于一致。该方法通常用于预测领域,也可广泛应用于各种评价指标体系的建立和具体指标的确定过程。

7.新发展的研究方法

主要有头脑风暴法、SWOT 分析法、利益相关者分析法、情景分析法等。

（二）定量研究方法

定量研究方法是指运用概率论及统计学原理对社会现象的数量特征、数量关系及变化等方面的关系进行研究，并能用定量数据表示结论的一种研究方法。该方法使人们对社会现象的认识趋向精确化，与定性研究相结合以进一步准确把握事物发展的内在规律。

常用方法有系统分析法、预测分析法、投入产出分析法、统计分析法和层次分析法等。

（李克宏）

第二节　医院管理学的方法论与基本原则

一、医院管理学的方法论

方法论是指认识世界和改造世界的一般方法，在不同层次上有哲学方法论、一般科学方法论、具体科学方法论之分。关于认识世界、改造世界、探索实现主观世界与客观世界相一致的最一般的方法理论是哲学方法论；研究各门学科，带有一定普遍意义，适用于许多有关领域的方法理论是一般科学方法论；研究某一具体学科，涉及某一具体领域的方法理论是具体科学方法论。三者是互相依存、互相影响、互相补充的对立统一关系。哲学方法论在一定意义上带有决定性作用，它是各门科学方法论的概括和总结，是最为普遍的方法论，对一般科学方法论和具体科学方法论有着指导意义。

每一门学科都有其方法论，也就是总的指导思想和原则。研究我国医院管理，其方法论应该包括，必须从我国的国情和医院发展的实际出发，掌握有关社会科学、现代管理科学和医学科学等知识，并以此为基础，运用一般科学研究的基本方法，如定性调查的方法、统计和实验等定量的方法、综合分析的方法等。同时要研究现代管理科学在医院管理中的应用，紧密结合国情和实际，借鉴国外一切先进的科学管理理论和经验。重视我国医院管理的实践经验，全面理解医院作为社会事业重要组成部分的性质，坚持社会效益第一的原则和促进人民健康的根本宗旨，合理运用医院管理的相关理论和方法。

二、医院管理学的基本原则

医院管理学作为一门科学，其发展既要遵循哲学层面的普遍客观规律，也要遵循管理科学的一般规律，还要紧密结合本学科领域的特点。医院管理学的发展应坚持以下原则。

（一）遵循医院管理客观规律

马克思主义认为，规律是事物、现象或过程之间的必然关系。规律具有本质性的内部联系，也是现象间的必然关系，是现象中的普遍东西。管理作为一门科学，存在不以人们意志为转移的客观规律。医院管理者的责任就是要正确认识并把握医院管理的客观规律，运用科学管理方法，使医院良好运行并实现其发展目标。切忌脱离客观实际、主观随意。

（二）坚持发展的观点

一切客观事物都处在不断运动、发展、变化之中，因此医院管理必须与不断发展变化着的客观实际相适应。医院管理的对象是发展、运动着的，新情况、新问题不断出现，发展观点强调管理上的动态性、灵活性和创造性。要始终坚持发展的观点,改革创新,切不可满足现状,墨守成规,停滞不前,思想僵化。

（三）坚持系统的观点

所谓系统,一般是指由相互作用和相互依赖的若干组成部分相结合而成为具有特定功能的有机整体,任何系统都不是孤立的,它总是处在各个层次的系统之中,它在内部和外部都要进行物质、能量、信息的交换。所谓系统的观点,就是把所研究的事物看作是一个系统。医院正是这样一个系统,因此研究医院管理必须坚持将医院作为一个整体系统加以研究。医院作为一个系统,由人员、设备、物资、经费、信息等要素组成,并按功能划分为若干子系统及更小的子系统,形成层次结构。

（四）坚持"以人为本"的理念

人是一个系统中最主要、最活跃的要素,也是一切活动的最重要资源。重视人的因素,调动人的积极性,已成为现代管理的一条重要观点。传统管理以管理事务为主体,现代管理则发展到以人为主体的管理,即只有充分调动人的积极性、主动性、创造性,才能实现管理的目标。在医院系统中,服务提供者是医院员工,服务对象是患者,这就要求在医院管理中既要充分调动医院员工的积极性、主动性和创造性,又要切实尊重患者,服务患者,真正做到"以人为本"。

（五）遵循医疗行业特点

医疗行业作为一个服务行业,有其显著特点。医院是一个劳动、知识和资金密集型兼有的组织,对生产诸要素中劳动力素质的依赖更为明显;医疗服务具有明确的区域性、连续性、协调性和可记性等特点,且调节供需矛盾的方法少、效果差、难度大和周期长;医疗服务的产出直接依赖消费者的协作,医疗服务消费者严重依赖提供者;由于医疗服务的需求弹性较小,医疗服务的价格和服务的效用、意愿之间的关系并不紧密。医院提供的服务是直接面对消费者的即时性供给,具有明显的不确定性、专业性、垄断性和不可替代性,同时责任重大、客观上要求无误和完整,还有部分福利性的特点。医疗服务的需求者具有明确的目的性,即以较少的花费治愈疾病;但其寻求服务的过程则是盲目的、被动的和不确定的;同时医疗服务要求公益性和公平性,往往表现为第三方付费。

医疗服务具有其他服务性行业难以比拟的复杂性,医院管理者要认真研究。

（六）坚持一切从实际出发

医院管理研究在我国还是一门新兴学科,其理论体系、研究方法还很不完善,大多是直接学习和借鉴其他一些学科的理论和方法,尚未形成独立的学科体系。在这样一个阶段,我们必须加强医院管理理论的研究,同时又要认真总结我国医院改革发展的经验和教训,紧密结合医药卫生体制改革的实际,坚持理论研究与医院实践相结合。在研究方法上,要坚持定性与定量研究相结合,针对研究问题,采取适宜研究方法。在推进医院改革发展中,要坚持借鉴国际经验与开拓创新相结合,既要从中国国情出发、坚持走中国特色的创新之路,又要学习借鉴国际的先进经验,同时避免其已走过的弯路。

（李克宏）

第三节 医院管理的职能

所谓职能是指人、机构或事物应有的作用。管理职能是管理系统功能的体现,是管理系统运行过程的表现形式。管理者的管理行为主要表现为管理职能,每个管理者工作时都在执行这些职能中的一个或几个。医院管理的职能主要是管理职能在医院工作实践中的运用,通常包括计划职能、组织职能、控制与协调职能、激励职能、领导职能等。现结合医院管理的具体内容,逐一做出说明。

一、计划职能

计划是管理的首要职能。计划是对未来方案的一种说明,包括目标、实现目标的方法与途径、实现目标的时间、由谁完成目标等内容,是管理工作中必不可少的重要内容。计划贯穿于整个管理工作中,具有如下特点:目的性,即计划工作为目标服务;第一性,管理过程中的其他职能都只有在计划工作确定了目标后才能进行;普遍性,计划工作在各级管理人员的工作中是普遍存在的;效率性,计划要讲究经济效益;重要性,计划是管理者指挥的依据,进行控制的基础。

计划工作也是医院管理的首要职能,主要包括确定医院目标、实现目标的途径和方法等,而目标又可分为医院的整体目标和部门的分目标。按照计划所涉及的时间分类,可以分为长期计划、中期计划和短期计划。长期计划是战略性计划,它规定医院在较长时期的目标,是对医院发展具有长期指导意义的计划;短期计划通常是指年度计划,它是根据中长期计划规定的目标和当前的实际情况,对计划年度的各项活动所做出的总体安排。中期计划介于长期计划和短期计划之间,是指今后一段时间内,医院的发展步调、重点任务等。

按照计划内容来分,可分为整体计划和部门计划。整体计划是对整个医院都具有指导意义的计划,如医院总体发展规划。部门计划是医院科室和部门的工作计划,如医疗计划、药品计划、财务计划、人员调配计划、物资供应计划、设备购置计划、基建维修计划等。

计划工作是一种特定的管理行为,是医院各级管理者所要完成的一项劳动,是一种预测未来、设计目标、决定政策、选择方案的连续程序。所以在制订计划和目标时,要进行调查研究和预测,并在此分析比较的基础上,做出最优的选择。

二、组织职能

组织是为达到某些特定目标,经由分工和合作及不同层次的权利和责任制度而构成的人的集合。实现计划目标,要建立有效的、连续性的工作系统。这个系统包括体制、机构的建立和设置,工作人员的选择和配备,规定职务、权限和责任,建立工作制度和规范,同时建立有效的指挥系统,使单位的工作有机地组织起来,协调地发展。组织有以下基本含义:目标是组织存在的前提,组织是实现目标的工具,分工合作是组织运转并发挥效率的基本手段,组织必须具有不同层次的权利和责任制度,组织这一工作系统必须是协调的。

医院组织是指为了实现医院目标,以一定的机构形式,将编制的人员群体进行有机地组合,并按一定的方式与规则进行活动的集合体。医院组织是组成医院的基本机构,是医院进行各项活动的基本条件,也是整个医院管理的基础。医院组织设置的原则主要考虑以下几点:管理宽度原则,一个领导者有效指挥下属的人数是有限的;统一指挥原则,一个人只能接受一个上级的命令和指挥;责权一致原则,赋予责任的同时,必须赋予相应的权力;分工协作的原则,按照不同专业和性质进行合理分工,各部门也要协调和配合;机构精简原则,保证机构正常运转情况下配置少而精的管理人员。

医院组织机构的设置,要从医院的工作性质和任务规模出发,适应自身的职能需要。组织工作就是为了实现医院的共同目标,需要建立有效的、连续性的工作系统,而建立这个系统所采取的行动过程。医院组织工作的一般程序为确定医院目标、设置组织结构、合理配置资源、授予相应权责利、协调沟通各方关系等。

三、控制与协调职能

控制是指组织在动态变化过程中,为确保实现既定的目标,而进行的检查、监督、纠偏等管理活动。控制就是检查工作是否按既定的计划、标准和方法进行,若有偏差要分析原因,发出指示,并做出改进,以确保组织目标的实现。它既是一次管理循环过程的重点,又是新一轮管理循环活动的起点。按照控制活动的性质分,可分为预防性控制、更正性控制;按照控制点的位置分,可以分为预先控制、过程控制、事后控制;按照信息的性质分,可以分为反馈控制、前馈控制;按照采用的手段分,可以分为直接控制、间接控制。

医院不论是惯性运作还是各项工作计划的执行,都必须在有控制的条件下进行。医院内的控制通常可以分为3种:一是事前控制,又称前馈控制,是指通过情况观察、规律掌握、信息收集整理、趋势预测等活动,正确预计未来可能出现的问题,在其发生之前采取措施进行防范,将可能发生的偏差消除在萌芽状态,如制订实施各种规章制度、开展医疗安全、药品安全、预防医院感染等活动。二是过程控制,又称事中控制,是指在某项经济活动或者工作过程中,管理者在现场对正在进行的活动或者行为给予指导、监督,以保证活动和行为按照规定的程序和要求进行,如诊疗过程、护理过程等。三是事后控制,又称后馈控制,是指将实行计划的结果与预定计划目标相比较,找出偏差,并分析产生偏差的原因,采取纠正措施,以保证下一周期管理活动的良性循环,如医疗事故处理等。

医院进行控制的方式主要有利用医院信息系统,进行各类绩效考核等。控制是一种有目的的主动行为。医院的各级管理人员都有控制的职责,不仅对自己的工作负责,而且必须对医院整体计划和目标的实现负责。控制工作离不了信息的反馈,在现代化医院中建立医院信息系统将会成为管理者进行控制工作,保证管理工作沿着医院的目标前进的一种重要手段。

协调就是使组织的一切工作都能和谐地配合,并有利于组织取得成功。协调就是正确处理组织内外各种关系,为组织正常运转创造良好的条件和环境,促进组织目标的实现。协调包括组织内部的协调、组织与外部环境的协调、对冲突的协调等。协调也可以说是实现控制的一种重要手段,与控制相比有更好的管理弹性。

四、激励职能

激励是指人类活动的一种内心状态,它是具有加强和激发动机,推动并引导行为使之朝向预定目标的作用。激励有助于激发和调动职工的积极性,这种状态可以促使职工的智力和体力能量充分地释放出来,产生一系列积极的行为;有助于将职工的个人目标与组织目标统一起来,使职工把个人目标统一于组织的整体目标,激发职工为完成工作任务作出贡献,从而促使个人目标与组织目标的共同实现;有助于增强组织的凝聚力,促进内部各组成部分的协调统一。

医院管理者要对职工进行培训和教育,充分激励职工的积极性、创造性,不断提高业务水平,更好地实现目标。正确的激励应遵循以下原则:目标结合的原则,将医院组织目标与个人目标较好的结合,使个人目标的实现离不开实现组织目标所做的努力;物质激励与精神激励相结合的原则,既要做好工资、奖金等基本物质保障的外在激励,也要做好满足职工自尊心和自我实现的内在发展激励;正负激励相结合的原则,即运用好奖励和惩罚两种手段进行激励约束。

目前医院激励职工的手段与方法包括:①物质激励。在物质激励中,突出的是职工的工资和奖金,通过金钱的激励作用满足职工的最基本需要。②职工参与管理。参与管理是指在不同程度上让职工和下级参与组织决策和各级管理工作的研究和讨论,能使职工体验到自己的利益同组织利益密切相关而产生责任感。职工代表大会是目前医院职工参与管理的主要形式之一。③工作成就感。使工作具有挑战性和富有意义,满足职工成就感的内在需求,也是激励的一种有效方法。④医院文化建设。通过建设富有特色的医院文化,增强职工的凝聚力和归属感,从精神上激励职工产生自尊和责任感。

五、领导职能

领导是在一定的社会组织或群体内,为实现组织预定目标,领导者运用法定权力和自身影响力影响被领导者的行为,并将其导向组织目标的过程。领导的基本职责,是为一定的社会组织或团体确立目标、制订战略、进行决策、编制规划和组织实施等。

领导职能是领导者依据客观需要开展一切必要的领导活动的职责和功能,医院领导的基本职能包括规划、决策、组织、协调和控制等。有效的领导工作对于确保医院高效运行并实现其目标至关重要。在医院经营管理活动的各个方面都贯穿着一系列的领导和决策活动。例如:办院方针、工作规划、质量控制、人事安排、干部培训、财务预算、设备更新等都要做出合理的决定。从我国医院管理现状来看,领导者在现代医院管理中的作用越来越大,地位也越来越重要。领导的本质是妥善处理好各种人际关系,其目的是形成以主要领导者为核心、团结一致为实现医院发展目标而共同奋斗的一股合力。

我国医院的领导体制也在不断变化之中。自 1991 年以来,我国公立医院的领导体制多实行院长负责制,也有少部分为党委领导下的院长负责制;而在一些股份制医院、民营医院、合资医院则有不少实行的是董事会领导下的院长负责制。院长负责制是目前我国医院领导体制的主体形式,在该体制下医院院长对医院行政、业务工作全权负责,党委行使保证监督的职能,职工通过职工代表大会参与医院的民主管理与民主监督。公立医院院长受政府或其下属机构委托全权管理医院,对行政、业务工作全面负责,统一领导。当前,新一轮的医药卫生体制改革正在全面深化的过程中,我国医院的领导和管理体制也必将会随之发生相应的改变。

(李克宏)

第四节　医院管理者

一、医院管理者的角色

管理学大师亨利·明茨伯格1973年在其巨著《管理工作的性质》中,对管理者的角色和作用进行了多方面的研究和论述。他通过大量的、长期的观察和研究,得出结论:一个管理者同时起着不同的作用。这些作用和工作可归纳为3个方面:人际关系方面的角色,信息情报方面的角色和决策方面的角色。

（一）人际关系方面的角色

着重于人际关系的建立与维系,具体包括下列3种角色。

1.代表人

管理者是组织机构的象征,作为组织机构的代表人有责任和义务从事各种活动,如会见宾客、代表签约、剪彩、赴宴、致辞等等,有些属例行公事,有些具有鼓舞员工士气的性质。但全都涉及人际关系的活动,没有一项涉及信息处理或决策。医院管理者是其所管理的医院或部门的名誉领袖,在我国目前绝大多数的公立医院中,院长是医院的行政首长和法定代表人,有权履行相应的责任和义务。

2.领导者

负责对下属激励、任用、培训和沟通。管理者通过领导角色将各种分散的因素整合为一个合作的整体。医院员工多为具有一定专业知识和技能的知识分子,作为医院管理人员,要具备很强的影响力,要根据医务人员个体的需求和群体的亚文化特点采取适宜的激励手段,讲究领导艺术,培育团队精神,构建相应的医院组织文化,以提升医疗服务水平,履行医院社会功能。

3.联络人

负责同他所领导的组织内外无数个个人和团体维持关系,建立和发展一种特别的联系网络,将组织与环境联结起来。医院的服务对象是人,需要与各行各业打交道,医院的运营与社会环境关系密切。医院是由多部门、多专业、多岗位构成的较为复杂的组织机构,医院工作协作性强,这就需要医院管理者具有较强的协调能力。

（二）信息方面的角色

管理者在其组织内部的信息传递中处于中心地位,事实上是组织的"中枢神经",其既是获取外部信息的焦点,也是传递信息的来源。信息角色包括下列3项。

1.收集者

作为收集者,其角色是寻求信息,使其能够了解组织内外环境的变化,找出问题和机会。医院的运营需要分析和掌握大量的信息,这些信息包括政策信息、市场信息、科技信息、医院内部运营信息、员工思想动态、部门和员工绩效等。医院管理者要善于通过各种有效途径收集和分析处理信息,善于进行科学的调查研究,善于通过信息的处理寻找存在的问题和发展机遇,制订发展战略,采取相应的管理措施,保证医院各项工作正常进行,促进医院健康发展。

2.传播者

将收集到的信息传播给组织的成员。医院管理者涉及的信息有的是关于事实的客观信息，有的是关于价值的主观信息。管理者通过信息的传播——有效沟通,以激励和约束下属,指导下属正确决策,指挥下属有效执行。

3.发言人

医院是面向社会的开放式组织,是人群密集的公共场所,医院的运营状况与民众生活、社会稳定密切相关,医院的服务能力和医疗水平备受社会关注。医院管理者应该承担发言人的角色,代表医院或相应部门对外发布信息,以期争取社会公众、利害关系人的理解与支持,维护医院的社会形象。

(三)决策方面的角色

管理工作中最重要的部分也许就是担任决策角色。医院管理者对其管理的医院的战略决策或部门机构的工作运转系统负有全面的责任,医院管理者的决策职能十分重要。包括以下 4 个主要角色。

1.战略决策者

医院管理者,特别是院长作为医院战略决策者,是医院发展战略和改革创新的设计者和发起者,需要按照医院所有者及其代表的意志,控制战略目标实现和改革创新的活动进程,发现并利用各种机会,促进医院组织的变革。

2.资源分配者

资源分配是组织战略制订的核心,战略是由重要的组织资源的选择决定的。进行资源分配是医院管理者必须承担的角色。这里所说的资源包括人力、资金、物质材料、时间以及信息。

3.协商谈判者

医院在其运营过程中,不可避免地与外界发生各种关系,代表医院与相关组织和人士进行协商和谈判,进行资源的交易是医院管理者必须承担的角色。

4.危机管理者

医院工作具有较高的风险性,医疗事故、医患纠纷以及未所预料的事件均有可能发生,医院管理者应该是出色的危机管理者,善于进行危机或组织冲突的处理和解决。

二、医院管理者的能力

我们已经进入了科技创新和信息时代,知识经济也初见端倪。21 世纪的管理者应以怎样的管理理念、方法、手段、技能,迎接挑战?毋庸置疑,时代的发展对管理者的技能提出了更高的要求。国外对人才的培养,除了获得学历资格外,非常重视技能资格的培训和考核,颁发技能资格证书以示获得过技能方面资格培训。管理者除具有专业知识、管理理论、心理学知识外,更要注重能力的培养。

(一)表达力

演讲与口才对医院管理者来说,其重要性不言而喻。过去那种"皇帝的女儿不愁嫁"的观念已经被彻底淘汰了,实事求是地宣传医院和个人,有利于提升医院和个人在公众中的知名度,也是管理者良好感召力的体现。在构建医院内部和谐的环境中,最佳的表达力和沟通技巧,是管理者与职工交心换心的最好时机,也能起到激励员工和协调工作的作用。表达力又可分为语言表达能力和文字表达能力。语言表达能力,就是通过说话表达主题思想的能力。在实际工作中,有的不会说话或说了半天对方不知表达什么问题,特别是向上级有关单位反映诉求时,不能突出主题,逻辑混乱,既浪费了有限的时间,又引起对方的不满。影响语言表达能力的方面主要有:①信息不准或问题把握不清,有畏惧心理;②思路不清晰,目的不清楚,主题不明确,反复废话太多;③在与人谈话时,口齿不清楚,语言不简洁,观点不明确,条理不清楚;④没有针对不同谈话对象,采取不同的表达方式。

文字表达能力包括专业论文的书写、公文写作、总结、发言稿件写作等。特别是公文写作,我们的上级机关是政府有关部门和官员,政府行政办公有它的一套程序,不掌握公文写作的特点和要求,会因公文写作要点不清,文笔不畅,格式不对影响办公效率,失去宝贵的时间和机会。

(二)分析力

分析力是医院管理者所要具备的素质之一。首先,要熟悉党和国家的方针政策。知晓国家法律规章和管理办法,有一定的理论修养,从讲政治的高度,洞察形势的发展变化,在错综复杂,风云突变的情况下不迷失方向,客观地、全面地分析形势和自身的优势与不足,做出正确的判断分析,选择正确的方向。其次,信息是提高分析力的重要保障,是医院管理者进行分析和科学决策的基础和依据。现代管理的重心在经营,经营的中心在决策,决策的前提在预测,预测的基础是信息。要善于搜集信息,积累信息,分析信息和使用信息,只有获取真实的信息,通过分析和判断,才能发挥信息的作用,为分析提供可靠的依据。最后,要善于思考问题,思考应把握全局的原则,防止片面性,盲目性,要通过问题的现象看到问题的本质,把前因后果联系起来,从政策的出台背景,所采取的措施,应达到的目的进行综合分析,找出事物的发展规律,不断提高分析问题和解决问题的能力。

(三)领导力

领导力是引领与影响个人和组织,在一定条件下实现某种目标行动过程的能力。领导是一个行为过程,而致力于实现这个过程的人就是领导者。一个有能力的领导会给医院和职工带来成功的希望,使人们对他产生一种敬佩感。敬佩感是一种心理磁石,它会吸引人们自觉地去接受影响。在当今高度信息化和严峻的市场竞争形势下,领导者应具备9种新能力。

1.核心竞争能力

核心竞争能力是在一组织内部经过整合了的知识和技能,尤其是关于怎样协调多种生产技能和整合不同技术的知识和技能。它首先应该体现为一种文化力。医院管理理论发展到现在,医院文化在医院管理中的作用越来越受到重视,医院文化是医院特有的,是医院在长期发展过程中逐步积累、提炼出来的,是其他医院无法模仿。其次,是学习能力,面对形势的变化,能否作出快速的反应,能否及时调整自己适应新形势,都要靠学习。不会学习就不会工作,也就无从创新和发展,培养学习型医院是当今医院管理者最关心的一个问题。再次,是创新能力,创新是医院发展的动力,医院只有创新才会发展,才会有突破。最后,是实践能力,凡成功的医院都是重视实践,光说不练是不行的,任何优秀的思想和计划都要靠行动来变为现实。

2.战略主导能力

置身于日益复杂的生存环境,面对日益激烈的生存竞争,医院要保持可持续发展,应该由销售主导型经营方式向战略主导型经营方式转变。转变经营方式是一项长期复杂的任务,先要在思想观念上更新。当环境发生变化以后,原来的新观念则成了旧观念,原来是发展动力,现在则是发展的阻力。管理者应站在全局的高度,以战略的眼光分析目前和未来的发展趋势,不要被眼前利益所驱动。

3.互动影响能力

在现代医院管理中,医院管理者担当着不同角色,如外交家、宣传家、教育家、观察家、调解人,等等。这些角色无不需要领导者与其他群体成员产生互动,而互动的结果并非取决于职权等级关系,领导者的影响力才是其中的关键。

领导者的影响力,就是领导在领导活动中,有效地影响和改变被领导者的心理与行为使之纳入群体活动目标轨道的能力。也就是领导的状况和行为在被领导者身上产生的心理效应。在领导与被领导者的关系中,领导起主导作用,领导如果不能影响或改变被领导者的心理和行为,就很难实现领导功能,群体目标也很难达到。

4.自我调控能力

这表现在日常工作中对事态的发展、对人的控制上,更表现在关键时刻的胆略和才智对局势的控制上。冷静处事是为人的素质体现,也是情感的睿智反应。生活是有太多的逆境,它是生活中的偶然。但是在理智面前,偶然总会转化为令人快慰的必然。

以冷静面对社会,有利于顺境与逆境中的反思,可既利社会又利自己;以冷静面对生活,有利于苦乐中的洗练,可尽享人生中的惬意;以冷静面对他人,有利于善恶中的辨识,可亲君子而远小人;以冷静面对名利,有利于道德上的筛选,可提高人品和素质;以冷静面对坎坷,有利于安危中的权衡,可除恶果保康宁。冷静,使我们大度、理智、无私和聪颖。冷静是知识、智慧的独到涵养,更是理性、大度的深刻感悟。

5.动态决断能力

超脱是领导工作的一个重要原则,但在一些特殊情况下,领导者又不能不介入下级的工作,否则就可能造成失误,甚至犯失职性错误。那么,在什么情况下需要介入下级的工作呢?

(1)特殊性事件:有些事件发生突然,影响面大,力度强,又很敏感,处理不好会造成很坏后果。在这种情况下,领导者视情况直接过问,甚至越级指挥都是必须的。

(2)复杂又难以预测的重大工作:有些工作事关重大,或受各种客观条件的限制,无法弄清工作的环境和背景;或工作本身过于复杂,又没有足够手段证实其科学性。

(3)特殊时期:历史或工作进程处在发生重大变化的阶段,领导者面临许多关系全局的重大问题,只要有一件或一个环节处理不当,就可能造成巨大损失或失败。

(4)关键性大事:事务本身关键,或事务处在某个关键点上,处在一触即发状态,因为关系重大,领导者必须介入。

(5)某个局部出现严重问题,其自身已无力解决,这时主管领导必须亲自前往处理,或向上级请求派工作组全权解决。

6.创新思维能力

一个民族要对人类作出贡献,列于世界先进民族的行列,这个民族必须具有强烈的创新意识、全面的创新精神和能力。其中,创新意识、创新能力的养成是关键的,是核心的方面。

在知识经济条件下,医院的竞争力大小,取决于其创新力的强弱,医院的创新力包括以下几个方面。

(1)品牌创新:一方面要求根据时代的发展和竞争的变化对品牌的设计和使用加以更新,另一方面要根据医院的发展,扩大品牌的知名度,争创全国品牌和国际名牌。

(2)服务创新:服务是有形技术的延伸,能够给患者和公众带来更大的利益和更好的满足,因而越来越成为医疗的一个重要组成部分。服务创新就是强调不断改进和提高服务水平和服务质量,不断推出新的服务项目和服务措施,力图让患者达到最大的满足或满意。

(3)战略创新:即技术陈旧战略,是医院根据市场需求变化规律有意识地淘汰旧观念、落后的管理手段和技术,推出新技术和手段的战略,通过医院自己对技术和手段加以否定而不断注入"新鲜血液",使得医院发展曲线呈平稳上升态势。

(4)知识化创新:是知识经济发展的产物,是知识经济相适应的一种新观念。它高度重视知识、信息和智力。凭知识和智力而不是凭经验在日益激烈的市场竞争中取胜。

(5)发展趋势创新:要顺应国内、国际大趋势,朝着多样化、多能化、简便化、舒适化、环保化方向发展,并注重实施医院整体概念的发展战略。

7.现代流通能力

随着经济结构的调整和多样化、个性化消费需求的出现,使经济社会对物流的需求发生了质的变化,实行科学的物流管理已成为降低成本、提高效益的最重要途径之一。要改变过去重采购、轻流通;重现金流、轻物流的传统观念,应充分利用第三方物流的作用,减少药品、耗材、被服等物品在采购、仓储等环节所造成的损失。

8.多元思考能力

思维即是财富,这是林语堂先生说过的一句话。古人曰:"行成于思"。没有思维上的变动就不会产生行为上的变化,也可以说,人类历史上的所有新东西都是从思维创新开始的。市场竞争,实际上是人才的竞争和思维能力的竞争,只有充分发挥人的聪明才智和创新能力,在医疗质量、患者安全、外部环境、内部和谐、建立评价评估体系、再造服务流程、引进和开展新的技术和手段等方面进行多元化思考,才能使医院保持领先的地位,永远立于不败之地。

9.人力资源管理能力

人力资源管理的含义:一个组织对人力资源的获取、维护、激励、运用与发展的全部管理过程与活动。现代人力资源管理的本质就是了解人性、尊重人性、以人为本。对于一个医院来讲,把劳动人事管理上升到现代人力资源管理,建立起能够吸纳人才和激发员工积极性与创新性的管理机制,有利于医院把人力资源作为一种财富来开发挖掘和积累升值,有利于医院的全面发展和持续发展。

三、医院管理者的管理风格

医院的可持续发展和保持旺盛的生命力,与医院管理者的风格有密切的联系,在激烈的竞争中要管理好一所医院,与管理者风格、管理水平、管理技能是分不开的。

一是要具备专业知识、管理知识和其他辅助知识,懂政策、懂技术、懂管理。及时了解和掌握党和国家现阶段对卫生工作的有关方针、政策及有关规定,掌握现代化的管理理论、方法、手段,把社会科学知识与自然科学知识结合起来,把系统论、运筹学、经济学、信息论、行为科学、控制论等逐步运用于管理之中,真正做到按管理科学规律办事,努力使自己成为医院管理的行家里手,熟读政策的高手,驾驭工作的能手。

二是坚持以人为本的管理理念,推行人性化管理,形成良好的团队精神和医院文化,营造一个和谐、团结、协作、健康、向上的工作氛围。放弃本位主义,作职工的朋友,理解职工、尊重职工、宽容职工,与职工平等相待向职工问计问策,虚心请教,听取批评和建议,充分调动职工的主动性、积极性,使职工具有主人公的责任感,从工作中获得物质和精神利益的享受。

三是不谋私利,秉公办事。管理者要有正确的权力观和政绩观,权力只能为全体职工的根本利益服务,定政策、办事情都要以医院发展和全体职工的根本利益为出发点和落脚点。成绩是全体职工共同努力而得到的,不能为了政绩,盲目发展以损害医院和职工的切身利益换取自己的荣誉。更不能争名夺利,在职工中失去威信,只有淡泊名利,一心为公,才能赢得广大职工的支持和拥护。

四是处事果断,敢于承担责任。管理者在大是大非面前,应旗帜鲜明、态度明确、拥护党和国家、医院和职工的利益。在工作中勇于承担责任,鼓励职工在技术上大胆探索和实践,要善于团结和带领领导班子成员一起工作,要虚怀若谷、宽宏大量,不斤斤计较权力之争。特别是团结那些提出反对意见或意见提错了的同志一起共事。在日常管理中不居高临下,不伤害职工的自尊心,批评时要掌握方式、方法,正面引导,以理服人。

四、医院管理者的人格

良好的人格形象可使他人钦佩、敬仰而产生模仿意识。一个完美的形象,外在表现是语言、行为符合职业道德的要求,内在的表现是靠心理作用有意识地控制自己的表情、动作,调整情绪,以适应管理者不同角色的转换。首先,医院管理者要表现出强烈的事业心和责任感,树立"以患者为中心"的服务理念,处处起模范带头作用,以热情、诚恳、宽容、积极的态度对待每一位职工,使职工感到亲切、信任,愿意和你沟通、共事,同吃苦、共命运,让职工由"要我去做"变成"我要去做"。其次,应该具有很强的情绪控制能力。一个医院管理者情绪的好坏,可直接影响整个医院的工作氛围和工作效率。管理者的情绪不单是个人的事情,将会影响下属和职能部门的工作人员。管理者的情绪变化无常、大起大落,让职工感到无所适从,造成不必要的误解,所以要学会控制情绪,遇事不乱,大智若愚。再次,应宽以待人、严于律己。人往往能够对别人的缺点看得一清二楚,在批评他人的时候,容易忽视自身的缺点。批评一旦超出所能忍受的范围,反而引起厌恶和反感,丧失说服力。对自己要严,对他人要宽,时时刻刻严格要求自己,身正不怕影子斜,别人会信服你,而诚心实意帮助职工,从关心、爱护的角度说服教育,以理服人,以德服人,职工就会感激你,尊重你的人格。最后,要诚实守信,言必行,行必果。信誉就是生命,诚实可信,言行一致,不说大话,严守信誉是与职工建立长期稳定工作关系的基础。职工最怕领导说了不算、承诺的事不兑现,时间一长逐渐失去了对领导的信任。管理者应该说话算数,说真话,说实话,承诺的事情一定要认真落实。即使是说了,但条件不成熟一时办不了的事情,也要向职工讲清原因,求得理解。只有在职工中树立讲信誉、守承诺、敢决策、重效果的人格魅力,才能在管理中达到政令通畅,人心所向,职工拥护,领导满意的权威效果。

(赵　昱)

第二章　医院管理与医院信息化

第一节　医院管理变革与医院信息化

一、医院管理变革及对医院信息化的影响

医院管理变革的动力来自医院运营的外部因素和内部因素。随着国家政治、经济的快速发展,人们对医疗卫生服务的要求不断提高,"看病贵、看病难"成为政府迫切需要解决的重要民生问题。医改已经成为一项政治任务,尤其是公立医院改革,将给医院管理和医院信息化带来重大变革。国家出台的医改方案,在构建农村三级卫生服务网络和社区卫生服务、合理调整医疗资源均衡、理顺医药卫生行政管理体制、完善医疗保险体系等方面作出重大调整。

(一)以上的改革措施对医院管理产生的影响

以上的改革措施主要意义在于惠民、利民,同时将在几个方面对医院管理产生强烈的影响。

(1)政府加强医疗投入、大规模启动新农合、国民经济快速发展可能使医疗总费用快速上升,医疗市场进一步扩大,是医院经营的"利好"因素。

(2)政府可能强化对医院的行政干预,有可能限制医院自主管理/经营的权利,从而影响管理的执行力。

(3)医院财务有可能实行收支两条线,可能限制医院奖金发放的数量,从而影响医院管理的激励机制。

(4)发展社区服务将分流医院患者数量,影响医院工作量和收入,从而影响医院经营投入和职工收入。

(5)整顿药品市场、医药分家等药品管理政策可能进一步限制医院在药品方面的盈利。

(6)很多地区医保部门积极尝试推行基于 DRGs 的医保付费制度改革,将对医院管理模式、方法、流程等产生重大影响,医院经营管理思路将产生重大变化。

在这种大的形势下,医院管理将承受来自外部的巨大压力,强迫医院管理适应新的形势,积极进行内部的管理变革。否则,医院将无法生存和发展。

医院管理变革主要包括组织与制度创新、战略与决策创新、管理模式与方法创新、企业文化

与观念创新等。

(二)面对内外压力,医院管理可能凸显的问题和可能的应对措施

(1)医改限制了医院收入,医院经营和发展的经费筹集问题更突出。医院将进一步强化管理,积极使用有效的、新的管理方法应对挑战,增收节支、提高工作效率,并积极争取政府的财政支持。

(2)医院将积极参与社区服务和新农合工作,以便吸引患者,增加收入。

(3)基于 DRGs 的医保付费制度将会影响医院在先进医疗仪器方面投入的积极性,影响医疗质量的进一步提高。同时,DRGs 将使医院无法通过"过度服务"盈利,只能通过提高效率、降低成本盈利,针对 DRGs 实施,医院必须有一整套应对措施,控制医疗费用、提高医疗效率、适当提高医疗质量、防止医疗差错和事故发生。

(4)由于管理和经济方面的约束,医院通过提高工作条件和待遇吸引人才和留住人才的工作将受到限制。为了取得竞争优势,医院将使用多种方法进一步加强人才队伍的建设。

(5)收费政策激励和医院经费紧张可能会影响医疗科研工作,进而影响长远的、高层次医疗服务的质量,而这些正是医院知名度和影响力的关键。

(三)医院管理变革对信息化可能的影响

(1)为了进一步加强医院管理,医院更加重视使用信息化的手段、增加信息化的投入、加强管理方面的配合。

(2)由于医院经营方面的压力,医院将会积极使用信息系统控制费用、提高效率、控制质量。尤其是针对 DRGs 的费用管理将成为重点。

(3)信息化工作者将进一步参与到医院高层管理决策的过程中。

(4)医院会积极支持与医保和社区医疗信息系统的互联互通和双向转诊。

(5)医疗集团的发展需要建设更大规模的信息系统。

(6)由于信息化受到重视和理解,信息化人才将得到重视,待遇和工作条件将有所改善。

(7)由于实施 DRGs 使医院财政吃紧,可能影响医院对信息化的投入,尤其在临床信息系统方面的大规模投入。

(8)随着临床信息系统的发展,医院科研中的信息化应用将进一步得到加强。

二、信息化是支持医院管理创新最有力的工具

管理创新与信息化的关系相辅相成,管理创新需要以信息化为支撑,信息化推动着管理创新走向深入。而信息化的实施则需要以管理创新为基础,管理创新推动着医院信息化的实施与应用。

信息化可以在管理创新的各个方面发挥作用。

(一)在组织与制度创新方面

信息化可以支持组织结构的扁平化,提高组织的效率。计算机化的流程将制度固化在系统中,能够有效地保证执行力。通过计算机化的绩效考评,可以进一步提高工作效率和质量。

(二)在战略与决策创新方面

建设好的信息系统能够保证医院的策略目标很好地与战略目标结合。大量真实的数据可以保证决策的科学性和及时性。通过信息系统,可以保证战略决策的目标真实迅速地落实。

（三）在管理模式与方法创新方面

信息化能够充分发挥对流程的强制支持作用，支持实现流程再造等先进的管理模式和方法。反过来说，先进的管理模式和方法必须利用信息化的手段实现。

（四）在企业文化与观念创新方面

信息化虽然很少直接发挥作用，但通过管理创新等其他方面的工作，可以促使医院文化和观念的重建。而医院文化和观念的重建，是支持管理创新的重要基础。

信息化促进竞争市场的改变，将由单个医院的竞争变为整个产业链的竞争，促使处于产业链中的医疗机构不得不进行管理创新。例如：促进医疗集团的发展，充分利用各种资源，提高竞争力；通过建设区域卫生信息系统，在更大范围内优化医疗资源，改善医疗服务，提高医疗效率，降低医疗费用。

信息化与管理创新这种相辅相成的关系，促使管理者和信息化工作者越来越紧密的结合。管理者需要更多学习信息化知识，信息化工作者需要更多学习管理学知识，两者共同合作完成信息系统支持下的管理创新。

三、目前国内存在的问题和解决建议

医院信息化中的一般问题已经在其他章节进行了大量讨论，我们在此重点讨论管理与信息化关系中存在的问题。

（一）缺乏医院管理创新的研究导致信息化没有持续发展的方向和动力

医院管理创新的能力是医院信息化的动力。一般情况是管理优秀的医院，信息化也比较好，而管理较差的医院，信息化一定不会好。这种创新包括两个方面：一个是管理本身的创新，一个是管理与信息化结合的创新，但前者是问题的关键。医院信息化的真正出路在于医院管理创新。因而，在抓信息化的过程中，各级主管部门应该花大气力抓医院的管理创新。

（二）医院管理者主动学习和参与信息化建设不够

目前国内的一般情况是，医院管理者尤其是医院中层管理人员还缺乏主动学习信息化的积极性。这也是历史原因造成的，我国医院在计划经济时代，医院管理研究和实践十分薄弱，中层管理人员更多的工作是应对眼前问题的被动式管理，医院主要靠惯性自动运行。在美国的医院信息化会议上，能够有近一半的参会人员是非信息化专业人员，其中包括政府官员、管理人员，甚至很多临床医护人员参加，这就是我们与发达国家的差距。在信息化管理方法研究中，有一个信息化管理先进性的指标，就是企业是否有多于50%的管理者能够准确描述信息化的管理（不是信息化技术），这是信息化成功的重要基础。各级主管部门在推动信息化的过程中，应该提供典型引路，抓好学习与培训，尤其是管理干部的信息化培训。不是教管理干部 IT 技术，而是培训医院/部门信息化的内容和管理方法。

（三）管理部门与信息化实施部门的分工不够明确

目前，信息化部门承担了过多的责任，尤其是信息化过程发生问题的时候，要承担大量相应的管理部门应该承担的责任。例如：收费部门发生经济犯罪，大多数人都会将其归咎于信息系统，其实这类问题更多的是管理制度的问题。由于信息化是管理和技术高度结合的应用，导致非专业人员很难分析其中的问题所在，容易将其归咎于信息系统。要解决这类问题，只有管理和信息化部门共同努力，深入研究，分工合作才能够解决，尤其是管理部门充分认识在每一个信息化项目中自己应该承担的角色和责任。只有各级领导真正认识了信息化过程中的这种合作中的分工,才能够管好信息化。

（四）信息化过程中的执行力不够

国有企业缺乏执行力是一个比较普遍的问题,医院尤其如此,近年虽有所改善,但与优秀企业比较还有很大差距,这直接导致了信息化的实施困难。解决这类问题,还需要从强化管理入手。

（五）信息化主管部门主动学习和参与管理不够

这里有主观和客观两方面的原因。医院要给信息化足够的地位,使其能够真正参与到医院高层管理的决策过程之中,并加强对信息化人员的培训。

（六）信息化主管部门专业水平不够

不能满足各级管理部门的需求:管理和技术是信息化的两只手,如果"一手软、一手硬",不管软的是哪个方面,都会直接导致信息化的滞后。总体看,我国医疗卫生信息化的技术力量十分薄弱。目前,国内还没有将医学信息学列为一个学科,没有一个完整的研究生体系来支撑医学信息学的研究工作,没有专项的科研基金支持医学信息学的研究,使得医疗卫生信息化更多的是模仿或自我尝试。虽然我国的医院和患者数量最多,但我们的研究甚至落后于东南亚的一些国家。这种问题的结果就是巨大的人力、物力的浪费。在这种情况下,除了行业内从业人员的努力外,我们的政府和研究机构应该在资金、组织、引导、培训等方面充分发挥更大的作用,帮助医院练好内功。

（七）管理部门之间、管理与信息化部门之间缺乏协作精神

信息化是考验多部门协作的"试金石",它在医院各类工作中是最需要协作精神的。由于信息化的难度和不成熟的特点,各个参与方的责、权、利比较难于规定清楚。信息化往往会损害某些部门的利益,这是对协作精神的考验,信息化的失败原因往往在此。在信息化的流程设计中,要尽量兼顾各个部门的利益,另外,还需要执行力作保障,否则就会陷入无休止的争论之中。在管理这种复杂和多部门合作的项目中,上级领导完全分清成败的责任是不可能的,也没有必要,可以采用重复计算绩效指标的方法,使承担项目的管理和技术双方部门共同承担"功/过",以激励双方加强合作,共同解决问题。

（赵　文）

第二节　医院质量管理与医院信息化

一、质量管理的基本概念和方法简介

PDCA 循环又叫戴明环,是美国质量管理专家戴明博士首先提出的,它是全面质量管理所应遵循的科学程序。全面质量管理活动的全部过程,就是质量计划的制订和组织实现的过程,这个过程就是按照PDCA循环,不停顿地周而复始地运转的。

PDCA 是 Plan(计划)、Do(执行)、Check(检查)和 Action(处理)的第一个字母,PDCA 循环就是按照这样的顺序进行质量管理,并且循环不止地进行下去的科学程序。

管理循环是全面质量管理最基本的工作程序,即计划-执行-检查-处理(plan、do、check、action)。这是美国统计学家戴明(W.E.Deming)发明的,因此也称之为戴明循环。这4个阶段大体可分为8个步骤。

QC小组是在生产或工作岗位上从事各种劳动的职工,围绕企业的经营战略、方针目标和现场存在的问题,以改进质量、降低消耗,提高人的素质和经济效益为目的组织起来,运用质量管理的理论和方法开展活动的小组。QC小组是企业中群众性质量管理活动的一种有效组织形式,是职工参加企业民主管理的经验同现代科学管理方法相结合的产物。

全面质量管理(TQM)是20世纪60年代初美国的菲根鲍姆首先提出来的。所谓全面质量管理,就是运用系统的观点和方法,把企业各部门、各环节的质量管理活动都纳入统一的质量管理系统,形成一个完整的质量管理体系。

全面质量管理是一种预先控制和全面控制制度。它的主要特点就在于"全"字,它包含3层含义:①管理的对象是全面的。②管理的范围是全面的。③参加管理的人员是全面的。

ISO 9000质量管理体系:一套标准的质量管理体系,在国际企业界广泛应用。目前,国内也有一些医院通过了ISO 9000认证。

六西格玛质量管理方法:六西格玛法聚焦于企业的流程控制,严格将标准偏差值控制在六西格玛之内,即每一百万件产品中只有三四件次品。由于六西格玛对质量要求极其严格,用于大规模生产领域较多,在医院中应用还不是十分普遍。

二、医院质量管理

(一)医院质量管理概述

国际标准化组织对质量的定义是:产品或服务所固有的一组符合现实或潜在需要的特征和特性的总和。

美国OTA(office of technology assessment)1988年提出:医疗服务质量是指利用医学即知识和技术,在现有条件下,医疗服务过程增加患者期望结果和减少非期望结果的程度。

美国国家医学会对卫生服务质量的定义:在目前的专业技术水平下,对个人和社会提供卫生服务时,所能够达到的尽可能理想的健康产出的程度。

上述这些概念虽然表述不同,但都反映了医疗服务质量概念的关键,即医疗服务从"提供者导向"向"服务对象导向"的转变。由于医疗服务技术含量较高,医疗服务的技术因素常常被极大地放大,而医疗服务过程中的人性化关怀却被相当程度地忽略了。实际上,现代医学正从实验医学时代的"生物医学"模式向着整体医学时代的"生物-心理-社会"医学的模式转变。

医疗服务特点:医疗服务与有形产品和一般服务不同,具有其独特性。

第一,服务的共性特点决定了医疗服务质量的特殊性,由于服务具有无形性,服务的提供和消费具有同步性,而且医疗服务对象个性化程度高,这些特点决定了医疗机构难以制订明确的质量标准来衡量医疗服务质量。

第二,医疗服务专业性强以及医疗服务供给方具主导的特点,一般医疗服务消费者缺乏足够的知识和经验,对医疗服务的产出质量很难进行准确、客观的评价。

医疗质量的要素包括:①技术要素。②人际关系要素。③环境舒适性要素。

美国医疗质量管理之父多那比第安(Avedis Donabedian)认为,医疗质量由结构-过程-结果三维内涵组成。

(1)结构:主要指医疗实施中的场所,包括人员、空间、经费、服务的组织、仪器设备等。

(2)过程:主要指医疗实施中对患者进行的活动,包括患者的求医过程和医师的诊疗过程。

(3)结果:主要指患者接受医疗服务的结果。

因而,医疗质量的完整概念不仅涵盖了以往狭义的范围:如诊断是否正确、全面、及时;治疗是否有效、及时、彻底;疗程是长是短;有无因院内感染或医疗失误等原因给患者造成不应有的损伤、危害和痛苦等诊疗质量外,而且包含了其广义的内容:工作效率、医疗费用是否合理、医疗技术投入-产出关系、医疗的连续性和系统性、社会对医院整体服务功能评价的满意程度等指标。

按照医疗质量的三维内涵:医疗质量管理(medical quality management)包括结构质量管理、环节质量管理、终末质量管理。按照管理层面的不同,又可分为以医院为单位的宏观管理和针对医院内部结构及院内各个环节所进行的微观管理。医疗质量管理当今所开展的工作主要是:建立质量管理体系、制订质量管理制度、进行质量教育、开展质量监测、评估和反馈。

（二）质量改进的具体内容

(1)搜集信息:信息是质量改进的基础和源泉。从各方面的检查、考核、评审的结果,患者满意度调查,差错事故以及患者的抱怨中获得信息,为质量改进提出课题。

(2)水平对比(标杆学习):这是最具有挑战性的质量改进方法。也就是说,与具有最佳业绩的或顶尖级的对手对比,找出自己的差距。水平对比包括内部水平对比、竞争水平对比、行业水平对比、职业水平对比、过程水平对比。凡是国内外顶尖级的组织,无不应用水平对比的方法使自己处于领先地位。可以说,水平对比最具有促进持续质量改进的动力。

(3)运用适合本行业特点和需要的质量改进技术,如戴明循环、行业流程重组、风险管理和医疗缺陷管理等。

(4)医疗需求评估与循证医学:这是近年来国际上十分重视的两大举措,认为这是做好医疗服务的基础。它们共同的特点都是重视调查研究,高质量地收集资料,得到准确的数据,对研究资料作出分析评价,在此基础上作出决策。这两种方法在持续质量改进时,应予以重视。

(5)临床路径:就是不断改进、优化治疗方案,以达到提高效益、降低成本的一种方法,这应该是医师参与质量改进的主要途径。

(6)整体护理:整体护理是通过护理程序,即对患者评估、诊断、计划、实施、评价、改进来进行的,这既是整体护理模式,也是持续质量改进的模式。

(7)统计技术:统计技术是质量管理的有力工具,是促进持续质量改进的有力武器。应用统计分析能帮助我们更好地识别变异的性质、程度和产生变异的原因,从而帮助决策,采取有针对性的改进和预防措施,掌握和运用统计技术是质量改进必不可少的。

三、国内外医疗质量管理的现状与进展

国际上对医院管理评价的重点在于医疗质量管理和评价,这是患者、政府最为关心的问题。在市场经济环境下,医院经营的效益由医院管理者负责,正像一个公司经营的好坏由企业自己负责一样,消费者和政府主要关心产品的质量和价格。

（一）美国的医疗质量管理及评价方法

美国是世界上最早开展医疗机构评审的国家。其评估的指导思想是以医院质量与安全及其持续改进为核心,强调尊重患者与家属的权利,提供周到和优质服务,规范医院的管理。美国的四大主流医疗服务评价体系如下。

1.美国最佳医院评价体系（the American Hospital Association，AHA）

每年各医院上报数据，若缺少当年数据则用前两年的平均值替代。其评价指标和方法如下。

医院的筛选：入选最佳医院必须符合以下3个条件之一。①教学医院理事会成员。②医学院校附属医院。③至少具备19项特殊医学检查服务技术中的9项。19项特殊医学检查服务技术为：血管成形术、心导管插入术、心脏重症监护病房、CT、同位素诊断装置、乳腺X线检查、体外冲击波治疗装置、磁共振、外科重症监护、新生儿监护、肿瘤服务、开放心脏手术、儿科重症监护、PET、生殖健康、SPECT、移植服务、超声、X线。

评价指标包括：①基础建设指标。②过程指标。③结果指标。

用医院质量指数（index of hospital quality，IHQ）进行综合评价。

2.美国百佳医院评价体系

美国百佳医院评价体系是由美国Solucient公司根据医院规模和教学功能分组进行评价。数据来源于美国医保局和Solucient公司。评价指标和方法如下。

医院的筛选和分组：入选医院按规模分为5组。①大型教学医院组。②教学医院组。③大型社区医院组。④中型社区医院组。⑤小型社区医院组。

评价指标包括：①风险调整死亡率指数。②风险调整并发症指数。③病情严重度调整平均住院日。④地区收入和病例组合调整的均次医疗费用。⑤利润率。⑥门诊收入比例。⑦总资产周转率。⑧病种比例。

各指标的综合评价：用调整后均次医疗费用、利润率、门诊收入比例、总资产周转率这4项指标计算四分位间距来定义边缘值，4项指标中有一项处在边缘值内，则该医院被排除百佳医院评选。将不同规模组内所入选的医院按照每项指标分别进行排名；前7个指标的权重是相等的，病种比例的权重为前7个指标的一半；将8项指标各医院排序结果与权重的积相加，根据结果选出前20家医院共同组成该年度最佳医院。

3.国际医疗质量体系（IQIP）

IQIP，1985年开始在美国的马里兰医院协会使用以来，一直作为美国的医院质量管理的指标体系。世界上已经有将近10个国家、300个医疗机构正在使用IQIP体系来收集、分析、比较和管理医疗数据。

IQIP体系共有250个经过科学验证的有效指标，分布在4个临床范畴：急性病治疗、慢性病治疗、精神病康复治疗、家庭保健。不同医疗机构的使用者可根据自己的需要选用指标，并将其作为自身质量评价与改进的工具。使用者还可以通过互联网实现经验、资料共享，将自身的质量监控结果与国际上其他同类医疗机构进行横向对比。当今世界对医院质量监控的重点已从原来的重"结构"转到重"结果"，IQIP体系正是目前世界上应用最广泛的一个医疗结果性监控指标系统。

4.医疗机构评审联合委员会评价体系（JCAHO）

JCAHO是一个独立于政府的非营利性私立组织。在医院医疗质量监测和促进方面，它享有极高的信誉。JCAHO建立的标准被认为高出政府允许医疗机构一般开业的最低限定，它的评审结论被联邦和州政府一致接受。如果一个医院能够得到它的认证并且得到较高的分数，即为达到国家标准且是能够提供高质量医疗服务的象征。因此，各类医院把获得JCAHO认证作为吸引保险公司和患者的主要宣传内容。目前全美约84%的医疗机构自愿接受JCAHO评审，这些机构包括医院、疗养院、精神病院、门诊外科中心、急诊室、私人医师办公室、社区康复中心、临终医院及家庭健康机构等。被评审的医院95家超过200张床位。凡被该机构审查合格的医疗机构则有资格获得政府保险项目（Medicare和Medicaid）的资金补偿。JCAHO的评审审核过程由一个专家组通过现场调查来完成。专家组由医师、管理人员、护士、临床技师各1名及其他专业人员组成，同一所医疗机构每3年还需接受复审。

国际医疗卫生机构认证联合委员会（JCI）是JCAHO对美国以外的医疗机构进行认证的附属机构，由医疗、护理、行政管理和公共政策等方面的国际专家组成，他们分别来自西欧、中东、拉丁美洲及中美洲、亚太地区、北美、中欧、东欧以及非洲。目前JCI已经给世界40多个国家的公立、私立医疗卫生机构和政府部门进行了指导和评审，13个国家（包括中国）的78个医疗机构通过了国际JCI认证。JCI标准是全世界公认的医疗服务标准，代表了医院服务和医院管理的最高水平，也是世界卫生组织认可的认证模式。

JCI认证的核心是医疗质量与医疗安全，医疗流程持续改进成为管理重心，JCI标准中有368个标准（200个核心标准，168个非核心标准）、1 035个衡量要素，其中仅医疗方面的核心指标就有198项。它的认证方法和思想和ISO 9000"质量管理与质量保证"系列标准的方法和思想差不多，归纳起来具有如下重要的观点和思想：系统性、计划性、过程管理、持续改进和标准化。

（二）其他国家医疗质量管理及评价方法

1.德国医疗质量监管体系

德国非常重视以成文法的方式推动医疗质量监管的发展，这一点与其他国家有着很大的区别。在医疗质量监管主体方面，医疗职业共同体发挥着较大的作用。目前，德国试图整合各利益相关方的力量和优势，建立联邦联合委员会这样相对集中的监管平台。在医疗服务准入方面，德国大力推行各种认证制度；在卫生技术监管方面，加强了卫生技术评估的研究和推广；在医疗服务评价方面力图建立可用于不同医院之间相互比较的医院质量监管指标体系；在医疗差错预防方面，则主要致力于建立基于互联网的非惩罚性的医疗差错匿名报告与讨论平台。

德国与医疗质量监管有关的组织主要包括地方医师协会、联邦医师协会、国家法定医疗保险医师协会、德意志医疗质量署、联邦质量确保办公室、联邦联合委员会、质量与效率研究所。

由于德国实行的是社会医疗保险体制（social health insurance system，SHI），从法律的角度而言，疾病基金与医疗机构之间是一种医疗服务买卖合同关系。疾病基金作为医疗服务的买方根据其与医疗机构之间签订的医疗保险合同，也根据《德国社会法典》中的相关规定，有权对缔约医疗机构所提供医疗服务的质量进行监管。这就意味着疾病基金是医疗服务质量的"天然监管者"。需要指出的是，由于德国医疗费用绝大部分都是通过用社会医疗保险的方式筹集，因此，疾病基金是医疗服务的最主要的买家。这就决定了疾病基金对医院的影响是非常大的，这种影响同样也表现在医疗服务的质量上。

我国医保是国家统筹，覆盖绝大多数人口，拥有绝对的权力，应该向德国学习，充分发挥其医疗质量监管职能。患者与医疗机构之间医疗质量和费用的博弈是市场机制使然。单个的患者没有能力与之对抗，只有力量对等的利益群体相互博弈，才能够达到质量、费用的相对合理。由于医疗信息的不对称性，只有医保部门才有能力代表患者全体利益，与医疗机构博弈。

2.澳大利亚医疗质量管理体系

澳大利亚联邦和州政府为使卫生系统达到所设定的质量管理目标，建立质量管理体系，实施系统的质量管理标准，采取了一系列评价、监测和改进卫生系统医疗质量的措施,努力改善卫生系统绩效,保证澳大利亚人享有优质、高效、安全、公平、可及的医疗卫生服务。

在澳大利亚卫生质量管理方面,公众责任、管理效能、质量保证以及关注成本效益已成为管理的重点,其先进经验和成功模式值得我国医疗质量管理体系所借鉴:①澳大利亚各州建立一系列科学、合理的质量管理标准和评价方法,并注重各项指标的细化和改善。②医疗卫生服务机构的认证和质量评估是由来自社会各方面的非官方组织来完成,该组织具有对医疗机构的认证资格并负责监督医疗服务质量。③对医疗服务的供方和需方都给予同等的关注,注重医疗服务消费者的意见,强调医疗服务的安全性和有效性,鼓励消费者参与医疗质量的促进以及医疗卫生服务规划的制订。④信息系统的广泛应用为决策的科学化及管理现代化提供了广阔的前景,澳大利亚各级卫生行政管理机构的信息网络、医院的电脑系统使医院管理者及时获取各类医疗卫生服务信息。

(三)我国医疗质量管理及评价方法

1.国内医院分级评审

我国为了规范化管理医院,于1989年开展了医院分级管理,发布了《综合医院分级管理标准(试行草案)》。到1998年,共评审医院17 708所,其中三级医院558所、二级医院3 100所、一级医院14 050所,占1998年底我国医院总数的26.4%,是世界上评审医院数目最多的国家。由于当时的评价标准颇受争议,卫生部暂停了评审工作。

从1999年开始,卫生部委托中华医院管理学会开展医院评价指标体系的研究,并在一些地区试点。2005年,卫生部颁布《医院管理评价指南(试行)》。2008年,卫生部又下发《医院管理评价指南(2008版)》,对2005版进行了修订和完善。2009年11月卫生部颁布《综合医院评价标准(修订稿)》和《综合医院评价标准实施细则(征求意见稿)》,制订了详细的医院评价标准及其他一系列有关医疗质量的规范性文件。目前,各地医疗管理机构正在积极落实。

2.其他医院评价工作

为了进一步提高医院管理水平,提高医院知名度,国内一些医院积极参加国际管理质量认证评审。如JCI认证、ISO 9000认证、六西格玛认证等,其中参加JCI认证的医院较多,目前已有6家医院通过认证。国内还有一些医院参加英国、德国、日本等国家相关机构的认证。一些医院希望吸引国外患者就医,需要通过国外不同医疗保险公司指定的认证机构的认证。

我国医改进入公立医院改革的攻坚阶段。为了解决"看病贵、看病难"问题,需要有效控制医疗费用的过快增长,严格控制费用最容易产生的不良反应就是医疗质量的降低。因而,卫生部积极组织医疗质量医院内部监管和外部监管的方法研究。卫生部医院管理研究所受医政司的委托,开展了"中国医疗质量指标体系(China Healthcare Quality Indicators System,CHQIS)"的研究。CHQIS基于医疗质量结果的评价、国际比较性原则、实用性原则、可比性和可操作性相结合的原则,通过住院死亡相关、非计划重返相关、不良事件相关三大类11个1级指标和33个2级指标,构成CHQIS医疗质量评价指标体系。目前CHQIS医疗质量评价指标体系有单项指标730个,复合指标4 610个。医管所还开展了医疗质量监管体系、医院绩效评价指标体系等方面的研究。

3.临床路径、临床指南、单病种质量控制指标

临床路径(clinical pathway,CP)是一组人员共同针对某一病种的治疗、护理、康复、检测等所制订的一个最适当的,能够被大部分患者所接受的照护计划,是既能降低单病种平均住院日和

医疗费用,又能达到预期治疗效果的诊疗标准。与传统管理模式相比,在提高医疗护理质量的同时,还提高了团队协作,增加了患者本人的参与,使医疗护理更加合理化、人性化,是目前许多发达国家普遍使用的医疗工具。

20世纪80年代后期,美国政府为了遏制医疗费用不合理增长,提高卫生资源利用率,医疗保险支付由传统的后付制改为按疾病诊断相关组支付(DRGs)。医院出于自身效益考虑,将临床路径应用于护理管理,作为缩短住院日的手段。1985年美国新英格兰医疗中心(New England Medical Center)率先实施临床路径,并证实成功降低了高涨的医疗费用。临床路径由此受到美国医学界的重视并不断发展,逐渐成为既能贯彻医院质量管理标准,又能节约资源的医疗标准化模式。

为了配合医改和公立医院改革,卫生部组织制订了临床主要疾病的标准临床路径,并在全国开展了大规模的临床路径应用试点研究工作,取得了良好的效果。

临床路径应用必须依赖信息系统的支持,国内积极开展了临床路径系统的研究、开发和应用工作,将临床路径嵌入医嘱系统强制临床执行。

临床指南(Clinical Guideline)是基于临床循证医学知识编写,用于指导临床诊疗过程的文档。临床指南一般都是由专业领域权威专家组织编写,尽可能全面地包括最新的临床研究成果,并定期修订内容。为了便于应用,国外编写了多种版本的临床指南系统,并嵌入电子病历和临床系统直接应用。发达国家著名的电子病历系统均提供临床指南支持功能。

电子病历嵌入的临床指南大多以文本方式展现,提供关键字检索。一些专家尝试以标准化规则的方式表达临床指南知识,使临床指南具有机器决策支持和可交换/可继承功能。由于临床医学中,具有循证医学金标准的知识很少,模棱两可的知识很容易用文字表达,但无法写成规则,计算机对模棱两可的知识无法推理。因此,该方向研究进展缓慢。

自2009年,卫生部先后发布两批单病种质量控制指标,这是研究医院医疗质量内部监管和外部监管的重要依据。美国医疗保险和医疗补助服务中心在医疗质量控制基础上,通过经济激励措施,提高了医院服务质量11%,十分值得借鉴。

目前,国内对临床路径、临床指南、DRGs、临床质量管理之间的关系有些混乱。临床指南是指导临床高质量、规范化工作的重要工具。临床路径应该基于临床指南编写,不能违背其原则,主要解决质量和效益之间的矛盾,寻找最佳平衡点,这也能体现出医院的医疗和管理水平。美国医院主要使用临床路径控制医疗费用,是"对付"DRGs付费制度的工具。各医院条件不同,医疗技术水平不同,临床路径和使用方法也不尽相同。政府和保险公司主要关心医疗质量和费用,鼓励医院通过竞争实现优胜劣汰,也调动了医院的积极性。美国的管理方法:政府相关机构网站公布各医院通过第三方评审机构认证情况,供患者就医选择,以实现医疗质量监管,医疗费用则通过DRGs付费制度控制。这种方法十分值得我们借鉴。我们的改革经常在放任自流的市场经济管理方式和严格的计划经济管理方式之间摇摆,很难摆正政府与市场之间的关系。这里有"无知"的因素,也有借机揽权的因素,可见改革任重道远。

四、医院质量管理与医院信息化

(一)简介

医院质量管理涉及医院管理的各个环节,尤其是面向临床的各个部门。在医院管理中,质量管理是其核心内容。医院信息系统在针对医院质量管理所做的工作,可以分成两个部分:一是体现在有关的部门信息系统中,如门诊医师工作站的用药监控系统;另一个是面向质量管理部门的应用系统,如医务处、门诊部等部门的管理系统。这些质量管理部门的系统遵循 PDCA 的管理原则,对医疗质量和服务质量进行全面监控。

理论上讲,医院信息化的全过程和全部内容,都在直接/间接的服务于医院质量管理。在以患者为中心的管理理念支持下,各个部门的信息系统设计,都要把提高医院管理质量作为追求的重要目标。而这种综合累加的效果,可以达到不断强化综合质量管理的目标。

下面从不同角度讨论质量管理的信息化。

(二)针对质量管理不同环节的信息化

(1)针对管理方法(PDCA、TQC、ISO 9000、六西格玛):这里面包含两个层面的内容,一个是遵循这些管理方法,在各个部门的信息系统中融入这些管理内容。一个是实施这些管理方法的内容管理,如ISO 9000的实施过程管理、文档管理、制度管理等。

(2)针对管理内容(医疗质量管理、服务质量管理):针对医疗和服务质量的管理信息系统可以分成执行部门级和管理部门级的应用。质量和服务管理是针对管理的各个环节的过程管理和终末管理结合的全面质量管理。

(3)有关的信息技术和信息系统如下。

计算机化医嘱录入(CPOE):美国的研究表明,CPOE 可以明显较少错误,提高医疗质量,这是通过规范化门诊/住院医嘱、监控用药、联机审核等环节实现的。COPE 可以避免信息二次录入,减少人为差错,同时还可以大大提高效率。国内最早在病房护士工作站实现了医嘱录入,取得了很好的效果。近年来逐渐开始实现病房医师直接的医嘱录入,但流程还不十分成熟。原因包括系统支持的功能不够完善,尤其是缺乏人性化的录入界面和有效的咨询和报警系统;还有就是实施过程的执行力和培训问题。门诊医师工作站支持医师直接录入医嘱,取得了良好的效果,可以明显提高质量和效率,也是国内近期建设的热点。

用药咨询与管理:用药咨询包括用药信息、交叉配伍禁忌、不良反应、变态反应、基于循证医学的用药指导等;用药管理包括医保政策用药管理监控、用药数量和费用管理、用药种类管理等。这些系统嵌入在医师/护士工作站、药剂科管理信息系统、医保管理部门和医政管理部门等。

电子病历(EMR/EHR)和区域/国家卫生信息系统:普及应用电子病历可以明显提高医疗质量、减少医疗差错,这已被国际公认,欧美国家将普及电子病历作为解决医疗问题的主要方法。全世界各国都投入巨资建设基于电子病历的区域/国家卫生信息系统,以期实现减少医疗差错、提高医疗质量、提高医疗效率、降低医疗费用的目标。区域/国家卫生信息系统通过不同医疗机构之间的医学信息共享,帮助医师及时获得患者完整的临床信息,避免重复检查,实现合理诊疗,同时也支持管理部门及时有效地监管医疗行为。

流程再造:一个典型的实例就是缩短平均住院时间的研究工作。流程再造涉及医院工作流程的各个环节,都与提高医疗和服务质量有关。

新技术应用:如患者条码/RFID腕带、移动医师/护士工作站、决策支持系统等众多新的 IT 技术应用,对提高质量管理水平具有明显的效果。

家庭医疗服务:未来的医疗保健是从医疗向保健发展,从医院向家庭发展,这才是真正以患者为中心的医疗保健工作。建设区域/国家卫生信息系统的一个重要目标,就是进一步支持社区医疗,提高健康保健水平。目前医院针对患者家庭医疗服务的项目也在发展,例如:糖尿病患者家庭血糖管理系统、心/脑血管患者家庭医疗监控和报警系统等,都代表了以患者为中心,以提高健康水平为目标的医疗发展方向。保健器械与数字设备互联标准化团体(Continua Health Alliance)正在制订的家庭健康管理/监护设备信息接入互联标准就是适应这种趋势开发的标准,有人估计这是未来医疗的潜在大市场。

(赵　文)

第三节　医院绩效管理与医院信息化

一、医院绩效管理的基本概念和方法简介

绩效管理(CPM)是用于监控和管理企业绩效的方法、准则、过程和系统的整体组合,它是整个企业运营的单一视图。它涉及企业商务规划、运营管理、财务管理和绩效管理。以平衡计分卡、商务分析、财务预算、运营流程控制和监控、财务报告、竞争优势分析等组成,以整体一致的形式表现出来。

企业的绩效管理涉及整个企业的发展方向、战略目标、愿景、企业文化、组织结构、预算、任务的分配、成本的核算、运营活动的监控、问题的发现、分析、报告和任务与预算的调整等环节。

医院绩效管理就是利用现代企业绩效管理的方法管理医院绩效的实践。主要区别在于医院是具有公益性质的知识密集型服务业,不但要重视其经济效益,更要重视其社会效益,因而在考核指标体系上需要作出较大调整。

通常,绩效管理由如下 5 个部分组成:①制订绩效计划。②持续不断地沟通。③收集信息、做文档记录。④绩效评估。⑤绩效的诊断和提高。

二、关键业绩指标(key performance indicators,KPI)与平衡计分法(BSC)

关键绩效指标(KPI)是对公司或组织运作过程中实现战略的关键成功要素的提炼和归纳,是把公司的战略目标分解为可运作的远景目标和量化指标的有效工具,是基于战略与流程制订的,对企业长远发展具有战略意义的指标体系。KPI 可以使部门主管明确部门的主要责任,并以此为基础,明确部门人员的业绩衡量指标。建立明确的切实可行的 KPI 体系是做好绩效管理的关键。

建立关键业绩指标体系需要遵循 SMART 原则。S(Specific)指具体的,明确的实现步骤和措施;M(Measurable)代表可度量的绩效指标,是数量化或者行为化的,验证这些绩效指标的数据或者信息是可以获得的;A(Attainable)代表可实现;R(Realistic)代表现实性,指绩效指标是实实在在的,可以证明和观察;T(Time bound)代表有时限的。

KPI 体系建立后,需要经过 PDCA 循环过程不断完善,实施中需要进行绩效监控、绩效反馈和绩效改进,并形成有效的激励和约束机制,最后形成企业特有的绩效管理文化。

平衡计分卡是针对以财务指标为主的业绩评价系统,它强调非财务指标的重要性,通过对财务、顾客、内部经营过程、学习与成长四个各有侧重又互相影响的业绩评价来沟通目标、战略和企业经营活动的关系,实现短期利益和长期利益、局部利益和整体利益的均衡。其中,财务是最终目的,顾客是关键,内部经营过程是基础,企业学习与成长是核心。平衡计分卡将结果(如财务目

标)与原因(如顾客或员工满意)联系在一起,它是以因果关系为纽带的战略实施系统,也是推动企业可持续发展的业绩评价系统。因此,平衡计分卡是一种长期的、可持续发展的评价制度,有助于衡量、培植和提升企业核心能力。

平衡计分法的方法帮助企业克服简单指标评价的错误模式,尤其是防止仅以经济和财务指标评价的问题,同时强调与企业战略目标一致的评价体系,对防止激励短期行为具有重要意义。但是,由于指标体系十分复杂,设计和实施都十分困难,国内企业管理水平普遍较低,很难适应这种管理方法。但该方法的基本思想十分重要,在我们制订 KPI 体系中,应该尽量参照,并寻找出理想与现实的最佳结合点。

三、医院绩效管理与医院信息化的关系

目前国内从事信息化的工作人员越来越多地参与绩效管理的工作,包括基本数据的统计分析,KPI 体系建立和实施的工作。由于目前国内医院大多已经建设了医院管理信息系统,大部分住院患者和部分门诊患者的财务和部分临床数据已经使用计算机处理,因而 HIS 已经存储比较丰富的数据,有力地支持了统计分析和 KPI 参数体系的建设。由于医院中从事 HIS 应用研究的人员素质相对较高,也有利于从事医院管理和 HIS 建设结合问题的研究。近年来,国内 HIS 工作者也在有意识地逐步深入医院管理和流程再造等方面的研究,这是信息化前期研究的基础。

绩效管理的内容和信息化建设。

(一)医院战略规划和发展的方向

医院管理的战略目标将落实在信息化的战略目标中,并非阶段实施;HIS 汇总的数据和统计分析,可以帮助医院进一步完善和不断调整战略规划。

(二)医院的财务指标和运营状况

涉及人、财、物的管理信息系统建设,为实时管理医院资源奠定了基础,财务系统、核算系统、经济分析系统等信息系统的建设可以为财务管理提供有力的支持。

(三)医院规范的流程和职责

流程再造和部门信息系统建设优化,并相对固化了流程,强化了管理。

(四)医院的学习和创新

学习和创新是信息化的前提条件,信息化也进一步促进了医院的学习与创新。

(五)医院各利益相关者的满意度

全方位的信息化强化了管理,可以提高患者的满意度;信息化可以提高工作效率和质量、降低劳动强度,更科学、公平的评价员工的工作贡献,从而可以提高员工的满意度。

(六)医院员工的绩效考核

HIS 的基础数据支持对员工的全方位考核,支持建立比较完整、科学的 KPI 体系。

目前在国内,大部分企业的绩效管理仅仅停留在"结果考核"的水平上,结果考核是一种"事后管理"的模式,是一种"惩罚性管理(被动管理)",也会促使被管理者为达到结果目标,做出一些短期行为,不利于企业长远发展。管理学正在从被动管理向主动管理、结果管理向过程管理发展。其指标体系的建立方法是一致的,只是缩短了考核的时间和空间,将绩效管理进一步细化。这种管理方法逐步和流程再造中的反馈式管理结合,可以有效地控制流程的各个环节,以实现企业的总体目标。这种模型和指标体系的细化,实际就是一个高质量的管理信息系统所追求的目标。

(赵　文)

第四节 计算机网络系统

一、概述

网络系统是一个涉及面广、业务量大的计算机系统工程,是进一步加快信息化建设,提高工作效率的重要举措。系统的实施更有利于加强医院内部的管理和服务水平,系统的建设成败具有极为重要的意义。

对于这样的一个计算机系统集成工程,其项目组织和管理较为庞大和复杂,涉及决策、计划、实施、监督、评价等不断循环上升的管理过程,也是各项管理职能发挥作用的过程。通过采用内部计算机网络及国际互联网等高新技术,实现信息协同处理和资源共享,进一步提高管理水平和效率,为医院提供准确高效的服务,以取得更好的社会效果。我们需要先对项目的系统功能要求和预算做出计划,并对将来项目的社会效果进行各方面评价。在整个项目管理过程中,项目实施是重要的一环,是项目规划的目标,是项目成功的保障。系统集成商有责任、有义务利用自身的管理和技术优势,协助建设单位完满地进行项目实施工作。

(一)网络系统的组成

医院的计算机网络系统由两个网络所组成。

1.医疗专用计算机网络系统

计算机网络系统是医院内核心网络系统,用于开展日常医疗业务(HIS、PACS 等)的内部局域网,对在平台上交换的信息必须保证安全、可靠、实时、稳定、高速等特点,为两个网络中最重要的一个。

2.可以访问 Internet 的计算机网系统

外网为大楼内部(医师办公室、病房等特殊办公区域)提供连接 Internet 的服务,单独设此网络是为有效与医用专用网的信息进行物理隔离,保证网络安全,确保医院专用医疗业务的正常运行。

(二)系统功能

系统建成后主要实现以下功能。

(1)为 HIS、LIS、PACS、体检系统应用系统提供一个强有力的网络支撑平台。

(2)网络设计不仅要体现当前网络多业务服务的发展趋势,同时具有最灵活的适应、扩展能力。

(3)整合数据、语音和图像等多业务的端到端、以 IP 为基础的统一的一体化网络平台,支持多协议、多业务、安全策略、流量管理、服务质量管理、资源管理。

(4)医疗信息的安全保护,也是主要的环节。网络的设计不仅要考虑用户与服务器之间的互联互通,更要保护关键服务器的安全和内部用户的安全。

二、系统设计

一般系统分成 3 个部分:一是内网部分,主要用于内部办公,数据传输,承担整个医疗系统数据的流量;二是外网部分,用于对外连接 Internet 是设备网部分,主要用于楼层内应用网络设备的互联,如监控系统的编码设备、门禁系统的门禁控制器等。计算机网络系统内网/外网的结构如图 2-1 和图 2-2 所示。

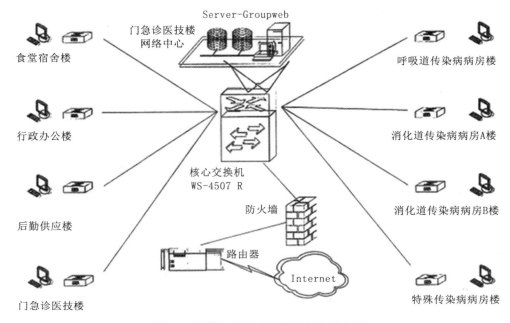

图 2-1　计算机网络系统外网结构示意图

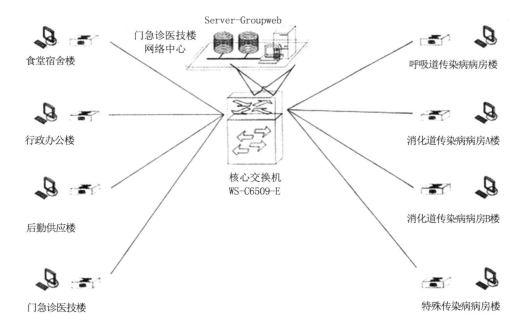

图 2-2　计算机网络系统内网结构示意图

系统设计要求如下。

(1)采用高性能 3 层交换技术,确保网络具备高安全性。

（2）具备电信级的容错能力,确保网络的高可靠性。

（3）支持丰富的网络接口类型。

（4）强化对多媒体功能支持,可满足大流量的多媒体传输需求。

此外,与城域网及 Internet 的连接时,可向电信运营商租用 DDN 专线,还可安装 ISDN 模块,用于链路备份。要确保网络安全,并控制内部用户的访问。

三、网络布线及设备

（一）布线及网络计划

因医疗园区内一般为整体的集中布局与相对隔离区设置,集中式的布局原则上是国际标准的现代化医院的最基本的标志之一。正确的做法是在整体的区域内一定要设置相对隔离的区域,并通过细致的流程、管线等设计和采取其他隔离、消毒等措施,这是保证医院安全运行非常重要的基本条件。由于建筑物众多、大小不一,距离长达几百米或上千米,出于网络安全和性能考虑,可将网络划分为多个 VLAN 中心交换机至分中心采用室外四芯以上单模光纤,以便采用链路聚合技术和备份线路。中心分中心至各单体之间布线,根据距离采用室外多模或单模光纤。各单体建筑物如规模较大,也可部分采用室内多模光纤。

（二）交换机

网络中心设置核心变换机,其余各建筑物设接入交换机。

（三）服务器

设置多台服务器,分型为网页服务器、邮件服务器、防火墙服务器、文件服务器、域名服务器和数据库服务器。

四、医院网络建设方式

（一）医院内网与外网

在医院网络系统设计中,经常会提到内网、外网、公网、专网等概念。内网一般是指单位内部、园区内部的计算机网络;外网、公网一般指互联网。但对医院的网络系统而言,内网是指单位内部的关键业务网,通常与互联网物理隔离。内网是内部人员访问单位自身的业务系统。

1.医院内网

医院内网是指承载医院信息化业务应用系统的网络,为 HIS、PACS、LIS 等医疗业务系统提供基础网络环境,是关键业务网络。

2.医院外网

医院外网是指为医院医护人员、患者提供互联网接入服务的网络,是非关键业务网络。

（二）医院网络需求

（1）医护人员访问互联网。

（2）患者及家属访问互联网。

（3）承载医院信息化业务应用系统。

（4）对接各级医疗保险系统。

（5）医院提供网上服务,包括网上预约、网上挂号、网上查看化验结果、远程医疗、远程办公等。

（三）建网方式

内外网合一是指医院只建设一套网络,承载医院信息化业务应用系统,同时为医护人员、患者提供互联网接入服务;内外网分开是指医院建设两套网络,一套内网用于承载医院信息化业务应用系统,一套外网用于为医护人员、患者提供互联网接入服务。

1.内外网分开

内外网分开是指医院的内网和外网物理上分开,科室里面的信息点明确标识内网点、外网点;楼层设备间里面的线缆也分开,接入不同的配线机柜或者同一机柜的不同区域,比如靠上是内网区。靠下是外网区;交换机也分为内网交换机和外网交换机;主干光缆也分内网主干和外网主干;核心交换机、路由器、防火墙、服务器等设备也都全部分开;总之是独立的两套系统。

（1）其优点是:①内网为关键业务网,仅供相关人员接入,管理得好,安全上较有保障。②内外网物理分开。即便内网有些漏洞或者配置失误,不易被人利用。③外网滥用,对内网不构成威胁。

（2）其缺点是:①布线系统维护较为复杂,由于项目建设完成时,布线系统均已按照当时的需求配线、理线完毕。众多线缆已经捆扎、固定。如果后期想将内网点改成外网点或者将外网点改成内网点,需要重新跳线到相应的内外网交换机,需要重新理线,如果手法不专业,久而久之,必将引起配线乱成团;布线系统维护需要投入更多的人力物力。②终端维护较为困难,虽然现在很多项目会用不同的颜色标识内网点和外网点,然后对医护人员来说,仍然可能混淆内外网点,从而出现差错。③部分科室人员的计算机需要重复投入,内外网各一台。④医院部分业务对互联网用户开放是一种趋势,比如网上预约、网上挂号、网上查看检查结果等,这些需要将数据从内网引入外网,采用什么样的技术手段,既能维持内外网分开的初衷,又能方便地进行数据共享,需要仔细斟酌。⑤医院一般都是内网点远多于外网点,由于布线系统设计及日后设备采购、维护的需要,内外网设备系列、型号基本一致,势必导致设备利用率低下。比如某些设备间覆盖的外网点只有几个,然而也需要配备独立的主干光纤、交换机等。⑥防火墙、路由器、网络管理软件等部件重复投入。⑦内网为关键业务网,但远程维护等相关管理功能比较难以开展,不利于提高系统维护效率。

2.内外网合一

内外网合一是指医院的内网和外网物理上合为一体,只有独立的一套系统,关键业务和关键业务混杂在一起。

（1）其优点是:①布线系统维护简单,信息点功能改变时只需在交换机上调整,不需改动物理线路。②不存在内外网数据共享困难的问题。③终端用户面对一张网络,无需区分内外网,避免混淆问题。④防火墙、路由器、网络管理系统等关键设备,无需分开投入,成本较低,设备利用率较高。⑤网络设备维护较为方便,特别是远程维护更加容易开展,可以灵活开展多种系统维护工作。

（2）其缺点是:①需要提高故障处理效率。②计算机病毒防范要求更高。③计算机木马泛滥,需提防对医院业务系统有意/无意侵害。④网络安全需要投入更多精力。⑤业务系统混杂在一起,由于接入互联网的终端可能引入病毒、木马等安全隐患,需要网络管理部门加大在网络安全方面的投入,并对业务系统的安全隔离做更加细致的工作;需要大量访问控制列表,而访问控制列表的编写、测试、改动是个令人头疼的事情。⑥外网滥用,可能在安全、性能上对业务系统造成压力。

五、Y 型架构

综合以上分析,一种对内外网合一优化的架构成为 Y 架构,为医院网络建设提供了一种可选方案。

（一）Y 型架构的特点

（1）解决网络建成后,后续维护造成布线系统混乱的问题。

（2）减少网络需求变更对布线系统的改动。

（3）减少维护人员的简单重复工作量,使维护人员有更多精力投入网络应用保障工作。

（4）在不考虑电磁辐射等物理层面的安全问题前提下,提高医院业务系统的安全性并减少医院投入。

（5）规避物理隔离的概念,解决内外网之间信息共享与安全隔离的矛盾。

（6）医护人员的日常业务工作,对互联网依赖性比较小,因此对分布接入层的性能需求较低,不会对内网性能需求产生太多影响。

（7）行政办公及后勤人员的日常工作对互联网依赖性相对较大,但该区域的医护人员较少,对内网性能需求较低,综合起来对分布接入层的性能影响不会太大。

（8）外网出口一般以 10/100 M 为主,分摊到全院,各网络主干上的外网数据流不会太大,对千兆/万兆主干来说,比例很小,不会成为网络拥塞的关键因素。

（9）外网依附在内网上,内网是主导。

（二）Y 型架构的组成

1.水平布线

Y 型架构的综合布线系统只需一套,从这点来说,类似内外网合一的架构。综合布线系统设计时按需求进行内外网信息点布点,并分开统计,工作区的点位可以使用可变标签标识内外网,在后续使用过程中,变更量不会太大,内外网信息点进行标识更容易维护。IDF 水平布线打线时,内外网分开但又连成一体,先内网后外网,这样内外网点位集中,方便识别、维护,交换机端口配置比较清晰。

2.主干布线

Y 型架构中,内网是主导,主干布线系统以内网需求为准进行设计,内外网数据合用主干线路。

3.接入层

Y 型架构的接入层交换机内外网合用,以该 IDF 的内外网信息点合计数量来设计接入交换机数量,并以内网的需求来设计 IDF 上联端口。

接入层交换机的管理 VLAN 归入内网,根据内外网信息点跳线的情况,将相应的交换机端口归入各自的内外网 VLAN,即通过 VLAN 号区分内外网。

内外网信息点功能变更,比如外网点改成内网点或者内网点改成外网点,物理上不需要改动,仅需将该信息点所在交换机端口所属的 VLAN 号进行相应的变更即可,从而避免内外网分开引发的弊端。

4.汇聚层

Y 型架构的汇聚层交换机内外网合用,通过 VLAN 号区分内外网,交换机管理 VLAN 归入内网,以内网的需求来设计汇聚交换机配置、性能、上联端口和下联端口等。

当内网规模较大,需要做三层汇聚是仅允许内网 VLAN 在汇聚交换机终结,外网 VLAN 号只能从汇聚交换机透传,不允许在此终结。

5.核心层

Y 型架构需要将内外网核心分开,以内网的需求来设计内网核心层的架构、设备性能及配置等,以外网的需求来设计外网核心层的架构、设备性能及配置。

为了解决内外网信息共享问题,需要在核心层考虑信息共享的方式及技术。据此调整内外网核心层设备的清单、配置,比如外网 VLAN 号需要从内网核心交换机透传到外网核心交换机,必然导致内外网核心交换机之间需要互连,而需要增加相应的模块、端口、线缆等。

核心层的关键点在于分离并终结内外网的 VLAN。内网核心交换机允许内网 VLAN 终结,而仅允许外网 VLAN 透传,不允许外网 VLAN 终结。内网核心交换机与外网核心交换机互连的端口,仅允许外网 VLAN 通过。外网核心交换机仅允许外网 VLAN 进入并终结。

6.IP 规划

Y 型架构的 IP 规划,需要做两套,一套内网,一套外网,从这个层面讲,类似于内外网分开的架构。内外网的 IP 规划,参照内外网分开的架构,各自按自己的需求进行,需要注意的是,内网 IP 规划,覆盖接入层、汇聚层、核心层设备,而外网 IP 规划仅限于核心层,汇聚层、接入层仅为外网数据提供二层通道。

从 OSI 七层模型上看,内外网仅在物理层合并,数据链路层及以上均隔离,内外网不能直接通信。

六、无线局域网(WLAN)

无线局域网(Wireless Local Area Networks,WLAN)是利用射频(Radio Frequency,RF)技术,取代旧式碍手碍脚的双绞铜线所构成的局域网络,是一种十分便利的数据传输系统。所用硬件设备有如下。

(1)无线网卡:无线网卡的作用和以太网中的网卡的作用基本相同。它作为无线局域网的接口,能够实现无线局域网各客户机间的连接与通信。

(2)无线 AP:AP 是 Access Point 的简称,无线 AP 就是无线局域网的接入点、无线网关,它的作用类似于有线网络中的集线器。

(3)无线天线:当无线网络中各网络设备相距较远时,随着信号的减弱,传输速率会明显下降以致无法实现无线网络的正常通信,此时就要借助于无线天线对所接收或发送的信号进行增强。

某移动医疗解决方案基于移动计算、智能识别和无线网络而设计,实现医护移动查房和床前护理、患者药品和标本的智能识别、人员和设备的实时定位、患者呼叫的无线传达功能等。系统不仅可以帮助医院优化流程、提高医疗效率,同时可以帮助医院实现"以患者为中心"的管理理念。

某移动临床信息系统是为满足医师和护士临床服务而推出的,系统以无线局域网络为平台,充分利用 HIS 的数据资源,以移动计算和条码识别为核心,实现电子病历移动化。主要功能有移动查房、患者身份和药物的条形码核对查询和管理、检验报告企询、医嘱的开立与执行等临床诊疗护理项目。

据医院目前的信息化发展情况,基于移动计算、智能识别和无线网络等基础技术,采用先进的 SOA 架构设计,为医院建设移动临床信息系统集成平台,将医院现有的 HIS、PACS、EMR、

LIS、心电监护等医院信息系统集成在一个平台上,通过无线网络,配备移动终端,RFID等,实现医护移动查房和床前护理、患者药品和标本的智能识别、人员和设备的实时定位、患者呼叫的无线传达等功能。

（一）系统架构

某移动临床信息系统采用了典型的三层架构设计,有效降低了开发和维护成本,各层业务相对独立,层次清晰。客户端采用瘦客户机,对客户端计算能力要求不高,与 PDA 的特点相符。同时应用服务器能适应大规模和复杂的应用需求,可适应不断变化的业务需求,访问异构数据库实现简单,能有效提高系统并发处理能力,还能有效提高系统安全性。

应用服务器采用线程池、传输压缩技术等多项核心技术,因此某无线医护工作站具有明显的快速响应性能和规模可扩展性。

（二）基本功能

1.医师工作站

医师工作站主要提供给医师使用,可以满足医师查房时的所有工作需求。医师工作站系统可以部署在移动数据终端 MC50 上,也可以选择在移动临床助手 MCA 上进行部署。

（1）信息查询:可查看患者住院信息,如床号、姓名、住院号、费用、病情、诊断、主管医师等,也可查看患者体征信息,包括患者体温、脉搏、呼吸、血压、出入量、体重等。

（2）开立医嘱:医师可输入医嘱内容、选择医嘱使用频次、输入药品规格等,也可停用医嘱或作废医嘱。

（3）医嘱查询:可查看患者自入院以来的所有医嘱内容,并分不同颜色显示。

（4）报告查询:医师可以查看患者的检查、检验结果详细信息,异常结果将以红色显示。

（5）特色功能包括以下内容。①看病历:医师可使用 EDA 查看患者的病历,包括病案首页、病程记录等。②支持医嘱本及套餐医嘱:在患者全部医嘱界面,增加医嘱本选项,并支持套餐医嘱。③支持随访及医疗分组:支持一个医师主治多个科室的患者。④便签及录音功能:增加便签功能,方便医师在床旁记录文本信息及语音信息。⑤发送短信:单独发送、群体发送、全病区发送、查看历史信息。⑥条码或 RFID 应用扩展（患者标识识别系统）。

2.护士工作站

护士工作站是提供给护士使用的,可以满足护士日常的所有工作需求。护士工作站部署在移动数据终端 MC50 上。

（1）信息查询:护士可通过 EDA 上实时查看患者的基本信息,并以显著的方式标明患者的护理等级、病情状况以及是否发烧等相关信息。

（2）生命体征录入:护士能够通过 EDA 在患者床旁实时采集记录患者的体温、脉搏、呼吸、血压、出入量、神智信息等各项指标。

（3）医嘱执行:护士能够通过 PDA 在患者床旁执行医嘱。

（4）全科体征智能提示:能够根据患者的护理等级、危重状态、发烧及手术等具体情况,并结合医院的规定,自动动态计算出患者需要测量体征的时间点。

（5）报告查询:能够查看患者的检查申请情况、检查和化验结果。

（6）入院评估:护士能够手持 PDA 在床旁对入院患者进行评估工作。

（7）健康教育:能够手持 PDA 在床旁对入院患者进行健康教育工作。

（8）特色功能:各不同科室可以根据自身的要求自定义生命体征录入界面、参数等配置信息;

支持在护士站打印佩戴于住院患者手腕上的腕带；腕带系统具备可扩展性及开放的接口，支持医院后续其他应用；可以根据医嘱执行频次对医嘱自动进行分拆；可以根据医嘱的执行途径分类显示；可以为患者输液类药品打印二维条码标签；执行医嘱时，记录医嘱的执行时间、执行护士等信息，为日后的医嘱执行记录查询提供有效数据；用户可以根据医院的规定对体征测量规则进行自定义配置；用户对评估项目可灵活配置，方便日后的维护；用户可对健康教育项目及内容灵活配置，方便日后维护。

七、Wi-Fi

Wi-Fi 是一种能够将个人电脑、手持设备（如 Pad、手机）等终端以无线方式互相连接的技术。Wi-Fi 原先是无线保真的缩写，Wi-Fi 英文全称为 wireless fidelity，是当今使用最广的一种无线网络传输技术，也是一种无线联网技术。常见的就是一个无线路由器，实际上就是把有线网络信号转换成无线信号，那么在这个无线路由器的电波覆盖的有效范围内都可以采用 Wi-Fi 连接方式进行联网。

无线网络的基本配备就是无线网卡及一台 AP，如此便能以无线的模式，配合既有的有线架构来分享网络资源，架设费用和复杂程度远远低于传统的有线网络。

AP 为 Access Point 简称，一般翻译为"无线访问接入点"或"桥接器"。它主要在媒体存取控制层 MAC 中扮演无线工作站及有线局域网络的桥梁。

（一）无线局域网实时定位系统

无线局域网实时定位系统（Wi-Fi RFID RTLS）结合无线网络、射频识别（RFID）和实时定位等多种技术，在覆盖无线局域网的地方，系统能够随时跟踪监控各种人员，并准确找寻到目标对象，实现对人员的实时定位和监控管理。定位原理如图 2-3 所示。

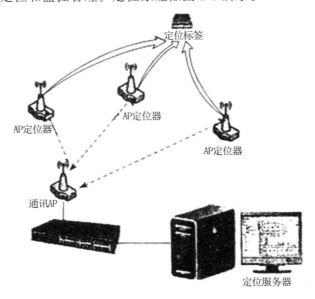

图 2-3　Wi-Fi RFID RTLS 定位原理图

1.组成

无线局域网实时定位系统由定位标签、无线局域网接入点（AP）和定位服务器组成。

2.工作原理

定位标签或者无线设备周期性地发出无线信号,AP接收到信号后,将信号传送给定位服务器,定位服务器根据信号的强弱或信号到达时差判断标签或无线设备所处位置,并通过电子地图显示。

(二)实时定位系统在数字化医院的应用

1.母婴管理

如用腕带标签进行母婴配对、与摄像监控联动防止婴儿被盗等。

2.特殊患者管理

患者佩戴电子标签后,可定位实时位置,一旦出现紧急情况可及时救援;与门禁、监控系统联动,可对传染病患者进行隔离管理,防止精神患者走出安全范围或离开医院等。

3.医疗设备管理

如急救设备(呼吸机、输液泵、急救手术器材、输氧装置等)装配上电子标签,可实时位置查询,不至于因为寻找设备而耽误患者的抢救。

4.特殊药品监管

如对外界环境要求高的药品的管理;对药品有效使用时间的管理等。

5.医护人员的管理

如即时寻找到医师,以免耽误患者的抢救等。

6.医疗流程的管理

如门诊输液等。

(赵　文)

第五节　网络化医护传呼系统

为了提高医院的护理水平,减轻医护人员的劳动强度,提高患者的舒适度,在医院病房内设置有医护传呼系统。

一、医护传呼系统概述

语音通信系统是现代医院数字化建设的基础之一,医院语音通信有3种方式,即程控电话、移动电话、医护传呼。而医护传呼是使用频率最高的一种通信方式,直接影响医护质量,因此必须是最便捷、最准确无误的通信方式。为了认识医护传呼系统在现代医院中作用和地位,将现代医院数字化系统简化成由医院信息化系统、语音通信系统、建筑智能化系统三大核心部分所组成,如图2-4所示。图2-4简明地表示医护传呼系统是数字化医院建设的重要组成部分。

(一)医护传呼系统的3个历史发展阶段

我国医院从20世纪70年代中期开始采用医护传呼系统,也称作病房呼叫对讲系统、中心对讲系统,由于明显地改善了医护质量,因此普及快,技术更新快,形成了三代产品。

1.电子阶段

如早期的继电器切换传呼系统,音频解码切换传呼系统,20世纪70～80年代广为使用。

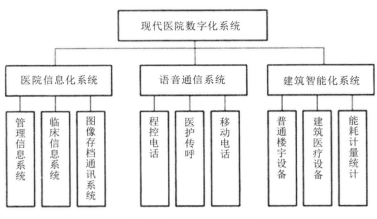

图 2-4　数字化医院简图

2.智能阶段

20 世纪 80 年代末,医护传呼系统,开始采用单片机作为核心器件,设计成嵌入式智能系统,从点对点的多线制,提高为无极性的多芯总线系统,形成五线制传输、四线制传输、两线制传输等多种机型,分机采用地址编码,便于扩展。

3.网络阶段

进入 21 世纪,网络技术融入传呼系统,医护传呼系统与 HIS 系统联网运行,希望成为医院信息管理系统的一个子系统,实现医疗信息资源共享。低功耗、零故障、多功能是这一阶段传呼系统的发展方向。这些工作尚在试验和开拓之中。

(二)传呼系统按使用功能分类

1.门诊传呼系统

在门诊楼内设置门诊传呼系统,可提高门诊效率。传呼主机设在护士站,各诊室内设一分机。候诊室设一显示器,医师看完一个患者以后,按一下分机键,系统主机及候诊处均显示分机号码,患者即可对号就诊,已发展成排队叫号系统。

2.病房传呼系统

用于病房内患者与护士站双向呼叫。系统由病房内床头呼叫按钮,走廊内复位按钮,走道上方 LED 电子显示器和护士站主机组成。病房卫生间和公共卫生间电应设置紧急呼叫按钮。

3.手术部传呼系统

提供手术室同护士站联系,有手术部工作需求的专用功能。

(三)医护传呼系统发展方向

1.视听一体化

"视听一体化"的传呼系统具有可视监控的功能,当有患者呼叫时,主机一接通除了可通话外,立即能看到病房患者情况,极大地方便了医护人员的护理工作,充分发挥了监护系统的功能。

2.功能多样化

现行医护对讲设备多数功能单一,是资源的一种浪费。医院对讲系统功能适度扩展,应具备有线无线相互转换功能、语音报号功能、输液监护功能、供氧计时功能、病房自动点菜功能,以及同 HIS 联网接轨。实现信息交换,自动生成住院一览表等功能。

3.维修傻瓜化

供方以加强售后服务的方法来应付这些随机故障,这不仅加大了设备运行管理成本,不能满足临床的需要。结构设计采取接插拼装,更换方便,这种傻瓜式维修,普及十分容易。供方提供充足的备品备件,病区工作人员就能胜任了。加之故障趋零化,维修量极小,不增加病区工作人员负担。

4.故障趋零化

"故障趋零化"核心含义是充分提高设备的可靠性,避免由质量原因而引发的故障。"零故障"才是医院使用的最终目标。考虑到对讲系统是医院使用频率最高的通信设备,又是医务人员、病员直接操作,随机故障难以避免。采用"故障趋零化"作为产品要求比较实际和科学,可以设定故障率作为"故障趋零化"的门槛,在制订产品规范时具有可操作性。

5.布线网络化

布线纳入综合布线 PDS 范围,降低布线成本,便于系统维修和扩展。布线纳入综合布线的前提条件是医护对讲产品的设计,在数字化的基础上实现网络化,即具有网络通信功能。

(四)提高医护传呼质量的措施

1.两线制通信

两线制通信即主机和各个分机之间系统连线为两总线,不分正负,安装简单方便。故障率低,便于检修;降低了安装成本。四线制、五线制不能随意连接,需要校对线号连接,安装不方便,而且连线故障率比较高,检修相当麻烦。

2.故障隔离措施

分机应安装专用的故障隔离技术保护器件,当有故障时会自动断开故障分机,而不影响整个系统正常工作。

3.接通供电

医护对对讲系统是长期连续工作的医疗装备,工作电流越大,故障率越高,减少工作电流是实现"故障趋零化"的重要措施之一。

如卫生间紧急开关是重要的急救措施,使用率极低,应采用专用技术,构成平常不通电,使用时才接通的状态,不仅减少能耗,还极大地提高了紧急开关的使用寿命和可靠性。

4.生产工艺现代化学系

采用现代生产程序,配备自动装配流水生产线,高温老化处理,震动破坏试验,电脑在线检测,SMD 贴片生产工艺,分立元件双波峰焊接工艺,为"故障趋零化"提供保障。

二、医护传呼系统组成与功能

(一)系统整体布局

医护传呼系统由台式主机、病区一览表(电子一览表)、病房对讲分机、走廊显示屏、治疗室副机、门灯及复位器、卫生间紧急呼叫分机等八部分组成。

每台主机和各分机之间使用两芯总线并联,不分极性,施工既简单又节省材料。用户可自由选择用明装分机或暗装分机,安装在床头。所有门灯并联在一条双绞线上。当房间分机呼叫时候,门灯红灯亮。每张病床设分机一个,连接手持式呼叫按钮,放音逼真、清晰。可以使用门口复位器直接取消房间内分机的呼叫。每个护士站设台式主机一台,患者插卡或者电子一览表与主机相连挂在墙上,在走廊内设一块四位、双面走道显示屏,平时显示时间,有病床呼叫护士时,走廊显示屏显示呼叫病床床号。治疗室副机与主机同时显示呼叫情况,可以同时接听和呼叫病房分机。

(二)医护传呼系统主机

当患者有呼叫请求时,按下延长呼叫绳上呼叫按钮(普通呼叫),分机手柄和面板上红色LED灯亮,走道显示屏显示病床号,护理站台式智能呼叫主机显示病床号且蜂鸣器发出悦耳的音乐信号。接到请求信号,护士站内的护士提起主机听筒,主机蜂鸣声停,显示屏显示对应的房间情况,同时分机面板上绿色LED灯亮,患者用延长呼叫绳(内含麦克风)输出语音,双方接通话。通话完毕,患者按下分机延长呼叫绳上复位按钮或护士挂机,主机显示屏、走道显示屏及病床边分机指示灯复位,普通呼叫处理结束。图2-5所示的是医护传呼系统主机,它可扩展配备无线对讲分机,使护理人员携带分机在病区内任何地方可直接与病患者通话,以缩短等待时间,使病患者能及时得到照顾或抢救。护士也可通过走道显示屏确定有呼叫请求的病房号而采取相应措施。当有数个病床同时呼叫时,其信号将自动保留,翻页式呈现直到该呼叫被复位。

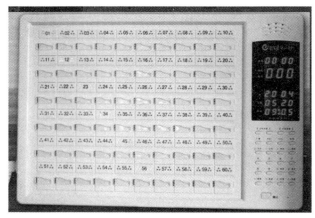

图2-5　医护传呼系统主机外形图

(三)医护传呼系统分机

医护传呼系统分机的功能:与主机搭配使用,分机面板上设有呼叫和通话指示灯。患者按呼叫按钮,分机呼叫红色指示灯亮,主机声光报警,并显示该呼叫床号。当主机摘机应答时分机通话绿色指示灯亮即可与主机双工通话。分机面板上还设有复位按钮,按下复位按钮就可在分机处复位取消该分机呼叫。

分机面板安装于床边治疗带上。分机手柄可呼叫系统主机及免提双向对讲;当呼通主机时,分机手柄红色LED亮,而分机不会有任何声音,可有效降低对其他人的影响。

医护传呼系统分机有多种多样外形,以供用户选择。

(四)病区一览表

病区一览表分普通型病区一览表,网络型病区一览表两种形式。

普通型病区一览表外观,表中数据必须手工输入。它与主机相连,高亮度数码管可以和主机同步显示时间、床号、护理级别。病员信息插入、取出方便。普遍采用全不锈钢结构,清洁美观。

网络型病区一览表是HIS网络自动生成的。并可通过电脑手工修改。可实时在一览表屏幕上显示出病员一览表,当有病员呼叫时,一览表屏幕上的床位号码显示由蓝色变为红色闪亮,有多个床号呼叫则同时在一览表屏幕上显示多个呼叫床号(几个呼叫床位号码同时红色闪动)。

病员信息可很方便地在电脑上修改(包括病员姓名、入院时间、诊断、年龄等);并可以记录病号的呼叫类型(如病床呼叫、卫生间呼叫等)、呼叫时间及响应的时间、日期等。并可以把这些记录按所分类打印出来,方便医院统计、管理的工作。

（五）卫生间紧急呼叫开关

卫生间紧急呼叫开关安装在卫生间,用于病号在卫生间的紧急呼叫,具有防水功能。当患者按下按钮时 1 秒,接通电路,触发报警电路,提醒医护人员进行救护。护理人员必须到现场复位。

（六）走廊显示屏

走廊显示屏悬挂于走廊上方,与传呼主机同步显示呼叫床号,便于护士在巡视时也能及时得知呼叫床号,及时到该病房护理。四位、双红色 LED 显示屏,平时显示时间,有呼叫时显示该呼叫床号;病床呼叫时,有自动显示功能。

（七）门灯

门灯固定于病房门头,当房间的床头分机或者卫生间紧急防水按钮呼叫时,门灯变亮。取消呼叫后,门灯灭。按下安装在门口的复位分机,可以取消房间所有分机呼叫,门灯灭。灯壳灯和灯座均采用优质 ABS 工程塑料注塑成型,外形美观大方,灯壳装配为卡入式,拆装方便,灯内采用超高亮度 LED 发光管,比普通白炽灯泡亮度高,低电压,耗电少,寿命长。

三、DL-IP100 网络型医护对讲系统

（一）DL-IP100 网络型医护对讲系统组成与技术参数

德亮公司所开发的 DL-IP100 网络型医护对讲设备,已于临床使用。

1.系统组成

(1)护士工作站设备:护士工作站主机、护士工作站副主机、护士工作站管理服务器及管理软件、网络交换机、10.2 寸液晶显示屏。

(2)病房使用设备:病房门口分机、病房床头分机(含手持呼叫器)、卫生间紧急呼叫按钮。

(3)显示设备:走廊中文信息显示屏、病房显示门灯。

该系统基于互联网传输技术,使医护人员与住院患者之间的沟通交流顺畅直接,在 TCP/IP 协议网络技术的强大支持下,进行双向呼叫、双向对讲、紧急呼叫。主机采用 10.2 寸数字真彩触摸屏,分机采用4.3 寸数字真彩触摸屏,设置了门口分机。医患之间的信息实时传送,内容包括医院 HIS 系统中可用于查阅和沟通的信息,如患者的基本信息、费用清单、医嘱信息。该系统具有定时提醒功能、医护人员护理定位功能、呼叫转移功能、输液报警等功能,系统实时检测终端在线及运行情况,一旦出现单个终端故障可立即报警提示,功能可扩展性强。

2.技术参数

(1)传输方式:系统内部采用网络交换机进行数据之间的交换。

(2)额定功率:60 W。

(3)系统布线:超五类网线。

(4)响铃提示:医护分机正常响铃时距医护分机 5 m 的距离响铃声＞70 dB。

(5)环境噪声:≤58 dB。

(6)使用电源:AC（220±22）V,（50±1）Hz。

（二）DL-IP100 型主机

（1）采用 10.2 寸数字真彩触摸大屏,其操作界面友好。

（2）采用稳定性非常高的 Linux 操作系统和配以强大的硬件支持。

（3）主机可以与医院的信息服务器对接获取患者的数据,让护理的数据更加清晰,提高工作效率,从而实现医院的信息一体化、病历无纸化。

（4）主机可以接收病床的呼叫信息、也可通过显示屏上的触摸按键进行方便的接听和回拨。

（5）有免提和手柄两种通话方式,采用先进的回音消除技术,内置高灵敏度话筒及喇叭,让声音清晰、逼真、洪亮。

（6）有托管功能,可将本主机的分机通过简单的设置托管给其他护士主机进行操作、管理;有广播功能,可对所有分机进行全区、分区广播喊话或对分机进行宣教广播。

（7）有护理级别抢线功能,当护理级别高的患者呼叫时,将优先处理护理级别高的患者呼叫请求,自动实现级别抢线功能。

（8）可根据患者的病情,设置为特护、高级、普通 3 种护理级别。

（9）可设置白天、夜晚分机的呼叫、通话音量及不同的音乐提示音报警。

（10）可配接无线手表发射机及无线手表接收机,以便医护人员暂时离开护士站时能实时接收呼叫分机、卫生间分机的呼叫信号。

（11）可通过服务器进行所有呼叫数据的记录和保存。

（12）可以在线通过网络方式升级程序,大大减轻了修改功能时的工作量。

（三）DL-IP100 床头分机

（1）采用国际标准 TCP/IP 网络协议技术。

（2）采用 4.3 寸数字真彩触摸屏,通过丰富的色彩搭配,让患者信息更加一目了然,信息查询更方便,显示内容更全面。

（3）可以显示患者的住院信息(包括患者姓名、年龄、病情、护理级别、缴费等资料),还可根据医院的需求显示更多的信息。

（4）采用在线任意设定 IP 地址和要显示的病床号码。

（5）通话音量和音质可以在分机上直接调节,以适应各种不同的需求。

（6）支持分机与分机间呼叫对讲。

（7）分机除呼叫对讲的基本功能外还有扩展功能:输液报警输出端口,护士增援等相关端口。

（8）可以在线通过网络方式升级应该程序,大大减轻了设备要修改功能时的工作量。

（四）DL-IP100 门口分机

（1）采用 10.2 寸数字真彩显示屏,通过显示屏可以将病房的房间编号、责任医师、责任护士的姓名和照片上传到显示屏上,让传统的门牌号码运用科技的力量来表现。

（2）采用免提和手柄两种通话方式,采用先进的回音消除技术,内置高灵敏度话筒及喇叭,让声音清晰、逼真、洪亮。

（3）采用在线任意设定 IP 地址和要显示的房间号码。

（4）门口分机直接接收卫生间紧急呼叫按钮的开关信号,大大提高了紧急按钮的可靠性。

（5）门口分机具有护士定位的功能,可以提示护士在病房中工作,通过到位的方式能接听其他房间的呼叫。

（6）门口分机也可以配接四色门灯使用,控制门灯不同状态用不同的颜色来表示。

（7）可以在线通过网络方式升级,大大减轻了设备要修改功能时的工作量。

（8）与系统主机的通话对讲功能一样,便于医护人员在治疗室中工作时有分机呼叫可以直接在治疗室副机上看到呼叫号码并可以直接接听与分机对讲。

（9）有分机呼叫时有 LED 数码管提示号码并有音乐提示。

（五）DL-IP100 病房分机呼叫手柄

手柄采用加大设计,患者呼叫时可直接按手柄,使用简单方便。

（六）DL-IP100 病房门口四色门灯

（1）四种颜色状态,超高亮度 LED 提示灯。

（2）6 线架构,采用安全电压供电＋12 V。

（3）与门口分机连接。

（4）可用不同的颜色提示普通分机呼叫、卫生间分机呼叫、护士到位状态、护士增援状态,让不同的信息看起来一目了然。

（5）门灯编号由门口分机控制,无需另外设定。

（七）DL-IP100 型输液报警器

（1）适合单独使用,自带充电电池,也可配合呼叫分机使用。

（2）夹装在输液管上,不与输液接触,单键操作,使用简单。

（3）输液完毕时,有"Bi、Bi"报警提示声,同时自动阻断输液管。可通过分机向护士站的主机发送输液完毕报警信号。主机有 LCD 显示,同时语音播报"号输液完毕"。

（八）无线信息系统发射台（选配）

（1）全铝合金外壳设计,外观美观大方。

（2）单频点发射,不会影响其他频段信号。

（3）带有待机状态指示灯和发射状态指示灯提示。

（4）可与不同系统主机对接使用。

（5）发射功率 0.5 W 以上。

（九）无线信息系统腕带式接收机

（1）外观设计美观大方如同一款时尚的手表,方便携带。

（2）OLED 液晶显示屏,可清晰地看到呼叫的信息。

（3）多种呼叫信息提示音可选择,同时有振动提示。

（4）多菜单操作模式,可存储查询当前或以前的信息资料。

（5）配合无线信息系统发射台使用。

（赵　文）

第六节　医疗临床业务辅助信息系统

一、概述

医疗临床业务辅助信息系统包括下列各个子系统。

（一）排队叫号系统

排队叫号系统以高科技的计算机技术手段来取代顾客排队,从而解决顾客排队的烦恼,有效地提高服务质量;同时可以监控和预计客流量,实时掌握服务情况,提供有用的管理信息,优化资源组合,提高劳动生产率;可根据不同的客户要求灵活配置该系统。

（二）ICU/CCU病房探视对讲系统

ICU/CCU病房,探视家属不得入内,通过该系统可以方便实现探视者与患者之间的交流沟通,极大地体现了医院人性化的服务。

（三）信息显示及引导系统

医院设置有LED大屏幕、条屏和多媒体触摸查询工作站,患者就诊前就可了解医院发布的最新信息、窗口服务信息、医院简介、服务项目介绍、常用收费标准介绍、科室位置示意图、科室平面示意图、专家特长介绍、专家门诊时间安排表、银行卡使用须知等信息。

（四）远程教学及会诊系统

远程医疗会诊、教学是网络科技与医疗技术结合的产物,包括远程诊断、专家会诊、信息服务、在线检查和远程交流等。

（五）RFID智能身份识别与定位系统

RFID智能身份识别与定位系统依托医院无线网络,利用RFID识别技术,实现对院内等类人员的身份识别与定位,也包括对医疗设备、药品出识别定位。该系统可实施院内分区管理对重要的设备和人员身份进行实时追踪,全面提升医疗质量。

（六）医用气体管理系统

该系统是为了对各手术室、恢复室、病房等医用气体的集中供应进行压力、流量等的安全检测及计量。

（七）手术室综合管理系统

该系统主要是对手术室的空调系统、呼叫系统、监控系统、远程会诊系统、视教系统进行管理。

二、排队叫号系统

大型医院园区范围较广,候诊点较多,为了能让患者及时就诊,有必要通过智能化的排队来提高医院的现代化管理水平。排队叫号系统主要分为4个步骤:患者取号、等候、系统叫号、业务受理。首先患者通过自动取号机进行自动取号,按照号单上的提示到达指定的等候诊室等候呼叫。医师上班后,以自己的工号将呼叫器登录到系统,按下呼叫器上的"顺呼"按钮,叫号系统即按顺序自动呼叫,呼叫到的患者的信息在指示屏上显示,同时发出声音呼叫。如果选定的患者没有在指定时间内及时前来办理业务,医师可再次按下呼叫器的"复呼"按钮,催促患者办理。前一位患者办理完成,再次按"顺呼",系统自动呼叫下一位患者,该系统不仅能优化服务和工作环境。还可以根据实时动态信息,科学设置出诊人数,提高服务效率。利用系统统出医师工作量及各科室诊量,进行准确量化考核,这样既提高了医师出诊积极性、服务质量,还有效树立了医院的良好形象。

在挂号、取药、收费的各个窗口安装LED电子显示屏,循环显示各病员排队等候的情况。在挂号、收费的窗口设置语音报价器,方便患者清楚、直观地了解收费情况。

（一）功能

系统能方便地实现与HIS的数据交换。可与HIS的挂号收费模块连接,读取患者基本信息及挂号就诊信息;与HIS的收费划价模块连接,掌握患者就诊流程;与HIS的药房调剂模块连接,读取发药信息。并可随时为 HIS 返回患者在各环节的排队信息。

排队叫号系统的工作流程为挂号→分诊→候诊→就诊。整个系统必须具备以下几个功能模块:分诊功能(包括护士人工分诊和电脑自动分诊),LED 信息显示功能,语音呼叫功能(包括自动呼叫和人工呼叫)。

(二)组成

系统主要由以下几个部分构成:电脑软件、热敏打印机、叫号器、主控箱、诊室显示屏、主显示屏、其他配件、小分线盒、音箱、吸顶式喇叭。

(三)系统工作流程

系统工作流程分为 4 个步骤:患者取号、等候、系统叫号、业务受理。

1.获取办理序号——患者取号

患者通过自动取号机进行自动取号。

2.患者等候呼叫——等候

取号后,按照号单上的提示到达指定的等候室,寻找座位坐下,留意等候区的等候指示屏。当系统呼叫到自己的号码时,号码将会在等候指示屏上显示,并同时发出"请××号到号诊室"声音以提醒患者。患者从指示屏上得知相对应诊室后,前去指定的诊室就诊。

3.医务人员呼叫——系统呼叫

医务人员上班后,以自己的工号将呼叫器登录到系统,按下呼叫器上的"顺呼"按钮,排队系统即按顺序自动呼叫,呼叫到的患者的信息在指示群上显示,同时发出"请××号到号诊室"的声音。

如果选定的患者没有在指定时间内及时前来就诊,医务人员可以再次按下呼叫器的"复呼"按钮,催促患者就诊。

前一位患者就诊完成。再次按"顺呼",系统自动呼叫下一位患者。至此对一个患者的呼叫操作就此结束。

4.医务人员处理——业务受理

医务人员可以根据现场的实际情况,对需要优先就诊或预约患者等特殊情况进行各种处理,医师在呼叫患者过程中减少等待时间,提高工作效率。

(四)主要技术参数

1.软件

(1)电脑直接控制叫号系统、显示系统、语音系统及号票打印。

(2)同步显示当前系统业务状况。

(3)可根据需要随时输入医师的资料。

(4)可随时对接诊医生的资料进行修改、删除。

(5)可根据患者的要求选定就诊医师。

(6)可对特殊患者优先安排就诊。

(7)可根据当前的候诊就诊状况均衡合理地安排患者就诊。

(8)可根据需要对号票进行修改,重新选定医师。且号票号码不变,保持排队的公正性。

(9)停电后能自动保存全部资料,来电时不影响系统工作。

(10)直接热敏行式打印,打印号票清晰,号票的票头内容可以自行编辑。

(11)每天第一次开机时系统自动复位清零,重新排队。

(12)同时增添大量统计报表,供有关部门查阅、统计、分析、研究。

(13)系统自动储存各项统计数据,统计报表可直接打印。

2.叫号器

大屏幕 LCD 显示屏,可显示当前就诊患者的受理号码、当前等待人数。安装简捷,所有呼叫器只需一条四芯总线相连。

(1)"下一位"按钮:接诊医师诊治好一位患者后按此按钮,叫号器上 LCD 显示屏显示当前就诊患者的受理号码、等待人数自动减一。此时该诊室显示屏显示该就诊患者的受理号码并闪动10 秒钟;主显示屏滚动显示该就诊患者的受理号码;电脑软件主界面上显示的等待人数自动减一,就诊人数自动加一;语音音箱播放"叮咚请××号到号诊室"。

(2)"上一位"按钮:接诊医师按此按钮后,LCD 显示屏再次显示该诊室上一位就诊患者的受理号码、当前等待人数不变。此时该诊室显示屏再次显示上一位就诊患者的受理号码;主显示屏再次滚动显示上一位就诊患者的受理号码;语音音箱再次播放"叮咚清××号到号诊室"。语音播完后,受理号码恢复到当前号码。

(3)"叮咚"按钮:接诊医师按次按钮后,LCD 显示屏再次显示该就诊患者的受理号码、当前等待人数不变。此时该诊室显示屏再次显示该就诊患者的受理号码并闪动 10 秒钟;主显示屏再次滚动显示该就诊患者的受理号码;语音音箱播放"叮咚"。

(4)"重呼"按钮:接诊医师按"下一位"按钮后,该受理号码的就诊患者没来诊室看病时,可按此按钮对该就诊患者多次呼叫。此时该诊室显示屏再次显示该就诊患者的受理号码并闪动10 秒钟;主显示屏再次滚动显示该就诊患者的受理号码;语音音箱再次播放"叮咚请××号到号诊室"。

3.主控箱性能

(1)只与医院分诊排队系统电脑软件配合使用。

(2)有一个输入口,五个输出口,配有 RJ 45 插座,可连窗口显示屏、主显示屏及叫号器。

(3)有喇叭输出接口,可接有源或无源音箱、吸顶式喇叭。

(4)有音量旋钮,可根据需要随时调节音量大小。

(5)有电源开关按钮,可手动开关本主控箱电源。

(6)工作电压:AC 220 V(输入);DC 24 V(输出)。

(7)尺寸:253 mm×74 mm×233 mm(L×W×H)。

4.窗口显示屏性能

(1)由四位 16×16 点阵(φ5 mm)组成,可滚动显示多个汉字。

(2)外形由铝合金模具成型制造,表面钛金氧化处理,外形美观、大方。

(3)安装简捷,配有 RJ 45 插座,只需一条四芯总线和分线盒相连,检查方便。

(4)显示正在接受诊治的就诊患者的受理号码。当一个新的就诊患者的受理号码被呼叫时。诊室显示屏显示该号码并闪动 10 秒钟,以便该就诊患者找到此诊室。

(5)工作电压:DC 15~24 V。

5.其他配件

(1)分线盒:作用是方便连线。1 个输入口,2 个输出口,配有 RJ 45 插座。当窗口数较多时,可通过多个小分线盒将多个诊室显示屏或叫号器连接起来。

(2)音箱:与主控箱用一条两芯线连接。功率:15 W。

(3)吸顶式喇叭:可以吸顶安装在天花板上,功能与音箱相同。和主控箱用一条两芯线连接。

三、病房探视系统

(一)一般病房探视系统

图 2-6 所示为其结构性示意图,系统分为探视区、病房区和机房控制区个部分。

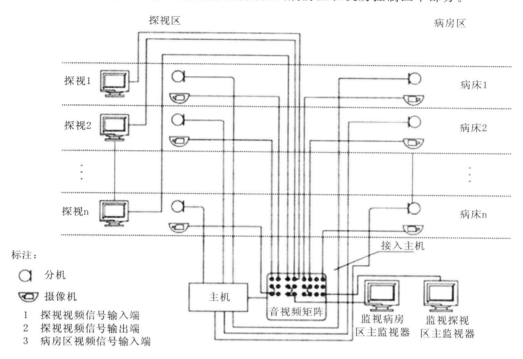

图 2-6　病房探视系统结构示意图

1.探视区

仅需设置摄像机、话筒及监视器供探视家属使用,该区工作状况由控制机房进行控制。

2.病房区

可针对病房区病床位置与探视者一一对应,其系统工作也由控制机房进行控制。

3.控制机房

主要设置音视频主机矩阵及监视器等系统,根据探视者病房病床相对应而进行探视控制。

(二)ICU 重症探视系统

为了防止 ICU 重症监护病房内患者的交叉感染及病员的隐私保护,家属、朋友来探望全部需要隔离。为此医院需设家属探视室,家属来探视时可以直接通过摄像机及探视室内的显示屏探视患者状况。设置对讲系统,探视人员可和患者直接对讲、通话。

1.作用与功能

ICU 又称重症监护室,集中了手术后患者和危重患者,是医院内的特殊病房。随着医疗护理专业的发展、新型医疗设备的诞生和医院管理体制的改进而出现的一种集现代化医疗护理技术为一体的医疗组织管理形式。

ICU 重症探视系统的主要功能有探视转接功能、探视计时功能、监听插话功能、图像查看功能、主机呼叫分机功能、分机呼叫主机功能、多方通话功能等。

2.基本原理及组成

在探视廊入口设置门禁和可视分机与护士站进行单向可视对讲,当允许该探视人员进入探视廊时,护士站控制打开入口门禁电子锁。进入探视廊的探视人员在每个病房探视窗口通过非可视对讲与患者进行谈话对讲。

ICU 重症探视系统一般由摄像机、护士站的视频切换器、监视器、视频分配器等设备组成。ICU 重症探视系统接线如图 2-7 所示。

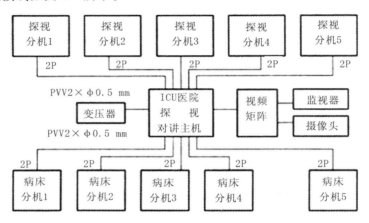

图 2-7 ICU 重症探视系统接线图

3.ICU 视频监控管理及远程探视功能

急救和危重患者的监护无疑是最牵动患者家属的心情,但是由于要防止细菌感染,客观上不允许医护人员之外的人员进入,此时如果在急救和危重患者监护室安装电视监控系统,问题则迎刃而解,通过安装在患者病床附近适当地厅的前端摄像机,通过设置在护士站的视频切换器进行监视图像的切换显示,患者家属可通过主机将该患者的画面调到主监视器上患者的精神面貌可一目了然;另一方面通过设置在护士站的摄像机把家属的图像通过视频分配器传输至患者附近的监视器,让患者也能看见家属的图像,同时还可以开启病房呼叫系统,双方可以互相对话,交流感情,有利于患者身体的康复。

系统可实现患者与护士或家属的双向图像传输,结合病房呼叫系统中的对讲功能实现重症监护功能。对讲系统具体情况可参见病房呼叫系统,以下系统着重介绍重症监护系统中的监视部分。

(1)系统设计:重症监护系统实际上是区域的视频监控系统。通常设置在抢救室、ICU 病区。主要是为了方便医护人员实时观察、了解重症患者的病情,及时根据病情发展情况采取必要的护理或治疗措施;同时也可为意外的医疗纠纷事件提供确切的查询资料。监视器分别设置在护士台,也可(按需)通过医院局域网设置重症监护中心。

探视系统要求人性化设计,在 ICU 病区设置探视室,实现视频图像切换、对讲等功能。

目前大多数已建成的医院,在设计这个系统时都是按照传统的模拟监控管理的系统构建和实现原理来搭建整个系统,这套系统在长期的医院运行中也被认为是比较实用并满足医院功能要求的。但是在一些新型的即将建设的综合性医院中。也开始考虑采用数字化架构来实现这个系统的搭建,这样做的好处是设备的可变更性和可移动性,对医院的整体就诊环境是一个提升。

一般医院的二层开放型 ICU 设置有 12 张病床、过渡 ICU 和隔离 ICU 设置有 8 张病床。这些地方都需要根据实际情况设置重症监护系统以提高对患者的监护能力,同时减轻医师护士的工作量,并能在适当时候为患者家属提供隔离情况下探视患者的途径,提高医院的人性化服务能力。

(2)系统设置及控制。

1)前端设置:在每个床位的上方设置 1 台吸顶式半球彩色摄像机,用于提供患者的个人监视图像。暂时根据血透室、ICU 和隔离室的床位数提供 40 台摄像机。病房内患者活动情况的图像都可清晰地传到后端,所有的动作都可在后端控制室内的切换控制设备上完成。

2)后端设置:考虑到护士监护管理、患者家属探视的方便,同时也考虑到医院的投资,提高系统的性能价格比,因此对了后端控制部分采用视频切换/分配器控制的方式。

病房内设 8 台前端摄像机汇集到 1 台 8 路视频切换器,由其切换后输出至 1 台 21 寸彩色监视器,护士或患者家属通过它实现对监护患者的监视。根据实际情况,可在一层血透室的护士站设置 3 台 8 路视频切换器和 3 台 21 寸彩色监视器;在二层开放型 ICU 的监护中心设置 2 台 8 路视频切换器和 2 台 21 寸彩色监视器;在过渡 ICU 和隔离 ICU 旁的护士办公室设置 1 台 8 路视频切换器和 1 台 21 寸彩色监视器。

为了在患者家属探望时患者方也能看见家属的情况,可在护士站或家属探望区的监视器旁设置 1 台彩色固定摄像机,其图像输入至视频分配器,然后输出至患者病床前的 14 寸彩色监视器。另外在这 3 个护士站或护士办公室内设置用来控制相应监视器电源开关的配电箱。

以上设计中如一层的血透室最大可同时提供 3 位患者的家属与患者之间进行交流,实现了患者与家属之间的双向图像传输,双方还可通过病房呼叫系统实现语音方面的联络,对于语音方面的功能则可通过病房呼叫系统来实现。

3)数字架构的系统设计:数字架构的系统设计,以北京地坛医院作为案例进行说明。

对于 ICU 室而言,一般都为高危病患的监护病房。而对于地坛医院来说。由于主要为传染性疾病就诊,部分监护病房可能收容的仍然是可以正常活动而需隔离的高危患者(如 SARS 病患),一则需要考虑无须探视时患者的隐私安全,安装一个全天候的监视摄像机并不是太适合,二则从安装位置考虑,不适宜安装固定摄像机,而如果每个房间安装一个一体化摄像机,初期投资相对较高。

因此可以考虑采用网络解决病患与探视亲属的双向视频及对话功能;考虑采用移动的设备、房间预留网络接口来实现双向功能。

具体方案:移动式推车,上面安装可调整高度和方向的摄像头、视频服务器、双向对讲腰包以及笔记本电脑。亲属可通过双向对讲腰包与患者通话,也可通过网络看到患者的视频图像。

(赵　文)

第三章 门（急）诊管理

第一节 门(急)诊管理系统概述

医院的门(急)诊工作,是医院业务的重要组成部分,是一个医院的主要服务窗口,多数患者是通过门(急)诊的服务去感受医院,评价医院。它也是医院业务收入的重要来源,门(急)诊工作的好坏直接关系到医院的声誉和发展。综合性医院和专科医院均按照自身的学科设置开设相应的专科门诊,门(急)诊工作是医院树立良好形象、参与医疗市场竞争的窗口和阵地。

一、门(急)诊业务的特点

(1)接诊患者多,就诊时间短,患者高峰期集中。我国大型综合性医院的日门诊量一般均在数千人到超万人次,其服务量远远超过住院患者。而且就诊高峰期集中在上午,并受季节、天气、社会因素的影响,难以预测患者数量。在门诊高峰期,每位患者的平均就诊时间 10 分钟,要求系统能高效地完成患者的诊治和信息录入工作。

(2)门诊就诊环节多,并且要求在短时间内完成。门诊有挂号、候诊、分诊、诊病(检查及处置)、缴费、取药、检查及检验、结果查询、治疗及注射等环节,这就要求系统流程以患者为中心,各环节的手续要简便、直观和实用。

(3)门(急)诊服务要求全天候 7 天×24 小时不间断提供。目前由于医疗市场竞争激烈,许多医院推出特需门诊、假日门诊、夜间门诊等服务方式的创新,因此对系统安全性的要求非常高。

(4)门诊患者流动性大、医师变换频繁,要求系统能提供多种挂号及预约方式,方便医师调阅患者既往病情和诊治过程,同时也要求系统操作简便,有利于进行大规模的用户培训。

二、门(急)诊模式的发展趋势

近年来门(急)诊服务模式也在不断地改进,有以下发展趋势。

(一)收费窗口集中型向分散型改进

为了提供更方便的服务,避免集中挂号、收费所带来的拥挤、等待及秩序混乱,不少医院采取了分散挂号、分散收费的方式,具体做法是将挂号和收费窗口,均匀分散到门诊不同的楼层或区域,有些医院挂号和收费窗口合二为一,减少患者的流动。

（二）患者服务向"一站式服务"转变

将门诊各类审批、咨询、便民服务等集中在一处,由相关人员各施其责向患者提供服务,为患者提供方便、简单、快捷的服务。

（三）服务流程向自助式发展

为了减少患者就医各环节的排队等候时间,一些新建的门诊大楼,设立了各种自助式挂号、自助式交费、自助式项目查询、自助式报告打印等服务,提高了医院的工作效率和满意度。

（四）院内服务向院外拓展

卫生部 2009 年出台了关于在公立医院施行预约诊疗服务工作的意见规定,要求公立三级医院开展预约挂号服务。预约方式有现场预约、电话预约、短信预约、网上预约等,也有第三方中介机构与当地各大多医院合作集中预约挂号。医院网站和手机短信是院内服务向院外拓展的平台。

（五）信息发布与医院信息系统集成

不少新建的门诊大楼都考虑了门诊信息显示屏与医院信息系统的接口,门诊专家出诊、导诊、分诊、发药使用了集成的显示屏和多媒体语音技术,代替传统的人工叫号或单一排队系统。

（六）建立患者的唯一识别码

患者使用磁卡、条形码等减少就诊流程中的信息输入时间和误操作的概率,也有城市在进行患者一卡通、社保卡与健康卡一卡通的试点。

三、门（急）诊管理系统的演变

门（急）诊管理系统的演变经历了由单机到网络、由局部业务到整体业务、由以收费信息为核心到以患者信息为核心的发展变化。门（急）诊管理系统在国内起步于 20 世纪 80 年代末,其由单机定价、收费逐步被网络取代,医院信息系统的众多子系统中,门诊子系统是最早使用网络平台的子系统之一。第一代门诊系统进入应用阶段,称之为"门诊挂号、收费、取药一条龙",此阶段的门诊系统设计目标为管理财务信息,不涉及医师诊间工作站,与其他子系统的联系很少,开发平台较低,对安全性的考虑较少。然而随着技术的发展和应用水平的提高,实现门诊各环节全面联网的需求凸现,尤其是在医院新的业务楼宇投入运营时,决策者往往按照先进、超前的现代化理念设计业务流程,于是便产生了更全面、更完善的新型门诊系统。

目前较先进的门诊系统对门诊业务中发卡管理、挂号分诊、收费发药、输液治疗、绩效核算等多个环节进行全程管理,突破了传统门诊系统的局限。实现了诊疗卡应用、电子申请单及电子处方、电子病历,并且与住院系统、检验系统、影像存储传输系统进行接口设计,使门诊系统真正成为医院信息系统的一部分,极大地提升了门诊系统的功能和作用。

（赵　　文）

第二节　门（急）诊管理系统的业务流程

虽然各医院的管理模式有所区别,但各医院门诊的业务流程却极为类似。

　　患者在就诊的第一步即进行身份登记,为更好地管理门诊患者的资料,系统可以采用发放诊疗卡的方法,把卡内号码作为患者在医院的唯一标识。身份登记后进行挂号、分诊、医师为患者诊病、开具门诊医嘱等环节,患者根据医嘱交费,完成需要的检查、检验、治疗和手术等诊疗过程。门诊业务流程见图 3-1。

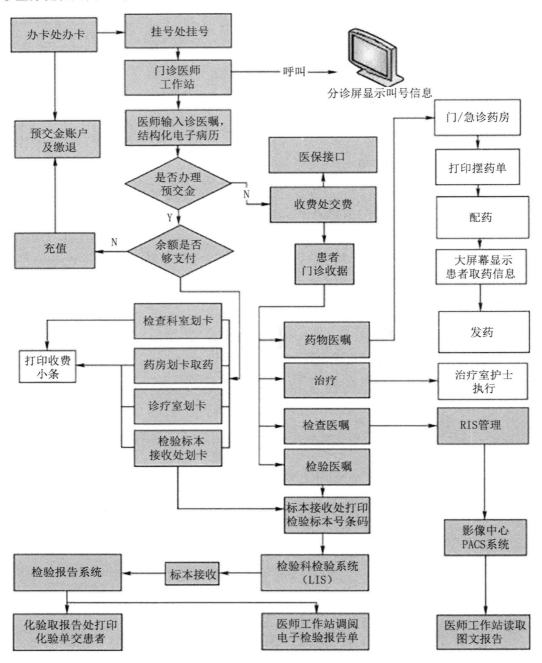

图 3-1　门诊业务流程示意图

一、发放诊疗卡

患者就诊时需持有诊疗卡就诊,每一个患者将拥有一个唯一的患者码。患者来医院后到发卡处填写"诊疗卡信息表",交发卡处工作人员进行诊疗卡信息的录入并发卡。系统设计时应只对从未领卡的患者发卡,已领卡的患者可补发或取消,有的医院已采用二代身份证阅读器自助发卡(图 3-2)。

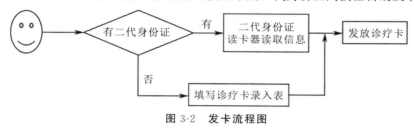

图 3-2　发卡流程图

二、门诊挂号分诊

如果患者已领有诊疗卡,则可通过刷卡选择患者类型(医保、公费、自费等)、就诊医师即可完成挂号。预约挂号的患者在预约时间持卡取预约号,但系统也须支持无卡患者的挂号,提供输入条件能够快速而准确获取患者信息发放临时卡(图 3-3)。

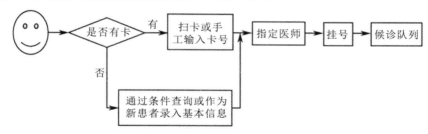

图 3-3　挂号流程图

挂号后系统根据医院的规则自动进行分诊,患者到挂号科室候诊(图 3-4)。

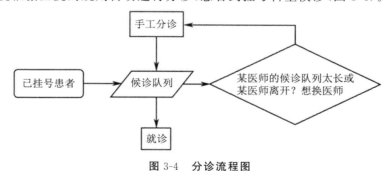

图 3-4　分诊流程图

三、门诊医师工作站

(一)叫号

医师在患者候诊队列中,按序叫号,以语音和屏幕显示的方式提醒患者应进入医师诊室就诊。医师在诊室多次呼叫患者未到,则将此患者设为过号患者,并在分诊大屏上显示出,该患者会自动排在等候队列的后面,等待医师下次呼叫(图 3-5)。

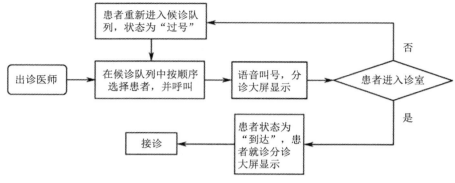

图 3-5　叫号流程图

(二)接诊

患者进入诊室后,即开始就诊过程。医师诊病后输入处方、检验、检查、治疗等各种申请单,书写病历。如果是复诊患者,可在系统中查阅已完成的检查检验结果或影像照片,根据各种医学证据做出诊断(图 3-6)。

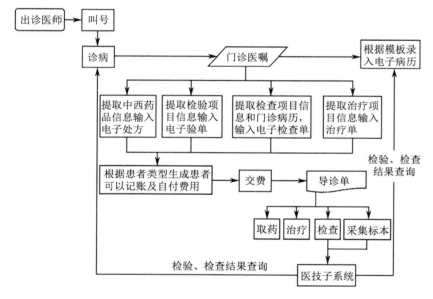

图 3-6　接诊流程图

四、门诊收费

患者就诊后前往收费通过划卡(同时支持手工输入)调出患者的电子处方(同时支持手工录入处方),依据患者类型进行费用结算,收取部分或全部自费费用金额,打印收据及患者费用清单。已收费的处方或申请单传送到医师站、门诊药房、检查、检验等相应科室。系统不仅应支持建卡、挂号、划价、收费一体化,还应支持患者退费的要求(图 3-7)。

门诊预交金交款方式支持现金、支票、汇票、各类金融卡,建立预交金账户。当患者交有预交金时,可在门诊医师工作站、药房、检查、检验科室划卡划价并扣减预交金实现收费。在患者本次就诊结束时回到结算中心,结算此次就诊的所有费用,如预交金有剩余退还预交金,打印收据、费用明细清单。患者在划卡时预交金不足时,需到结算中心补交预交金。门诊医师工作站、药房、医技科室收费窗口仅可以支持划卡有预交金患者的交款,不可以收取现金,现金只可以发生在结算中心。

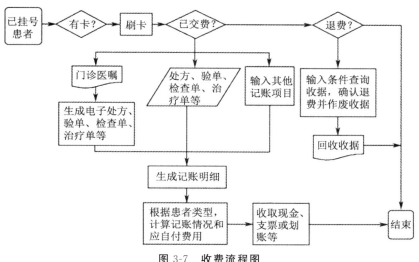

图 3-7　收费流程图

五、药房发药

患者缴费后,药房即可自动(也可手动选择)打印电子处方单(或称配药单),药剂人员配完药后通过屏幕显示的方式提醒患者前来窗口取药。药房人员核对患者诊疗卡和配好的药品无误后确认发药,已经发出的药品在收费系统禁止退费(图 3-8)。

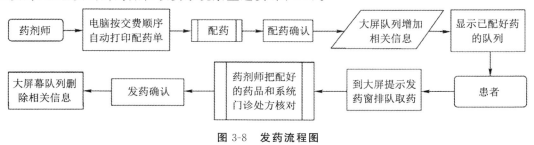

图 3-8　发药流程图

六、标本采集

如果患者需要进行检验,则在交费后持卡到抽血处采集血液等标本,系统应支持条码试管和打印条码标签,系统读卡和条码后,将该患者检验项目与试管匹配。在系统和试管上急诊患者的检验申请应有标记和普通患者的检验申请区分开来(图 3-9)。

七、门诊输液中心

患者持卡到输液室,护士刷卡确认审核信息,患者除本次使用外的其他药品存入药柜,在系统中录入药柜号,打印输液卡、瓶签和回执单,患者到注射输液室候诊(图 3-9)。

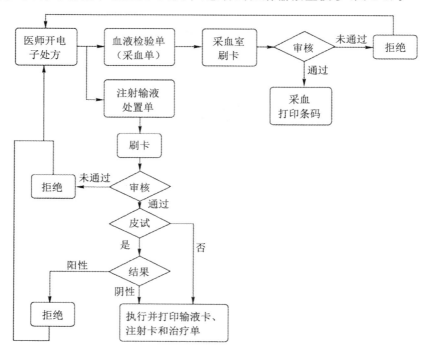

图 3-9　标本采集输液流程图

(赵　文)

第三节　门(急)诊管理系统的功能设计

门诊子系统作为医院信息系统(HIS)的一个子系统,属于联机事务处理(OLTP)的范畴。门诊急诊工作的特点要求系统达到以下目标:①操作简便、快捷、准确、可行,避免和减少操作员的人为差错;②方便患者就诊,有效解决门诊"三长一短"(挂号时间长、缴费时间长、取药时间长和就诊时间短)的问题;③能进行患者的唯一身份管理,建立患者的健康档案;④在医师工作站录入信息,以患者信息为中心;⑤门诊的各环节实现信息化管理;⑥与住院、检验、医技等子系统进行集成,提升门诊系统的功能。

门诊子系统要覆盖患者在门诊就诊期间的各个环节,包括挂号、分诊、诊治、交费、取药、标本采集、检验、检查和复诊等各个环节,实现电子处方、电子验单、电子检查单,以及门诊电子病历,如果功能不能一步到位,也必须为将来的开发保留程序接口,留有拓展的余地。

门诊系统的功能设计要满足以下业务特点:直接面对大量的患者,并且患者种类繁多,要求系统能够迅速、准确地处理门诊业务,能够处理各种公费患者(省、市、区公医)、特约、医疗保险、托管等各种类型,能够根据相关政策进行处理。

以下是门诊系统的性能要求:①易用性,系统要体现出易于理解掌握、操作简便、提示清晰、逻辑性强,直观简洁、帮助信息丰富,要保证操作人员以最快速度和最少的击键次数完成工作。②高效性,一线工作站高峰期操作时无感觉等待,查询操作进行预处理以加快查询速度。额定用户同时运行时不能出现堵塞现象。③可靠性,系统应提供 7 天×24 小时的连续运行,保证所处理事务、数据的完整性。在系统设计时必须考虑系统和数据实时热备份的方式,以避免系统的意外,发生意外时具有较强的灾难恢复能力。④可扩展性,采用开放式的系统软件平台、模块化的应用软件结构,确保系统可灵活地扩充其业务功能,并可与其他业务系统进行无缝互联。⑤可维护性,系统应具有良好的可裁减性、可扩充性和可移植性;系统的安装卸载简单方便,可管理性、可维护性强;系统需求及流程变化,操作方式变化、机构人员变化、空间地点变化(移动用户、分布式)、操作系统环境变化无影响。⑥安全性,提供多种安全机制保证系统的稳定性,包括数据安全、访问安全和通信安全等。须具有严格的权限分级制度,并有严谨的操作日志和管理日志登记。

一、就诊卡简介

诊疗卡是患者在医院就诊过程中,系统根据病患编码分配机制,为患者分配唯一标识患者编码的载体,常见的载体有磁卡、条码、IC 卡等。

以上 3 种载体的对比如表 3-1。

表 3-1　3 种载体的对比

对比项目	条码	磁卡	IC 卡(非接触式)
发放方法	建卡处登记信息后,生成患者 ID 并打印该条码粘贴到病历本或空白卡片上	建卡处登记信息时,将磁卡号码保存在 HIS 建卡处中作为患者就诊 ID	建卡处登记信息时,将 IC 卡号保存在 HIS 中作为患者就诊 ID
配套硬件	配置码扫描枪	配置磁卡读卡器	配置 IC 卡读卡器
存储信息	仅就诊 ID	仅就诊 ID	就诊 ID 和其他数据信息
与医保卡(IC 卡)的结合度	可将条码直接粘贴在医保卡上	需要两卡同时存在	需要两卡同时存在
与医保卡(条码卡)的结合度	可将条码直接粘贴在医保卡上	系统中做两个卡的卡号绑定	系统中做两个卡的卡号绑定
保存容易度	易磨损,不易保存	较易保存	较易保存
补卡难易度	容易,可在工作站直接打印	需要将就诊 ID 写入新卡	需要将就诊 ID 写入新卡
美观度	较差	较好	较好
成本	低	低	高

目前国内不同医院之间信息系统或医院内部的子系统,是由不同的厂商提供的产品,一个患者可能有不同医院发放的多张诊疗卡,一个患者在同一医院子系统内可能生成不同的 PID,因此,个人身份识别是区域医疗卫生系统信息共享和医院内部的系统集成所要解决的基本问题。

MPI 是医院信息系统中患者基本信息的主索引,是唯一完整的患者标识,通常它只能由一个应用系统输入,并对其他应用系统进行分发,以保证整个系统中患者基本信息的一致性。MPI 往往通过 EMPI 实现,有不少国外和国内大型 HIS 厂商提供 EMPI 产品,为保持在多域或跨域中患者实例的唯一性。

PIX 是 IHE 中有关患者标识交叉引用的集成规范,也是实现 MPI 的一种方法,使用 HL7 标准实现。它允许每个应用系统建立内部的患者标识,通过 PIX 对各个应用系统中的患者标识进行登记和管理,支持其他应用的查询或主动通知信息变更,而在每个应用系统中不需改变其标识符的定义和格式,保证了不同应用系统之间患者标识的同步。

二、发放诊疗卡

患者就诊时需持有医院发行的诊疗卡就诊,每一个患者将拥有一个唯一的患者码,一个部门录入的信息,相关部门可共享使用有关信息。使患者在整个门诊就医过程中各个子系统不间断流畅地运行起来,减少操作人员重复录入,缩短患者的等候时间,避免各子系统孤立运行。同时通过发卡获取患者基本信息,建立患者基本信息档案。

发卡系统还具有录入患者基本信息、建立患者档案、建立唯一的患者码功能、发卡功能、丢失卡的挂失功能、补发卡功能、查询发卡患者信息,并处理各种与卡有关的问题。支持发卡系统单独运行;发卡与挂号系统合二为一;支持发卡与录入患者基本信息前后台分步操作。

另外,由于发卡机构的多样性,带来了就诊卡的多样性,因各自医院发行的就诊卡不能通用,导致了"一卡通"的出现,如医疗机构或第三方与银行联合发行的储值卡在集团医院或部分医院通用;更有医保卡、社保卡或以交通 IC 卡为主线的市民卡在区域内使用。

诊疗卡还可以作为电子钱包用于门(急)诊医疗费用的支付,支持充值、扣款、退费、密码维护以及财务核算等功能,在发放诊疗卡时,支持收取手续费,并做相应的统计。医保部分费用从个人医保账户中支付,而自费部分将自动从"并联"的银行卡账户中扣除。

三、门诊挂号分诊

挂号是门诊系统的起点,是诊疗过程中的第一步。系统将记录患者挂号的类型、科室、医师等信息,提供给门诊的其他部分。对患者挂的每一个号系统自动产生一流水号,以管理患者该次挂号的所有信息。

(一)挂号

系统应支持有卡和无卡的患者的挂号,同时可根据不同类型的患者分别进行不同的挂号操作:①如果患者有就诊卡,则应通过刷卡或输入卡号取得患者基本信息,进行挂号。②如果患者无诊疗卡而且是第一次来医院就诊,则应输入患者基本信息,进行挂号。③如果患者无就诊卡而且是再次来医院就诊,则通过查询患者的基本信息的方法,进行挂号。

如果选择的医师号源已满,则不允许挂号。号源可在预先进行设置,也可在挂号时由护士或在接诊时由医师进行临时设置。

挂号应包括预约挂号和预约登记功能,在条件许可的情况下,可以实现自助挂号等方便患者的方式。挂号时同时应打印挂号凭证和挂号收据。

(二)预约

预约挂号包括现场预约、诊间预约、电话预约和网上预约等。系统应支持医院自行设定的预约给号原则,患者在预约时间持卡取预约号。

(三)分诊

分诊是将通过挂号系统提供的患者信息,分配患者到各个就诊点的候诊队列,队列产生条件是首诊患者根据挂号时产生的序号,按从小到大排序;复诊患者按报到序号与首诊患者间隔排序;优先患者排在队列最前面。

分诊过程分为自动执行和手动执行两种,也可根据需要临时调整分诊次序。

（1）自动分诊，当患者挂号没有指定医师时，系统自动把患者自动分诊给同一科室和同一挂号类别中候诊患者最少的医师，指定医师时该患者直接进入指定医师的候诊队列。

（2）手动分诊包括根据人为需要将患者设置到相应的医师队列中去，并可实现同队列患者次序调整、不同队列之间的调整。

（四）退号换号

对医师未接诊的患者可进行退号换号处理。退号换号处理后，系统自动删除指定患者等候队列。对于医师已接诊的患者，则不允许退号换号处理。

（五）挂号设置

系统首先要初始化诊别、时间、科室名称及代号、号别、号类字典、专家名单、合同单位和医疗保障机构等名称，并按照当天医师排班计划表，根据患者选择医师和科室的不同，生成不同的挂号费和诊金。对于临时性的安排如某医师不出诊、增加某医师均可通过该功能进行修改。

（六）查询及报表

根据登记号、姓名等信息查询患者基本信息；根据挂号员和时间查询挂号工作量；能提供门诊量、收费项目、会计科目、科室的核算报表。

四、医师诊室

门诊医师工作站系统给医师提供一个集成化的工作平台，是门诊子系统中的一项重要功能，其体现了门诊子系统的先进性，方便医师工作，提高了工作效率，加强质控环节，提高了工作质量。门诊医师工作站包括电子病历的实现，医师通过医师工作站系统对患者进行诊断、录入医嘱、检查/检验申请单等操作。支持自动获取患者信息，自动审核医嘱的完整性和合理性，并提供痕迹跟踪功能，支持合理用药实时监控系统，支持授权医师可以查询患者的历次相关信息，支持自动核算费用，并支持当地医保结算政策。

（一）呼叫患者

门诊医师登录后界面会显示当天挂号（所属科室）的患者，医师通过医师站在医师本人的患者候诊队列中，按序叫号。当叫到患者后，该患者从排队列表中删除，未叫到的号可当时多次重复叫号，也可以在下一轮再叫，也可根据患者报到情况叫号。对于状态为等候的患者在呼叫患者不到后，医师可以选择给该患者过号，该患者会自动排在所有等候队列的后面，等待医师下次呼叫。对于没有使用医师站软件的诊区，支持叫号器方式供医师叫号。

（二）接诊

当医师确认患者到达诊室后，经问病情和体查，根据患者情况做出诊断，诊断界面包括科室常用诊断和诊断记录以及一些非常用诊断。如果医师做出的诊断在科室常用诊断中，医师可以选择相应诊断，此诊断会添加到诊断记录中。若属于非科室常用诊断则在界面中录入。

（三）医嘱录入

当医师录入诊断后，就可以进行医嘱录入，医嘱录入包括输入西药、中成药、中草药、检验单、检查单、治疗单等，应达到如下要求：①支持多种输入方法，如编码、拼音码、助记码、中英文模糊查询、分类检索等，方便操作。②支持模板和历史记录的复制，记忆使用频率。③允许插入、修改或删除。④根据公费管理规定自动计算费用。录入时门诊医师可以根据已经维护好的模板选择相应的医嘱，也可以直接录入医嘱项每个汉字的首字母选择对应的项目。录入医嘱后要对医嘱进行审核，医嘱就被保存起来。一旦保存后就不允许修改，只能停止医嘱并新开。

1.药品输入

支持商品名、通用名也支持化学名,之间应能提供互相转换,在打印电子处方上统一用一种药品名称;支持药品剂量自动换算,大单位、小单位包装的换算;可以开成组医嘱,支持药品用量管理,可以控制指定药品的用量。中草药医嘱要求提供常用方剂、协定方剂等方便的输入方式,输入各种中草药的用量和特殊处理办法。

2.申请单输入

为规范管理,方便操作,应根据临床需要和检验检查科室自身特点,把各项目进行组合,并对组合根据多种分类方法进行分类,在开检验、检查申请单时从组合中进行挑选。按照规则,对医师开出的项目组合进行归类,生成申请单。如把相同检验科室、相同标本、相同容器的检验项目组合合并为同一张申请单,用一支试管抽血,以减少抽血量。

3.医疗质量控制

重复医嘱判断、药品库存量判断;限制某类医嘱的条数、限制处方的条数,毒麻药品、贵重药品提示、医疗保险患者用药提示,药品咨询软件的药品适应证和配伍禁忌提示等;根据医师权限对毒麻药品和抗生素类处方分级管理;根据诊断控制药品的用药疗程;依据用法、用量、疗程自动计算整包装、成组医嘱的自动匹配等。

4.退药退费

退药是药房已经发药,在医师工作站进行退药申请,然后到药房退药,最后到收费处退费。退费指药房未发药,在医师工作站进行退费申请,然后到收费处进行退费。

(四)门诊电子病历

医师可以调阅患者的医疗记录,了解患者历史就诊情况。在问诊时,医师在电脑上记录问诊结果形成门诊电子病历,包括主诉、现病史、体格检查、辅助检查、诊断、处理意见等。为便于并规范门诊医师的病历录入工作,系统应支持临床医师建立相关个人或科室的病历模板。

(五)查询及报表

查询患者基本信息、医保信息、既往就诊记录及医嘱、药品、诊疗项目查询(价格、库存数量以及相关的包装规格等)、检验结果、检查报告、图像结果等。

医师工作量报表,统计全院医师在规定时间内的挂号人次、接诊人次、金额等。

(六)维护

维护主要包括科室常用诊断、常用医嘱模板、个人医嘱套、医保特病限制诊疗项目及药品处方类型等。

五、门诊收费

通过划卡(同时支持手工输入)调出患者的电子处方(同时支持手工录入医嘱)划价收费,依据患者身份(医保、自费、公疗等)进行费用结算,收取部分或全部自费费用金额,打印收据及患者费用清单。已收费的处方或申请单传送到医师站、门诊药房、检查、检验等相应科室。支持门(急)诊合同单位管理,可以按照合同单位或具体病患分别设定信誉额度。支持门(急)诊预交金管理。

(一)收费

结算时根据患者的身份对全额费用进行处理,如医保患者根据医保政策对费用进行分解,与医保中心联网实时结算,自动收取自费部分的费用,自费患者全额收费。支持语音提示,窗口金额显示屏。具备与门诊药房消息互动功能（发票上打印到指定药房窗口取药的附加信息），收据应该具有自费公费项目自动分开打印的功能，同时收费清单应该反应药品、检查项目的全名，需要有医保标志提示功能。支持现金、支票、银行卡或自助付款的方式。

医保实时结算要求医院有专线连接到医保中心，通过医保服务机器上传下载相关文件，定期或根据需要对照医保三大目录（药品、诊疗和材料）。在收费工作站上需要安装医保系统开发商提供的医院端组件，收费时通过调用组件完成医保费用的分解过程，即可获得所需数据显示到界面由收费员与参保人核对，完成医保实时结算和个人账户支付，同时将结算信息写入到医保相关表中。

（二）退费

退费应有严格的退费手续，需要有专人管理。支持部分退费和全部退费，保留操作全过程的记录。

（三）发票管理

发票管理具有票据领入、领出、回收、报废、票据审核、查对、各种报表等功能；票据自动核销汇总功能，精确到每张发票使用情况；发票在系统中应具有流水号，并必须要与发票印刷号对应；支持发票重打、补打功能，对重新打印的发票应有记录或标示，说明此发票是否是重打印的发票及前次打印发票作废标示，保证发票的可靠性。

收据的起始终结号可以是整个门诊收费处一个序列，各窗口分段使用，也可以各个窗口有各自的起始终结号。如果使用预交金方式，预交金收据号同样实行统一管理功能，预交金收据号既可全院统一排序收据号，也可以各自窗口自行排序收据号。

（四）查询及报表

可查询患者费用、药品价格、诊疗项目、收款员发票、作废发票、结账情况等信息。

统计报表应有按收费贷方科目汇总和合计的日汇总表，以便收费员结账；按收费借方和贷方科目的日收费明细表，以便会计进行日记账。按科室和检查治疗科室工作量统计的日科室核算表，全院月收入汇总表，全院月科室核算表，合同医疗单位月费用统计汇总表，全院门诊月、季、年收费核算分析报表等。报表可自定义修改。报表可根据管理科室工作需要任意设定条件统计所需报表，有导出功能，财务能直接生成记账凭单。

六、药房发药

系统应能根据医院的需要增加药房数量。支持每一个药房出库、入库、借药、库存盘点等各项药房管理。药房具有可用库存数量管理，以便医师开单或处方输入后减少可用库存，保证发药时库存充分（发药后减少实际库存）。

合理解决患者在多个药房混合取药的问题。支持患者自由选择药房或指定药房两种模式。依照药品分类（类别为西药、成药和草药；剂型为口服、外用、针剂、毒麻、输液等）设定药房发药属性。

（一）登录或打开窗口

患者在收费处交费后，门诊药房系统应能够显示已交费患者的处方信息。药房人员登录系统，选择好配药窗口确认后，系统会进入到配药界面（显示所要配备的药品）提前配药。

（二）配药

在配药窗口能够接收收费处已交费患者的处方信息，并按交费先后顺序进行排列自动打印出电子处方。配药人员根据处方进行配药,配药完毕,在配药确认界面扫描处方号或者发票号,同时扫描工号确认配药。配药完毕经确认后,在发药大屏幕上显示相关信息,提示患者前来拿药。

（三）发药

当患者在发药屏幕上看到拿药提示来到窗口,发药人员扫描患者的就诊卡后,发药界面会显示此患者已配好的药品,发药人员点击发药后完成发药操作,同时清除大屏幕上的相关信息。

（四）退药

首先由药房检查药品是否可退,再由医师在系统中开退药申请,根据患者ID或收据号,查询其处方信息,药房人员按照相关规定对该患者进行整体或部分退药。在药房退药确认后,方可到收费处做退费处理。

（五）查询及报表

1.发药查询

根据起始日期、截止日期或者根据卡号、登记号、姓名、收据号、配药人、发药人、发药窗口查询相应的发药信息。

2.退药查询

根据起始日期、截止日期来查询某段时间内的药房退药信息。

3.处方统计

根据起始日期、截止日期或者库存分类、药理分类、药品种数查询处方统计信息。

4.工作量统计

根据起始日期、截止日期、药理分类、发药人、药品名称、库存分类或者科室等任何一个条件来查询和生成药房的日消耗表。

七、应急系统

应急系统包括服务器应急系统、网络应急系统和应用软件系统。应急方案是指在门（急）诊系统故障的情况下,故障处理的指导原则和应对故障的处理办法。

（一）服务器应急

在门诊区域建立镜像服务器,当中心机房服务器故障、门诊区域同主机房网络发生故障时,门诊业务可以由这台服务器承担,之后在把数据恢复到主数据库中。另外,除配制镜像服务器本身功能以外,还需编写一个操作系统脚本,自动在每天中午和晚上拷贝镜像服务器数据库到同机的备份数据库里面,以提供人为误删除情况下面,启动该备份数据库,以避免数据突然丢失。

（二）网络应急

可单独建立应急独立网络,一旦发生故障,门诊单独网络系统和门诊应急服务器系统一同启动,保证门诊系统在最短时间内恢复正常运行。

（三）应用软件应急

在每台收费客户机上安装单机版应用程序,在系统正常时,自动同步主库上的字典数据。一旦系统出现瘫痪,可以启动单机版应急程序,此时可以收费,打印发票。药房可以凭借盖章的收据发药。系统恢复后,可以把单机版中的数据再导回到主库中,再行发药等动作即可满足数据一致的要求。

（赵　文）

第四章　住院患者管理

第一节　住院患者管理概述

一、目标

住院患者管理是医院信息管理的核心部分,是医院信息系统为临床服务的最集中体现。住院患者信息管理不仅包含管理信息,同时也包含临床信息;不仅包含本次住院信息,也包含既往住院信息,因此住院患者信息是复杂、重要的管理内容。

住院信息管理系统既属于管理信息系统,也属于临床信息系统。住院信息管理系统主要服务于医护人员,辅助规范医疗行为,对住院患者的数据进行较为完整的采集和管理。针对住院患者在院的医疗活动,采集和管理的数据包含患者的基础信息、医嘱信息、病程描述信息、检查/检验结果(检查检验报告及医学图形图像等)信息和护理信息等。在整个医院信息系统中,住院信息管理系统作为一个核心组成部分,还负责向其他系统提供必需的患者信息和准确翔实的临床信息,辅助管理部门进行医疗管理。

患者经过门(急)诊收治住院后,要经过入院(包括交纳住院预交金)、入科、病房诊治、摆药室摆药、相应医技科室辅助诊疗、收费处划价结算、病案室进行病案编目等多道环节,涉及部门较多。基于它的核心地位和面临的特点,许多医院都要建立比较完善的住院信息管理系统。

概括来讲,住院信息管理系统的主要目标包括以下几点。

(一)为医师和护士服务

实现医师和护士医疗文书的计算机处理,提高医护人员的医疗文书书写效率和质量,规范医疗行为,减少差错;通过网络传递各种信息,缩短诊治周期;提供更为准确完整且方便阅读的诊疗咨询信息,辅助提高医疗质量,并最终形成完整的住院电子病历;为管理层、业务层和患者提供方便,为各种决策提供相应信息支持。

(二)为经济管理服务

使住院患者费用实现自动划价,做到在院患者按人按天进行费用统计,方便医院进行成本核算;防止漏费、欠费,堵住收费管理中的漏洞。

（三）为管理服务

充分利用计算机网络的优越性能,实现住院患者信息共享,强化环节质控,有利于过程监控和过程管理,引导质量控制的重心由终末控制向实时环节监督转移;为管理者提供决策所需的动态数据,辅助实现医疗质量提升。

（四）为患者服务

在法规允许的范围内,使可以对患者透明的信息能够通过某种手段方便患者查询。

二、组成

住院患者管理是将患者住院期间的所有管理信息和临床医疗信息应用计算机管理,住院患者从入院、入科、转科、诊疗医嘱、出院和病历归档,每个环节上都设置了相应的功能模块,实现对患者住院期间全过程的计算机管理。这些计算机管理住院患者的软件就是住院患者信息管理系统。住院信息管理系统的主要功能组成如图 4-1 所示。

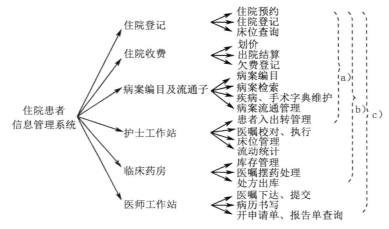

图 4-1　住院患者管理功能

一般说来,住院患者信息管理系统主要由住院登记、护士工作站、医师工作站、临床药房、住院收费和病案编目等子系统组成,每个子系统又分为若干个功能模块。为满足医院对住院患者信息全面管理的需要,有的医院信息系统还提供了监护、护理和营养膳食等系统。

（一）住院登记

主要提供住院预约、通知患者入院、等床队列维护、空床信息查询、患者入院登记（身份登记）等功能。

（二）护士工作站

主要完成患者的入、出、转管理,自动生成患者流动统计,床位和护士文档的管理,医嘱的转抄、校对与执行。

（三）医师工作站

主要提供下达医嘱、书写与打印病历;开检验/检查申请单、查询报告结果、检索和调阅病历、调阅医学影像、手术申请和术后登记;填写病案首页和提交病历等功能。

（四）住院收费

对患者在住院期间预交金及所发生的费用进行划价、结算管理。

（五）临床药房

包括库存、摆药处理和处方录入等功能,完成库存初始化、入出库处理、接收由病房发送过来的医嘱进行摆药出库处理、负责其他处方录入和出库处理,包括领导批药、出院带药和住院退药等。

（六）病案编目及病案流通

主要完成对疾病和手术的分类、编码填写,并提供病案检索和相关管理;办理住院病案的借阅和归档工作,登记借阅者、借阅时间、归还日期等信息（图4-2）。

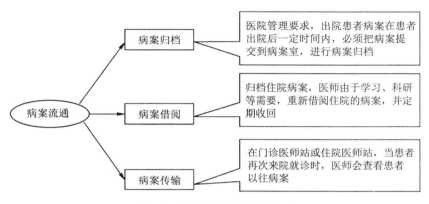

图 4-2　病案编目及病案流通

在具体应用时,各医院可根据自身情况和管理需要选择不同的功能组合模式。如有的医院只要求对患者流动和收费进行计算机管理,可采用最基本的模式,即只包含住院登记、集中入出转、住院收费和病案编目系统,如图 4-1 中（a）所示;有些医院希望对医嘱进行计算机管理,则在基本模式的基础上加入护士工作站,由护士对医嘱进行录入,并在此基础上,加强对药品的管理,加入了临床药房子系统,如图 4-1 中（b）所示;越来越多的医院则采用了较为全面的管理,加入了医师工作站,如图 4-1 中（c）所示,由医师直接在计算机上下达医嘱,护士通过计算机转抄执行,从而彻底改变了传统的手工模式。

三、流程

根据医院选择的功能组合模式的不同,住院管理系统一般也相应地分为 3 种工作流程。

（一）工作流程 1

当医院采用最基本的功能组合模式,即只包含住院登记、集中入出转、住院收费和病案编目的系统如图 4-1 中（a）所示时,其工作流程一般如图 4-3 所示。该种模式的实现最为简单,但仅能对患者流动和费用信息进行部分计算机管理,手工管理的成分仍然较多,无法获得计算机网络化管理带来的诸多好处。

这种最基本的住院患者管理系统的业务流程如下。

(1)患者经门（急）诊收治并开具入院申请单,住院处根据科室空床情况和候床预约通知患者入院,为患者办理入院登记。非免费患者还需交纳预交金。

(2)患者办理住院登记后到相应病区,护士通过集中入出转系统为患者办理入科手续。

(3)经主治医师在医嘱本上手工下达医嘱、开检查/检验和手术申请单,并通过人工传送到相应科室。

（4）护士手工转抄和校对医师在医嘱本上下达的医嘱，抄写各种执行单，摆药室根据人工传送的护士书写的药疗通知单进行摆药。

（5）检查/检验和手术室接收纸张申请，进行预约，并在完成之后出具纸张报告，并人工送到相应病房。

（6）患者出院前，护士通知收费处，收费处对患者费用进行审核并结算后，护士采用集中入出转系统为患者办理出院手续。

（7）患者出院后，医师在规定的日期内书写并整理完纸张病历，并通过人工送到病案室。病案室及时进行病案编目。

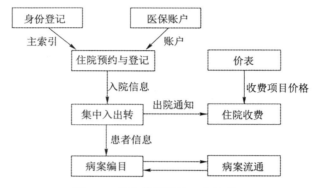

图 4-3　住院管理系统工作流程 1

（二）工作流程 2

当医院在最基本的功能组合模式基础上，加入了护士工作站和临床药房如图 4-1 中（b）所示，此时由护士对医嘱进行录入，对医嘱进行了部分计算机管理，并加强对药品的管理。这时的工作流程一般如图 4-4 所示。该种模式较上述第一种模式，对医嘱和药品进行了部分计算机管理，在一定程度上脱离了手工管理的模式，实现了药房与护士工作站之间、护士工作站与收费处间的信息共享，能实现住院患者费用自动划价，可为管理者提供更多更及时准确的数据，网络化的优势得到部分体现。

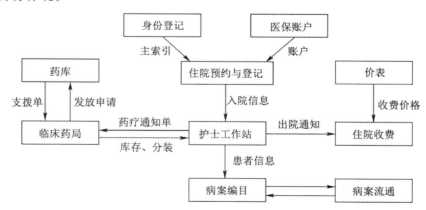

图 4-4　医院管理系统工作流程 2

该种住院患者管理系统的业务流程如下。

（1）患者经门（急）诊收治并开具入院申请单，住院处根据科室空床情况和候床预约计划通知患者入院,为患者办理入院登记。非免费患者还需交纳预交金。

(2)患者办理住院登记后到相应病区,办理入科手续,由护士工作站安排床位,填写相关信息。

(3)经治医师在医嘱本上手工下达医嘱、开检查/检验和手术申请单,并通过人工传送到相应科室。

(4)护士工作站转抄录入和校对医师提交的医嘱,自动生成各种执行单,摆药室根据护士工作站校对后产生的药疗通知单进行摆药。医院根据管理需要,可设中心摆药室进行集中摆药,也可在病区药柜摆药,还可分不同剂型在不同地点摆药。

(5)检查/检验和手术室接收申请,进行预约,并在完成之后出具报告。

(6)患者出院前,护士工作站下达预出院通知,并停所有长期医嘱,收费处对患者费用进行审核并结算后,护士工作站方可将患者进行出院处理。

(7)患者出院后,医师在规定的日期内书写并整理完纸张病历,并通过人工送到病案室。病案室及时进行病案编目。

(三)工作流程 3

当医院采用较为全面的功能组合模式如图 4-1 中(c)所示,加入医师工作站,对医嘱和病历进行全面的计算机管理,医师直接在计算机上书写病历、下达医嘱,护士通过计算机转抄执行,相关科室间通过计算机网络进行信息传递和共享时,其基本流程一般如图 4-5 所示。该种模式较上述前两种模式,实现了对患者住院期间全过程的计算机管理,充分利用计算机网络的优势,实现了信息的充分共享,杜绝了手工状态下相关科室及人员的重复劳动,为收费的透明公开管理提供支持,并能为管理者提供决策所需的各种动态数据。但该种模式也对管理提出了较高的要求,需要全体人员有更强的全局观念,需要有严格的管理制度来约束。

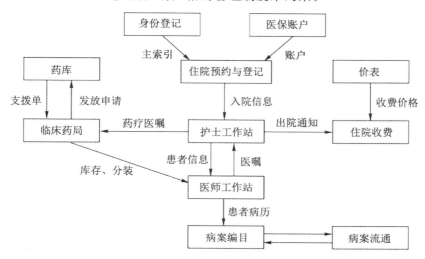

图 4-5 医院管理系统工作流程 3

该种住院患者管理系统的业务流程如下。

(1)患者经门(急)诊收治并开具入院申请单,住院处根据科室空床情况和候床预约计划通知患者入院,为患者办理入院登记(医院根据管理需要,也可在门诊医师站直接办理)。非免费患者还需交纳预交金。

（2）患者办理住院登记后到相应病区,办理入科手续,由护士工作站安排床位,填写相关信息。

（3）经主治医师对患者进行各种诊疗信息的处理。下达医嘱,传送到相应的护士工作站;开检查/检验和手术申请单,传送到相应科室;并可查询患者检查/检验报告、护理信息和检查、手术的预约情况。

（4）护士工作站转抄和校对医师提交的医嘱,自动生成各种执行单,摆药室根据护士工作站校对后产生的药疗通知单进行摆药。医院根据管理需要,可设中心摆药室进行集中摆药,也可在病区药柜摆药,还可分不同剂型在不同地点摆药。

（5）检查/检验和手术科室接收申请,进行预约,并在完成之后出具报告。

（6）患者出院前,护士工作站下达预出院通知,并停所有长期医嘱,收费处对患者费用进行审核并结算后,护士工作站对患者做出院处理。

（7）患者出院后,医师应在规定的日期内书写并整理完病历,然后将病历提交。病案室及时进行病案编目。

四、注意的问题

住院患者信息管理系统作为医院信息管理系统的核心,在一定程度上代表着整个医院的医、教、研、管的信息化水平。住院管理系统面临着处理环节多、涉及部门多和影响较大等诸多问题。基于它的地位及面临的特点,要建设好住院管理系统需要注意以下几个问题。

（一）做好基础数据的准备

需要在系统初始化阶段完成相关的字典建立工作,准备好价表、药品等基本字典,特别是临床诊疗项目字典、临床诊疗项目与价表收费项目对照字典,以保证每条"计价"医嘱都有其对应的计价项目,从而实现完成医嘱处理的同时完成住院患者费用的自动划价收费。

（二）做好人员培训工作

住院患者信息管理系统涉及的操作多且复杂,而且每一环节的操作失误或拖延,都可能影响整个诊疗过程操作,因此要求操作人员不仅要熟知自身的操作、要快要准,还要熟知与相关系统的衔接关系、特殊情况的处理等,不能因为操作不熟或不知无法处理等原因造成延误患者诊治或计费错误等现象。其培训难度及培训的工作量都较大,管理者对此必须有足够的认识,在系统建设时必须提早做好操作人员的培训。强调操作准确性的同时,还需特别强调操作人员对相关流程的了解。

（三）制订相应的规章制度

为尽量减少各环节或环节间管理上的漏洞,便于各有关环节及时沟通,使相关环节医护人员及时了解患者情况,尽量减少由于环节间衔接不当造成错误处理,甚至延误患者诊治的情况发生,必须及时制订相关的规章制度,以做约束。

（四）确定好工作流程和管理模式

结合医院实际,在系统建设之初确定工作流程,并在选定的流程基础上对一些管理模式进行确定,如对一科多病区、一病区多科如何管理?科室和病区具有单独的属性,没有关联性又如何管理?摆药模式如何确定?护理模式如何确定等。为使系统顺利应用,这些工作应由管理层组织协调,由计算机工程技术人员、医院各级、各类管理人员以及业务人员共同参与完成。

（赵　昱）

第二节　住院患者的动态管理及统计

住院患者管理系统的一个中心任务便是对患者的入院、入科、转科和出院(简称患者流动)这一系列的常规操作进行科学有序的管理。如何将患者的流动情况及时准确地反应给业务人员和相关的管理人员,如何让医务管理机关及时准确掌握整个医院患者流动的实际情况,怎样对入住患者病种及相应诊治情况等进行分析,更有效地根据流动情况的变化对存在的问题及时进行纠正,真正做到环节管理,这些都是患者流动管理的基本任务。住院患者管理系统借助于计算机和网络的优势,可以帮助医务管理人员有效地完成上述各项管理工作。

患者流动管理的一个基本要求是做到步步准确、环环相扣。所谓步步准确是指在不同的处理环节上的操作要准确无误,任一环节上的操作错误都会导致整个流动统计的误差;环环相扣是相关部门之间(如住院处与护士站之间、转科的两个护士站之间)要协调好,保证统计信息的准确性的同时方便患者。要做到这一点,需要认真严格地完成后面描述的各项管理工作。

住院患者入、出、转系统用于医院住院患者登记管理的计算机应用程序,包括入院登记、床位管理、住院预交金管理、住院病历管理等功能。医院住院处是为住院患者服务的重要窗口,要方便患者办理住院手续,严格住院预交金管理制度,支持医保患者就医。医院病房床位管理是医院医疗管理工作的一部分,协助医院合理使用床位,提高床位周转率是该系统的一个重要指标。

一、入院

患者住院必须办理住院登记。根据医院管理需要,可专门设住院处办理住院登记,也可在其他相关科室进行。大多数医院普遍设住院处进行住院登记处理。

住院处根据科室空床情况和候床预约计划通知患者入院,对相应患者办理住院登记,录入患者入院信息。没建立主索引(患者ID)的患者需要先进行身份登记,录入患者基本信息,然后由住院登记填写门诊诊断、接诊医师、入院科室等内容。住院登记完成后,患者就成为在院患者。

值得注意的是未办理住院登记的患者是无法办理后续手续的(如入科)。而办理住院登记时患者信息的录入错误(如身份、费别、入院科室等)将影响后续手续的办理,并直接影响相应科室和全院的流动统计。

入院登记与门诊医师站接口可以调取医师下的住院申请单,可以读取患者二代身份证,保证准确录入患者信息。

二、入科

患者办理住院登记后到相应病区,办理入科手续。由护士工作站安排床位,填写护理、经治医师等信息后,患者就成为在科患者。在一个护理单元有多个科室时,护士应注意科室床位的配置情况,必须使患者入住科室和对应的床位一致。

护士工作站在办理入科手续时应核实住院登记的信息录入是否准确,在入科前及时通知住院处纠正错误。而护士工作站在办理入科手续时信息的录入错误(如安排床位错)不仅会影响患者病历和全院流动统计的准确性,甚至还会影响到患者的住院费用等相应的信息。

三、换床

与入科与转科不同,换床是本病区内患者床位之间的调整变动,换床不涉及科室间费用的变动,不影响以科室为主体的经济核算,但如果床位等级不同,会涉及住院患者的费用变化,床位费会实时变更。同样,住院患者换床也不涉及患者流动统计,不生成转科类的转床记录。

该功能通常配置在病房护士站使用,只有及时地跟踪本病区的病床变化,才能准确掌握床位的使用情况,如是否有单间床位,男床有多少? 女床有多少?。

四、占床及撤销

在床位不紧张时或对于 VIP 患者,病区允许患者进行包房,当患者将某间病房包下后,系统按规定的收费标准给此患者计算床位费,同时给该病房所占床位注非空标识,禁止入住。在停止包房时提供撤销占床操作。与换床功能一样,这一模块操作一般也由各科室护士自行操作。占床及撤销同样不涉及科室间费用的变动,不影响以科室为主体的经济核算,会涉及住院患者的费用变化,也不涉及患者流动统计。

五、转科

转科包括转出和转入两个对接的过程,转科前应先由转出科室提出转科申请,明确转向的科室确认接受后,再进行计算机操作,先停止该患者的所有长期医嘱、完成转科病历,然后转出,再由接受科室进行转入处理。转科的流程如图 4-6。

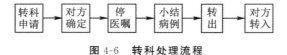

图 4-6 转科处理流程

以上流程中任何一个环节的错误都将导致整个转科过程的失败,甚至会影响到流动统计的准确性,因此必须做到步步准确、环环相扣。

床号、转向科室、转出时间为必填项,填好转出信息后才可以执行转出操作。患者转科(出)时,系统提示:医师是否有新开医嘱、是否有正在执行的长期医嘱、是否有未打印的体温单记录。若患者的转科条件都满足,则能成功转科。否则给予相应提示且不能转科。

六、出院

患者在出院前要做以下一些处理。病区护士提前通过护士工作站上"出院通知"录入将要出院患者的信息(比如出院前一天的日期),便于住院处预先了解空床信息,也有利于收费处预先对患者费用进行审核;病区护士审查并停止所有长期医嘱,修改患者信息(如取消"危重"等);患者到收费处结算住院费用,最后才能由护士站执行出院操作。出院的流程如图 4-7。

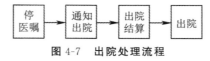

图 4-7 出院处理流程

将新入、转入、转出、出院 4 个功能整体统一在一个工具栏下,又针对每个不同的操作独立开来。方便操作,又方便统一管理。通过简单的页面信息填写就可完成对应的功能。住院患者流动管理包括患者在院期间的所有的入出转流程,通过简单的操作实现复杂的患者管理功能。

七、流动统计

患者流动情况或流动日报是基于患者入、出、转数据统计得到的。只要各相关部门准确进行患者的入、出、转处理,科室以及全院的流动日报即可自动形成。医院信息系统允许随时统计查询任意时间区间的流动情况,可完全替代手工统计工作。

（一）科室患者流动情况统计

可详细统计指定时间区间内病区的入科、出科和危重患者情况,以及病区的空床情况。

（二）全院患者流动情况统计

可按科室或患者身份分别统计指定时间区间内各病区的入科、转科和出院情况。

（三）患者流动日报

可详细统计指定时间区间内全院各病区的入科、转科和出院情况,以及各病区的空床和危重患者情况等。另外,还可按患者身份统计在院患者的情况。

（赵　　昱）

第三节　住院患者的医疗信息管理

一、医嘱

医师下达医嘱是否方便快捷、护士执行医嘱是否准确及时,都直接影响着医院的医疗秩序和医疗质量,甚至影响到整个医院的服务水平,因此对医嘱处理进行科学管理是住院患者管理系统的基本任务之一。

医嘱的处理主要包括以下内容:医嘱的下达、校对、作废和执行,医嘱本和医嘱执行单的管理,另外还有检查、检验和手术的申请等。

（一）医嘱的处理流程

按照医嘱处理的方式不同,可将常规的医嘱处理流程分为以下 3 种。

1.手工方式

手工处理医嘱时,医师手工在医嘱本上下达医嘱,护士手工转抄到医嘱记录单,校对后抄写执行单并执行。

2.护士录入方式

当采用护士工作站后,采用护士录入方式。医师手工在医嘱本上下达医嘱,护士将医嘱本上的医嘱录入计算机并校对,打印医嘱记录单,并根据自动生成打印出的各种执行单进行执行。

3.医师录入

当采用医师工作站后,采用医师录入方式。医师直接通过计算机给患者下达医嘱,并通过网络自动向护士工作站发出新开医嘱提示信息。护士通过计算机转抄、校对,打印医嘱记录单,并按自动生成的各种执行单进行执行。为方便医师下达医嘱,医师工作站除了给医师提供常规的处理医嘱功能(如开医嘱、停医嘱、作废医嘱等)外,一般还提供相应工具,允许医师将一个规范的治疗方案预先定义成"套餐医嘱"(如新入患者常规医嘱、某种术前准备常规医嘱等),以备方便、快捷地调用,提高医师的工作效率。

3 种处理流程在各医院都有应用,由于第 3 种处理方式较前两种减少了转抄过程可能出现的问题,提高了文档的规范性,提高了护士的效率,避免烦琐出错,使其有更多的时间可面向患者,因此被越来越多的医院所采用(图 4-8)。

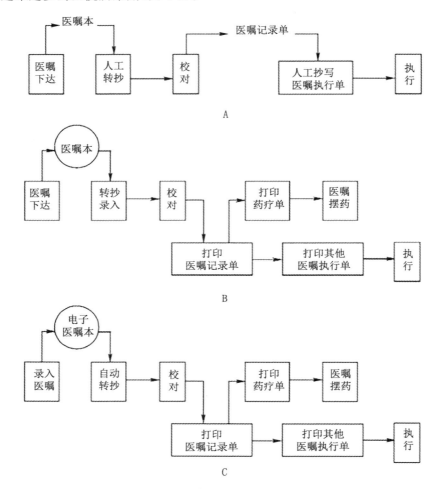

图 4-8 医嘱处理 3 种工作流程

医师一般在开完医嘱后直接提交医嘱,也可以以后再提交(如术前术后医嘱),但一定要注意下达的时间。医师对提交后的医嘱,不能再修改,但可以作废,对开始已执行的医嘱不能作废,只能停止。

只有医师将医嘱提交后,护士才能转抄、校对并执行。当医嘱提交后,护士进行转抄并打印医嘱本,经校对无误后,根据医嘱自动产生各种执行单并执行。需要注意:对于条件医嘱,医师下达时还没有执行时间,要等到护士执行完后再补填。一旦条件不满足(即医嘱实际上未执行),护士站必须将其作废;对于临时医嘱,只有输入执行时间后才打印到医嘱记录单上并执行。护士工作站准确实现了医嘱记录单、医嘱分类执行单的打印功能,满足了医嘱管理和执行的需求。患者出院后,医嘱的各种单据应按规定保留一定时期。

值得注意的是,医嘱处理采用计算机处理后,特别是采用医师录入医嘱处理流程后,医嘱本的法律效力问题成了很多医院关注的问题。医嘱本是医师用来下达医嘱并交护士处理和执行的工作本,在手工处理医嘱的模式下,有的医院把医嘱本和医嘱记录单合二为一,直接把医嘱记录单当医嘱本使用;有的医院更为规范,专设医嘱本,医师在医嘱本上下达医嘱后再由护士转抄到医嘱记录单上,但两种方法中医嘱本都是医师下达医嘱的一个必要手续。在医师将医嘱录入计算机、病历电子化后,由于系统中已长久保留了医嘱本的原始记录,医嘱本应该可以取消,但从目前情况看,由于电子病历、电子签名等新技术还未广泛应用,还不具备纸张医嘱本具有的法律效力,因此在电子签名真正使用前,医嘱本还应继续保留。

(二)医嘱的计费

医嘱具有计费属性。医院信息系统在应用过程中,充分地利用了这一属性,使医嘱在执行过程中产生的费用记录在患者的医嘱费用单中,再通过服务器端的每天定时的后台划价服务程序,将医嘱费用单中的收费信息记录到患者的收费单中,从而完成了患者的医嘱计费过程。

在医嘱中,医嘱的计费属性是计价方式的描述。医嘱的计费属性一般分为以下几种情况,计价、不计价、手工计价、不摆药和自带药。其中"计价"表示该医嘱能够自动计价,如大换药、吸氧等;"不计价"表示该医嘱是医疗描述性不收费的医嘱,如消化内科常规护理、出院等;"手工计价"医嘱一般对应于不规范医嘱,需由人工干预计价;"不摆药"类药疗医嘱一般需从处方或其他方式进行计价;"自带药"医嘱药品本身不需计价,但一些附加的操作费和材料费还得计价。对药疗医嘱来说,医嘱的给药途径提供了更为详细的收费依据。例如:"静脉滴入"途径就包含"静脉滴入"操作费、"一次性输液器"和"一次性空针"材料费。

在医院信息系统中,医嘱的计费属性和给药途径的计费项目,都是通过医嘱的诊疗项目和价表项目对照产生的。要完成上述的医嘱计费功能,需要在系统初始化阶段进行较为完善的字典建立工作。特别是临床诊疗项目与价表收费项目对应字典,使得每条"计价"医嘱都有其对应的计价项目。

(三)有关药品

医嘱经护士工作站校对后,由摆药室对药疗医嘱进行摆药处理。由于摆药单是依据校对后的患者医嘱,因此,要严格控制病区的医嘱校对时间与摆药室的开始摆药时间的衔接。否则摆药工作将无法很好地进行。另外,并不是所有的药疗医嘱都可以进行自动摆药,因此根据摆药的要求,需对医嘱进行统一规范管理,以减少医嘱与摆药之间的矛盾。此外,医嘱摆药还应处理好与计价的关系,如预交金不够时的摆药如何处理问题等。

除常规医嘱摆药外,还有出院带药的处理问题。有的医院对出院带药下医嘱(这样的医嘱可能不太规范),从摆药室进行摆药处理;有的医院对出院带药开处方,直接从临床药房或门诊药房拿药,采取不同方法的关键在于根据医疗规范和医院规定,达到既保证患者用药,符合医疗法规,又防止漏费。

(四)对医嘱的管理要求

对医嘱的管理要求主要体现在以下5方面:①怎样保证医嘱的规范性,医院信息系统对医嘱的分类和内容制订了相应标准,特别是含有收费内容的医嘱,在使用之前要先建立诊疗项目和收费对照。②必须确保医嘱的正确性和执行过程的先后顺序,即医嘱下达在前,转抄医嘱在后,保证医嘱各个环节构成的一个完整的过程。如在作废医嘱问题上,当护士校对发现错误时不能直接修改医嘱,而应及时通知医师先对医嘱本上的医嘱作废,然后护士再进行作废。③应规范医师下医嘱的时间,如在上午 9∶30 之前应将常规医嘱下达完毕,便于摆药。④下达的医嘱应符合医疗护理常规的要求,不能将材料或单纯的计价单项目当做医嘱,如果把"棉球 2 个"等都当成医嘱,这在医院信息系统中是不允许的。⑤应处理好检查检验申请单与医嘱的关系,协调好病区与相关部门间的信息传递,并尽量采用发生地计费,以避免多收费或漏费的现象发生。

需要注意的是"三查七对"的要求还必须坚持,但由于信息传递的方式变了,效率提高了,文档更规范了,在这种情况下,对传统的查对方法需要进行改进,寻求更适当的查对管理措施。另外,在医嘱下达方面,要严格应用定义好的诊疗项目,如果不全,要增加诊疗项目字典,尽量不要手工输入医嘱。在套餐医嘱的管理上,应由科主任严格掌握,保证其科学性和权威性。对医嘱的监控要由医院业务机关组织、监督和及时抽查,看医嘱下达执行是否及时、文书是否规范等。

医师在录入医嘱时有相应的输入法支持,简单快捷,针对药品有相应的用药指导,确保用药安全,针对医保用药可提示相应的信息,在医师站可申请借阅病历,方便医师科研分析。

二、病程记录

在住院患者信息系统中,患者每住一次医院形成一份病历。患者来到病区入科后,医师首先要新建该患者的病历,然后才能对该患者进行各种诊疗信息的处理。每份病历包含该患者纸张病历的所有内容,一般分首页、病程、医嘱、检查、检验和体温单 6 类。

患者在院期间,其病历由经治医师负责管理:建立病历、记录病程、开检查检验申请单、下达医嘱和查阅结果等。患者出院后,医师应在规定的日期内书写并整理完病历,然后将病历提交。病历一旦提交,就无法再对其进行修改。因此,提交前务必确保病历完整和正确无误。

(一)病程记录书写

医师工作站中病程记录书写目前普遍采用各类编辑器进行编辑,也有部分系统采用 XML 技术对医疗内容信息进行结构化管理,便于病历内容的检索。病程书写实现的困难主要在于现有很多的编辑器还无法做到对编辑的痕迹进行保留,因此很难支持医师逐级按权限管理病历的管理模式,如上级医师可以直接修改下级医师的病历。为解决这一矛盾,医院信息系统一般都设定病历的修改原则为:"谁创建谁修改",医师可查看相应权限范围内的病历,但只能修改自己创建的病历。如果上级医师要修改下级医师的病程记录,只能先在纸张病历上进行,再由创建者据其修改病历的电子文档。但随着信息技术的发展,很多编辑器已经能够做到修改痕迹保留,因此上级医师修改下级医师的病程记录,可以方便地在计算机上直接操作。

病程的书写也是实际应用存在问题较多的部分。采用医师工作站提供的编辑器书写病程后,存在的最普遍、也是最严重的问题是病历的相互复制问题,造成了很多病历雷同、不严谨,甚至出现描述与患者实际情况不符的情况。目前很多医院普遍认识到这个问题,采取了相应的技术措施加以限制(如限制编辑器中提供的拷贝功能,或在编辑器内只提供拷贝患者本人的信息,患者之间的信息不能拷贝),并在管理上采取了严格的控制方法,以确保病历的真实性和严谨性。

为方便医师书写,医院住院患者信息系统一般都提供了病程模板及词库等辅助输入工具,提高书写速度,让医师集中精力于患者的治疗过程。模板是有经验的医师对大量病历的归纳、总结和升华,为确保模板的科学性、权威性,病历模板提倡统一制作、严格管理,不提倡医师个人随意制作模板;词库可以事先收集好,也可以进一步提供自学习功能,自动或半自动提取词库。另外,有些系统还尝试采用了语音输入和手写板录入等输入方法。

病程书写还有一个打印签名问题。目前医师书写完病程记录,需打印后签名归档。病历的打印是为了满足目前的手工管理的需要,如果在法律上认可了电子文档的电子签名后,并且在技术上真正实现了电子签名,就可直接保留电子文档,不再需要对病历进行打印了。

（二）病历书写管理要求

使用计算机书写,使传统的病历管理流程有很大的改变。其对管理上的新要求主要体现在以下几点:①医师的逐级负责制如何实施;②电子文档的安全性、真实性和严谨性如何保证;③在保留纸张病历的情况下,如何监督及时书写病历和打印病历,保证电子病历和纸张病历的一致性,并解决打印后病历的手工签名问题;④另外还要协调处理好与病案室的关系,传统情况下,只要求患者出院后在一定时间期限内必须将纸张病历送病案室归档,使用医师工作站后,还应要求在一定期限内将电子病历提交归档。

三、申请单

申请单包括检查、检验、病理、手术等。除了医师直接下达医嘱、由病区护士执行外,对患者的诊治还包括其他科室执行的项目,典型的如检查、检验、病理和手术等,这些操作一般都由病区以外的专业科室(如放射科、检验科等)执行,因此与常规医嘱处理不同,一般是病区医师提出申请、相应科室进行安排并执行、最后返回结果的过程。

对这类操作的处理,医院一般有两种处理办法:一种是这类操作不下医嘱,医师直接开申请单向相应科室提出申请,具体的计费由相关部门完成后将相应费用信息记录到患者的收费单中。另一种为保证医嘱的完整性,医师一方面对这类操作下医嘱,另外开申请单向相应科室提出申请,具体的计费可由相关部门执行完成后将相应费用信息记录到患者的收费单中,也可按照医嘱进行计费。需要注意的是,在后一种情况下,采用按照医嘱进行计费的方式时,经常会有医师下了医嘱、开了申请单后,相关科室由于某种原因没有对患者执行,但按医嘱却对患者多计了费;或医师开了申请单却忘了下医嘱,相关科室对患者执行了操作却漏了费的情况。因此为保证费用的准确性,医院最好采用在操作发生点,根据执行科室具体的操作进行计费。

医师工作站中提供的申请主要有检查、检验、病理和手术 4 类。

（一）检查

医师通过医师工作站开检查单时,需选择检查类别和发往的科室,输入患者症状、诊断及申请的项目,为方便录入,系统一般都提供了辅助的输入法(如拼音词头输入法)。相应检查科室收到申请,并安排了预约时间后,医师可查看预约时间,在检查科室完成相应检查项目并出具报告后,医师可及时查询检查报告。医师工作站与检查科室间的信息通过网络进行传递,极大缩短了手工模式下所需的时间,提高了诊治的效率(图 4-9)。

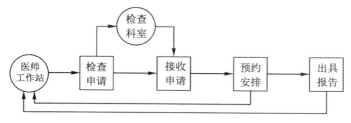

图 4-9　检查的处理过程

（二）检验

医师工作站中一般提供两种检验申请单:一种是事先将各科有固定格式的制式检验申请单

输入计算机作为模板使用的制式检验申请单;另一种是对没有固定格式需逐项输入申请项目的空白检验申请单。医师工作站申请单开出后,由护士工作站或相应科室确认执行,在执行前(尚未采集标本)申请单可以修改。在检验科室完成相应项目并确认检验结果后,医师可及时通过医师工作站查询结果。与检查申请一样,医师工作站与检验科室间的信息也是通过网络进行共享和传递,大大提高了效率(图 4-10)。

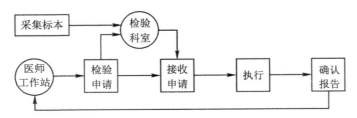

图 4-10 检验的处理过程

在检验申请页面中可以查看到该检验的相应状态。比如申请中的状态:申请中、已预约、收到申请、确认报告等状态。此外还有初步报告、申请取消等操作。同时在病历中也可以看到具体的返回状态。

(三)病理

医师通过医师工作站开病理单时,直接发往病理科,并输入患者症状、诊断及申请的项目,为方便录入,系统一般都提供了辅助的输入法(如拼音词头输入法)。病理科室收到申请的同时,还需接收患者的组织标本,在病理科完成相应检查项目并出具报告后,医师可及时查询病理报告。医师工作站与病理科间的信息通过网络进行传递,极大地缩短了手工模式下所需的时间,提高了诊治的效率(图 4-11)。

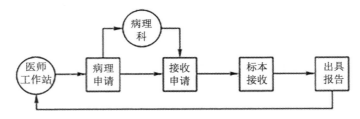

图 4-11 病理的处理过程

(四)手术

医师通过医师工作站向相应手术室发手术预约申请时,需输入患者诊断及申请的手术。

手术室收到手术申请,并安排手术时间、手术间和台次后,医师可通过医师工作站查询手术安排信息,并做术前的准备工作。在手术结束后医师和手术室操作人员还要分别进行术后登记(图 4-12)。

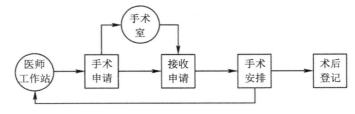

图 4-12 手术的处理过程

四、处方

对于住院患者的给药方式,主要途径是通过药疗医嘱给患者摆药。但对住院患者来说,有些情况还可能需要住院医师给住院患者开处方,如对于毒、麻、贵重药品,临时用药,出院带药等情况。

对于给药方式,频次等的输入简单快捷,系统会根据前面的输入自行计算总药量,方便患者选择外配处方或者自费处方。

对于每个医师的开方权限灵活设置＜毒麻、抗生素、皮试＞等都能智能提示。

支持对大额处方及科室平均处方的灵活控制与设置,支持按医师个人习惯设置套餐及常用诊断、常用处方、常用药品等。

(赵　昱)

第四节　住　院　收　费

一、住院收费的特点

相对门诊收费而言,住院收费对实时性要求相对较低。但是,住院收费有它自己的特点。

(一)医嘱划价工作量大

医嘱是医院对患者划价记账的依据,量大,重复工作多。尤其对一些长期医嘱,比如"二级护理"医嘱,每天对张三患者划价,对李四患者同样划价。这就要求系统应尽可能实现患者费用的自动划价,既避免了漏费,也避免了收错费。

(二)费用发生点分散

费用信息是在患者诊治活动过程中发生的,它们分布在各个业务系统中。用计价单传递费用信息,划价员统一录入,容易造成漏费,审核和监督都比较困难。比较合理的模式,既不是将医嘱拿到收费处计价,也不完全是根据病房医嘱计价,而应该是采用在哪里发生的费用就在哪里计价的分散计价模式。例如:药品费在药房摆药时计价,检验检查在各自的执行科室计价,病房发生的治疗按医嘱计价等。当然,不实施摆药计价时,药品费也可以按医嘱计价。计价软件应该能够适应多种不同的模式。

(三)医嘱审核量大

手工模式或以收费为主导的医院信息系统,患者出院前一次审核医嘱,逐条医嘱计算累加后与费用信息比较,多退少补,有些住院时间长的患者需要较长的审核时间,所以收费处有许多专门审核医嘱的工作人员。计算机在病房全面应用后,可以提前审核医嘱。当系统平稳运行后,可以对需要手工干预的收费项目和大额(比如贵重药品费、核磁检查费等)的医疗服务收费项目重点审核,对计算机自动划价的收费项目进行抽查。不仅规范管理,杜绝漏费,而且可以起到减员增效的效果。

(四)容易发生跑费欠费现象

住院患者先进行必要的诊疗,医院后记账,在患者出院时一次收费结算。由于患者发生费用记账的滞后性,容易造成患者跑费、欠费。计算机管理,可从源头上较好地控制跑费、欠费的发生。

二、预交金管理

住院预交金管理主要包括两项工作:收支和催补。尤其是催补力度,直接关系到住院收费中的跑费、欠费现象的多少。

住院患者先进行必要的诊疗,医院记账,在患者出院时一次收费结算。这一特点决定了如果预交金管理不好,势必大量产生跑费和欠费。为较好地解决这一问题,在信息系统的配合下管理者需做好如下两件工作。

(一)强调先交预交金后办理入院手续

根据本地区医疗费用支出水平和医院实际情况,统计出每个科室或者每种疾病的平均医疗费支出金额。患者入院前,必须略高于该金额交纳住院预交金。

(二)加大监督和催补力度

信息系统能够为预交金的催补提供多种手段,比如可以设置催补金额下限或比率控制线,即当患者医疗费用支出和住院预交金的差额或者比例超过控制线就进行催补;医师护士可以在各自的工作站上查看预交金余额。医院需要指定专人负责,打印住院预交金催补通知单,通知到临床科室,由科室向患者催补。对于公费医疗患者或医疗保险患者,要结合医疗政策区别对待,不能一概而论。对于交通事故、急诊入院等患者要重点监控。

三、医嘱计价

医嘱具有计费属性。医院信息系统在应用过程中,充分地利用了这一属性,使医嘱在执行过程中产生的费用记录体现在患者的费用清单中。医嘱的计费属性可以分为以下几种情况,计价、不计价、手工计价、不摆药和自带药。其中"计价"表示该医嘱计算机能够自动计价,如二级护理、持续低流量吸氧等;"不计价"表示该医嘱是医疗描述性不收费的医嘱,如消化内科常规护理、出院等;"手工计价"医嘱一般对应于不规范医嘱,需由人工干预计价;"不摆药"类药疗医嘱一般需从处方或其他方式进行计价,比如毒、麻、精神类药品;"自带药"医嘱药品(患者自己购买)本身不需计价,但一些附加的操作费和材料费还得计价。

在医嘱中,医嘱的计费属性是计价方式的描述。对药疗医嘱来说,医嘱的给药途径提供了更为详细的收费依据。例如:"静脉滴入"途径就包含"静脉滴入"操作费、"一次性输液器"和"一次性空针"材料费。

患者诊断治疗过程中,存在一些非医嘱计价的项目。非医嘱计价主要有护理过程中附加的材料和操作费,如处方用药,取暖费,空调费等,这些项目可以指定费用发生点或收费处通过计价单计价录入或者计算机自动上账(比如取暖费,空调费等)。

收费项目的计价标准大体上可以分为以时间单位的连续计价项目和以数量单位的计数计价项目。如吸氧是以每小时计费,药品是以数量计费。与此相对应,医嘱从计价的角度可以分为记次医嘱、记时医嘱和混合医嘱。

记次医嘱是指按次执行的医嘱,如口服药、静滴、处置等。其特征是医嘱执行频率不为空,并且没有持续时间。这类医嘱的计价,关键是确定在一段时间区间的执行次数。对于每天执行次数超过 1 次的医嘱,首先算出医嘱实际计价区间内的整天数。对不足一天的部分要分析其执行次数,分析的依据是医嘱的执行时间表。如早上 8：00 开始执行的每天 4 次的长期医嘱,执行时间表为 12-16-20,假定计价区间为 8：00 至 18：00 之间这不足一天的部分,则该区间内的执行次数为 3 次。每天执行 1 次的医嘱,则比较执行时间点是否落在计价区间内,则再执行 1 次。对于隔天或多天执行 1 次的医嘱,计算方法需要区别对待。

记时医嘱是指连续执行的医嘱,如吸氧、护理等。其特征是长期医嘱,医嘱没有执行频率。这类医嘱的计价,关键是确定连续执行的时间区间。对记时医嘱,计价区间按医嘱的本次起止计价区间计算,比如护理按天收费。如果记时医嘱包含有记量的计价项目,如吸氧包含有材料,则记量项目的总数量以单次量计。对于不计入医嘱的床位费、取暖费等以天为单位计价。

混合医嘱是指既按次执行,同时每次执行又持续一段时间的医嘱,如雾化吸入,每天 4 次,每次 15 分钟。其特征是长期医嘱,既有执行频率,又有持续时间,如果是临时医嘱只有持续时间。这类医嘱的计价,实质上是计算累计的持续时间,然后按记时医嘱计价。这类医嘱中持续时间如果是固定的,也可以作为记次医嘱下达。如雾化吸入 15 分钟,其中的 15 分钟不作为持续时间,而是作为医嘱内容。对混合医嘱,以量记的计价项目,按记次医嘱处理。以时间记的计价项目(计价单位为天、小时、分钟),根据执行频率及持续时间计算出累计持续时间,等同于记时医嘱的处理。如医嘱:地塞米松注射液 5 mL,3 次/天,雾化吸入 30 分钟。

地塞米松注射液为计量计价项目,一天总数量为 3 支,再乘以每支单价,得到总费用;雾化吸入为计时计价项目,一天累计时间为 90 分钟(1.5 小时),再乘以每小时单价,得到总费用。

一般情况医嘱是由计算机自动划价的。但可能由于种种原因,存在无法自动划价或者划错的情况,操作员可通过工作窗口进行修改。

补划:指定一个患者,提取出指定患者的医嘱显示在窗口中部的医嘱列表框中,根据其医嘱进行划价,计费的主要有诊疗费,各种材料费等,并把本次处理的时间记录下来,以便下次再进行补划时查看。

补划分为两种方式:①对照医嘱修改计价项目,常用于处理需手工计价的医嘱;②对照医嘱补费用,常用于已划过价的医嘱。

划价审查:主要用于审查医嘱的计费,每条医嘱包括那些计价项目以及金额,避免多收费或者漏费,可以指定一个病房后,对一组患者进行审查。另外系统还提供了查看以前某次住院期间的医嘱及其划价情况。

四、减免费管理

减免患者医疗费用,各医院都有严格的操作规程和管理制度,同时,它又是医院必须有的一项社会需求。

减免费用,要严格按照操作规程执行。出院结算窗口一般根据主管领导签字意见执行,医院信息系统对减免患者医疗费用提供了具体的的操作,为了加强对减免情况的管理,要求登记减免的患者、减免的金额、操作员、减免时间、减免原因及审批人等。管理者需定期统计,报送医院财务和有关管理部门。

可以按收据类别和总额两种方式减免。按收据类别减免时,选择要减免的票据类别,在后面输入减免额即可;按总额减免,系统显示所有费用总额,输入要减免的金额和减免原因,系统记录此次住院减免费情况。

五、欠费管理

欠费是指患者出院时,医疗费用超过住院预交金,患者没有办理结算手续,称为欠费。通过加强住院预交金的管理,可以有效预防欠费现象的发生。催缴和预防发生是减少欠费的基点。

一旦患者欠费事件不可避免,医院要对患者办理欠费登记手续,以便在今后进行催缴。进行欠费登记的目的:①增加了对欠费患者催缴医疗费的管理,可以记录患者还款计划和催缴工作记录,掌握欠费催缴的比率和患者还款的能力,这也为奖励参与催缴有功的收款人员提供一种手段;②将欠费患者的信息反馈到科室,对产生欠费患者的科室在收费管理方面提出要求,为与科室效益奖挂钩提供一种手段。

住院患者由于各种原因存在欠费出院的情况;此时该患者在系统内是已做出院全部结算的患者——只是其标识为欠费结算,患者费用采用医院垫支的形式达到平衡——患者的信息从此不再与 HIS 其他内容有关,即在患者做欠费登记前,必须先做欠费结算。而后再做欠费登记,则其一切信息直接转到欠费记录表内,而与费用明细不再发生任何联系,并在此基础上对患者的后期费用变化如欠费回收、欠费核销做相关处理。

欠费回收:当欠费患者的费用有收回时,在欠费管理模块内增加患者的付费信息,冲减患者的欠费额,但与 HIS 内其他子系统不发生任何关系。

欠费核销:当对欠费患者所欠费用进行核销时,只在欠费管理模块内对患者信息做核销标识处理,而不对其所欠费用做任何处理。

六、负数冲账管理

负数冲账就是取消(或退回)已经记入费用清单的医疗费。医院信息系统提供这种功能,主要是平衡患者的医疗收费账目,达到准确收费,避免因计费收费不准确、退费不方便而造成的经济纠纷。加强负数冲账管理,避免因恶意操作造成漏费。做好负数冲账管理:①要管理到冲账有制度,如每项冲账要有审批单、有审批人签字;②要指定权限,指定哪种冲账情况能够进行,指定什么人可以进行操作。

另一方面,要定期统计分析负数冲账情况,找出冲账的主要原因,提出改善管理的方案,减少或避免冲账现象的发生。

从整体医疗管理角度上看,负数冲账使用的越少,说明管理控制就越完善,应用规程越合理。从许多医院应用的情况看,负数冲账所占比例较大的主要是药品、处置和材料等。

七、出院结算

出院结算是为患者一个时间段的费用或整个住院期间的费用作结账处理,其主要任务包括中间结算、出院结算、取消结算和重算。

(一)中间结算

中间结算是对患者前一阶段的费用进行结算,也就是做费用合计。一般情况是对住院时间较长的患者或患者转科时进行中结处理。

(二)出院结算

出院结算是患者出院前的结算,与中间结算相似,不同之处是中间结算是对患者前一阶段的费用进行结算,而出院结算是对患者住院期间所有费用的结算。

为了避免漏费,进行结算处理时系统必须对全部医嘱费用进行核查。如尚有医嘱没有划价,无论是中间结算还是出院结算,都需检查未划价的原因,并再重新结算。

（三）取消结算

患者结算完成后,因费用发生变化或其他缘故需要取消本次结算,必须提供取消功能。做取消结算有两种情况:①患者仅做过结算,并未交费、打印收据。此时,可直接取消结算。②如果患者已交费、并打印收据,应先退费,再取消结算。

（四）重算

当患者的收费比例或身份发生改变或因其他原因,需对其结算进行重做。如果患者已做完结算,正确的做法是先取消结算,然后重算。

八、收费监督

医院信息系统充分考虑到医疗收费的工作特点,在流程和数据描述上进行较为详细的设计和记录。从流程设计上,有针对性地设计了环节监控点,如票据监控、日结账清单监控、未结账收据监控、会计记账监控等。各级管理者要在环节监控点上能够各负其责,不让有问题的数据进入到下一个环节,及时发现不规范的操作,这样才能达到流程监控的目的。从数据描述上,医院信息系统力求详细的描述各种收费信息,对发生的每种收费信息进行逐条记录,并记录了操作时间和操作人员;对发生的每项需要重点管理的操作(比如负数冲账、减免费等)自动记录了操作内容。医院信息系统由于记录了较为完整的收费信息,为流程管理和环节监控带来很多便利,各级管理者要充分运用这些方法和手段,要适应计算机网络管理的特点,将以往的依靠终末统计管理控制调整为流程管理和环节监控。

九、医保结算

医疗保险是社会保障体系的重要组成部分,医疗保险的基本政策就是"基本保障、广泛覆盖、双方负担、统账结合"。根据医疗保险种类的不同,基本保障的范围、双方负担的比例也各不相同。目前在全国各地普遍存在的医疗保险有以政府为主导的社会医疗保险、"新农合",以企业为主导的各类企业医疗保险,以商业保险公司为主导的商业医疗保险。医院为了适应各类医疗保险相关政策,能够对医保患者进行结算,关键是医院信息系统收费与医疗保险之间要实现信息交换。

医疗保险患者结算主要包含目录对照、费用处理、费用对账和诊疗信息上传 4 个部分。

（一）目录对照

由于向各类医保中心申报医疗费用、进行费用分割计算等都必须使用医保政策规定的统一项目名称和代码,因此需要在 HIS 数据库中建立医保项目和 HIS 所使用的所有诊疗项目和药品数据的对照表。为此,在医院相应的表结构里增加医保字段,将医保数据融入本地,再把 HIS 中的有关项目字典与社保中心下发的药品目录、诊疗目录、服务设施目录建立对照关系,以便进行数据转换,从而确定患者该次诊疗活动的报销比例。

（二）费用处理

包括非实时结算和实时结算两类费用处理方式。

1.非实时结算

非实时结算是指在医院端进行结算时不进行费用分解,而是由患者支付其发生的所有费用,再由患者去医保中心进行报销支付。由于医保经办机构采用手工报销方式对此类患者的单据及处方进行审核,报销时间相对集中、审核工作量大、难以做到报销费用的有效控制。

2.实时结算

实时结算是指在医院端进行结算时即进行费用分解,患者只需要支付其自付部分,其余部分由医院垫支,再由医保中心定期将医院垫支部分进行返还。实时结算能彻底解决参保人员医疗费用手工报销周期长、环节多、垫付资金负担重的问题,给参保人员带来实实在在的实惠与便捷。与此同时,医院作为医疗费用的发生地和结算中介将在医疗保险管理中承担更多的任务,因此费用分解的准确性和实时性,对医院的运行成本和垫支风险有着举足轻重的关系。

(三)费用对账

费用对账功能对于医院医保患者费用的管理至关重要,尤其在展开实时结算后,直接关系到医保患者费用中医院垫支部分能否正常得到医保中心的回付。费用对账包括费用上传前的事前对账和医保支付后的事后对账两部分。

事前对账对当前所产生费用,HIS系统内部的费用与医保接口中还未上传的费用进行比对,一旦发现不一致的费用,及时产生错误信息表,以备工作人员进行查对纠正,有效及时地杜绝不正确数据上传。

同时可按不同查询条件进行医保结算数据查询,对医保医院端业务系统导出的医保结算交易数据进行处理,供医院业务人员核对医保结算对账使用,如果出现HIS系统丢失医保结算数据的,HIS系统必须提供医院数据导入的功能导入丢失的医保结算数据。

事后对账模块对医保中心支付情况的反馈信息进行自动化处理,使得医院财务部门对医保患者的每一笔账目的支付情况都能做到有账可查,一目了然。极大地方便了医院对于被拒付款项的分析研究和责任追查,进而能迅速采取相应的措施来避免再次出现拒付的情形。

(四)诊疗信息上传

诊疗信息上传除了帮助医保中心对医保患者的费用进行更为有力的审核,同时还为相关的分析统计提供了原数据,以协助医保中心快速有效地了解各种疾病的医疗成本、成效,发现尚未开拓的医疗资源,发现疾病诊疗中隐含的规律性的内容,从而对医疗保险政策的不断优化提供依据。

(孙　强)

第五章 临床信息系统

第一节 临床信息及其处理过程

医疗过程是一个获取信息→做出判断→确定治疗方案→执行治疗的循环过程。在这个过程当中的主导者是医师,他们需要不断地从临床检查、护理、治疗和病情监护中获取信息,还需要依靠其他检查、检验、手术、药品等医疗支持部门的帮助获取检查信息和协助治疗。这些部门通常称为医疗支持部门或医技科室。如图 5-1 所示,各种病情观察、检查结果信息的获取,治疗方案向护士和各个辅助科室的传递、各个部门治疗情况的记录、检查和治疗结果向医师的传递等都需要大量的信息处理。

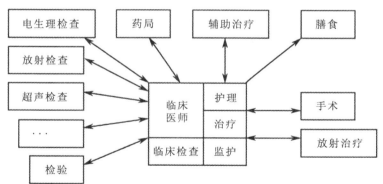

图 5-1 临床信息内容及相互联系

从图中可以看出,临床信息涉及医院的大部分科室。随着医疗技术的发展,新的检查、治疗手段不断出现,临床信息的种类也将不断增加。

一、医疗工作中信息的产生与应用

临床信息产生于整个医疗过程,这些信息以门诊、病房为中心,围绕着对患者的诊治过程,集中到临床医师面前。我们可以从门诊和病房常见的医疗过程例子中观察临床信息的产生与使用情况。

首先看门诊的例子,从图 5-2 中我们可以看到一个患者典型就医的过程和在各个环节所产生的信息。

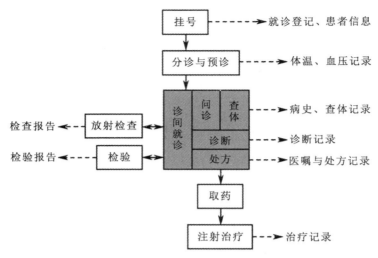

图 5-2　门诊典型就诊过程与产生信息

病房的医疗过程同样会在病房和各个检查、治疗科室中产生大量的信息,见图 5-3。

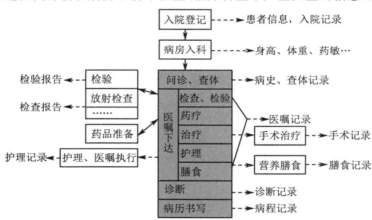

图 5-3　住院典型就诊过程与产生信息

从门诊和住院对患者的诊治过程,可以看到在各个环节中有多个部门参与并产生了病案中的大量记录。由于需要多部门协同完成,因此医疗过程中还需要传递大量申请、预约、安排、操作记录等过程信息。这两类信息,即病案记录和过程信息,是临床信息系统处理的主要内容。

可以把临床信息系统所处理的信息分为以下几类。

(一)临床科室的信息

在这些信息产生和传递过程中,临床科室的医师和护士是信息汇集的中心。他们所产生和处理的信息包括医师下达的各种医嘱、检查申请、检验申请,在病房产生的各种检查记录、治疗和护理操作记录,病房监护设备产生的信息,其他医疗支持科室的检查报告、检验报告、治疗情况记录等信息。

在门诊则是以门诊医师和护士为中心汇集的信息,包括护士的初步查体,医师的问诊、查体、检查申请、检验申请、书写的门诊病历等内容。其他科室产生的检查报告、检验报告、治疗记录也将通过病历汇总到门诊医师处。

（二）检验科室的信息

支持临床医疗的检验科室也称为实验室,是专门进行标本分析处理的部门。检验科室接收临床医师提出的检验申请,对从患者身上获取的血液、体液、组织等标本进行分析,并根据分析的结果进行判断。检验科室的分析结果和判断最终将以报告的形式送给临床医师,为临床医师进行疾病的诊断或治疗结果的判定提供客观依据。在这个过程中,申请、检验结果的数据、检验报告等都需要进行处理和传送。

（三）检查科室信息

检查是通过放射、超声、内镜产生各种图像,心电图和脑电图等电生理方法产生各种图形。检查科室医师通过判读这些图形和影像对病情做出诊断。在医疗中临床医师经常需提出各种检查申请,许多疾病的诊断需要依据这些不同方法所做的检查结果。这些检查科室不仅产生和传递检查申请、报告等文字信息,还产生大量图形和影像。这些信息都为临床医疗工作提供了帮助,例如:对心脏供血情况的掌握,对肿瘤性质、位置、尺寸的判断,为制订手术方案提供解剖学信息等。

（四）手术室与治疗科室的信息

手术室是外科进行治疗的主要场所,手术的预约与登记处理,麻醉情况、手术过程记录等信息是外科治疗中的重要数据。这些信息也是医院病历中的重要组成部分。

除手术外,医院还有许多其他治疗的部门,如放射治疗、物理治疗、针灸等。这些科室根据临床医师、专科医师的要求和患者的病情完成特定的治疗工作。治疗的过程同样需要有专门的处方、完整的记录、治疗过程相互传递的数据等信息。这些信息也是病案中的重要内容。

（五）药局的信息

药物治疗是目前医疗中重要的治疗手段。药局的医疗职责是根据医师下达的药疗医嘱准备各种药品,同时还担负着宣传药品使用方法,为临床提供用药咨询,监督药品的安全与合理使用等任务。在完成这些任务的过程中,药局一方面接收门诊和病房的处方与药疗医嘱等信息,同时也为病房提供大量有关药品应用的信息和用药方案的咨询意见信息。

二、临床信息对医疗与医院管理的主要影响

如前所述,临床信息系统处理了医疗工作中的过程信息和医疗记录信息。这些信息对于医院的医疗工作与管理工作都有着很大的影响。

（一）临床信息对医疗安全的影响

由于医疗诊治工作的复杂性,医疗安全问题是医院中需要特别重视的问题。在一篇著名的研究报告中指出美国医疗意外造成的死亡占到意外死亡人数的第一位。同时研究也表明,如果及时、准确地给医师以足够的信息,约50%的医疗意外是可以减少的。另一篇研究报告指出,如果电子病历系统划分为5个级别或5代,当医院的临床信息系统达到了相应的级别时,可以估计出减少可控医疗差错的比例（表5-1）。由此,我们可以看到临床信息对于医院医疗安全有着非常重要的影响。

表 5-1　临床信息系统实现的等级与减少医疗差错的比例

等级	主要功能	减少可控差错(%)
1 级	数据汇集系统	15
2 级	档案体系和初步决策支持	40
3 级	医嘱联机处理	70
4 级	完整的决策支持	90
5 级	智能化整体信息反馈	近 100

当临床信息系统能够提供大量的智能化临床决策支持时,许多人容易出现的错误在实际医疗过程中可以在临床信息处理软件和知识库结合的系统环境中给予及时的检查和提示。这样可以防止差错的发生。

(二)临床信息对医院管理的影响

医院中的医疗工作所产生的数据(包括过程信息和医疗记录)都是基础的信息,这些信息中包含着每个医疗操作的时间、地点、诊疗工作内容。从这些信息中能够获得医疗的工作量、工作效率、服务时间等管理所需要的信息。同时,通过对临床信息的汇总和深入的分析,还能够产生医疗成本支出(如医嘱中的每个检查、药品、治疗、手术项目)和相应的医疗收入费用、各个科室的经济运行效益分析,也能够通过各个环节的服务时间(如挂号到就诊、就诊到检查、就诊到取药等)分析出患者在医院的流动规律,进而可以调整服务流程与设施。这些都成为医院进行管理决策支持的信息基础。

(三)临床信息对医疗工作效率的影响

医疗过程涉及许多部门。在传统的手工环境下,患者需要反复往返与门诊诊间、收费部门、检查科室、药房等部门。检查的预约、报告的传送都需要通过人工完成。大量的人员流动不仅造成患者的不便,也使医院整个工作效率降低。例如:门诊所进行的检查和检验结果往往需要到第二天才能回到医师手中,患者不得不再次到医院就诊才能够得到准确的治疗。

临床信息系统通过计算机网络代替了人工进行大部分信息的传递,如检查、检验的申请可以直接在计算机系统中进行登记,检查报告甚至 X 线等影像都可以在完成检查后就立即通过网络送回给临床医师,大大加快了医疗工作的进程。整个医院的工作效率可以因此而得到提高。

(四)管理信息与临床信息的依存关系

医院中的管理信息系统和临床信息系统虽然服务对象不同,但这两种系统中的信息存在着密切的关系。许多临床系统中的基础信息来自管理信息系统,如下达医嘱所使用的药品基本数据来自药品管理系统,医师数据来自人力管理系统等。而临床信息系统中由医疗过程实时产生的数据又为管理信息系统提供了基础数据,如统计每个科室的经济运行情况就利用了门诊、病房的医嘱和执行的检查、检验、治疗、手术、护理等医疗服务的记录,患者流动情况就来自患者在病房的入出记录,检查、检验工作量就汇总自各个科室的医疗登记记录等。因此,这两个系统同为医院信息系统的重要组成部分,他们之间的信息是不可分割的。

三、传统医疗信息的记录与处理方法及其问题

在手工进行信息处理的流程下,病房、检查、检验、手术等科室的信息处理主要依靠医师、护

士、技师书写大量的医嘱本、各种执行单、申请单、登记本和报告单来完成信息的记录和传递。为避免手工操作发生的错误,长期以来在医院形成了一整套医疗文书的书写、查对制度,以保证医疗工作的安全。

病房和医疗支持部门所产生和处理的信息不限于文字信息,随着大量现代化医疗检查和治疗设备的应用,这些医疗信息趋向于多媒体化。其中有放射检查所产生的灰度图像,病理、皮肤检查产生的彩色图像,血管造影、超声、内镜等检查产生活动图像,心电图、脑电图检查产生的波形,听诊、多普勒超声所产生的声音等。各种媒体的信息也给记录、传送和管理带来了很大的挑战。在传统方式下,放射影像采用胶片等载体记录,彩色图像主要依靠照片进行记录和保存,图形主要绘制在纸张载体上,声音和活动图像则采用磁带、影片等载体记录。这些信息的传递则是通过手工传递这些载体来实现。因此传统信息处理方法存在以下问题。

(一)信息质量的不稳定性

在传统的记录方式下,各种影像、图形、声音信息都是采用模拟方式记录的,因此信息质量与载体密切相关。随着时间的推移,这些记录着各种媒体医疗记录信息载体的老化,载体上记录的信息质量也将下降。例如:胶片基质的老化、发霉将会严重影响放射影像的质量。受地磁影响磁带会逐渐退磁造成所记录的声音和活动图像消失或信噪比下降。在纸张上记录照片、图像也会随着纸张的老化和发黄使图形或图像的对比度降低。由于是模拟的记录方式,载体之间信息的复制也会造成信息质量的下降,如录像带、录音带的转录,照片的翻拍,纸张病历的复印等都无法完全达到原始资料的信息质量。

(二)信息的独占性

正如前面所述,传统的医学信息记录和传送都依赖特定的载体,因此这些载体的独占性就决定了医疗过程所产生记录的独占性。一份病历或胶片如果放在某个病房,那么其他科室的医师就无法看到这些信息。然而现代医院分科细致,许多医疗工作需要多个学科、许多医师合作才能做出准确的诊断和为患者提供最好的治疗。因此就造成了信息载体独占性和应用需求共享性之间的矛盾。医学是一门以经验积累为主的学科,医师积累经验的主要方法是掌握医疗过程的各种信息和以往诊断、治疗的记录。信息载体的独占性限制了信息的传递,也影响了医师掌握信息的效率。

(三)介质管理难度大、成本高

为使这些宝贵的医疗记录信息发挥作用,医院需要建立一系列的病案保存和管理机制,包括建立大面积的病案库房、设计严格的病案归档和借阅流程等。同时,对于病案、胶片的管理耗费大量的人力和物力。随着资料数量增长,其管理和储存的成本会越来越高。

(四)信息处理和传递效率低

医疗信息的人工处理耗费大量的时间,在现代化医院中有时甚至是无法达到医疗最基本要求。例如:医院中使用的一些大型自动化生化分析仪每小时能够产生1 200个结果,如果这些结果依靠手工进行抄写和登记则需要一整天的时间,因此完全无法在医疗过程中使用。另一方面,纸质病案和胶片等医疗信息载体需要依靠人工进行传递,特别是在需要多人共享信息时,载体传递工作量大大增加。然而,人工传递的速度却非常低,通常一次传递过程几十分钟,这对于医疗工作有很大的影响。

由于在临床医疗工作中所产生的这些大量信息,并且这些信息对医疗工作所产生的重要影响,完全依靠手工进行这些信息的处理是无法满足医疗工作的要求的。因此一个现代化的医院需要有完善的计算机系统在各个部门辅助处理这些信息,以帮助医护人员及时高效地完成医疗工作。

四、临床信息处理的特点

(一)信息来源多样性

临床信息所处理的信息大部分来源于各种检查设备,如放射检查、超声检查、内镜、心电图检查、各种实验室分析仪器等设备,也有部分信息是在医疗过程中由人工输入的数据。与以文字信息为主的一般管理信息系统不同,临床信息的种类较复杂,其中包括了检验分析仪器产生的各种检测数据,放射、核医学检查所产生的单幅黑白图像,CT、磁共振检查所产生的黑白系列图像,病理检查所产生的彩色平面图像,超声、内镜检查所采集的视频连续活动图像,一些临床信息系统还用音频数据记录了医师口述的报告等。由此可以看出临床信息系统需要处理的是一系列非常复杂的多媒体信息。

(二)信息容量

大家知道,根据信息种类的不同,数据容量也有非常大的差别。与传统的文字处理系统不同,图像、图形、视频、声音信息的数据量将增加 3~4 个数量级,即增加了成千上万倍。表 5-2 给出了医院中典型的检查数据量。医院为能够保持医疗所需要的记录,这些检查数据往往需要多年保存。例如:按照我国的要求,门诊记录需要保存 15 年以上,住院的病历记录需要长期保存。因此医院的临床信息系统需要能够处理和长期存储这些数据。

表 5-2　部分常见检查所产生数据的情况

数据种类	数据格式	一次检查(典型)
CT	512×512×16bit	10M
MRI	512×512×16bit	10M
CR	2048×3096×16bit	24M
DR	2048×3096×16bit	24M
血管造影	1024×1024×10bit	20~40M
超声	512×512×24bit	10M
核医学	512×512×16bit	4M
内镜	512×512×24bit	10M
病理	2048×2048×24bit	30M

一个 1 000 张床位,日门诊量在 3 000 人次的医院,这些数据每年大约需要 10T 的存储容量。当需要长期记录这些信息时,需要的存储容量是相当大的。

(三)临床信息数据的数据不可再生性

临床信息系统通常都是在医疗过程中采集与记录信息的,这些信息反映了患者在检查当时的状况。这些信息一旦完成采集后就不可能再次出现,也就是不可再生的。一旦数据出现丢失或错误,将对医疗工作产生不可挽回的影响。因此,临床信息系统在设计存储和处理功能时,数据的可靠保护是一个非常重要的内容。

(四)信息展现复杂性

所有临床检查和治疗记录的数据最终都需要为医务人员提供服务,由医务人员根据这些信息做出诊断和治疗效果的评估。如何使各种检查数据的展现准确、高效、符合医师和护士习惯是具有挑战性的工作。对于图形、图像、声音、视频、文字、各种数据等多媒体数据的再现本身就比较困难,同时在医疗中往往还需要将这多种媒体的数据有机结合起来为医师提供信息,这就是临床信息系统需要很好解决的重要问题。

现在的计算机已经能够较好地重现一般的图形和照片,但通过计算机屏幕显示各种医学图像则需要仔细处理并选择合适的设备才行。我们可以根据医学图像的用途划分出医疗诊断级、医疗参考级和教学级别,按照不同要求选择相应的设备。使再现的医学图形、图像能够满足医疗和教学、科研的要求。

（五）信息共享与隐私保护

除上述特点外,临床信息还有一个显著的特征就是它反映了患者身体状况,因此具有非常强的隐私性。作为提高医疗效率和医疗安全的一项重要内容,临床信息需要开放给需要的医务人员,使他们能够充分了解患者的检查、诊断和治疗情况。但另一方面,又必须严格控制信息的获得者,避免无关人员得到具有个人隐私的临床信息。患者信息需要在法律上给予保护,以防止随意披露和滥用这些信息。我国的《侵权责任法》《医疗机构病历管理规定》等法规都要求对医疗中所产生信息进行保护,防止隐私泄露。国外也有许多相关的法律对临床信息的隐私进行保护,如美国的 HIPAA 法案等。

妥善地平衡信息共享与隐私保护是一件需要多方面努力才能实现的事情。除通过法规管理信息的公开和隐私保护之外,通过技术手段实现将临床信息公开给需要的人,防止无关人员获得是与法规同样重要的。临床信息系统做好信息访问控制模型设计,完善授权管理、访问准入、阅读与修改控制、应用审计等功能是系统建设重要内容。

（赵　昱）

第二节　临床信息系统的主要内容

一、建立临床信息系统的主要目标

医疗工作是以医师为主的,因此临床信息系统的主要服务对象是在临床第一线的医务人员。而医疗工作所涉及的各个部门在工作中都产生大量的信息,为解决医疗工作中信息处理问题,临床信息系统必须能够为医疗有关各个部门提供大量方便、实用的信息处理工具,以减轻医务人员信息处理的负担,提高他们的工作效率,提高医疗服务的质量。

医疗工作有多个方面,但其基础是科室的业务工作。无论是病房还是医技科室,每个部门在医疗工作中都有自己特定的业务和信息。临床信息系统首先必须满足这些科室业务信息处理的需要。

根据计算机系统的特点,临床信息系统主要在以下几个方面进行信息处理。

（1）在病房中,辅助临床医师和护士进行信息处理,通过网络传输病历、检查申请与结果,下达医嘱,将信息传送到各个医疗支持部门。这部分系统的主要目标就是尽可能代替医务人员书写医疗文书、进行医疗文件的传递、帮助医务人员获取必要的信息,减轻他们在照顾患者以外工作的负担。这就是病房医师工作站和护士工作站所要解决的主要问题。

(2)在医技科室,信息系统需要完成科室管理与向临床科室传递信息的处理工作。通常医院的医技科室是面向整个医院的门诊和病房,因此加强科室管理、防止差错是关系到整个医院医疗服务质量的重要环节,信息系统的主要作用就是提高医技科室信息传递的效率和准确性。

(3)设备数据的自动采集。现代医院的医疗工作离不开现代化的医疗仪器设备,这些设备具有准确、方便、高效、数字化处理等特点。在医院大量应用这些设备后,如果医疗工作中的信息处理仍然依靠手工处理,必将限制这些设备发挥出最佳作用。为此,临床信息系统还有一项重要作用就是直接获取这些检查设备的数据、图像、图形,协助医务人员进行处理。

(4)建立知识库。临床系统不仅要完成各个科室业务信息的处理,还有一项重要目的就是为医务人员提供医学知识服务,这些知识辅助医务人员进行决策。临床医疗工作需要将各个不同的信息综合起来,为诊断、治疗决策提供最佳的帮助。临床信息系统就是起到信息沟通工具的作用。

总之,临床信息系统的处理工具就是要代替医师护士手中的笔,系统的网络就是要代替医疗工作中的纸张传递,系统提供的各种知识就是要代替医疗中常用的书和手册,这就是建设临床信息系统的主要目标。

二、临床信息的规划与系统结构

临床信息系统覆盖医院各个部门的业务,因此前面所述的各个科室业务为基础的系统是临床信息系统的基础。然而在医院中这些部门业务有着千丝万缕的联系,各个部门之间有着大量需要共享的信息,这就给系统的设计带来相当大的难度。不同医院各个科室的工作有着不同的流程,同一所医院在不同时期部门的业务也会有所变化。如果临床信息系统是以部门业务信息为中心进行设计的,在部门工作流程发生变化时,一个部门系统的变化会对与之有信息关联的系统有很大的影响,造成系统信息基础的不稳定。这种不稳定会造成系统在各个医院应用时需要不断地修改。

为能够解决这个问题,临床信息系统需要有一个稳定信息共享机制,以这些共享的信息为中心设计各个业务系统的接口,以避免因某个系统的流程变化而造成整个系统的动荡。我们知道,医疗工作的对象是患者。医院中应用临床信息系统的部门所服务的内容都是针对患者的诊断和治疗的,因此各个部门所产生的信息也都与患者的信息相关。临床信息系统的设计应该针对这个特点,以患者信息作为各个业务部门信息共享的核心。在整体上抽象出患者信息的各种属性,用独立于各个业务系统的结构进行描述。在这个基础上完成各个部门信息的交换。这种方法就是以患者信息为中心的设计方法。

国外医院信息系统的建设比较早,在建设的初期由于各个业务部门的系统是分阶段独立开发。各个系统的开发厂商也缺乏沟通,因此造成了医院中的各个业务部门无法进行信息共享。一些医院的医师面前甚至需要放置多台终端,以便医师能够看到患者入出转、放射报告、医学影像等信息。随着临床信息系统地不断建设,医院中各个业务系统信息共享的需求越来越大,信息沟通问题也越来越突出,为此建立了许多信息交换标准。美国的 HL7 标准就是一个非常典型例子。在 HL7 中,对医嘱的下达、检验、检查等许多医疗过程进行了抽象,形成比较通用的模式。HL7 标准在对患者入出转各个过程描述中,对患者信息的描述进行了很好的规范,形成了独立于各个业务系统的患者信息描述结构。应用这些结构就能够比较好地进行各个系统之间信息交换和共享。

在临床信息系统结构的设计中,也需要认真分析实际应用的模型。我们可以看到,临床医疗信息处理可以初步划分为业务流程处理和医疗档案处理两类信息的处理过程。业务流程处理重点是针对日常医疗中过程性的信息获取、传递、重现操作;而医疗档案处理则注重各种医疗记录的长期保存、汇总与查询。临床信息系统需要依据功能的特点设计合理的结构与功能组合,方便临床医疗工作。

三、处理临床信息的主要业务系统

临床信息系统的基础是各个科室的业务处理,医务人员应用系统处理日常医疗工作中的信息传递、医疗文件书写等工作。从信息系统功能角度看,用于医院各个业务部门的系统应该紧紧围绕这些部门的工作内容,即以医疗业务工作作为系统的主要功能,应该通过系统的使用减轻他们信息处理的负担而不应该给他们附加诸如收费和计价等额外的工作,医院所需的收费计价功能应该在这些医疗工作记录的基础之上由系统自动处理。下面是主要业务部门临床信息系统的内容。

（一）临床医师信息处理系统

医师工作站是临床信息系统中最重要的系统之一,由于临床医师是医疗工作的主导者,临床医师工作站也成为临床信息系统中的信息汇集点。系统围绕医疗工作,以提高医师工作效率和医疗质量为目标。

系统提供病历文件的处理工具,通过这个工具,医师能够随时查看患者的以往病历、了解医疗支持科室所提供的检验结果、各种检查报告、检查所产生的图形和图像（如心电图、X线片、CT图像等）,通过数字、表格、图形等多种方式掌握患者的情况。

利用医师工作站提供的书写病历工具,医师可以在模板、词库、编辑软件等各种工具的帮助下完成病历的书写与修改,将大量繁复的工作简单化,更加详细、快速、准切地记录患者诊治情况。

通过医嘱录入功能,医师可以快速准确地下达医嘱,系统代替原来的医嘱本、各种检查、检验、手术、输血申请,记录医师的各种医疗指令。这些指令内容被系统通过网络传送给执行医嘱的护士、准备药品的药局、各个检查科室、实验室、手术室、血库等部门。

医师工作站还可以为医师提供大量病历检索和查阅功能,并提供如用药指南、医疗常规等资料,使他们更方便地掌握这些辅助医疗决策的资料。

门诊医师工作站的功能与病房的系统基本相当,但由于门诊工作的特点,门诊医师站的重点在处方处理,并要求更快速,更高效。

（二）护士工作站

临床护士工作站是帮助病房护士完成医疗信息处理工作的主要工具。它能够接收医师工作站下达的医嘱,帮助护士完成大量原来由手工操作的医疗记录和执行单的转抄任务,通过网络将各种执行单传送到各个部门。系统同时提供护理病历的处理工具,如由护士执行的体温、血压、入出量等数据的记录,各种护理诊断信息的处理,各种执行单的操作登记等。

（三）检查信息的处理系统

检查信息系统是各检查科室处理医疗业务的工具。主要功能有患者的预约、检查登记、检查队列的生成、检查图像的采集、图像的显示、检查报告生成、报告审查与阅片讨论等工作业务信息处理。放射信息系统是检查信息系统的典型,它与病房的医师工作站、门诊的医师工作站有密切的信息交换。系统能够存储检查、报告和图像。由于放射检查所产生的医学图像具有数据量大、采集和再现需要专门的技术,因此通常把图像处理部分单独作为一个系统,即 PACS,来开发和应用。同时由于历史上放射系统中申请和报告等文字信息处理发展较早,因此国外许多文献中习惯上将 RIS(放射信息系统)特指处理文字信息部分的系统。

(四)实验室检查信息的处理系统

检验信息系统处理医院的检验科或实验室的业务信息。检验系统接收病房或门诊传送来的检验申请,将接收的标本进行处理后进行各种实验,然后根据实验结果产生报告。这些报告是临床医师进行诊断的重要依据。现代实验室大量使用自动化的分析仪器,这些仪器能够接收信息系统传来的执行检验项目要求,仪器通过贴在标本试管上的条形码识别每个标本,在完成检验后自动将结果传回到信息系统中。检验信息系统再将这些经过审核的结果传送到病房或门诊。

检验系统除完成日常检验信息的传递与处理外,往往还有实验室质量控制、试剂管理等功能。这些功能确保检验结果的正确可靠与实验室工作的高效。

(五)药品信息的处理

药品的管理通常是属于物资管理系统的任务。但由于药品治疗是医疗工作中非常主要的一种手段,因此在临床信息系统中也对药品信息的处理提出很高的要求。其中主要包括药品字典对临床用药的支持,病房药局对于用药医嘱的分解与换算处理,协助药师对药品剂量、配伍的自动核查,摆药记录的生成与处理等。

(六)手术与治疗信息的处理系统

手术信息处理系统在医疗工作主要包括 3 个方面:一是手术预约安排信息的处理。系统记录病房医师提出的手术预约申请,由手术室安排麻醉师、手术护士并进行必要的设备和器械准备。系统还为麻醉医师和手术相关人员提供患者的病历、检查和检验结果等信息,以帮助他们全面了解患者情况,更好地完成手术准备。在手术完成之后,护士还要对手术信息进行登记并统计手术费用。应用系统还可定期进行工作量统计,生成各科所需要的报表。二是采集和记录手术过程中的各种数据,通过监护设备和麻醉机采集患者体征数据,提供数据输入工具采集手术过程中的用药、处置等信息。三是提供下达医嘱和书写病历的工具,使医师能够在手术中和手术后通过计算机完成处置和病历中记录所需要信息处理。

目前已经逐步趋向建设数字化的手术室,即通过对围术期整个流程的设备、操作建立一套用信息系统连接起来的体系。这个体系通过计算机软件连接临床医疗的数据、获取手术前检查的信息,用各种系统将手术室的麻醉机、监护仪、呼吸机、输液泵、各种生命体征信息采集设备连接,通过视频、音频系统随时获得与记录手术过程的影像与声音并与手术室外的会诊与教学系统连接,将麻醉前准备、手术中记录、术后恢复的一系列信息采集并存储,形成一个手术全过程的记录。数字化手术室的建设解决了整个手术过程中数据采集记录与教学会诊的技术支持问题。

(七)患者监护信息的处理

医院监护病房或病房中的监护床往往有许多监护仪、呼吸机等设备。现代医院所应用的设备已经大量采用了数字化技术,这些设备不仅能够对监测的心电、呼吸等数据进行分析,在出现异常情况时自动报警,许多产品还具有联网传输监护数据的功能。在医疗中,这些实时记录的心电图等信息对于临床医师掌握病情是非常有意义的。监护信息系统可以从监护设备所配备的数据处理工作站或通过网络直接采集监护仪产生的数据,存储和显示患者的这些生命体征信息。

临床监护信息的使用主要是医师和护士,因此监护信息系统的功能往往也必须与病房的医师工作站或护士工作站紧密结合。系统将采集到患者生命体征信息与医院的各种检验、检查信息一并提供给医师和护士,以便他们及时对重症患者做出诊断和恰当的治疗方案。

医院中通常将重症患者的监护分为一些专科的监护病房,如对外科重症患者的监护病房(ICU)、对重症心脏病患者的监护病房(CCU)等。这些监护病房提供了针对患者专业特点的医疗与护理保障。从临床信息系统角度来看,所处理信息的内容与过程基本相似。

（八）医院感染控制的信息处理

医院中防止患者感染和控制传染病的传播是一项重要的工作。控制感染和传染病传播的一个重要手段就是及时发现感染、及时发现传染病的发生,同时还需要将这些信息尽快地与有关的部门、管理机构进行沟通,为及时采取管理控制措施提供信息与数据。

临床信息系统在日常医疗过程中采集和记录检查、治疗信息,同时也获得了患者感染和传染病的第一手数据。例如:在临床检验的结果中医师就能够及时发现感染情况和传染病的情况。当这些感染或传染病的情况出现异常增多时,医院的感染控制部门就应该及时采取控制措施,防止出现大范围的影响。临床信息系统处理感染控制信息主要包括以下内容。

1.建立传染病获取与上报体系

按照国家的传染病管理办法,医院在遇到甲类、乙类传染病时需要按照规定的时限、内容将有关情况报送到医院、区域和国家的疾病预防控制部门。疾病的筛选、信息的采集、数据的传送在手工处理时是非常困难的。在门诊或住院医疗过程中,我们能够在临床信息系统的支持下及时进行处理。常见的处理方法如下。

（1）在临床信息系统中自动将诊断为传染病的患者筛出,即根据以诊断代码、传染病类别、需要采集的信息等内容形成的知识库来判断医院所出现的传染病病例。在筛选的过程中还需要判断是首诊还是复诊,以便进行不同的处理。

（2）根据传染病需要上报的内容,在临床信息系统中提示临床医师填写所需要的信息。

（3）医院的感染控制部门在系统中收集这些传染病信息,并上报到地区、国家的疾病预防控制中心,同时采取医院内的隔离措施。

2.医院内感染的智能预警

医院中一旦发生院内感染,检验的结果和抗感染药物的使用异常是重要的判断依据。在医院建立的临床系统支持下,医院可以充分利用检验结果、抗感染药物的使用量与分布数据的统计信息对院内感染进行预警。

实现智能化的院内感染预警需要连续统计医院中一些主要的微生物培养项目阳性率的分布情况、抗感染药物的使用情况。同时需要请感染控制专家根据医院的情况制订一些判断准则。一旦这些关键抗感染药物使用、检验项目的阳性率与分布情况出现异常变化,达到判断准则所规定的界限,系统就自动给感染控制部门提示。感染控制部门可根据这些提示信息对医院中的高风险部门进行深入的检查,采取必要的措施尽早将医院内的感染控制住。

四、临床信息处理的知识库

临床信息系统发展的一个重要趋势就是采集医疗全过程各阶段的信息,使临床医师能够随时掌握整个医疗的诊断与治疗过程的信息。在获得整个过程信息后,临床信息系统能够将大量的知识库应用于诊断与治疗过程中。计算机系统利用知识库的内容,随时检查整个医疗过程是否符合医疗知识所提供的规范,帮助医师防止医疗检查与治疗过程中出现遗漏的项目,降低医疗风险。

临床信息的闭环处理是大幅度降低医疗差错与风险的重要手段。所谓闭环信息处理即在整个医疗过程中,从医师下达检查与治疗医嘱开始直到检查操作、治疗操作的各个环节都进行数据采集与记录。临床信息系统及时记录患者(操作对象)、医嘱内容、操作的阶段、执行者、患者状态等信息。在执行过程中随时核对这些相关的信息,同时依靠知识库对各个阶段的检查或治疗操作进行核对,如药物的相互作用与配伍禁忌检查、检验危急值的及时通告等,防止出现检查或者治疗中的差错与风险。

五、临床信息的历史记录

(一)临床信息的消息与档案

临床信息系统承担着两种类型的信息处理,即过程业务中的信息处理和医疗记录的处理。针对这两种信息的特点,临床信息系统需要能够有两类处理方式,一类是消息的处理方式,另一类是档案的处理方式。

消息类信息的处理主要针对那些需要实时传送的信息。这类信息有非常强的时效性,如临床医师下达一个拍 X 线片的申请,这需要及时将申请传送给放射科。这些信息的特点是需要随时进行数据的传输,但这些事件(如放射检查)完成后信息并不一定需要长期保留。消息类信息通常是在两、三个系统之间进行传输,信息使用的范围较小。

档案类信息是指医疗中需要进行记录并长期保存的数据。如医嘱、检查报告、手术记录等。这些信息的特点是对传输的及时性要求没有消息类信息高,但对信息的记录、保存、签章的认证要求却很高。档案类信息往往在多个系统中共享,而且在医疗活动中需要反复不断地访问、重现。电子病历信息就是典型的档案类信息,它是医疗过程完整的历史记录,也是临床信息系统中需要重点进行处理的内容。

(二)医疗记录与电子病历系统

临床信息系统处理和管理的医疗记录在传统上是采用手工书写的,这些信息作为病历的主要内容。当临床信息系统能够覆盖医院的整个医疗过程,其记录的信息能够完全代替纸张记录的信息时,就形成了电子病历。事实上,电子病历并不仅仅是将现有纸张病历上的内容数字化并存储到光盘或磁带中,而是建立一套完整医疗过程记录、信息处理、重现的信息系统。它除了在信息记录和处理上应该能够满足医疗工作的需要,还必须在安全性、可靠性、方便性等多个方面满足医疗的需求。

(三)临床信息用于医疗决策支持与二次处理

前面所述的有关内容都是临床信息系统中以各个科室或部门业务为基础的信息处理。这些处理是临床信息系统中的基础。由于医疗工作是一种信息密集型的处理过程,医师在对患者进行诊断、治疗的过程中需要大量的辅助信息。同时由于人体的复杂性,与之相关的信息种类非常多、内容极为复杂。据有关专家统计,一个医学生为了掌握医疗工作所必须的知识,在上学期间需要记住 30 万个以上的概念和大量的数据。例如:为了能够正确选择患者所需要的药物,医师必须准确掌握药品的有关剂量、适应证、不良反应、药物之间相互作用、不同药物的配伍要求等一系列数据,而目前常用的药品就有数千种之多。为能够帮助医务人员掌握这些信息,临床信息系统应该提供能够综合这些复杂信息的临床决策支持功能。

　　临床支持决策系统的目标不是代替人进行决策,而是利用计算机对于信息的存储与处理能力为医师及时提供一些信息,并以方便的形式(如图形、表格等)展示这些数据,以帮助医师正确做出诊断和选择治疗方案。从方便应用的角度出发,临床决策支持系统通常并不是一个独立的专门系统,其帮助功能往往是与医师工作站、检验系统、摆药处理系统等结合在一起的。决策支持信息的表现方式主要有以下 2 种。

　　1.自动进行检查提示

　　这主要是针对一些已经比较确切的信息,如利用药物的常用剂量信息自动对医师所下达医嘱或处方进行检查,发现与常用剂量差距过大的处方及时给出警告信息,以避免出现差错;对同一个处方中药品之间的配伍和相互作用情况进行自动核查,及时发现有配伍禁忌或有不良相互作用的药品;根据患者以往检验结果对最近完成检验进行自动审查,对与常规经验结果偏差较大的结果给出提示,提醒医师进行复查等。

　　2.提供信息服务

　　在临床诊疗活动中,医务人员需要从文献资料中查阅大量的医学知识,传统的文献查询工具使用麻烦、效率低。临床信息系统将一些医疗过程中常用的知识信息存储在其中,以便于需要的时候及时查阅。一些智能化的知识库工具需要能够与医嘱处理、处方输入工具结合,根据工作的状态提供目的性更强、更加有针对性的信息服务。这些信息包括医疗操作常规,常用医学教科书,用药手册,各种检验结果手册等。

(赵　昱)

第六章 现代化设备在病案管理中的应用

第一节 信 息 采 集

使医疗过程中患者信息的采集和录入过程符合人的思维过程,减轻工作量,避免对医疗过程的干扰,是信息录入所追求的目标。

一、PDA 个人数码助理

PDA 是 personal digital assistant 的缩写,中文称之为个人数码助理,一般是指掌上型电脑。相对于传统电脑,PDA 的优点是轻便、小巧、可移动性强,同时又不失功能的强大,缺点是屏幕过小,且电池续航能力有限。PDA 通常采用触控笔作为输入设备,而存储卡作为外部存储介质。在无线传输方面,大多数 PDA 具有红外和蓝牙接口,以保证无线传输的便利性。许多 PDA 还能够具备 Wi-Fi 连接以及 GPS 全球卫星定位系统。

现有的医院信息化系统,都是基于 PC 开发的,而由于 PC 的不可携带性,都是采用事后将医师诊断和处方信息录入计算机的办法,这样工作量大,容易出错。而且会影响诊疗效率,威胁到患者安全。

随着手持设备(PDA)在医院信息系统(HIS)中应用领域的不断扩大,为越来越多的管理者所接受,大大提高了工作效率和管理水平目前的医疗信息系统。2005 年 6 月,北京协和医院在国内率先实现了基于 PDA 的患者床边移动信息系统的应用。通过该系统,护士用一个 PDA,对患者腕带上的条形码进行扫描后,PDA 里即可出现患者相关资料及所有医嘱等信息。具体来讲,该系统可将 HIS 系统中尚未执行的医嘱项目,载到护士手持的移动设备(PDA)端,在患者床边指导并记录护士对医嘱的具体执行:一方面,护士可以在患者床边得到每一条医嘱的详细内容;另一方面,医嘱项目在具体执行时可得到电子化确认,并可记录医嘱的执行人和实际执行时间等重要信息。同时,该系统帮助医护人员尽可能地减少执行医嘱过程中可能产生的医疗差错,确保患者能够在正确的时间中得到正确的治疗。

将 PDA 技术应用于临床,给医院管理带来的成效将体现在多个方面:一是帮助护士正确执行医嘱;二是全程追踪医疗服务过程;三是为医护人员的绩效考核提供客观的依据,帮助医院真正做到奖勤罚懒。当然,其直接的也是根本目的是降低出错率,提高医疗服务质量,体现以患者为中心这一核心原则。

二、听打系统

听打录入就是由经过专业培训的速录员,使用专门的速记用电脑,将基本语速的普通话发言直接输出为文字资料,正确率在98%以上。随着经济的发展和网络的迅速普及,人们越来越追求高速度、高质量的工作效率,社会对听打录入的需求日益扩大。目前,听打录入的用处越来越广泛,例如:各种新闻发布会、采访、会议等活动。

听打系统应用于医疗行业,可以追溯到美国的1960年,目的在改善病历的书写完整性及清晰易读性。美国医师看完病之后,只要对着特别设置的麦克风口述病历,高度专业化的记录员就会记录下病历并打印出来,几分钟之后便通过传真返回医师手中。听打可以改善医师的满意度,医师书写病历的负荷会影响病历的完整、及时和准确性,听打可以改善此现象,从而保证病案的完整性、及时性和准确性。

国内医院应用于病案听打录入的案例比较少见,主要原因是人力成本太高。

三、语音识别技术

语音识别技术,也被称为自动语音识别(automatic speech recognition,ASR)是2000—2010年间信息技术领域重要的科技发展技术之一,其目标是将人类的语音中的词汇内容转换为计算机可读的输入,例如:按键、二进制编码或者字符序列。语音识别就是研究让机器最终能听懂人类口述的自然语言的一门学科。听懂有两种含义,第一种是将这种口述语言逐字逐句地转换为相应的文字,例:对口授文章作听写;第二种则是对口述语言中所包含的要求或询问作出正确的响应。与说话人识别及说话人确认不同,后者尝试识别或确认发出语音的说话人而非其中所包含的词汇内容。

语音识别技术所涉及的领域包括信号处理、模式识别、概率论和信息论、发声机理和听觉机理、人工智能,等等。语音识别技术的应用包括语音拨号、语音导航、室内设备控制、语音文档检索、简单的听写数据录入等。语音识别技术与其他自然语言处理技术如机器翻译及语音合成技术相结合,可以构建出更加复杂的应用,例如:语音到语音的翻译。

语音识别技术在医疗上的应用主要是听写输入系统(dictation):所谓的听写机可以做到"君子动口不动手",采用先进的语音识别和语言理解技术能把人连续发音的口述语言转化为文字。近年来,语音识别技术已经取得了巨大的进展。在大词表、不认人、连续语音的识别上,目前世界上先进的实验室系统对大多数说话人的词识别错误率已降低到5%~10%的水平。

可以使用电话、手持录音设备、PDA作为语音采集设备,通过系统转换,得到所需文档,稍做调整修改,即可使用。

四、条形码技术

条形码是将线条与空白按照一定的编码规则组合起来的符号,用以代表一定的字母、数字等资料。在进行辨识的时候,是用条形码阅读机扫描,得到一组反射光信号,此信号经光电转换后变为一组与线条、空白相对应的电子讯号,经解码后还原为相应的文数字,再传入电脑。条形码识别技术已相当成熟,其读取的错误率约为0.0001%,首读率>98%,是一种可靠性高、输入快速、准确性高、成本低、应用面广的资料自动收集技术。

条形码是由美国的乔·伍德兰德(Joe Wood Land)和伯尼·西尔沃(Berny Silver)两位工程师研究出的用代码表示食品项目及相应的自动识别设备。条形码技术得到实际应用和发展还是在20世纪70年代,80年代得以普及。从80年代中期开始,我国的高等院校、科研部门及一些出口企业、物资管理、邮电、图书管理、病案管理等部门逐步推广、使用条形码技术。

条形码可以分为一维条码、二维条码、三维条码。一维条码是由纵向黑条和白条组成,黑白相间而且条纹的粗细也不同,通常条纹下还会有英文字母或阿拉伯数字。一维条码只是在一个方向(一般是水平方向)表达信息,而在垂直方向则不表达任何信息,其一定的高度通常是为了便于阅读器的对准。世界上有225种以上的一维条码,每种一维条码都有自己的一套编码规格,规定每个字母(可能是文字或数字或文数字)是由几个线条(Bar)及几个空白(Space)组成,以及字母的排列。一般较流行的一维条码有39码、EAN码、UPC码、128码,以及专门用于书刊管理的ISBN、ISSN等。用于病案管理的条码类型一般为一维条码。二维条码通常为方形结构,不单由横向和纵向的条形码组成,而且码区内还会有多边形的图案,同样二维条码的纹理也是黑白相间,粗细不同。二维条码是点阵形式,在水平和垂直方向的二维空间表达信息。

三维条码这种条形码实际由24层颜色组成,能够承载的信息是0.6 mB到1.8 mB。这样的容量足够可以放得下一首MP3或者一段小视频。这给我们带来很大的想象空间。

条形码自动识别技术应用到病案管理过程中,提高了数据采集和信息处理的速度,实现准确地对病案进行借出、追踪、归档管理,保证了运行环节中的准确率。

五、智能卡

智能卡(smart card 或 IC card),又称智慧卡、集成电路卡及IC卡,是指粘贴或嵌有集成电路芯片的一种便携式卡片塑料。卡片包含了微处理器、I/O接口及存储器,提供了数据的运算、访问控制及存储功能,卡片的大小、接点定义目前是由ISO规范统一,主要规范在ISO 7810中。

智能卡已经广泛应用于社会,例如:通信、医疗卫生、交通、社会保险、工商税务管理、公用事业收费等领域。常见的有电话IC卡、医疗保险IC卡,以及一些交通票证和存储卡。医疗IC卡,例如:医疗保险卡和新型农村合作医疗卡,都具备医疗费用结算和信息查询功能。国内大型医院也就建立医院就诊卡体系作为医院信息系统的源头,每一位患者来院就诊时就采取了个人信息。就诊卡体系不仅支持病案管理系统,一旦医院的信息系统完善之后,它将支持挂号、化验、检查、取药、住院等整个信息流程的工作,是全院的信息得到充分的共享的基础平台。

六、手写板

这里提到的手写板不同于我们通常概念中的手写板。在我们的印象中,手写板基本上是为那些打字实在有难度的人群预备的产品,比如老年人。手写板的功能也很单一,实现手写输入而已,价格也很低廉。本文介绍的手写板的使用方式是很独特的:可以将任何一般纸张或笔记本放置在手写板上,用配套的数字笔进行书写笔记。在普通纸张上书写的每一页将会被储存成数字笔记页。使用线上同步书写功能,直接将数字笔记页存贮到计算机中。除了运用管理软件,在系统中编辑和整理数字笔记页。还可以通过OCR手写识别软件,将数字笔记页上的内容转换成

Microsoft Word、Outlook 或 Lotus Notes 等应用软件。

　　医师可以使用这种手写板来进行病历书写,在不改变医师书写习惯的同时,直接获得了病历的电子版本,省掉了后期扫描或拍照等方式对病历进行数字化的步骤,不仅节省成本,还提高了数字化效率。

　　还有一种同类产品,与手写板的功能相近,称为手写笔。它进一步改进了读写机制,通过放在纸面上的接收器来接收手写笔传来的信号,手写笔在纸张上书写的同时,可以同步把手写真迹在电脑屏幕上呈现。

　　目前。此类产品在教育行业开始应用,相信不久将会进入医疗领域。

(赵　文)

第二节　信息存储

　　从 20 世纪 70 年代末开始,计算机技术就引入到医院的病案管理中。病案的存储格式和利用模式产生了不少变化。

　　病案的存储发展应该分为 3 个阶段:第一阶段就是以"纸质文档格式"为载体的传统病案管理阶段,医师手工书写的病历和各种医技科室检查报告单等等都是以各类纸张为载体,集中到病案室,保存在病案袋里;第二阶段即指病案保存以"扫描文档格式"为主要形式的阶段,而"缩微文档格式"也应该属于这一阶段;第三阶段则是"电子病历格式",患者在医院整个的信息流程都是在计算机网络中进行,所谓的"病历"资料都"无纸化"地存储于医院的"数据仓库"中。

　　由于法律、保险和卫生政策等诸多因素,目前我国尚未有一家医院的病案管理真正实现第三阶段,即纯粹"无纸化"的"电子病历格式"。大多数医院还是停留在以"纸质文档格式"为主体的第一阶段,但是已经有不少医院开始将纸质病历数字化,进入病案存储的第二阶段。

一、缩微技术

　　缩微技术是一种涉及多学科、多部门、综合性强且技术成熟的现代化信息处理技术。

　　缩微起源于 1838 年英国摄影师丹赛用摄影的方法通过显微镜第一次把一张 20 英寸的文件拍成1/8 寸的缩微影像,至今已发展了上百年。它采用专门的设备、材料和工艺,把原始信息原封不动地以缩小影像的形式摄影记录在感光材料(通常是胶片)上,经加工制作成缩微品保存、传播和使用。

　　缩微胶片是除纸质外首先应用于病案的载体,把病案原件用摄影的方法,按一定比例缩小拍摄到胶片上进行保存、传递、应用,主要是为了解决病案存储空间不足的问题。20 世纪 50 年代,美国就在纽约市的医院将病案拍到胶片上,代替原始档案储存。70 年代,有关缩微技术在病案中应用的报道逐渐增多。缩微技术在我国病案管理中的广泛应用是从 80 年代初开始的,1982 年北京大学第一医院率先将缩微技术应用于病案,随后很多大型医院都将病案进行缩微处理。

　　缩微病案的优点:节省病案资料的存储空间;保存时间长;具有法律效力;防止病案丢失;便

于科研教学使用;保存安全、便于管理。

尽管缩微技术有着诸多优点,也存在着一些缺点:制作过程烦琐、耗费时间、人力和物力;制作设备和保存、阅读设备比较昂贵,维护费用高;检索自动化程度低;由于阅读器易使读者视觉疲劳,造成文献使用率低;信息共享性差。

缩微技术目前在病案管理中是较为安全可靠的技术,不但解决了病案存放空间紧缺的问题,而且在应用中具有科学性和实用性。但是信息技术的发展还是给缩微技术带来了冲击,使缩微病案逐渐退出了历史的舞台,光盘存储技术一跃成为新时代的宠儿。

二、光盘存储技术

光盘技术是 20 世纪 60～70 年代开发的一项激光信息存储新技术。早在 1961 年,美国斯坦福大学和 3M 公司就已开始了光盘技术的研究。

光盘存储技术是一种光学信息存储新技术,具有存储密度高、同计算机联机能力强、易于随机检索和远距离传输、还原效果好、便于拷贝复制、适用范围广等特点。近年来,光盘技术已受到普遍重视,并得到了迅速的发展和应用。

在病案存储方面的应用是通过扫描仪或数码照相机设备将原始的纸质病案转化成影像图片文件,并存放在光盘或服务器硬盘等存储介质中。同时提取病案内的要素信息建立索引数据库,并根据医院病案管理工作的实际要求,完成病案信息查询、统计、病案影像调阅、还原等相关功能(图 6-1)。

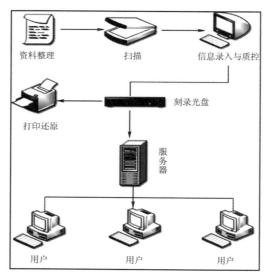

图 6-1　病案扫描＋光盘存储应用流程图

光盘存储解决了病案存储空间的问题,但是在应用方面,光盘存储的形式大多作为备份方式存在,为了促进影像病案的信息利用,更多的医院是把影像图片文件存储到服务器及网络存储设备上,以便于医院局域网内各个工作终端访问影像病案文件。

光盘存储技术的发展趋势是采用拍摄的模式替代激光扫描的录入模式。缩微技术的改良措施是缩微胶片的数字化。光盘存储技术是近年来发展迅速的一种光学信息存储新技术,在解决病案、图书等原件的全文存储和使用方面显示了许多独特的优点(表 6-1)。

表 6-1　缩微技术和光盘存储技术的优缺点对比

	缩微技术	光盘存储技术
设备投资与技术要求	设备投资大,使用技术复杂	设备简单,易推广普及
成品保存	缩微品保存条件要求苛刻	保管方便、简单
档案检索与信息输出	检索较慢,输出费时	检索快速、准确,输出灵活、方便
凭证作用与法律效力	缩微品具有法律效力,可作凭证使用	法律效力有待探讨,限制光盘取代档案原件
复制输入方式	快门曝光,速度快	激光扫描,速度稍慢
资源共享	难与网络连接	易与网络连接

（赵　文）

第三节　信息传递

传统纸质文档格式病案的传递方式主要以人工为主,借助物流专用电梯、轨道式物流系统以及物流管道等传输工具,将病案送达医院各个部门。扫描文档格式和电子病历格式病案的传递方式主要是通过医院计算机网络,实现了病案信息广泛的数据共享和高效的利用开发这一使用要求。

一、轨道式物流传输系统

轨道式物流传输系统主要组成包括中心控制器、监控主机系统、自推行物流小车、站点、末端操作面板、转换器、转换控制器、轨道、防火门、电源。

轨道式物流传输系统的运行方式:该系统主要通过监控主机及末端控制来进行控制运行的。末端控制通过操作面板来进行系统使用操作,主要包括物流小车的发送、接收以及查找等。发送和查找时,只需键入相应的数字编码(如目标站点、物流小车编号等)即可。物流小车通过轨道接受来自末端操作面板或监控主机的指令,自动以系统设置的最短路径到达目标站点。在传输过程中,由转换控制器控制转换器实现轨道的转换和转向。系统的所有指令均由中心控制器控制和编译,并通过监控主机来进行可视化控制和调度管理。监控主机系统具有实时监控、自动报警(显示故障发生的地点和可能故障情况)、系统维护、各种报表和统计等功能。

轨道式物流传输系统传输应用:该系统传输的对象包括病案、检查检验报告单、部门之间的联系业务单以及各种文件和报表等;医学图片等,包括各种医学图片和胶片,如 X 线片、CT 片、MR 片等;标本,包括血、尿标本以及各种病理标本;各种药物及医用耗材;日常使用的供应物资。

通过轨道式物流传输系统传输病案,可以使病案的传输更加快捷、高效,为病案的规范化管理提供了保障。

二、计算机网络传输系统

为了实现病案信息共享,信息必须在医院信息系统和病案信息系统之间或不同工作网点之间进行传输。信息传输的物质技术基础是计算机网络。

计算机网络是利用通信设备和线路,将地理位置不同的、功能独立的多个计算机系统互联起来,能够实现互相通信的整个系统。

只有将病历中的各种信息转化为标准化的记录格式,信息系统才能正常高效地运转。

信息标准化的基础:例如分类编码,名称和内涵的标准化、代码化。

数据字典编码标准必须符合国家标准数据字典、行业标准数据字典、地方标准数据字典和用户数据字典,为确保数据规范,病案信息分类编码应符合我国法律、法规、规章及有关规定,对已有的国家标准、部颁标准以及行业标准字典,如:职业、性别、行政区划等标准字典应采用相应的有关标准,不得自行定义。使用用户扩充的标准,应严格按照该标准的编码原则扩充,在标准颁布后,改用标准编码。例如:国际疾病分类 ICD-10 疾病分类字典和 ICD-9-CM-3 手术分类字典。

国际著名医学信息标准包括国际疾病分类代码(ICD)、国际社区医疗分类(ICPC)、系统医学命名法(SNOMED)、HL7(health level 7)医学信息交换标准、DICOM 数字化影像通信标准、统一医学语言系统(UMLS)等。HL7 是目前医疗信息数据交换标准中应用最广泛成熟的一个国际标准,是医疗领域不同应用之间电子数据传输的协议。HL7 可以规范临床医学和管理信息格式,降低医疗系统互连成本,提高医疗系统之间信息共享的程度。

(赵　文)

第四节　信息服务

信息服务是病案管理工作的目的和归宿,病案工作的价值是通过服务来实现的。信息采集、信息存储和信息传递是管理信息的手段,其最终目的是让信息得到充分的开发和利用。随着病案利用的范围不断扩大,利用量越多,使用的对象不仅仅是医务工作者,而是扩展到社会各阶层。

病案信息是医院管理的支持系统,通过对病案资料采用现代化技术处理,对病案信息进行发掘、整理、深加工,组成各分类资料和医疗统计数据库,分析医疗数据,预测医学未来的发展,充实完善病案信息库,为各级管理者提供了有参考价值的信息,为医疗、教学、科研提供快捷、准确、高效的信息服务。

一、为患者提供信息服务

患者到医院就诊,通常面临的最大的问题就是排队等待时间长,真正用于就诊的时间反而少。我们要以患者为中心的思想,通过建立全新的信息交换和物流方式来减少不必要的中间环节,尽量缩短患者的无效移动和等待时间,能够提供快速、准确的诊断和治疗,合理配置医疗资源,全面提高医患满意度。

我们可以从患者就诊流程角度考虑,如何优化病案的工作流程,为患者就诊带来更便利、更高效快捷的信息服务。

(一)登记挂号——病案的建立

应用就诊卡管理进行登记挂号,是健全门诊病历,实行就诊实名制形势下的必然趋势。患者初次到医院就诊时(门诊),需要在挂号处建就诊卡,就诊卡保存患者姓名、性别、年龄、住址、就诊编号、就诊科室等信息,并预先在挂号缴费处预缴款,然后该医院进行就诊、检查、化验等项目的时候不用再到收费处去排队缴费，而是直接在预先存入的交款中扣除费用。患者在离开医院时可以到收费处退款，也可以不退款以便下次来该医院复诊时使用。

患者复诊的时候，如果已经在该医院建卡预缴款的，则不用进行排队挂号，而是直接到分诊室就诊。就诊卡管理的意义，在于避免患者到医院就诊时重复多次排队现象，节省患者在医院排队挂号和排队收费两个环节的时间，避免了起早排队挂号之苦。通过对医院 HIS 系统的改造建设，能够有效缓解目前各大医院普遍存在的"看病繁"的问题，简化看病流程，和谐医患关系。就诊卡的挂号形势给患者带来了便利。

（二）候诊——病案的传递

患者在挂号的时候，如果有门诊病历，挂号员会在系统上标记需要使用门诊病历，该消息会自动传送到门诊病案室，可自动打印出查找病历的号条，病案人员及时找出病案，通过人工或纸质病案传递系统以最快的方式送到门诊医师手中。

如果医院已经完成了病案影像数字化工作，则可以大幅度的减少纸张病案的传递，并且降低了病案在传递过程中丢失的可能性。患者在挂号的时候，如果有门诊病历，挂号员会在系统上标记需要使用门诊病历，该消息会自动传送到影像病案服务器，系统会将该份病案的阅读权限自动开放给当天就诊的诊室，如果挂号时能具体到临诊医师，阅读权限也可以具体到某位医师。

医师可以从工作站上直接调阅就诊患者的影像病案，提高了工作效率；患者不用再因为"等"病案而耽误看病的时间，减少了投诉和不满；病案科可以不再安排专门人员去送病案，大大节省了人力。提高工作效率，提高了病案的共享性、安全性及利用效率，提高患者满意度。

（三）就诊——病案的记录

目前在国内很多省市、地区为了方便患者就诊，启用并推广区域内通用的病历手册，首先让患者直接节约了购买病历的费用；其次，有助于推动同级医院间的医学检查结果互认，从而避免了患者转院就诊的重复检查，降低看病费用。对一些辗转各大医院专家门诊求诊的患者，连续使用同一个病历本，有助于医师全面地了解病情。同时，也便于保存统一完整的医学记录，若遭遇医疗事故或纠纷，病历本将成为法律承认的文本证据，便于分清责任。

因此，医院门急诊的病历记录都是记录在通用的病历手册上，并由患者自己保管。然而，患者对于病历保存的意识不强，通常将病历手册丢失或再次就诊时忘记携带，导致医师无法掌握历史就诊状况。

解决这种状况，可以采用手写板或手写笔等现代输入设备，不改变在通用病历手册上书写门（急）诊记录的方式，同时将门急诊病历记录的电子版本保存到医院的服务器中。医院保存了门（急）诊病历的电子版本之后，还可以对门急诊诊断进行疾病分类，为教学科研和质量管理提供数据分析的依据。医院通过对门（急）诊病历的检查，还可以考核门（急）诊医师的工作，反馈一个医师的诊断水平和工作质量。

门（急）诊病案的建设是医院现代化管理的一个必然趋势，是医疗行为严肃性的一个重要标志。

（四）病案的复印

自 2002 年 9 月 1 日起，实施《医疗事故处理条例》之后，医院开始面临着大量的患者复印病案的申请需求，病案复印的工作成了医院为患者信息服务的一个重要窗口，它从另一个方面反映了医院的服务形象。

对于纸质病案而言，检索是否及时，是直接影响复印病案工作的关键因素。如果检索效率低下,患者将会花大量的时间来等待病案人员找病案,这会直接影响患者对于复印服务工作的满意度。要提高检索效率,实现纸质病案的精确定位,就必须使用病案示踪系统来管理,实现"1秒钟响应"的检索效率,病案管理人员只需输入病案号并按回车键,即可在系统中精确定位到病案当前的所在位置,可以使查找时间大幅度缩短,从而提高复印工作的服务质量。

如果医院已经完成了病案影像数字化工作,那么复印工作的整体服务效率将会大大提高。通过计算机系统检索病案并打印,就完成了传统的复印工作,省去了纸张病案复印服务中的查找、复印和归档的工作。即便该份病案由于科研教学的目的借出了病案科,也不会影响复印的需求,使得病案的利用效率得到提高,充分体现了影像病案的信息共享的优越性。

二、为医院提供信息服务

通过对患者诊疗信息的收集和汇总,完整地以现代化的手段保存和管理患者的医疗信息,为医院管理层和临床医疗、教学和研究工作提供大量的信息资源,是病案信息管理部门的重要职责。由于国内大型医院已经普遍采用计算机网络管理模式,使信息服务更加快捷、准确,服务质量更高更优,推动了医院现代化管理的进程。

(一)辅助决策

医院每一项管理工作和决策工作的最终目的是保证医院以最高的工作效率为患者提供最好的服务,并得到最佳的经济效益和社会效益。病案信息的发掘和分析可以帮助决策者及时了解医院运行的情况,开展一些在以往的传统管理中不能或难以实现的工作以提高对医疗护理工作决策水平,最终实现提高决策的质量和效果。病案统计分析应能为决策者迅速而准确地提供决策所需要的数据、信息和背景资料,帮助决策者明确决策目标,建立、修改决策模型,提供各种可选择的方案,并对各种方案进行评价和优选,为医院领导决策和实施有效的管理发挥强大的辅助作用。例如:分析医院的人、财、物资源是否与管理的目标相适应,是否达到合理配置,是否发挥最佳效能;检查医疗质量的高低,分析医院的管理制度是否严密、科学和切合实际,是否切实贯彻执行;分析各时期的患者来源,查明影响医院社会效益和经济效益的主要因素,找出提高效益的有效途径;分析各时期本院及本地区的疾病谱,实行前瞻性的卫生资源投入监督等。

(二)统计服务

病案信息管理部门应提供强大的综合医务统计服务,完成医疗数量和质量指标的统计分析,在院内实现数据共享。例如:当日或当月医疗数据、医疗经济、患者信息、临床路径病种分析及各类统计报表等实现网上传输,提高信息的时效性。同时,还应提供多种多样的综合查询服务,使统计工作更加全面。应该变集中录入、定期分析为适时采集、适时分析,免去手工抄送报表,实现网上日报、月报及时生成,一键报送,使管理层可以及时了解到医院运行情况。例如:通过综合查询、医疗统计等功能模块,随时提供医疗数量和质量指标完成情况、医疗动态情况等,由以往单纯的医疗信息变为综合的和完整的信息,提升统计服务能力。

病案信息管理部门应提供统计分析图表,为医疗、科研和教学提供种类繁多的信息资料。同时,利用这些丰富的信息资源进行临床医疗管理、医院行政管理、卫生经济管理等方面综合对比和研究。例如:为业务部门提供查询某一时段、某一类型的医疗数据、医疗经济、患者信息、病种分析等服务。

通过单病种平均费用、人均费用以及各种费用的构成比的分析,为研究和制订医院卫生经济管理工作发展计划、管理制度、规范要求提供了基础的数据支持。

三、信息发掘

提到信息发掘,就必须要提到数据仓库技术、联机分析处理(OLAP)技术和数据挖掘技术。数据仓库技术、联机分析处理(OLAP)技术和数据挖掘技术可以有效地对海量数据进行管理,并从中发现有价值的知识,以提高信息利用率。利用数据仓库、OLAP 技术及数据挖掘技术对病案资源进行科学的统计分析是医院重大决策及医学发展的主要依据。将决策支持技术应用到病案资源统计分析中是医院信息化发展的必然选择。

病案资源统计分析决策支持系统在医院管理中的应用如下。

(1)采用数理统计模型、运筹模型进行定量分析、预测趋势。可以回答"医院某种服务提供明年形式如何?"这样的问题。

(2)采用 OLAP 方法,通过代数运算将有关信息抽取出来,可作为"某月某医院的经营状况怎样?"这样问题的答案。

(3)采用数据开采技术,通过对数据进行逻辑运算,找出它们之间内在的联系,可回答"影响医院某种服务提供的因素是什么?"这样的问题。

具体来讲,就是通过数据仓库来清洗纷繁芜杂的数据,然后利用联机分析系统独特的多维方式对数据进行分析,使用户从不同的维度来了解历史及现状,最后利用数据挖掘工具自动地挖掘潜在的模式,找到正确的决策。例如:决策主题确定为病种诊疗质量分析。经过数据仓库的物理模型和逻辑模型的详细地设计,创建具有时间、病种、性别、年龄、科室、费用类别、入院病情、诊断对照组、诊断符合情况、治疗结果等维度和具有诊疗人数、住院天数、住院次数、平均住院天数、病种构成比、治愈率、病死率、诊断符合率、急危重症抢救成功率等度量值的病情诊疗质量分析多维数据集。通过数据透视表选项与数据库服务器端连接,多维度、灵活、细化地进行了病种诊疗质量方面的联机分析处理。系统可完成多维度的病种构成分析及各时期、各科室、常见病种的各项诊疗指标的多维度查询和动态趋势变化的潜在性规律分析,实现对疾病自然规律及病种诊疗质量的分析,从而有利于医院决策者采取相应的管理措施,提高医院的工作效率和质量。

(赵　文)

105

第七章 病案基础管理

第一节 患者姓名的索引

索引是加速资料检索的方法。通常索引需要将资料归纳成类、列成目录,并按特定的标记和一定顺序排列。病案中包含了很多有关患者、医师和医疗的信息,为了加速查找,都可以制成索引,如患者姓名索引、疾病索引、手术操作索引、医师索引等。

医院的工作是以患者为中心,接待着成千上万的患者。在每位就诊患者建立病案的同时为其建立姓名索引,这就标示着医院与患者建立了医疗关系。患者的姓名索引也就关联着患者和他的病案。任何医院、诊所及初级卫生保健中心都必须建立患者姓名索引,它可以是列表式的、卷宗式的或卡片形式。患者姓名索引是医疗信息系统中最重要的索引,通过它可以链接所有的医疗信息,患者姓名索引是通过识别患者身份来查找病案的,因此被称为患者主索引(patient master index,PMI)。在建立医院电子信息系统时,它将是最基础,也是应当首先考虑建立的索引。有条件的医院,应当使用计算机管理患者姓名索引。

在病案管理过程中,超过一定年限的病案可予以处理甚至销毁。但患者姓名索引不可以也不应该被销毁,它是永久性保存的资料。

一、患者姓名索引的内容

患者姓名索引中的内容可根据各医院或诊所的需要而设计。通常姓名索引中仅记载那些可以迅速查找某一病案的鉴别性资料。因此没有必要将医疗信息,如疾病诊断及手术操作等内容记录在患者姓名索引上。患者姓名索引的主要内容如下。

(1)患者的姓名(包括曾用名)。

(2)患者的联系地址(包括工作及家庭住址)。

(3)病案号。

(4)患者的身份证号。

(5)患者的出生日期(年、月、日)及年龄(也是鉴别患者可靠的信息)。

(6)国籍、民族、籍贯、职业。

（7）其他有助于鉴别患者身份的唯一性资料，如未成年人父母亲的姓名等。

（8）可附加的资料：住院和初诊科别、出院日期；治疗结果（出院或死亡）；国外有些国家还要记录负责医师的姓名及患者母亲的未婚姓名。

由于姓名索引是在患者初次来院时建立的，因此比较费时，有一些资料可以在后期采集。如身份证号，它是鉴别患者最可靠的信息，理论上讲公安部门发出的居民身份证号码不存在重号，如果有可能应该让患者出示身份证，甚至采用二代身份证扫描的办法将照片信息采集下来。

姓名索引的内容也需要更新，如地址、年龄等。

二、患者姓名索引的作用

（一）查找病案

通过患者姓名索引查找病案号是它的基本功能和主要作用。

（二）支持医院信息系统主索引

患者姓名索引的内容也是医院信息系统的基本内容，其作用不只限于识别病案，还可以识别患者，联系患者所有的资料。

（三）支持患者随诊

在临床研究中，随诊是重要的环节。患者的个人信息和住址使医师可以与患者保持联系，获得患者出院后的信息。

（四）支持某些统计研究

可为某一目的的统计提供数据，如人口统计、流行病学统计等。

三、建立患者姓名索引的流程

（一）患者信息的采集

在门诊患者建立病案和住院患者办理住院手续时，应由患者填写身份证明资料，工作人员认真审核，要求每个项目填写完整、正确。

（二）核对患者身份证明资料

由病案科工作人员对患者填写的身份证明资料进行查重，以鉴别患者是否建有病案。

（三）填写患者姓名索引卡

如果患者以前没建立病案，患者姓名索引中就不会有他（她）的记录，应为其建立患者姓名索引卡（手工操作），并录入到计算机患者姓名索引系统的数据库中。

（四）患者姓名索引的保存

使用手工方法建立的患者姓名索引卡，应对患者姓名标注汉语拼音，按拼音顺序排列归入卡片柜内。也可以利用现代化的手段建立计算机患者姓名索引系统数据库，并编排储存。

由于目前不是每个医院都建立了门诊病案，因此凡有门诊信息系统的医院，均应为患者建立磁卡，磁卡的信息可以作为患者姓名索引的共享信息，只需要加入病案号，就可以成为患者姓名索引。

四、患者姓名索引的排列方法

患者姓名索引的最常见、最有效的编排方式是使用字母顺序进行排列，这在使用英文文字的国家做起来是很容易的。我国使用的是象形方块字，使用字母顺序编排索引是在有了注音字母以后才开始的,在这以前的索引是按方块字的特点采取偏旁部首和数笔画的方法。如字词典的索引、某种情况下人名单公布的顺序等。下面分别按我国及国外的不同的患者姓名索引的排列方法进行介绍。

(一)我国的患者姓名索引的排列方法

随着我国文化历史的发展,曾使用过的索引方法有偏旁部首法、笔画法、五笔检字法、四角号码法、罗马拼音法、注音字母法、汉语拼音法、四角号码与汉语拼音合用的编排法等。现常用的主要方法如下。

1.汉语拼音法

汉语拼音方法在总结了以往各种拼音方案的基础上,吸收了各种方法的优点和精华编排而成。索引的编排皆以汉字的拼音字母(即英文字母)为排列顺序。

(1)姓名索引的编排方法:①用汉语拼音拼写患者的姓名,若为手工操作则在每张姓名索引卡片患者姓名的上方标注汉语拼音。②编排顺序,将拼写好汉语拼音的姓名索引卡按英文字母的顺序排列。计算机患者姓名索引系统应能完成自动排序。排列方法:将拼写相同的姓分别按笔画的多少顺序排列,例:Wang Wang,王(排在前)汪(排在后);Zhang Zhang,张(排在前)章(排在后)。按字母顺序排出先后,如:张 Zhang、王 Wang、赵 Zhao、李 Li、刘 Liu 的正确排列顺序应为李 Li、刘 Liu、王 Wang、张 Zhang、赵 Zhao。拼写相同的姓再按姓名的第 2 个字的字母顺序排列,例:Zhang Hua Zhang Yan Zhang Ying,张华、张艳、张英。若姓名的第 2 个字也相同,再按第 3 个字的拼写顺序排列,例:Zhang hua li Zhang hua ping Zhang hua yun,张华利、张华平、张华云。不同的名字拼写出的第 1 个字母相同时,应按第 2 个字母排,以此类推。例如:Li Xiao yan Li Xiao yang Li Xiao ying Li xiao yun,李小艳、李小阳、李小英、李小云。

(2)设立导卡:导卡用于手工管理患者姓名索引系统,目的便于快速检索姓名索引。导卡可用于每个字母或每个姓的开始,如字母 A、B、C、D……Z 为字头,可设一级导卡;在每个字头的后面又包含很多不同的姓,将这些不同的姓再分别设立二级导卡;必要时还可根据索引的发展情况,在名字中设立三级导卡。

(3)运用标签:当采用手工操作时,由于日积月累使索引卡片被存放于多个抽屉,为便于迅速检索可在每个抽屉的外面粘贴标签,在此注明该抽屉内起始的字母和最后的字母。

(4)操作要求:①工作人员必须掌握正确的汉字读音及熟练掌握汉语拼音的拼写方法。②对多音字的拼写按日常习惯读法固定拼写,并记录备案,以便查询。③认真对待每一个字的读音及拼写,杜绝拼写错误。

2.四角号码法

四角号码是以中国汉字的笔形,给每一个字形的四个角按规定编号,常规用于辞典索引,便于查找汉字。四角号码克服了对汉字的认识和读音的困难;克服了对汉字用普通话读音的困难。由于有这些特点,为编制姓名索引提供了方便条件,特别是我国南方地区使用四角号码编制姓名索引较为普遍。

3.汉语拼音与四角号码法合用的编制方法

当单纯使用汉语拼音或四角号码法进行手工排列时,常会出现很多相同的姓名被编排在一起的现象,给检索带来不便,影响检索的速度。汉语拼音与四角号码法合用的编排方法,较好地解决了这一问题。

(1)编制方法:①对汉语拼音的要求,只编姓名中每个字汉语拼音的第一个字母。②对四角号码的要求,只编姓名中每个字上方两角的码或下方两角的码。③在姓名的每个字的上方,同时标出汉语拼音字母和四角号码中的两个码。

(2)排列方法:①姓的排列,首先按姓的第 1 个拼音字母排列,将拼写相同的字母排在一起,字母相同姓不同时按四角号码由小到大的顺序排列;拼写字母不同的姓,按字母的顺序排列。②名字的排列,在拼写字母相同的姓的后面,按第 2 个字的拼音字母顺序排列;如果名字的第 2 个字母也相同,再按第 3 个字母顺序排列;如果名字的字母均相同,按第 2 个字的四角号码顺序排列,若仍相同再按第 3 个字的四角号码顺序排列。③汉语拼音的声调排列,如果姓名 3 个字的汉语拼音及四角号码均相同,可再按汉语拼音的声调符号排列姓名的前后顺序。

(3)导卡的设立:①一级导卡,以汉语拼音的拼写法按英文字母的顺序排列,标出姓的第 1 个字母。②二级导卡,以四角号码的顺序标出字母中的不同的姓。③三级导卡,可根据名字排列的需要设立。

上述姓名索引编排方法中,汉语拼音方法适用于普通话的发音,正确的读音是快速、准确编排和检索姓名索引的保证,有利于用于计算机管理。四角号码方法则适用于我国南方地区的医院手工编排姓名索引,若将此种方法用于计算机管理,在程序编制上较汉语拼音法要复杂。汉语拼音与四角号码法合用编排姓名索引的方法,在手工操作上解决了单独使用某一方法的不足。另外,过去有些医院也曾经使用过五笔检字法、注音字母法作为姓名索引的排列方法。

(二)外宾患者姓名索引排列方法

根据国际病案协会(IFHRO)教育委员会编写的病案管理教程,有如下 3 种方法。

(1)字母顺序排列法:患者姓名索引的排列方式同一般词典中的字母排列顺序相同。

(2)语音顺序排列法:语音顺序排列法即按语音发音的顺序排列。采用这一方法排列患者姓名索引,关键在于正确的发音。

(3)语音索引系统:在这个排列系统是将 26 个英文字母除元音字母 a、e、i、o、u 和辅音字母 w、h、y 不编码外,其余的字母中,将 b、c、d、l、m、r 等 6 个字母分别编号为 1、2、3、4、5、6,其他字母作为这 6 个字母的相等字母,然后将患者姓名按照一定的编码规则给予编码后再进行排列。

语音索引系统适宜于计算机操作系统运用。

若要将该系统用于汉字的患者姓名索引,应先将姓名拼写出汉语拼音字母,然后再按该系统的编码要求进行编排。

上述 3 种方法适合于负有外宾人员医疗任务的医院使用。

(三)患者姓名索引卡的一般排列规则

1.使用规定

只有被授权的工作人员可以排列和使用患者姓名索引卡,并应定期进行检查,确保其排列的准确性。

2.连续编排

患者姓名索引要连续编排,即不要将其按年度分开。

3.规范检索

在使用患者姓名索引时,最好不要将其从索引存储器中取出,如果必须取出,应有一个不同颜色的替代卡插到原来的位置上,这样便于快速、准确地归档原卡片。

4.核对检查患者姓名索引的初次编排

索引初次编排时,排列人员应将一个不同颜色或稍大于索引卡的卡片作为检查卡放在每一张索引卡片的后面,或将索引卡片竖着排放,待检查员或审查员在核查完每一张姓名索引卡片的正确排列后,再将检查卡取出或将竖着排放的患者姓名索引卡放好。

5.索引卡信息的变更

再次就诊或住院的患者姓名发生变化时,应将患者更改姓名的有效文件归入病案内存档,同时在原患者姓名索引卡上注明更改的姓名并用括号标记;还应按更改的姓名建立一新的姓名索引卡并用括号标明其原名,与原索引卡相互参照,将原卡片记录的内容填入新卡片内;找出病案将原用名括起,写上更改后的姓名,切忌将原用名涂抹掉。

6.掌握索引建立流程

要保证每位患者都有一张姓名索引卡,掌握患者姓名索引建立的流程。

7.查重处理

在排放患者姓名索引时,要注意发现有无重复者,处理重复者的方法是去新留旧,并立即合并。(注意将重复的病案合并)。

患者姓名索引的排列涉及资料的检索,要有极高的准确度,对新来的工作人员必须经过培训、认真考核后,将其安排到排列工作的某一步骤,便于对其操作的核查。

（乔仁磊）

第二节　病案的编号

病案号是病案的唯一标志。收集患者身份证明资料及分派病案号是对每位就诊或住院的患者做的第一步工作,也是以后获得恰当的患者身份证明资料的唯一途径。病案采取编号管理是对资料进行有效管理的最为简捷的方法。

ID 是英文 Identity 的缩写,是身份标识号码的意思,在医疗信息管理中就是一个序列号,也叫账号。ID 是一个编码,而且是唯一用来标识事物身份的编码。针对某个患者,在同一系统中它的 ID 号是不变的,至于到底用哪个数字来识别该事物,由系统设计者制订的一套规则来确定,这个规则有一定的主观性,比如员工的工号、身份证号、档案号等。

病案号(medical record number,MRN)是根据病案管理的需求,以编码的方式而制订的、有规则的患者身份标识码,是在没有使用计算机以前人工管理病案的标识码。用现在的观点说病案号也是一种 ID。

当计算机软件介入到医院门诊管理工作中,使得管理那些流动的、不在医院建立正规病案的门诊患者成为可能,为这些患者分配一个可以唯一识别的 ID 是非常重要,且必需的。这也就是我们常说的门诊就诊卡中的患者 ID。这时候就出现了两种 ID,一种是没有建正规病案的门诊患者的 ID,一种是建立了正规病案患者的病案号。很显然建有病案的患者有 MRN 作为唯一标志,而没有病案号的患者就依靠 ID 来进行识别。实践经验证明建立了正规病案的患者需以病案号作为唯一识别的标识,若以电子计算机的 ID 号同时用于识别有无正规病案患者的信息,必将造成医院内医疗信息的混乱。

一、病案编号系统

（一）系列编号

这种方法是患者每住院一次或门诊患者每就诊一次就给一个新号，即每次都将患者作为新患者对待，建立新的患者姓名索引和新的病案，并与该患者以前的病案分别存放。这种方法使患者在医院内可有多份病案。就诊、住院次数越多资料就越分散。这种分割患者医疗信息方法不利于患者的医疗，已造成人力和资源的浪费，很难提供患者完整的医疗资料。

（二）单一编号

即患者所有就诊的医疗记录统一集中在一个病案号内管理。采用的方法是在每位患者首次来院就诊时，不管是住院、看急诊或门诊，就要发给一个唯一的识别号，即病案号。

采用这种方法不论患者在门诊、急诊或住院治疗多少次，都用这一个号。这种方法的特点是每个患者只有一个病案号，一张患者姓名索引卡，患者所有的资料都集中在一份病案内。这些资料可以来源于不同时期、不同诊室和病房。如果不只是一份病案也可以使用单一编号系统将分散放置的病案联系起来，保持患者信息资料的连续性和完整性。

（三）系列单一编号

它是系列编号和单一编号的组合。采用的方法是患者每就诊一次或住院一次，都发给一个新号，但每次都将旧号并入新号内，患者的病案都集中在最后，最终患者只有一个号码。

此种方法在归档或查找时，需在消除的原病案号的位置上设一指引卡，以表示病案最终所处的位置，因此患者越是反复就医，病案架上的指引卡也越多，同时患者姓名索引的资料也要不断地修正。用本次就诊以前的病案号查找病案，就要沿着病案架上的指引卡依次查找。这种方法既浪费人力和物资资源，又降低了供应病案的速度。

二、病案编号的类型

（一）直接数字顺序编号

医院的患者流动性大，病案发展迅速，利用数字编号的方法管理大量的病案，比其他方法更简捷，便于病案的归档、排序、检索、信息的加工和整理，以及编制索引。具体方法是按阿拉伯数字的顺序从 0 开始，按时间发展分派号码。系列编号和单一编号系统均采用这种发号方法。

数字编号管理病案的优点是方法简单、便于操作和管理，而且使用广泛，特别是适用于计算机管理。

（二）其他编号类型

1.字母-数字编号

这种方法是将数字与字母结合起来使用。优点是可以用于大容量的编号。例如用 AA 99 99代替 99 99 99。

其缺点如下：①写错或漏写字母，各类医务人员在使用病案号时难免写错或漏写字母。如医师的处方、病案记录、各实验室检查申请单和报告单、各种申请书、护理记录等，需要书写病案号。②常提供错误的病案号码，患者不注意病案号中的字母，往往只记得数字编号，因而提供的病案查找号码常是错误的。

20 世纪 60～70 年代，我国有些医院曾采用此种编号方法。当编号发展到 10 万时，就更换字母,并将此称为"10万号制法"。其目的是减少号码书写的错误,将号码控制在 5 位数内,但实际上号码加上字母仍为 6 位。由于病案数量发展快,字母更换得频繁,给使用者造成诸多不便。目前我国电讯号码已达11 位数,身份证号更是多达 18 位数。人们在生活中对于 7、8 位数字的运用习以为常。条形码用于病案号管理给我们带来的实惠,毋庸顾虑号码的差错。

2.关系编号

关系编号是指其部分或全部号码在某种意义上与患者有关。如采用出生日期 8 个数字中的后 6 个数字,再加上表示性别的数字(奇数表示男性,偶数表示女性)、表示地区编码的数字及 2~3 个或更多的数字作为顺序号以区别生日相同者。

例如: 1970　08　30　1　　09　　　2
　　　　年　　月　　日　性别　顺序号　地区码

在计算机系统中,除此以外还应有 1~2 个校验值。亦有采用身份证号码作为病案号的。

使用关系编号的优点是:①容易记忆,便于查找。病案号内含一些与患者有关的信息(性别、年龄、出生日期),使患者容易记忆;如果在检索患者姓名索引发生困难时(拼错姓名、同名同性别),根据出生日期或其他相关信息就可以找到病案。②易于鉴别。可以较好地鉴别患者。

使用关系编号的缺点是:①增加记录错误的机会。由于号码较长增加了记录错误的机会,特别是在非自动化系统管理中。②数字的容量有限:因为使用的出生日期的最大数值是 31,月份的最大数值是 12,只有年的数字是从 00~99。③管理不便:如果在建立病案时不知道出生日期,就需要用临时号码代替,一旦知道了生日就要变更号码,给管理带来不便。

3.社会安全编号

使用社会安全编号主要是在美国。与身份证号码使用相似,所不同的是有些患者可能不只有一个安全号,医院不能控制和核实社会安全号的发放情况,只能使用它,造成号码的不连贯。

4.家庭编号

其方法是以家庭为单位,一个家庭发给一个号,再加上一些附加数字表示家庭中的每一成员。

例如:家庭号码为 7654

附加号码为:01=家长(户主);02=配偶;03 以后的数字=孩子或家庭其他成员。

林一枫 01 7654

张士容 02 7654

林 杰 03 7654

林 迎 04 7654

家庭中每一位成员的病案(或称之为健康档案)分别用一个夹子(或袋子)保存,然后将所有的病案以家庭为单位按数字顺序分组排列。

我国以地区开展的社区医疗保健,分片划分管理的各居民点的医疗保健,以街道或里弄门牌号码建档,强调以家庭为单位。家庭编号适用于门诊治疗中心、社区医疗单位及街道保健部门的健康咨询、预防保健等。

此方法的主要缺点是:当家庭成员发生变化时,如结婚、离婚、病故等,造成家庭人数和其他数字的变化,特别是要改变患者姓名索引资料。

5.冠年编号

即在数字号码前冠以年号。年与年之间的号码不连贯。

例如:1992 年的病案号自 92-0001 开始编号,任其发展,年终截止。下年度更新年号。1993 年的病案号自 93-0001 开始编号。

此种方法的优点是可以直接从病案编号上获得每年病案发展的情况,但其缺点也是显而易见的。

三、病案编号的分派

一个好的病案管理系统应能有效地控制病案,从患者入院建立病案时就应对其实行有效的管理,要建立有关的登记、索引和号码的分派等,不要在患者出院后再做这些工作。只有在患者入院时或住院期间做好病案的登记工作,才较易获得完整准确的资料。

号码的分派有两种主要方式。

(一)集中分派

通常只有病案科负责分派号码。

如果患者到了登记处(不论是住院还是门诊患者),工作人员就要与病案科联系以得到一个新的号码。

在登记处(或住院处)工作人员将患者的病案号、姓名、性别、出生日期及其他资料登记好后(一式两份),将其中的一份交与(或通过电子手段传送)病案科。

无论是手工操作还是利用电子化设备,号码的分派过程都应进行清晰地记录和控制,保证号码的准确发放,避免号码发放遗漏或重复。

(二)分散分派

如有若干个登记处,病案科应将事先确定好的大量供新患者使用的几组号码同时发放到各登记处。每组号码的数量应由每个登记处的工作量而定,这些号码应加以限制并应小心控制,登记处应将每天号码发放的情况反馈给病案科。在每个独立的登记处,当他们的计算机可用于核实患者姓名索引并同时得到下一个病案号时,就可以进行号码的分派。但要注意,如果有很多人负责分派号码,就会增加号码重复使用的可能性,因此应有一套控制措施。

四、号码分派的控制

不论是集中分派还是分散分派,重要的是要有分派号码的控制方法。可用总登记簿或用计算机系统控制号码的分派。计算机程序上或登记簿上注有全部已分派及待分派的号码,号码分派后就在该号码的后边立即填上患者的姓名,同时记录分派号码的日期。

例如:　　号码　　　姓名　　　日期　　　　　　　发号部门
　　　　207860　刘宇良　2007 年 7 月 12 日　门诊登记处

(一)门诊病案号码的控制

1.专人掌握

应有专人掌握号码的发放,待用的病案应事先做好编号的检查核对。

2.查重制度

患者新建病案时应坚持执行姓名索引的查重制度,确认未曾建有病案后,再分派病案号。

3 核对制度

应建立发放病案号的核对检查制度。

(1)每天检查:每天检查病案号发放的登记记录,核对号码分派后的销号情况。

（2）合并重号病案:患者姓名索引归档操作时发现重号病案,应及时合并,保留新的患者姓名索引,消除新号使用旧号,将新号再分配给其他患者使用。

（二）住院病案号码的控制

1.病案科专人掌控

由病案科专人掌握、控制号码的发放。有手工管理和计算机管理两种方法。手工操作时病案科将病案号用列表的形式发出,住院处每收一个患者,必须按列表上的号码以销号的方式（即在已使用的号码上画一横线）分派,并在号码后填注患者姓名。然后将号码列表单反馈于病案科。使用计算机网络系统实现数据共享,计算机会自动控制病案号的发放情况。当接到住院处发出新患者的身份证明资料,经核对后确认发给的新号。

例如:

病案号	患者姓名	病案号	患者姓名
-263491	米定芳	262496	
-262492	卜来柱	262497	
-262493	刘林子	262498	
262494		262499	
262495		262500	

2.逐一核对病案号

病案科每天将新入院的住院患者应逐一核对,若发现有老病案使用旧病案号,将新病案号再次发给住院处重新使用,并找出老病案送至病房,同时通知病房及住院处更改病案号。

3.填写病案号码

明确规定医师对有正规病案的患者,在填写入院许可证时必须清楚地填写病案号码。

4.科室密切合作

住院处要与病案科密切合作,详细询问患者,准确收集患者身份证明资料,认真填写住院登记表。

（三）计算机系统的病案号码的控制

使用计算机进行号码的自动分派,要根据基本数字的计算确定一个校验位。校验位检查是检查由于数据字段转录引起的错误或号码在使用中排列错误的一种方法。它包含每个数字在字段中的位置和数量值的信息。

如果转录错误（错误数字）或易位错误（两个数字颠倒）导致计算机结果与校验值不同,它就会显示出错误信息,应随时注意纠正错误。

（四）号码的分派时间

病案号码不应提前分派,一定要在患者办理建立病案手续时以及第一次办理入院手续时分派。患者入院后有关患者在院所做的记录均以分派的病案号码作识别,确认患者的记录。不应在患者出院后病案科整理出院病案时再分派病案号。

（五）号码类型的影响

号码呈现的方式对有效控制号码有一定的影响。一个全数字形（即不加字母等）的号码出现在表格中,可降低错误引用的发生率。

五、病案管理系统

（一）病案集中管理

集中管理是指将患者的住院记录、门诊记录和急诊记录集中在一个病案内保存,用一个编号管理;或将住院记录、门诊记录分别编号,分别归档,但都集中在病案科统一管理。这样的管理方式分为一号集中制、两号集中制、一号分开制和两号分开制。

1.一号集中制

目的是在医院内最大限度地来保证病案资料的整体性、连续性,全面地搜集有关患者的医疗信息资料。

方法:将住院记录、门诊记录和急诊记录按患者就诊时间顺序集中在一份病案内,即患者凡来医院就诊的记录集中保存在一个编号内,在一处归档,记录完整。这是病案管理工作中最简捷的方法,较其他方法操作简单、可免去一些重复工作、节省资源,利于资料的使用。

2.两号集中制

即住院记录与门诊记录分别编号,但病案却集中在一种编号内管理,只归档一份病案。这种方法适用于建筑形式集中、门诊与病房连在一起的医院。

其方法:①门诊病案、住院病案各自建立编号系统,两种编号并存,各自发展。②门诊患者如果不住院,其病案资料则永远使用门诊病案号管理。③患者一旦住院则发给住院号,取消门诊病案号,并将门诊病案(含急诊记录)并入住院病案内,永远使用住院病案号管理。④空下来的门诊病案号不再使用,如要重复使用应注意避免出现重号差错。⑤两种编号均由病案科掌握,分发给登记处或门诊挂号处和住院处使用。⑥患者住院时,登记处或住院处须告知患者,将患者挂号证上的门诊病案号改为住院病案号。⑦建立改号目录卡,按门诊病案号排列,作为门诊病案并入住院病案的索引,指引门诊病案转入住院病案号。⑧将患者姓名索引中的门诊病案号更改为住院病案号。

患者手中挂号证的病案号码,须在登记处(住院处)办理住院手续时立即更改。必须提请住院登记处的同志切实做好。

优点:保持了病案的完整性、连续性,门诊与住院病案较易区别,便于存放,有利于科研使用。

缺点:造成了工作的复杂化,容易发生号码混乱,增添了改号手续,但患者住院前门诊病案资料的登记涉及多科室、多种类,不易全部更改,长时间影响病案的查找供应,稍有疏忽即会给今后的工作和患者带来很多不便。

3.一号分开制

住院病案与门诊病案分别管理,各自排架归档,但却同用一个病案号。

优缺点:方便门诊患者就诊时使用病案,保护住院病案的安全。但科研总结使用病案必须从两方面查找,即门诊病案、住院病案都提供使用。

4.两号分开制

即门诊病案与住院病案分别编号,单独存放、互不关联。虽然分别管理、各自存放,但仍存放在病案科内。门诊病案用于患者在门诊就医使用,住院病案则作为患者住院期间的医疗,以及今后的教学和研究使用。为便于门诊医疗,将复写的出院记录、手术记录置于门诊病案内。

病案采用两号集中制或分开制,从管理学上评价要比一号集中制管理使用更多的资源,投入更多的人力进行重复的工作。分开管理也使得资料分散,不利于医疗、科研使用。书写时也容易将号码混淆,造成工作复杂化。

(二)病案分散管理

即患者的病案分散在多个医疗部门,分散于病案科以外如特殊的治疗科室。分散存放在其他部门的病案最好由病案工作人员严格监督及控制。

（三）特殊病案的管理

在医院的某些部门中,由于患者的医疗需要,有必要将病案在本部门保留较长一段时间,如进行肾透析、肾移植、放射疗法或化学疗法的病案。

如果将这些特殊的、适当数量的病案暂时放在某一特殊部门,那么就出现了微量或"卫星"病案中心。病案就像存放在病案科一样。作为病案科的工作人员必须知道哪些病案放在"卫星"病案中心。当患者治疗结束或死亡,这些病案就应送回病案科进行归档,而不可无限期地保留下去。

（乔仁磊）

第三节　病案的归档

对病案不能进行有效的管理必将严重影响诊所或医院内的日常工作。因此病案科的工作职责就是要建立一系列制度和程序以保证病案在医疗、医学法律、统计、教学和研究方面被有效地应用。

对病案科工作的评价是根据他为各部门的服务效率来判断,也就是说当病案需要用于医疗时,应随时可以获得。因此病案科工作的效率及对病案的控制是病案管理中须考虑的两个重要的事情。

一、病案归档系统的种类

病案的归档就是根据病案的标识(号码)将病案按一定的顺序进行系统性的排列、上架,以便能快速、容易地查阅和检索病案。病案归档系统是病案排列归档的系统性管理方法。

好的归档系统有利于对病案的有效控制,不同规模的医疗机构采用的归档方法亦可不同,实践证明用编号排架归档优于其他方法。我国过去及现今使用的归档方法如下。

（一）按姓名排列归档

如果不使用病案编号管理,患者的姓名则是唯一检索病案的依据。可将其按汉语拼音或字母的顺序排列,此种归档方法只适于病案数量很少或患者流动量非常小的诊所或医务室。

（二）按户口集中存放归档

这种方法适于街道保健机构。其以户口为依据,类似家庭编号,将家庭中的所有成员都分别建立病案,但都集中装在户主的封袋内。归档是按街道、里弄(胡同)、居民住宅楼编成次序,再按门牌号码编序。病案架亦按街道、里弄(胡同)、居民住宅楼作出标记,病案依户主居住的门牌号码存放在病案架上。这样可以掌握每个家庭成员的健康状况,适用于开展社区医疗。

（三）按号码排列归档

采用号码归档有多种方法,具体如下。

1.数字顺序号归档

以数字顺序号排列归档的方法是直接将病案按数字自然顺序排列归档。采用此方法归档可反映病案建立的时间顺序。数字顺序号归档法的优点:易于掌握、简单易行,易于从储存架上检索号码连续的病案。数字顺序号归档法的缺点:①容易出现归档错误。②容易照抄已写错或读错的号码,如将1写成7。③容易将号码上的数字换位,如病案号码是194383,但按193483归档。④由于最大的号码代表的是最新发展的病案,因此就会使大部分近期使用频繁的病案集中在病案库房某一区段归档。⑤由于大部分病案和检验回报单要在同一区域归档,影响对病案人员的归档工作的分派。

2.尾号归档

为了改进检索和归档的效率,用其他的方法取代了直接顺序归档法。其方法有两种,即尾号和中间号归档法。采用这种方法归档的目的是为了减少和杜绝归档错误,提高归档的速度和准确率。

尾号归档方法:①将6位数的号码分为3部分,第一部分位于号码的右边的最后2个数字,称为一级号(也称为尾号);第二部分位于号码的中间2个数字,称为二级号(也称为中间号);第三部分位于号码的最左边2个数字,称为三级号(也称为查找号),见图7-1。②在尾号归档中,每一级号都有100个号码,范围从00~99。③归档时将尾号一样的放在一起,再将中间号一样的挑出来,按查找号顺序大小排列。

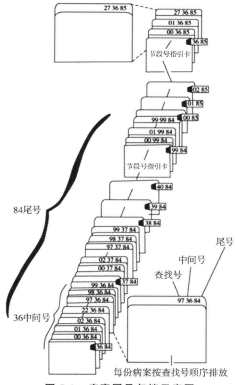

图 7-1　病案尾号归档示意图

尾号归档的优点:①病案可均匀地分布在100个尾号内。②每100个新病案号只有一个病案排列归档在同一个一级号(尾号)中。③免除归档区域内工作人员拥挤的状况。④负责病案归档的工作人员分工明确、责任心强。⑤工作人员的工作量分配较均匀。⑥当加入新病案时,非活动性的病案可以从每一尾号组内取出。⑦使用尾号归档法减少了错放病案的机会。⑧使用尾号归档法提高了归档速度。

注意使用原则:在较大的综合性医院,尾号归档法应与序列号归档法并用。即尾号归档法用于活动性病案,对于被筛选出的不活动病案(置于第二病案库房)采用序列号归档法。

3.尾号切口病案排列归档法

我国有不少地区和单位的门诊医疗记录采用门诊病案卡片,在归档排列方法上使用了尾号的排列归档管理方法。此种方法适用于门诊患者较多的医院和采用两号分开归档的病案管理,突出优点在于较其他归档方法快速、简便。

4.中间号归档法

中间号归档法的优点基本与尾号归档法的优点相同。其缺点是学习和掌握此方法难于尾号法。因病案号不是均匀分布,当旧病案抽取出来存入不活动病案库时,病案中就会出现空号现象,如果病案号多于 6 位数,此方法效果并不好。

(四)病案号的色标编码归档

色标编码是指在病案夹的边缘使用不同的颜色标志病案号码,以颜色区分号码。这是为使病案人员便于识别病案号,避免出现归档错误。使用色标编码要比按尾号和中间号排列归档病案的方法来说更方便。

1.国外色标编码法

通常在病案夹的不同位置用 10 种颜色表示 0～9 的数字。一种或两种颜色的色标可用来表示尾号归档中的一级号码。就两种颜色来说,上边的颜色代表一级号的十位数,下面的颜色表示一级号的个位数(表 7-1)。

表 7-1　尾号颜色标志

一位数尾号	颜色标志	二位数尾号	颜色标志
0	紫色	0 0	紫色 紫色
1	黄色	0 1	紫色 黄色
2	深绿	0 2	紫色 深绿
3	浅蓝	0 3	紫色 浅蓝
4	橙色	0 4	紫色 橙色
5	棕色	1 5	黄色 棕色
6	粉色	1 6	黄色 粉色
7	浅绿	2 7	深绿 浅绿
8	深蓝	3 8	浅蓝 深蓝
9	红色	4 9	橙色 红色

色标的使用通常限制在号码的 2～3 位数,使其尽可能简单并维持效果,其目的仅仅是为了避免归档错误。

2.我国的色标编码法

(1)彩色色标编码法:①尾号色标编码,用于按尾号方法排列归档病案时,通常在病案夹边缘的不同位置用 10 种颜色分别表示 0～9 的数字,以一种或两种颜色的色标用来表示一级号。就两种颜色来说,上边的颜色代表一级号的十位数字,紧接在下面的颜色表示一级号的个位数字。如:142049 这一号码中,用橙色和红色分别表示一级号中的 4 和 9。②中间号色标编码,如果采用中间号排列归档,其由于一级号在中间,就要用颜色表示在"20"的数字上。一般将色标限制在号码的 2 或 3 位数,使其尽可能地简单并维持其效果,因其最大的目的是避免归档的错误。③顺序号色标编码,将不同的颜色标志固定在病案袋右下角,每 1 000 个号码更换一种颜色。

（2）单色色标编码法：包括顺序号单色画线标志。在病案封袋右边的不同位置印以黑线，从上至下分为7个档次，每一档次1 000份病案，即1 000个号码为一档次。当号码发展到第8个1 000时，黑线的位置又返回到第一档次。

二、归档系统的转换

当你要改变现在的归档系统时，不要低估了从一种归档系统转换为另一种归档系统工作的复杂性，及所需要的转换时间以及准备工作，不论做哪些系统的转换，大量的病案位置的移动和病案的其他方面问题都是必须加以考虑和控制的。下面就顺序号向尾号系统转换作一叙述。

（一）转换工作的要求

1.事先设计转换方案

要考虑病案数量，考虑时间、空间和物资等需求。如对于时间的分析要考虑需要多少天可以完成系统转换，是否可以分段进行，会不会干扰正常工作。对于空间需要则需要计算100个尾号归档病案的架位。对于事先需要准备的物品，如：病案条形码、色标、病案封面等需要事先准备好。设计方案要经过大家的讨论然后提交上级部门审批。

2.人员进行培训

归档系统的转换改变了日常习惯的操作方法，必须经过专门的培训才有可能圆满完成转换。培训除理论讲解目的、意义、方法外，还要在模拟现场进行教育。

3.进行必要的物质准备

库房的空间与充足的病案架是物质保证的前提；根据病案存贮的数量安排好转换的时间，如利用法定的长假，以不影响日间正常工作。

（二）转换的步骤

（1）培训工作人员熟练掌握尾号归档法。

（2）调查、计算年病案发展数量，并计算几年内所需病案架之数量，准备足够的病案架；把所有病案架按尾号排列规划。

（3）计算并准备好所需指引卡的规格及数量。

（4）在转换排列过程中，注意找出以往错误归档的病案。归档方法的转换等于将病案进行重新组合，在这一过程中注意纠正过去难以发现归档的差错。

（5）未在架上的病案应填写好示踪卡，指明去向（包括已丢失的病案）。

（6）筛选非活动病案，并按顺序号将不活动病案存入第二病案库。非活动病案在患者就诊时再行转换。

（7）转换过程中还应注意更换已破损的病案封皮（袋）。

三、归档工作要求

（一）归档是一项重要工作

归档时要认真细致、思想集中、看准号码，不要抢时间。

（二）防止归档错误

如将号码看颠倒，字形看错，例字形1、7、9；3、5、8；0、6等，或将双份病案放入一个位置内。

（三）归档工作要坚持核对制

采取归档"留尾制"，即不要一次性把病案全部插入，要留一小部分于架外，经核对无误后方可将病案全部推入架内。

（四）保持病案排放整齐

归档时应随手将架上的病案排齐。病案排放过紧，应及时移动、调整，保持松紧适度，可防止病案袋破损，提高工作效率。

（五）破损病案的修补

对破损的病案袋或病案应在归档前修补好。

（乔仁磊）

第四节　病案的供应

病案管理的目的在于病案的利用。如果我们只知道保管病案而不去利用病案，则失去了病案管理的意义。病案室的工作大部分都是为临床和患者的医疗服务，病案管理所做的一切工作都是为了提供服务和资料的利用。病案只有被有效地使用才能产生效益。因而病案供应在病案管理中是一项很重要的工作，病案在为医疗、教学、科研服务的过程中，是一个不可缺少的环节。病案的供应体现着病案的科学管理和病案工作人员辛勤劳动的成果，也是检验病案管理好坏的一个依据。因此可以说，病案供应工作反映着病案管理的整体水平，因此要求病案供应工作人员在工作中必须做到：检索病案动作要快、抽取出的病案要准确，对病案需求者要认真负责、态度好。要求病案供应工作人员要以快、准、好的供应准则，保证病案供应工作的顺利完成。

病案供应工作中包括查找、登记、运送、回收、整理、粘贴、检查、检验回报单和归档等。以上每道工序完成质量的好坏，都影响医疗、教学、科研工作的开展。因此对每个工作环节都要有明确的操作方法和要求。

一、病案供应工作的原则

（1）在安全、保护隐私、保护医院利益、保护医师知识产权、符合医院规定的的条件下，应尽可能地提供病案服务。

（2）病案只有在医疗或教学使用时可以拿出病案科。建立保存病案的目的主要是为患者的继续医疗，为患者医疗需要病案科必须及时将病案送达临床医师。一份优秀的病案包含了一个典型的病例，是临床示教生动的活教材，必须带出病案科在教学中展示。

（3）所有送出的病案都要有追踪措施，以表明病案的去向。如采用示踪卡、登记本、登记表、条形码计算机示踪系统等方法，建立有效的病案控制方法。

（4）所有借出的病案都要按时收回及时归档，严格病案执行借阅制度。

（5）凡是科研、查询、复印等使用病案，一律在病案科内使用。病案涉及患者的隐私，为保障病案的安全，病案需在病案科内使用。

要建立有效的控制病案的方法，最大限度地做好病案的保管和使用工作。作为病案科的负责人或供应工作的负责人,必须对病案的保管和使用负全责。所有从病案科拿出去的病案,必须了解谁是使用人,在哪里使用,需要使用多长时间。要能够掌握和控制病案的流动情况,每个负责病案供应的工作人员都必须遵守病案供应工作的原则。

二、病案供应的种类

(一)门诊病案供应

门诊是为广大患者进行医疗服务的第一线,也是病案管理服务于临床医疗最主要的工作。门诊病案供应经常是在较为紧张的环境中进行的,这是一件时间要求很强、供应量很大且容易出现差错的工作。它要求工作人员在短时间内,将大量病案分送到各个诊室。因此,工作人员要做到快、准、好地供应病案,就必须按操作规程细心、快速、准确地查找和调运病案,避免因为差错而造成往返调换病案,耽误患者的就诊时间。预约挂号可使门诊病案供应在患者就诊的前一天准备就绪,有较充分的时间做好供应工作。目前我国绝大部分患者还是当日就诊当日挂号,故需要当天查找、使用的病案数量多,时间紧,这是门诊病案供应的特点。

(二)急诊病案供应

因为是急诊使用病案,故应安排专人负责查找。急诊病案供应要求查找迅速,送出及时。特别是近期曾就诊者或近期出院的病案,同前一次诊治或处理有密切的联系者,更需要又快又准的输送病案,以免延误病情、耽误抢救的使用。

(三)预约门诊的病案供应

门诊预约挂号的病案供应,特点是供应时间较从容,这就要求工作人员更应该认真、细致地核对,确保准确地供应,保证患者按时就诊。采用电脑管理预约患者,可打印出预约就诊清单,病案科根据其清单供应病案,同时可以更清楚、全面地了解掌握预约患者就诊情况。

(四)住院病案供应

病案管理工作首要的任务是服务于患者的医疗,患者在办理住院手续时,住院处要立即通知病案科将病案送达患者住院的病室,为医护人员接诊患者、了解病情提供参考。医院要做到一切以患者为中心做好工作,患者一经办理了住院手续,并且确认已有就诊病案,病案管理人员就要及时将病案送至病房,并做好登记。患者一旦出院,应将新旧病案一并收回,并在示踪卡上注明。

有些医院患者入住病房后再由医师到病案科办理借阅手续取得病案,这有悖于保存病案的目的和一切为了患者的服务宗旨。正确的做法应该是,护送人员携带病案陪同患者共同到达病房,并与医护人员做好交接。从医疗安全着眼,此种做法应作为规范医院的工作制度。

(五)科研、教学病案的供应

利用病案进行科研总结分析,是对病案资料深入的开发利用。临床教学使用病案示教,丰富了实践教学。一些负有科研、教学任务的较大型的综合医院,医疗、科研、教学任务十分繁重,病案科需要向他们提供大量有价值的病案进行科研总结。历史较长的医院储存的病案多,可提供给科研的病案数量大。一些样本较大的课题参阅病案的人员多,需要病案的数量大且保存时间长,常要重复使用。

由于科研使用病案的特点,使科研、教学使用的病案不同于一般就诊病案的供应。它可以和使用者约定分期分批地提供病案在病案科内使用,并提请爱护和妥善保管病案。不仅要为使用者提供病案服务,还要为其提供使用病案的方便条件;在满足科研教学需要的同时,还要做到不影响患者就诊使用病案。这就需要供应病案的工作人员掌握工作方法,管理者必须对他们的工作提出要求。

（六）医疗保险病案的供应

医疗保险在社会的推广普及、病种医疗费用的管理、医院内医疗保险办公室、上级医保部门对医疗费用合理理赔需要核查医疗消耗的费用,则要凭借病案作为医保费用审核的依据,病案科几乎每天都要接待医保人员查阅病案,随着参保人员不断增加,病案科为医疗保险部门提供的病案量不断提升。病案信息管理,投入了国家医疗改革的行列,扩大了病案对外服务的窗口,直接为广大患者服务。

有的地区患者出院后医保中心即将病历从医院拿走,这种做法有碍医疗安全且不合国家法规,一旦出现患者紧急就诊时,如产妇大出血、心脏病等,医院不能立即提供病案,造成医疗事故隐患。医疗保险部门查阅病案也须参照病历复印的有关规定办理借阅手续,病案不得拿出医院。

（七）为公检法取证的供应

病案的本身是具有法律意义的文件,它记录了医务人员对疾病的诊治过程。病案中的各种诊疗记录、检验检查的结果,以及患者或家属签字的文件,如住院需知、手术同意书、危重病情通知书等知情同意书。这些有患者或家属签字的文件赋予医院某种权力,它具有法律作用。随着人们法律意识的增强,医疗纠纷、民事诉讼案件的增多,病案作为公检法机关判断案情的证据,医院提供病案资料的频率呈上升趋势。

（八）患者复印病案资料的供应

遵照国务院《医疗事故处理条例》以及卫生部和国家中医药管理局发布的《医疗机构病历管理规定》,医院应受理有关人员要求对病历内容复印的申请。自2002年《医疗事故处理条例》颁发后,病案信息由为医院内部服务逐渐延伸到为社会广泛服务,开拓了病案管理人员的新视野,病案科每天都要接待大量的患者申请复印病历,病案科已成为医院为患者服务的窗口、接待患者服务的前沿,大量查找病案供应复印的需求。

树立以患者为中心建立人性化服务的理念。各医院病案科在完成既定工作任务的同时,积极创造条件增添设备、简化手续,为等候复印的人员设置舒适的环境,在不违背规定的原则下尽量满足患者复印病历的需求。一些单位为减轻患者负担,避免农村乡镇患者复印病历往返奔波,为患者开展病历复印邮寄服务,主动地为医疗保险实施、为国家医疗改革做好服务工作。

1.根据国家规定允许复印病案的人员

（1）患者本人或其委托代理人。

（2）死亡患者近亲属或其代理人。

（3）公安、司法部门、劳动保障部门、保险机构。

2.复印病案时要求提供的证明材料

（1）申请人为患者本人的,应当提供其有效身份证明（身份证）。

（2）申请人为患者代理人的,应当提供患者及其代理人的有效身份证明（身份证）。

（3）申请人与患者代理关系的法定证明材料:申请人为死亡患者近亲属的,应当提供患者死亡证明及其近亲属的有效身份证明（身份证）,以及申请人是死亡患者近亲属的法定证明材料;申请人为死亡患者近亲属代理人的,应当提供患者死亡证明、死亡患者近亲属及其代理人的有效身份证明（身份证）、死亡患者与其近亲属关系的法定证明材料,申请人与死亡患者近亲属代理关系的法定证明材料;申请人为保险机构的,应当提供保险合同复印件,承办人员的有效身份证明（身份证）,患者本人或者代理人同意的法定证明材料,患者死亡的,应当提供保险合同复印件,承办人员的有效身份证明（身份证）、死亡患者近亲属或者代理人同意的法定证明材料。合同或者法律另有规定的除外；公安、司法部门因办理案件，需要复印病案资料的，应当提供公安、司法部门采集证据的法定证明及执行公务人员的有效身份证明（工作证）。

3.病案可供复印的范围

为患者提供复印件主要是根据需求，如：报销、医疗目的，一般不需要复印病程等主观资料，但如果患者要求，根据 2010 年 7 月 1 日起施行《中华人民共和国侵权责任法》，也应当提供病案的所有资料。下列资料属于病历的客观资料：①门（急）诊病历。②住院志（即入院记录）。③体温单。④医嘱单。⑤检验报告单。⑥医学影像检查资料。⑦特殊检查（治疗）同意书。⑧手术同意书。⑨手术及麻醉记录单。⑩病理报告单。⑪出院记录。⑫护理记录。

在医务人员按规定时限完成病历后，方受理复印病案资料的申请并提供复印。

（乔仁磊）

第五节　病案的控制和示踪系统

病案流通管理的重要性在于可以保证了解病案的去向，保证病案处于随时可以获得的状态。现在病案的利用是多用户的，病案流通也是多环节的，因此必须制订一些使用规则，同时配有严格、科学的管理手段，才能有效地控制病案，更好地发挥病案的作用。

一、病案控制系统

（一）定义

为保证病案供应的及时性、准确性，应当对病案采取有效的控制措施。措施包括手工填写的示踪卡、计算机示踪系统，以及为保证病案高效、准确的检索及归档的病案号色标编码、病案归档导卡等，这一系列控制病案的方式，统称为病案控制系统。随着信息系统的发展以及现代化数字设备的应用，病案示踪系统的手段和工作结构也将随之产生日新月异的变化。

（二）病案控制的原则

病案工作人员对所有的病案归档操作及其使用必须加以控制，不论什么原因，凡是从已归档病案架中取出的病案，必须要有追踪。病案离架取走后，必须有记录，如示踪卡或计算机的示踪系统。病案示踪系统的最终目的是提供病案信息为医疗活动和社会实践服务，保证病案信息的完整性、准确性和安全性。掌握每份病案的流动情况是病案信息管理人员重要的职能。

医院或诊所的工作人员使用病案，必须保证病案完好地送回病案科，使用者如果没有事先和病案科联系，并及时改变示踪卡上病案的去向等信息，则不得将病案送到其他任何地方或转给他人，当使用病案的人发生变化时应重新办理借用手续。如果病案被丢失、错放，使用者应负责找回，他们对病案的使用和安全应负有责任。

（三）病案控制的规则

在病案控制系统中建立有效的病案管理规则，是衡量病案科管理水平的一个标志，它可以约束使用者，起到帮助管理者对病案管理人员工作的监督和指导作用。

（四）病案控制的制度

制度是要求所有病案管理人员共同遵守的规程或行为准则。根据病案管理规则及控制病案的原则,各医院及诊所的病案科必须制订出适用于本单位合理的病案使用制度、病案借阅制度、病案摘阅及复印制度等。

医院的病案委员会应制订有关使用、借阅病案的制度,基本内容应包括:①除为患者医疗使用外,病案不得从病案科取出。②凡是送到诊室或病房的病案必须进行示踪,示踪卡上应显示患者的姓名、病案号、科别、时间、借用医师姓名或病房等有关资料。

（1）每天工作结束时,将所有病案从诊室收回,出院患者的病案应在患者出院后24小时内从病房收回。

（2）如有可能,用于科研及其他方面使用病案应在病案科查阅,病案科应尽可能地为使用者提供方便,以保证使用者及时、容易地拿到病案。

（3）病案在病房、门（急）诊科室使用期间,病房、门（急）诊科室护士对病案负管理之责。病案科应建立一定的工作程序,并且使其工作人员能遵循这一程序,保证对进出病案科的病案进行全面控制,不但要考虑到病案在借出病案科以外的登记和追踪,还要记录病案在病案科内部流通的交接信息,然而并非病案管理人员完全力保病案的安全,参与病案流通使用的人员必须建立病案安全的意识,肩负起病案管理的责任,防止病案丢失。

（五）病案控制的方式和方法

有效的方式和准确的方法是完善病案控制系统的最主要的也是最后的一环,也是病案控制的原则、规则、制度的具体体现和实施。

病案控制方式包括病案使用登记本、手工填写示踪卡、电脑自动示踪系统,病案号的色标编码、病案归档导卡等。

病案控制方法是示踪系统中的具体操作步骤。

病案示踪系统的内容:病案示踪系统记录了病案由产生到使用再到最终封存或销毁的整个活动历程,其结构和流程也是围绕病案的建立、整理、编目、质控、保管和使用来设计,不但要考虑到病案在借出病案科以外的登记和追踪,还要记录病案在病案科内部流通的交接信息。示踪系统设计是为了帮助病案管理员进行借阅登记,快速的查询和定位病案所在的位置,为临床、教学和科研任务提供便捷优质的服务。发展到今天,计算机示踪系统所承载的任务远远超出这一内涵,还包括出院登记、库房管理、中转工作站登记、病案催还等与病案流通相关的功能模块。

首先要了解计算机示踪系统中各个模块的功能和应用,病案流通的主要途径,目前病案的用途主要有患者门诊就医使用、住院治疗使用、科研和教学、医疗保险、社会保险、医疗纠纷、复印等,除了门诊和住院医疗使用病案以外,其他方式使用病案都需要到窗口办理相应借阅手续,我们暂且把他们统一归为一类叫科研和其他,于是可以得到以下流程图（图7-2）。

1.权限的控制

病案示踪系统是一部控制病案的管理系统,每一环节的操作都直接影响到病案实体的流通状态,影响病案管理人员对病案去向的判断,因此保证示踪系统信息的准确性是保证系统与病案实体流通状态同步的关键,建立完整和安全的权限管理至关重要。

工作站的权限控制:工作站是一个逻辑上的病案服务台,病案借出病案科后每经过一个工作站,都需要进行交接确认,便于病案管理者随时掌握病案的流动状态,根据病案在工作站间的交接日志,判断病案的流通进程。

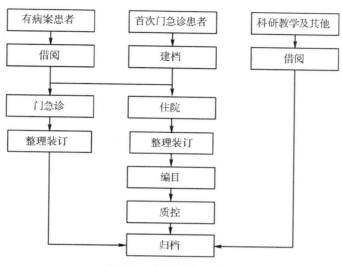

图 7-2 病案的使用流程

用户的权限管理:用户权限的设置,一方面是为了限制未经授权的用户非法使用示踪系统,另一方面可以通过权限的设置很好地进行业务分工,使每个岗位都能各司其职,避免越权和越界的操作产生。

2.病案需求信息的获取

一般来说,病案科提供专门的服务窗口,凡到窗口即时办理的业务,不需要申请,按规定办理借阅手续即可。而对于门诊就诊和住院治疗使用的病案,病案科依据相应的业务协议主动提供病案服务。因此,在患者挂号和办理住院手续后,病案示踪系统快速、准确地从 HIS 中获取信息,为临床及时提供病案服务。

事实上,通过信息系统传递的需求种类很多,不限于门诊就诊和住院治疗,还有预约的科研病案、工作站提交的需求等,对这些需求的处理也非常重要。不同的需求提供病案的途径也有所区别,因此示踪系统必须自动将需求进行分类,并按照既定的规则顺序打印病案申请单。申请单应该在显著位置上列出病案号和姓名,方便查找人员核对病案,并明确打出使用单位的信息和具体地址。如果示踪系统应用在一家拥有多个病案库房的医院,那么相应的申请应该分别投递到病案所在的库房。除此之外,对申请单进行初步的筛选和过滤也是非常必要的环节,例如:多科挂号警告、退号退院警告、病案借出警告等,这样可以第一时间为病案查找人员提供一个大概的查找方向,减少无效劳动的产生。

3.病案借阅登记

病案一旦离开病案架,从库房中取出,为了避免发生丢失,便于随时追踪病案去向,必须进行详细的借阅登记。包括借阅的原因、使用单位、使用人、出库时间、操作人员以及使用期限等翔实准确登记。对于科研和其他借用,就直接与使用人交接,定期催还即可。

4.工作站交接登记

工作站是病案流通过程中经过的病案服务台,也可能是病案最终送达的护士站和分诊台,负责病案的中转,可以与病案科和其他工作站进行直接沟通,处理与病案输送有关的突发事件。正常情况下病案从库房借出到使用完毕回收的流程如下。

病案库房总服务台→工作站 A→……→工作站 X→使用单位

工作站应该提供以下操作。

1）发送确认、回收确认：用于记录经过工作站的标记点，一般用于发送或回收时目标明确且不需要病案停留的确认操作。

2）收到确认：主要应用于病案送达目标单位时的确认操作或者由于某种原因病案需要在工作站保存一段时间，例如：出院病案在病案整理、编目、质控操作间滞留时应使用此种操作。另外也适用于预约病案的暂时保存、科研病案保留待用以及阅览室阅览等。

3）转科操作：转科操作适用于多个科室使用同一册病案时的情况，例如：同一患者在多个门诊科室就诊，病案需要在首诊科室用完后转去第二就诊科室使用。

4）转站操作：可用于病案在工作站间的传递。

5）病案使用申请：病案申请是一种通知库房调取病案的需求信息，该信息会在库房终端机上显示并打印出来，同时也为病案出库时自动填写使用部门提供信息支持。

5.病案的回收

（1）门诊病案的回收：患者门诊就诊使用的病案，就诊结束使用完毕的病案由各科分诊护士集中存放在分诊台指定地点，病案回收员定时回收。回收病案要逐一进行回收确认，全天就诊结束后，末端工作站工作人员要打印出当日未回收病案的催还单，并根据催还单上列出的病案号码到相应科室的分诊台回收剩余的病案。

（2）住院病案的回收：患者住院期间病案要一直保存在相应的病房，直到患者办理出院手续，完成本次住院治疗为止。病案由负责住院病案整理的专人回收，每天早上从 HIS 系统中接收上一工作日出院病案信息，并打印出出院病案回收核对表格，病案回收人员再依照表格上注明的信息到病房回收病案。收回的病案整理室进行收回登记，经整理、装订，送交编目室、质控室、随诊室等，各个工作站之间交接传递一定要进行确认登记。最终一册资料完整和质量合格的病案才会流回病案库房，等待专人入库上架。

（3）科研和其他使用病案的回收：凡是由使用者到病案服务窗口借阅的病案，在使用完成后必须由使用者本人交回病案窗口。对于借出病案科使用的病案，在接近归还期限之前，系统会自动提醒病案管理者及时催还，并根据需要打印出病案催还单，必要时采用电子邮件和短信通知。

6.病案的入库登记

各个环节回收的病案最终会回到病案库房的综合服务台，上架前要对所有病案进行入库登记，登记内容包括入库人、入库时间、工作站、库房等信息。按规定的顺序排放统一归档上架。

7.病案的示踪查询

病案的示踪查询实际是示踪系统数据的一个综合展现，它可以把病案的历次使用记录、住院信息以及变更记录整合在同一个界面中，让我们可以随时掌握病案的活动轨迹和当前动向。它的核心功能就是病案的快速定位，无论病案是处在流通环节当中还是保存在库房之内，都可以准确反映病案的当前状态。特别是出现病案丢失情况的时候，示踪查询更是帮助我们分析和解决问题的得力工具。

图 7-3 是从工作中截取的一个真实样例，从图中可以清晰地看出 1 641 患者病案的建立时间、使用时间以及每次使用的具体流程。目前这个病案就保存在库房当中，如果是借出状态，系统会自动用警告色来加以提醒。如果想了解患者的住院记录，切换一下显示页面就可

以了,非常方便快捷。当然这只是个样例,实际应用中不同软件公司会有不同的框架设计和页面风格。

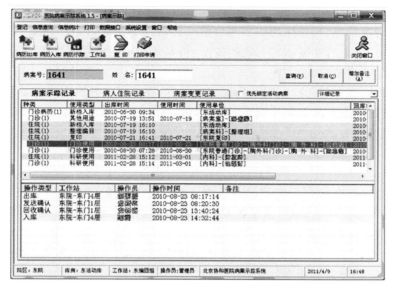

图 7-3 示踪查询

8.统计分析

病案的整体使用情况真实地反映了病案科的运行现状,对病案示踪系统的数据进行科学的挖掘和分析,可以帮助病案管理决策部门发现存在的问题,并以此为据制订管理模式、分配医疗资源、改善服务流程、提高服务质量。

逾期不归病案的统计:逾期不归病案用于统计使用部门拖欠病案的情况,统计结果一方面可以用于督促相关部门及时归还病案和办理续借手续,另一方面也可作为医院绩效考核和职称晋升的参考依据。

入出库情况统计:对入库、出库和工作站流量的统计可以帮助管理者了解各个岗位的工作量,是定岗定编和计算岗位津贴系数的重要依据。

病案借阅情况统计:对不同时期病案借阅情况进行分析,掌握全院、科室及个人借用病案的情况和特点,以便制订有针对性地服务方案,合理安排服务资源。

住院病案回收情况统计:住院病案回收情况的统计可以反映住院医师的病案完成情况,同时也可以反映病案整理员的工作情况,监督住院病案的回收质量。

病案库存情况:对病案库存情况进行分析,可以及时了解病案的膨胀进度,根据病案的活动情况,定期转移活动度较低以及不活动病案到备份库房,有助于合理安排库房空间。

9.字典维护

一个完善的病案示踪系统需要数据庞大的数据字典支撑,任何一个字典中的数据不准确,都会影响整个系统的稳定运行,因此字典的维护工作相当重要,不但要指定专人进行维护,而且要及时与相关系统保持沟通和同步,制订周密的维护计划。科别字典和医师字典涉及的应用范围广泛,最好与 HIS 系统有统一的维护方案。示踪系统内部字典可以单独维护,例如:病案类别字典、病案使用类别字典、库房等。

二、病案借阅的控制

做好病案借阅的控制是为了达到病案管理的目的,使之能更好地、及时准确地为各方面使用者提供所需要的病案信息,充分体现病案的价值及其信息的实际效益。病案管理最基本的也是最重要的工作之一,就是对病案实施有效地控制,切实掌握每份病案的流动情况。

（一）控制借阅病案的方式

如病案需借出病案科使用或病案科内无阅览条件,在病案离开病案科前,必须办理借阅病案的手续,便于病案管理人员掌握和控制病案的流动情况。

（1）病案借调登记本。

（2）计算机自动示踪系统。

（3）示踪卡。

示踪卡通常放于病案所在病案架的原位置或按一定要求集中存放。在任何情况下取用病案,没有示踪卡就不得将病案取走,这是控制病案的最重要的原则。

（二）病案借阅的控制方法

（1）病案找出后,借用人必须在示踪卡或登记簿填写各项内容,签署本人姓名。要求字迹清楚、易于辨认。病案管理人员要逐一核对。

（2）填写好的示踪卡可放于病案所在病案架的原位,或集中按病案号顺序排列于卡片盒内。

（3）病案归还后撤出示踪卡或在登记簿注销。检查归还病案的情况,然后归档上架。

（4）对示踪系统定期检查,督促借用人按期归还借阅的病案。

（三）病案借阅计算机自动示踪系统

随着现代化信息技术的发展,许多传统的病案管理方法已被现代技术取代,计算机病案示踪系统是利用信息技术的发展、条形码技术的成熟应用,将条形码自动识别技术应用到病案管理过程中的回收、整理、入库、归档、上架、下架、借（调）阅、归还的业务环节中,提高了数据采集和信息处理的速度,保证了运行环节中的准确率,为医院管理者提供翔实、准确、及时的基础数据。该系统建立在条形码技术的基础上,能够准确地对病案进行借出、追踪、归档管理,提供病案去向信息,掌握病案的流向和使用情况,掌握科研病案及再次入院病案的使用情况。使病案示踪系统更快速、简捷、准确地控制病案的流通使用。

操作方法:①每份借出病案科使用的病案,必须将有关信息输入计算机,如果使用了条形码技术,对准条形码扫描必要的信息可自动录入,注意录入借用人的姓名和录入人的标记。②病案归还后扫描条形码便可消除示踪系统中借阅病案的信息。③定期检查借阅病案的情况,督促借用人按期归还借阅的病案。

三、病案借调（阅）的管理

（1）无论采取何种借调（阅）的方式,均应由病案科专人负责管理。

（2）负责借调（阅）病案的工作人员,应按有关规章制度严格办理借调（阅）手续,并限制一次使用病案的数量,较大量的借调（阅）病案可采取分批供应的办法。

（3）借调（阅）病案的手续,对本院内或院外人员应有区别,便于管理。

（4）示踪卡应按要求存档,定期检查,及时做好归还病案的注销工作。使用自动示踪系统应及时做好有关数据的处理。

四、病案摘阅的管理

病案的摘阅管理是为病案的使用者提供阅览及摘录有关资料的工作,或进行部分资料的复印。借助于科技手段,目前在病案科做病案摘要的工作几乎被复印所替代,资料复印更能够保持原样,避免摘录的错误。做好这项工作不仅可以为患者在其他医院就医时提供参考资料,以满足患者在其他医院的医疗,亦可为司法等部门提供处理案件的依据。做好病案的摘阅工作可以大大减少病案的流动,同时又能充分发挥病案的作用,提高其资料信息的使用价值。

(一)病案可供摘阅的范围

(1)科研方面使用病案及医师撰写论文等。

(2)患者需到其他医疗部门就医的病情摘要。

(3)医疗行政部门对病案的质量检查、医疗情况的调查等。

(4)社会方面的使用。如司法部门、律师事务所、社会福利、医疗保险和其他保险等部门及使用公费医疗的事业单位。

病案科应由专人负责病案的摘阅工作,注意及时提供,并随时将使用完毕的病案归档。病情摘要一般应由指定人员完成,或由经治医师或其他临床医师根据医疗需要摘写。如需将病案送至临床科室去完成,必须做好登记及示踪工作。

(二)病案摘阅的制度

(1)凡属摘阅范围使用的病案,一律在病案科内使用,不得携出室外。

(2)院内医务人员阅览病案时应穿工作服或持借阅证,不准带包进入病案科及阅览室。

(3)外单位摘阅病案者,必须持单位正式介绍信,并经医务处、病案科主任批准后方予以接待。需抄写摘要者,经主管人员审阅后盖章有效。

(4)凡到病案科使用病案者,应自觉遵守病案科各项管理规定,不得私自拿取病案。

(5)使用者应对病案的完整、整洁和安全负责,不得私自拆卸、涂改、撕毁、玷污病案,违者应接受批评教育或处罚以及连带的法律责任。

五、病案的其他控制方法

保证任何时候都能得到病案是至关重要的。病案管理人员在浩如烟海的病案中要能够迅速、准确找到需要的病案,除了精于专业理论和技术外,还必须借助各种方式方法。病案归档和检索方法的掌握和运用,是及时检索病案的保证。以病案的编号管理而论,在传统的管理工作中,不断创造了系列编号、中间位编号、尾数编号的管理方法。为了便于检索病案,避免归档排架的差错,又采用号码的颜色标记,有效地控制了病案的归档差错,使病案管理工作日臻完善。其中病案的尾号加颜色标记的归档方法即为成功之例。

除了通过病案号码颜色和排列帮助检索外,病案导卡也是一个重要的控制方法。导卡形状是在卡片的上边或侧面有一块突出的作为书写病案起止号的表头。在其突出的部位标有某一区域内的病案号,通过其指示使病案的归档及检索变得更容易、更迅速。另外当病案需要倒架挪动时,导卡可根据需要随之移动,起到指引病案位置的作用。

(一)导卡设置的数量

导卡数量的需求取决于该部分归档病案的厚度及归档的方法。确定导卡的数量可用下列公式计算:

导卡的总数＝病案的总数/两导卡之间的病案数

（二）导卡的质量

导卡应选用韧性很强的材料制作，且最好使用不同于病案的颜色做导卡，使其醒目，在整个归档区域能清楚地看到。

（乔仁磊）

第八章　病案质量管理

第一节　病案质量管理概述

病案质量管理是指导和控制与病案质量有关的活动。根据质量管理理论,病案质量管理也存在确定病案质量方针与质量目标,提出各类相关人员对病案质量的职责,开展病案质量策划与质量控制,制订质量保证和持续病案质量改进方案等环节。

病案质量方针应当根据不同的医院实际情况,由病案委员会提出,经医院领导认可。病案的质量方针可以是长期的,也可以是阶段性的。当医院认为自身存在病案书写格式问题时,可能会提出"消灭丙级病案"的质量方针。当病案在医疗、科研、教学的支持方面出问题时,可能会强调"注重病案内涵"的质量方针,而当各方面都达到一定水平时,可能会提出"争取国内一流病案质量"的质量方针。不同的质量方针将是病案质量方向或定位,也为医院病案质量目标提供框架,即病案质量目标可以根据这个框架来设立。病案质量方针也将作为病历书写者的行为准则。

病案质量方针和质量目标不仅应与医院对病案质量发展方向相一致,而且应能体现患者及其他病案用户的需求和期望。质量方针的制订可以原则一些,但目标必须具体,可测量的、可分层的、可实现的。假设某医院提出病案合格率、良好率和优秀率的质量目标时,应根据医院的实际情况,分析存在不合格病案的发生率,发生科室,发生原因,继而引导出质量目标。如手术科室由于工作压力大,医疗风险大,医疗纠纷多,因此质量目标定位上,在某一个阶段中可能会低于其他非手术科室。质量目标的制订通常要高于我们日常的水准,这样才会有努力的方向。在制订质量目标时,一定要注意一些不切合实际的情况。例如:不能将病案定位于"法律文书"。如果是法律文书,就需要极为严谨的逻辑描述,滴水不漏。而实际上,病历记录最好是医师思维过程的提炼、简化、真实地反映。不同的医师对疾病的认识不同,因此也可以有不同的诊疗意见。这也是医疗行业高风险所在,是客观的。

医疗是群体性参与,病案质量也是群体的综合质量反映。对于不同人员应有不同的职责。医院领导,医院病案委员负有制订方针、目标的责任,医师、护士、医技人员负有写好病历的责任。凡参与病历书写的人员都应当遵循《病历书写基本规范》(下简称规范)的要求,注意完成记录的时限要求,保证书写的整洁性,可辨识性,真实性及合法性。所谓合法性是指记录人的合法性及记录内容修改要按《规范》要求。

涉及住院病历书写质量的主要人员职责如下。

一、正(副)主任医师

关注住院医师、实习医师的培养,参加查房,同时也对病案书写质量进行评估、监控。

二、主治医师

主治医师负责病房的日常管理工作,组织会诊、查房及住院病历的质量,重点如下。

(一)病案的完全性检查

保证每一项记录内容都收集到,包括:病案首页、入院记录、病程记录、手术记录、出院记录、各类检查化验报告等。

(二)合法性检查

确保各项记录的医师签字,特别是知情同意书的签字。

(三)内涵性检查

保证病案记录不是流水账,能够反映医师对疾病的观察与诊疗过程,反映临床思维过程,反映各级医师查房的意见。完成出院病案最后的审查及签名。

三、住院医师

负责病历的日常记录,包括上级医师的查房记录、会诊申请及各项医嘱记录等。同时负责各种化验、检查报告的回收与粘贴。

四、护士

负责危重患者的护理病历记录、日常医嘱执行记录、体温(血压、脉搏、呼吸)记录等。当医师完成所有记录之后,应交由护士管理,最终转交病案人员。

病案质量控制的目标就是确保病案的书写内容质量及格式能够满足医疗、科研、教学、医疗付费、医院管理及法律法规等各方面所提出的质量要求,符合病历书写基本规范,是对其适用性、可靠性、安全性、逻辑性、合法性等内容的监控。质量控制的范围涉及病案形成全过程的各个环节,如医疗表格设计过程、病案内容采集过程、病案书写过程等。

(潘　钰)

第二节　病案质量管理的任务

病案质量管理是医院质量管理的重要内容,其主要任务是制订管理目标、建立质量标准、完善各项规章制度、进行全员病案质量教育、建立指标体系和评估系统,并且定期评价工作结果,总结、反馈。病案质量管理任务的实施对于促进医院的医疗水平和服务水平有着重要的意义。

一、制订病案质量目标和质量标准

根据病案工作的性质和规律,制订病案质量管理总体目标,结合每个岗位和每个工作环节制订岗位目标。加强质量意识,充分调动各级医务人员的积极性,有的放矢的为预期达到的理想和方向努力。在此基础上,建立健全病案质量管理体系和安全有效的医疗管理机制,以保障质量目标的实现。推进病案工作向规范化、制度化发展,以保证和巩固基础医疗和护理质量,保证医疗服务的安全性和有效性。

二、进行全员病案质量教育

为了提高医务人员的质量意识,有组织、有计划、有系统的对参与病案质量的医疗、护理、技术人员进行质量管理相关理论和专业知识的教育和培训。加强医务人员参与质量管理的积极性、主动性和创造性,明确每个工作人员对病案质量所负的责任和义务。注重病案形成全过程的环节质量,自觉地遵守职业道德,各尽其责,使病案整体质量不断提高。

三、完善各项规章制度

完善的管理制度,是确保病案质量控制工作持续、规律开展的根本。因此,要根据医疗、科研、教学需要,要以国家卫生法律法规为依据,结合病案工作的实际,制订和完善一系列病案管理制度和各级人员岗位责任制。按病案的流程,把各项工作规范到位;按规章制度,把质量管理落实到位。使各级医务人员责、权、利明确,各项工作更加科学、规范。

四、建立指标体系和评估系统

病案质量监控主要是建立指标体系和评估系统,通过评估,检查是否达到设定的标准。可以促进病案质量控制更加科学、不断完善。不仅能够了解各级医务人员履行各自的职责情况,还需要对质量目标、各项标准和制度进行监测和评价,不断发现问题随时对质量目标、标准和制度进行修改,使质量体系更加完善。

五、定期总结、反馈

根据不同时期,对质量实施过程中的成绩和问题进行总结、反馈,定期评价工作结果。通过对比分析,找出差距,嘉奖鼓励先进,对存在的问题进行客观分析,总结提高。有利于不断确立新的目标,促进病案质量管理良性循环,保证病案质量控制的效果。

(潘　钰)

第三节　病案质量管理的内容

病历书写质量反映着医院的医疗质量与管理质量,是医院重点管理工作。病历书写质量监控是全过程的即时监控与管理,以便及时纠正在诊疗过程中影响患者安全和医疗质量的因素,促进医疗持续改进,为公众提供安全可靠的医疗服务。

一、病案书写质量管理的目的

（一）医疗安全目的

以患者安全为出发点，对诊疗过程中涉及落实医疗安全核心制度的内容进行重点监控，包括首诊负责制度、三级医师查房制度、分级护理制度、疑难病例讨论制度、会诊制度、危重患者抢救制度、术前讨论制度、死亡病例讨论制度、查对制度、病案书写基本规范与管理制度、交接班制度、技术准入制度等，是医疗质量管理的关键环节，在病历中能够真实体现实施过程。

（二）法律证据目的

以法律法规为原则，依法规范医务人员的诊疗行为。如医师行医资质；新技术准入制度；各种特殊检查、治疗、手术知情同意书签署情况及其他需与患者或家属沟通履行告知义务的文件；输血及血制品使用的指征；植入人工器官的管理；毒、麻、精神等药品使用及管理制度等。可以通过病历记录，对以上法规的执行情况进行监控和管理。

（三）医学伦理学目的

重视在病历书写中贯穿的医学伦理特点，科学、严谨、规范的书写各项记录有利于规范医疗行为，保护患者安全。医疗中的许多判定往往是医疗技术判断和伦理判断的结合。从具体的病历书写中可以体现医师伦理道德。如在病史采集过程中，临床医师全面和真实地收集与疾病相关的资料，了解病史及疾病演变过程并详细记载；从病情分析记录中反映了医师周密的逻辑思维，体现医疗过程的严谨和规范；治疗中坚持整体优化的原则，选择疗效最优、康复最快、痛苦最小、风险最小、副损伤最小、最经济方便的医疗方案；以及知情同意书中对患者的权利尊重等，这些都是医学伦理的具体实践，也是医学伦理对临床医师的基本要求。

（四）医师培养目的

培养医师临床思维方法。病历真实地记录了医师的临床思维过程。通过病历书写对疾病现象进行综合分析、判断推理，由此认识疾病，判断鉴别，作出决策。如在书写现病史的过程中培养了整理归纳能力和综合分析能力；诊断和鉴别诊断的书写过程，能够培养医师逻辑思维方法，以及对疾病规律的认识，将有助于更客观、更科学的临床决策，提高医疗水平。

二、病历书写质量管理的内容

病历书写质量管理的范围包括急诊留观病历、门诊病历和住院病历的书写质量。应按照卫生部（卫医政发〔2010〕11号，2010年1月22日）《病历书写基本规范》对病历书写的客观、真实、准确、及时、完整、规范等方面进行监控。

（一）病历组成

住院病历的重点监控内容包括病案首页、入院记录、病程记录、各项特殊检查及特殊治疗的知情同意书、医嘱单、各种检查报告单和出院（死亡）记录等。

1.住院病案首页

住院病案首页在患者出院前完成，书写质量要求各项内容填写准确、完整、规范，不得有空项或填写不全。病案首页填写各项与病历内容相符合。重点是出院诊断中主要诊断选择的正确性和其他诊断的完整性。

2.入院记录

入院记录应当于患者入院后24小时内完成，质量监控内容包括：①主诉所述症状（或体征）

重点突出、简明扼要。具体部位及时间要准确,能反映出疾病的本质。当有多个症状时,要选择与本次疾病联系最密切的主要症状。②现病史内容要求全面、完整、系统。要科学、客观、准确地采集病史;能够反映本次疾病发生、演变、诊疗过程;重点突出,思路清晰。考察书写病历的医师对病史的了解程度和对该疾病的诊断、鉴别诊断的临床思路。③既往史、个人史、月经史、生育史、家族史简明记录,不要遗漏与患者发病有关联的重要病史及家族史。④体格检查的准确性,阳性体征及有鉴别意义的阴性体征是否遗漏。

3.病程记录

病程记录按照《病历书写基本规范》的要求完成各项记录。

(1)首次病程记录:首次病程记录即患者入院后的第一次病程记录,病例特点应对主诉及主要的症状、体征及辅助检查结果高度概括,突出特点。提出最可能的诊断、鉴别诊断及根据,要写出疾病的具体特点及鉴别要点,为证实诊断和鉴别诊断还应进行哪些检查及理由。诊疗计划要具体,并体现最优化和个体化治疗方案,各项检查、治疗有针对性。

(2)日常的病程记录:日常的病程记录应简要记录患者病情及诊疗过程,病情变化时应及时记录病情演变的过程,并有分析、判断、处理及结果;重要的治疗应做详细记录,对治疗中改变的药物、治疗方式进行说明。及时记录辅助检查异常(或正常)结果、分析及处理措施。抢救记录应及时记录患者的病情变化情况,抢救时间及措施,参加抢救的医师姓名、上级医师指导意见及患者家属对抢救、治疗的态度及意愿。出院前一天的病程记录,内容包括患者病情变化及上级医师是否同意出院的意见。

(3)上级医师查房记录:上级医师查房记录中的首次查房记录要求上级医师核实下级医师书写的病史有无补充,体征有无新发现;陈述诊断依据和鉴别诊断,提出下一步诊疗计划和具体医嘱;三级医院的查房内容除要求解决疑难问题外,应有教学意识并体现出当前国内外医学发展的新水平。疑难或危重病例应有科主任或主(副主)任医师的查房记录,要记录具体发表意见医师的姓名、专业技术职称及意见,不能笼统地记录全体意见。

(4)会诊记录:会诊记录中申请会诊记录应包括患者病情及诊疗经过,申请会诊理由和目的;会诊记录的意见应具体,针对申请会诊科室要求解决的问题提出诊疗建议,达到会诊目的。

(5)围术期相关记录:①术前小结,重点是术前病情,手术治疗的理由,具体手术指征,拟实施手术名称和方式、拟实施麻醉方式,术中术后可能出现的情况及对策。②术前讨论记录,对术前准备情况、手术指征应具体,有针对性,能够体现最佳治疗方案;在场的各级医师充分发表的意见;对术中可能出现的意外有防范措施。新开展的手术及大型手术须由科主任或授权的上级医师签名确认。③麻醉记录及麻醉访视记录,麻醉记录重点监控患者生命体征、麻醉前用药、术前诊断、术中诊断、麻醉方式、麻醉期间用药及处理、手术起止时间、麻醉医师签名等记录准确,与手术记录相符合。术前麻醉访视记录重点是麻醉前风险评估、拟实施的麻醉方式、麻醉适应证及麻醉前需要注意的问题、术前麻醉医嘱等。术后麻醉访视记录重点是术后麻醉恢复情况、生命体征及特殊情况如气管插管等记录。④手术记录应在术后 24 小时内完成,除一般项目外,术前诊断、术中诊断、术中发现、手术名称、术者及助手姓名应逐一填写。详细记录手术时体位、皮肤消毒、铺无菌巾的方法、切口部位、名称及长度、手术步骤;重点记录病变部位及大小、术中病情变化和处理、麻醉种类和反应、术后给予的治疗措施及切除标本送检情况等。⑤手术安全核查记录,对重点核查项目监控,有患者身份、手术部位、手术方式、麻醉和手术风险、手术物品的清点、输血品种和输血量的核对记录。手术医师、麻醉医师和巡回护士的核对、确认和签名。

4.知情同意书

知情同意书在进行特殊检查、治疗、各类手术(操作)前,应向患者或家属告知该项手术或检查、治疗的风险、替代医疗方案,须签署知情同意书;在患者诊治过程中医师需向患者或家属具体明确地交代病情、诊治情况、使用自费药物等事项,并详细记录,同时记录他们对治疗的意愿。如自动出院、放弃治疗者须有患者或家属签字。各项知情同意书必须有患者或家属及有关医师的签名。

5.检查报告单

检查报告单应与医嘱、病程相符合。输血前应有乙肝五项、转氨酶、丙肝抗体、梅毒抗体、HIV 各项检查报告单内容齐全,粘贴整齐、排列规范、标记清楚。

6.医嘱

医嘱内容应当准确、清楚,每项医嘱应当只包含一个内容,并注明下达时间,应当具体到分钟。打印的医嘱单须有医师签名。

7.出院记录

出院记录应当在患者出院前完成。对患者住院期间的症状、体征及治疗效果等,对遗有伤口、引流或固定的石膏等详细记录。出院医嘱中,继续服用的药物要写清楚,药名、剂量、用法等。出院后复查时间及注意事项要有明确记录。

8.死亡记录

住院患者抢救无效而死亡者,应当在患者死亡后 24 小时内完成死亡记录。重点监控内容是住院时情况、诊疗经过、病情转危原因及过程,抢救经过、死亡时间、死亡原因及最后诊断。

9.死亡讨论记录

于患者死亡后 1 周内完成,由科主任或副主任医师以上职称的医师主持,对死亡原因进行分析和讨论。

(二)门诊病历质量内容

一般项目填写完整,每页门诊病案记录纸必须有就诊日期、患者姓名、科别和病案号。主诉要求准确、重点突出、简明扼要。初诊病史采集准确、完整,与主诉相符,并有鉴别诊断的内容。复诊病史描述治疗后自觉症状的变化,治疗效果。对于不能确诊的病例,应有鉴别诊断的内容。既往史重点记录与本病诊断相关的既往史及药物过敏史。查体记录具体、确切。确诊及时、正确;处理措施及时、得当。检查、治疗有针对性。注意维护患者的权利(知情权、隐私权)。

(三)急诊留观病历质量管理内容

急诊留诊观察病历包括初诊病历记录(门急诊就诊记录)、留诊观察首次病程记录、病程记录、化验结果评估和出科记录等内容。留诊观察首次病程记录内容包括病例特点,诊断和鉴别诊断,一般处理和病情交代。病程记录每 24 小时不得少于两次,急、危、重症随时记录;交接班、转科、转院均应有病程记录。须有患者就诊时间和离开观察室时间,并记录去向。化验结果评估须对检查结果进行分析。出科记录简明记录患者来院时情况,诊疗过程及离开时病情。

三、临床路径实施中的病案质量管理

临床路径(clinical pathway,CP)是由医师、护士及相关人员组成一组成员,共同对某一特定的诊断或手术作出最适当的有顺序性和时间性的照顾计划,使患者从入院到出院的诊疗按计划

进行,从而避免康复的延迟和减少资源的浪费,是一种以循证医学证据和指南为指导来促进治疗组织和疾病管理的方法。临床路径的实施,可以有效地规范医疗行为,保证医疗资源合理及有效使用。在临床路径具体执行中,病历质量监控是不可忽视的,通过病历记录可以监控临床路径的执行内容和流程,分析变异因素,有效论证临床路径实施方案的科学性、规范性和可操作性,使临床路径的方案不断完善。根据临床路径制订方案(医师版表单)所设立的内容,遵循疾病诊疗指南对住院病历质量进行重点监控。

（一）进入路径标准

病种的选择是以疾病的诊断、分型和治疗方案为依据进入相应的路径。是否符合入径标准,可以通过入院记录中现病史对主要症状体征的描述,体格检查中所记录的体征、辅助检查的结果是否支持该病种的诊断,上级医师查房对病情的评估等几个方面进行评价。

（二）治疗方案及治疗时间

根据病程记录,以日为单位的各种医疗活动多学科记录,观察治疗方法、手术术式、疾病的治疗进度、完成各项检查及治疗项目的时间、流程。治疗措施的及时性、抗生素的使用是否规范。

（三）出院标准及治疗效果

检查患者出院前的病程记录和出院记录,根据患者出院前症状、体征及各项检查、化验结果对照诊疗指南制订的评价指标和疗效及临床路径表单(医师版)制订的出院标准。

（四）变异因素

对于出现变异而退出路径的病历,应进行重点分析。确定是不是变异,引起变异的原因,同一变异的发生率是多少等。

（五）患者安全

在执行临床路径中,患者安全也是病历质量监控的主要目的。治疗过程中其治疗方式对患者的安全是否受到危害,路径的选择对患者是不是最优化的治疗,避免盲目追求入径指标而侵害了患者的利益。

四、病历质量四级管理

（一）一级管理

由科主任、病案委员、主治医师组成一级病案质量监控小组。对住院医师的病案质量实行监控,指导、督促住院医师按标准完成每一份住院病案,是病区主治医师重要的、必须履行的日常工作之一。要做到经常性的自查、自控本科或本病房的病案质量,不断提高各级医师病案质量意识和责任心。科主任或病区主任医师(副主任医师)应检查、审核主治医师对住院医师病案质量控制的结果。"一级质量监控小组"是源头和环节管理最根本、最重要的组织。如果工作人员素质不高,质量意识差,是造不出合格的或优质产品的。所以,最根本的是科室一级病案质量监控。

（二）二级管理

医务部是医疗行政管理主要部门,由他们组成一级病案质量监控小组,每月应定期和不定期,定量或不定量地抽检各病区和门诊各科病案。还应参加各病房教学查房,观察主任查房,参加病房重大抢救,疑难病例讨论,新开展的风险手术术前讨论,特殊的检查操作,有医疗缺陷、纠纷、事故及死亡的病案讨论。结合病历书写,严格要求和督促各级医师重视医疗质量,认真写好病案,管理好病案,真正发挥医务部门二级病案质量的监控作用。

（三）三级管理

医院病案终末质量监控小组每天检查已出院病历。病案质量监控医师应对每份出院病案进行认真严格的质量检查,定期将检查结果向有关领导及医疗行政管理部门汇报,并向相关科室和个人反馈检查结果。病案科质量监控医师所承担的是日常质量监控工作,是全面的病案质量监控工作。由于每个人都有自己的专业限定,因此在质量监控工作中要经常与临床医师沟通,并经常参加业务学习和培训,坚持临床工作,提高业务水平和知识更新。

（四）四级管理

病案质量管理委员会是病案质量管理的最高权威组织,主任委员和副主任委员应定期或不定期,定量或不定量,普查与抽查全院各科病案,审查和评估各科的病案质量,特别是内涵质量。检查可以侧重重大抢救、疑难病案、死亡病案、手术后10天之内死亡病案或有缺陷、纠纷、差错、事故的病案。从中吸取教训,总结经验,提高内涵质量。可采取各种方法,最少每个季度应活动一次,每年举办一次病案展览。如有不合格病案或反复书写病案不合格医师,应采取措施,进行病案书写的基本功训练。发挥病案质量管理委员会指导作用,不断提高病案的内涵质量和管理质量。

（潘　钰）

第四节　病案质量管理的要求

病案科工作质量的管理应当有目标,管理有专人,有记录。病案科的岗位设置可多达数十个,每一个岗位都应当有质量目标。下面列举的几个重要项目。

一、病案号管理要求

病案的建重率是一所医院病案管理水平重要衡量标准,保证患者一人一份病案是必要的,有利于医疗的延续性,统计的准确性。严格控制病案号的分派,杜绝患者重建病案或病案号重复发放,及时合并发现的重号病案是病案管理的重要环节。病案的建重率应当控制在0.3%以内。

二、入院登记工作质量要求

认真准确做好入院登记工作,坚持核对制度,准确书写或计算机输入患者姓名、身份证明资料和病案号,正确率为100%;患者姓名索引卡的登记应避免一个患者重复建索引卡或一个患者有多个病案号;再次住院患者信息变化时切忌将原信息资料涂掉。保证各项数据的真实、可靠、完整和安全。及时、准确提供查询病案号服务,提供病案号的正确率为100%。录入计算机的数据应保证其安全性和长期可读性。

三、出院整理、装订工作质量要求

出院病案按时、完整的收回和签收,依排列程序整理,其24小时回收率为100%;保证各项病案资料的完整及连续。出院病案排序正确率≥98%。出院病案装订正确率为100%。分科登记及时、准确。

四、编码工作质量要求

编码员应有国际疾病分类技能认证证书,熟练掌握国际疾病分类 ICD-10 和 ICD-9-CM-3 手术操作分类方法,并对住院病案首页中的各项诊断逐一编码。疾病分类的编码正确率≥95%;手术操作编码正确率≥95%。负责疾病诊断检索工作,做到及时、准确。

五、归档工作质量要求

坚持核对制度,防止归档错误。保持病案排放整齐,保持松紧适度,防止病案袋或病案纸张破损。病案归档正确率为100%。各项化验报告检查单正确粘贴率100%。

六、供应工作质量要求

严格遵守病案借阅制度,及时、准确地提供病案,维护患者知情权、隐私权。必须建立示踪系统,借出病案科的病案应按时限收回。

七、病案示踪系统质量要求

准确、及时、完整地进行病案的出入库登记,准确显示每份病案的动态位置。记录使用病案者的姓名、单位和联系电话及用途。

八、病案复印工作质量要求

复印手续及复印制度符合《医疗事故处理条例》的要求,复印件字迹清晰。复印记录有登记备案,注意保护患者隐私。

九、医疗统计工作质量要求

按时完成医疗行政部门管理要求的报表,利用计算机可以完成主要医疗指标的临时报表。每年出版医院统计报表及分析报告。每天向院长及相关职能部门上报统计日报表。出入院报表24小时回收率为100%。病案统计工作计算机应用率为100%。各类医学统计报表准确率为100%。统计人员必须有统计员上岗证。

十、门诊病案工作主要监控指标

门诊病案在架率(或者可以说明去向)为100%;门诊病案传送时间≤30分钟;送出错误率≤0.3%;当日回收率95%(因故不能回收的病案应能知道去向);门诊化验检查报告24小时内粘贴率99%(医师写错号、错名且不能当即查明的应限制在≤1%);门诊化验检查报告粘贴准确率100%;门诊病案出、入库登记错误率≤0.3%;门诊病案借阅归还率100%;门诊患者姓名索引准确率(建立、归档、入机)100%;挂号准确率≥99%;挂号信息(挂号证)传出时间≤10分钟。

（潘　钰）

第五节 病案质量管理的方法

一、全面质量管理

全面质量管理(total quality management,TQM)是把组织管理、数理统计、全程追踪和运用现代科学技术方法有机结合起来的一种系统管理。全面质量管理就是对质量形成的全部门、全员和全过程进行有效的系统管理。

（一）全面质量管理的指导思想

全面质量管理有一系列科学观点指导质量管理活动,其指导思想是"质量第一,用户至上""一切以预防为主""用数据说话""按 P、D、C、A 循环办事"。

1.用户至上

也就是强调以用户为中心,为用户服务的思想。其所指的用户是广义的,凡产品、服务的直接受用者或企业内部,下一工序是上一工序的用户。全面质量管理的指导思想也体现在对质量的追求,要求全体员工,尤其是领导层要有强烈的质量意识,并付之于质量形成的全过程。其产品质量与服务质量必须满足用户的要求,质量的评价则以用户的满意程度为标准。它既体现质量管理的全面性、科学性,也体现质量管理的预防性和服务性。

2.预防为主

强调事先控制,是在质量管理中,重视产品设计,在设计上加以改进,将质量隐患消除在产品形成过程的早期阶段,同时对产品质量信息及时反馈并认真处理。

3.用数据说话

所体现的是在全面质量管理过程中需要科学的工作作风。对于质量的评价要运用科学的统计方法进行分析,对于影响产品质量的各种因素,系统地收集有关资料,经过分析处理后,得出正确的定性结论,并准确地找出影响产品质量的主要因素。最终,实现对产品质量的控制。

4.按 P、D、C、A 循环办事

全面质量管理的工作程序,遵循计划阶段(Plan)、执行阶段(Do)、检查阶段(Check)和处理阶段(Action)顺序展开,简称为 PDCA 循环。在保证质量的基础上,按 PDCA 循环模式进行持续改进,是全面质量管理的精髓。通过不断循环上升,使整体质量管理水平不断提高。

（二）全面质量管理的基本方法——PDCA 循环法

P、D、C、A 循环最早由美国戴明博士所倡导,故又称"戴明环"。是全面质量工作的基本程序。共分为 4 个阶段,8 个步骤。

1.第一阶段为计划阶段(Plan)

在制订计划前应认真分析现状,找出存在的质量问题并分析产生质量问题的各种原因或影响因素,从中找出影响质量的主要因素,制订有针对性的计划。此阶段为 4 个步骤:①第一步骤分析现状找出问题。②第二步骤找出造成问题的原因。③第三步骤找出其中的主要原因。④第四步骤针对主要原因,制订措施计划。

2.第二阶段为执行阶段(Do)

按预定计划和措施具体实施。此阶段为第五步骤,即按措施计划执行。

3.第三阶段为检查阶段(Check)

把实际工作结果与预期目标对比,检查在执行过程中的落实情况。此阶段为第六步骤,检查计划执行情况。

4.第四阶段为总结处理阶段(Action)

在此阶段,将执行检查的效果进行标准化处理,完善制度条例,以便巩固。在此循环中出现的特殊情况或问题,将在下一个管理计划中完善。此阶段分为两个步骤:①第七步骤是巩固措施,对检查结果按标准处理,制订制度条例,以便巩固。②第八步骤是对不能做标准化处理的遗留问题,转入下一轮循环;或作标准化动态更新处理。

这4个阶段循环不停地进行下去,称为PDCA循环。质量计划工作运用PDCA循环法(计划-执行-检查-总结),即计划工作要经过4个阶段为一次循环,然后再向高一步循环,使质量步步提高。

(三)全面质量管理在病案质量管理中的应用

在病案质量管理中,"PDCA"循环方法已经得到广泛应用,取得了良好的效果。

1.第一计划阶段(Plan)

实施病案质量管理首先要制订病案质量管理计划。第一步骤要进行普遍的调查,认真分析现状,找出当前病案质量管理中存在的问题,包括共性问题和个性问题。第二步骤分析产生这些质量问题的各种原因或影响因素。第三步骤从中找出影响病案质量的主要因素。第四步骤针对主要原因,制订有针对性的计划和措施。计划是一种目标和策略,计划包括长期计划,可以是3年、5年;短期计划为月、季度或年计划。病案质量管理计划包括病案质量管理制度、质量管理流程、质量管理标准、质量管理岗位职责等。

2.第二阶段为执行阶段(Do)

按预定的病案质量管理计划和措施具体实施。此阶段分为两个步骤:第一要建立病案质量控制组织,健全四级质量控制组织,明确各级质量控制组织的分工和职责。第二要进行教育和培训。对全体医务人员进行质量意识的培训,强化医务人员执行计划的自觉性,是提高病案质量保证患者安全的有效措施。

3.第三阶段为检查阶段(Check)

把实际工作结果与预期目标对比,检查在执行过程中的落实情况是否达到预期目标。在病历质量监控中,注重对各个环节的质量控制。如在围术期的病历检查时,要在患者实施手术前,对术前小结、术前讨论、术前评估及术前与患者或家属的告知谈话记录等内容进行质量控制,确保病历的及时性、准确性和规范性。

4.第四阶段为总结处理阶段(Action)

病案质量管理工作应定期进行总结,将检查的效果进行标准化处理。此阶段分为两个步骤:第一步是对检查结果按标准处理,分析主要存在的缺陷和原因。明确哪些是符合标准的,哪些没有达到质量标准。并分析没有达标的原因和影响程度。哪些是普遍问题,哪些是特殊问题,是人为因素还是系统问题等。第二步是反馈,定期组织召开质量分析例会,将总结的结果及时反馈到相关科室和临床医师中去。使临床医师及时了解实施效果,采取改进措施,并为今后工作提出可行性意见。如果是标准的问题或是流程的问题,可以及时修改,以利于下个循环持续改进。

（四）病案质量的全过程管理

病案质量管理在执行"PDCA"循环中重要的是全员参与全过程的管理。全员参与，在病案质量实施的每一环节，都动员每位医务人员的主动参与，包括制订计划，制订目标，制订标准；在检查阶段，尽量有临床医师的参与，了解检查的目的，了解检查的过程，了解检查的结果；在总结阶段要求全员参加，共同发现问题，找出解决问题的方法，不断分析改进，达到提高质量的目的。

全面质量管理要注重环节质量控制，使出现的问题得以及时纠正，尤其是在病历书写的全过程中的各个环节，应加强质量控制，可以及时弥补出现的缺陷和漏洞，对于患者安全和规范化管理，起到促进作用。

二、6 西格玛管理

西格玛原为希腊字母 δ，又称为 sigma。其含义为"标准偏差"，用于度量变异，6 西格玛表示某一观察数据距离均数的距离为 6 倍的标准差，意为"6 倍标准差"。6 西格玛模式的含义并不简单地是指上述这些内容，而是一整套系统的理论和实践方法。

6 西格玛管理于 20 世纪 80 年代中期，由美国的摩托罗拉开始推行并获得成功，后来由联合信号和通用电气（GE）实施 6 西格玛取得巨大成就而受到世界瞩目。中国企业最早导入 6 西格玛管理于 21 世纪初。随着全国 6 西格玛管理的推进以及一些企业成功实施 6 西格玛管理的示范作用，越来越多的国内企业或组织开始借鉴 6 西格玛管理。目前，6 西格玛管理思想在我国医疗机构中得到广泛关注，一些医院在病案质量管理中学习 6 西格玛管理理念和管理模式，收到很好的效果。

（一）管理理念

1.以患者为关注焦点的病案质量管理原则

这不但是 6 西格玛管理的基本原则，也是现代管理理论和实践的基本原则。以患者为中心，是医疗工作的重点，在病案质量管理过程中，应充分体现出来。如在确立治疗方案时，应充分了解患者的需求和期望，选择对患者最有利、伤害最小、治疗效果最好的方案，还要在病历中详细记录这个过程；出院记录中应详细记录患者住院期间的治疗方法和疗效，以便患者出院后进一步治疗和康复。

2.流程管理

病案质量管理中的流程管理是重中之重。6 西格玛管理方法的核心是改善组织流程的效果和效率，利用 6 西格玛优化流程的理念，应用量化的方法，分析流程中影响质量的因素，分清主次，将重点放在对患者、对医院影响最大的问题，找出最关键的因素加以改进。在寻找改进机会的时候，即不要强调面面俱到，更不能只从单个部门的利益出发，必须用系统思维的方法，优先处理影响病案质量的关键问题，不断改善和优化病案质量管理流程。

3.依据数据决策

用数据说话是 6 西格玛管理理念的突出特点，在病案质量管理中，通过对病历书写缺陷项目的评价，总结出具体的数据，根据数据作出正确的统计推断，提示在哪些缺陷是关键的质量问题，直接影响到患者安全和医疗质量，是需要改进的重点。数据帮助我们准确地找到病案质量问题的根本原因，是改进流程的依据。

4.全员参与

病案质量不是某个医师某个科室或某个部门的工作，病案质量管理的整个流程可涉及医院的大部分科室和多个岗位。因此需要强调团队的合作精神,营造一种和谐、团结的氛围。其中必须有领导的重视,临床医师、护士认真完成每一项操作后认真书写记录,医疗技术科室医师及时完成各项检验报告,病案首页中的各项信息,如患者的一般信息、费用、住院数据需要相关工作人员如实填写及各级质量控制医师的严格审核。这个流程中的每个人都是质量的执行者和质量的控制者,重视发挥每个人的积极性,在全过程中每个人对所承担的环节质量负责,承担责任,推进改革。

5.持续改进

流程管理不是一步到位的,需要不断地进行循环和发展,病案书写质量管理过程的科学化和流程管理效果的系统评价需要不断探索,不断提高。病案书写质量需要通过不断进行流程改进,达到"零缺陷"的目标。

(二)管理模式

西格玛管理模式是系统的解决问题的方法和工具。它主要包含一个流程改进模式,即DMAIC(Define-Measure-Analyzc-Improve-Control)模式,在病案质量管理中采用这5个步骤,促进病案质量的每一个环节不断分析改进,达到提高质量的目的。

1.定义阶段(Define)

根据定义,设计数据收集表,根据病历书写内容,设计若干项目,如住院病案首页、入院记录、病程记录、围术期记录(可分为麻醉访视记录、术前小结、术前讨论、手术记录)各类知情同意书、上级医师查房记录、会诊记录、出院记录等项目。其中任何一项书写不规范或有质量问题为缺陷点。根据某时间段的病历书写检查情况,找出质量关键点,即对病案质量影响最大的问题,确定改进目标。

2.统计阶段(Measure 衡量)

根据定义,统计收集表,总结发生缺陷的病历例数和每项内容的缺陷次数及各科室、每位医师出现缺陷病历的频率和项目,并进行统计处理。

3.分析阶段(Analyzc)

利用统计学工具,对本次质量检查的各个项目进行分析,将结果向相关科室和医师进行反馈。同时,组织相关人员讨论、分析,确定主要存在的问题,找出出现频率最多和对流程影响最大、对患者危害最重的问题是哪些问题,出现缺陷的原因和影响因素、影响程度等。以利于下一步的改进。

4.改进阶段(Improve)

改进是病案质量管理中最关键的步骤,也是6西格玛的核心管理方法。改进工作也要发挥全员的参与,尤其是出现缺陷较多的环节参与改进,经过以上分析,找出避免缺陷的改进方法,采取有效措施,提高病案质量。

5.控制阶段(Control)

改进措施提出后,需要发挥各级病案质量管理组织的职责,根据病历质量监控标准,进行质量控制,使改进措施落到实处。主要是一级质量管理,即科室的自查自控作用,使医师在书写病历时就保证病案的质量,做到质量控制始于流程的源头。

三、"零缺陷"管理

"零缺陷"管理是由著名质量专家 Philip B.Crosby 于 1961 年提出,他指出"零缺陷"是质量绩效的唯一标准。其管理思想内涵是,"第一次就把事情做好",强调事前预防和过程控制。"零缺陷"管理的工作哲学的四个基本原则是"质量的定义就是符合要求,而不是好""产生质量的系统是预防,而不是检验""工作标准必须是零缺陷,而不是差不多就好""质量是以不符合要求的代价来衡量,而不是指数"。树立以顾客为中心的企业宗旨,零缺陷为核心的企业质量环境。

(一)"零缺陷"的病案质量管理原则

"零缺陷"作为一种新兴的管理模式,首先用于制造业,逐渐受到更多的管理层的关注,被多个领域所借鉴引用。在我国多家医疗机构用于医疗服务质量的控制和管理。病案质量管理是医疗质量的重要组成部分,"零缺陷"管理模式是病案质量管理的目标,是促进病案管理先进性和科学性的有效途径。

将"质量的定义就是符合要求,而不是好"的原则应用于病案质量管理中,是"以人为本"的体现,要求病历质量形成的各个环节的医务人员以"患者为中心",以保证患者安全为目标规范医疗行为,认真书写病历,使医疗质量符合要求。实施病案质量各个环节的全过程控制,从建立病历、收集患者信息开始,加强缺陷管理,使病历形成的每一基础环节,都要符合质量要求,而不是"差不多"。各环节、各元素向"零缺陷"目标努力。

(二)病案质量不能以检查为主要手段

病案质量管理要强化预防意识,"一次就把事情做好",而不是通过病历完成后的检查发现缺陷、修改病历来保证质量。要求医务人员从一开始就本着严肃认真的态度,把工作做得准确无误。不应将人力物力耗费在修改、返工和填补漏项等方面。病历质量管理在医疗质量管理中占有重要的作用,病案质量已经成为医院管理的重点和难点。20世纪50年代以来病案质量管理是将重点放在终末质量监控上,将大量的医疗资源耗费在检查病历、修改病历、补充病历方面,质量管理是被动的和落后的。利用先进的管理模式替代传统的质量控制模式势在必行。实行零缺陷管理方法,病历质量产生的每个环节,每个层面必须建立事先防范和事中修正措施保证差错不延续,并提前消除。病历质量管理中实施的手术安全核查制度,由手术医师、麻醉医师和巡回护士三方在麻醉实施前、手术开始前和患者离开手术室前,共同对患者身份、手术部位、手术方式、麻醉和手术风险、手术使用物品清点等内容进行核对、记录并签字。这项措施有利于保证患者安全,降低手术风险的发生率。

(三)病案质量标准与"零缺陷"原则

零缺陷管理的内涵是,通过对生产各环节、各层面的全过程管理,保证各环节、各层面、各要素的缺陷等于"零"。因此,需要在每个环节、每个层面必须建立管理制度和规范,按规定程序实施管理,并将责任落实到位,彻底消除失控的漏洞。病案质量管理要按照"零缺陷"的管理原则建立质量管理体系,以"工作标准必须是零缺陷,而不是差不多就好"为前提。制订可行性强的病历书写规范、病案质量管理标准、质量管理流程、各岗位职责等制度,加大质量控制的有效力度。在病案质量控制中要引导医务人员注重书写质量与标准的符合,而不是合格率。强化全员、全过程的质量意识,使医务人员知晓所执行的内容、标准、范围和完成时限,增强工作的主动性和责任感,改变忽视质量的态度,建立良好的质量环境。

四、ISO9000 相关知识

(一)ISO 的定义

ISO 是国际标准化组织(International Organization for Standardization)的缩写,是一个非

政府性的专门国际化标准团体,是联合国经济社会理事会的甲级咨询机构,成立于 1947 年 2 月 23 日,其前身为国家标准化协会国际联合会(ISA)和联合国标准化协会联合会(UNSCC)。我国以中国标准化协会名义正式加入 ISO。

（二）ISO 族标准

ISO 族标准是 ISO 在 1994 年提出的概念,是指"由 ISO/TC176(国际标准化组织质量管理和质量管理保证技术委员会)制订的所有国际标准"。该标准族可帮助组织实施并有效运行质量管理体系,是质量管理体系通用的要求或指南。它不受具体的行业或经济部门限制,可广泛适用于各种类型和规模的组织,在国内和国际贸易中促进理解和信任。

1.ISO 族标准的产生和发展

国际标准化组织(ISO)于 1979 年成立了质量管理和质量保证技术委员会(TC176),负责制订质量管理和质量保证标准。1986 年,ISO 发布了 ISO8402《质量—术语》标准,1987 年发布了 ISO9000《质量管理和质量保证标准—选择和使用指南》、ISO9001《质量体系设计开发、生产、安装和服务的质量保证模式》、ISO9002《质量体系—生产和安装的质量保证模式》、ISO9003《质量体系—最终检验和试验的质量保证模式》、ISO9004《质量管理和质量体系要素—指南》等 6 项标准,通称为 ISO9000 系列标准。

2.2000 版 ISO9000 族标准的内容

2000 版 ISO9000 族标准包括以下一组密切相关的质量管理体系核心标准。

（1）ISO9000《质量管理体系基础和术语》,表述质量管理体系基础知识,并规定质量管理体系术语。

（2）ISO9001《质量管理体系要求》,规定质量管理体系,用于证实组织具有提供满足顾客要求和适用法规要求的产品的能力,目的在于增进顾客满意。

（3）ISO9004《质量管理体系 业绩改进指南》,提供考虑质量管理体系的有效性和效率两方面的指南。该标准的目的是促进组织业绩改进和使其他相关方满意。

（4）ISO19011《质量和（或）环境管理体系审核指南》,提供审核质量和环境管理体系的指南。

3.2000 版 ISO9000 族标准的特点

从结构和内容上看,2000 版质量管理体系标准具有以下特点:①标准可适用于所有产品类别、不同规模和各种类型的组织,并可根据实际需要删减某些质量管理体系要求。②采用了以过程为基础的质量管理体系模式,强调了过程的联系和相互作用,逻辑性更强,相关性更好。③强调了质量管理体系是组织其他管理体系的一个组成部分,便于与其他管理体系相容。④更注重质量管理体系的有效性和持续改进,减少了对形成文件的程序的强制性要求。⑤将质量管理体系要求和质量管理体系业绩改进指南这两个标准,作为协调一致的标准使用。

（三）ISO9000 族系列标准

ISO9000 族标准是国际标准化组织颁布的在全世界范围内使用的关于质量管理和质量保证方面的系列标准,目前已被 80 多个国家等同采用,该系列标准在全球具有广泛深刻的影响,有人称之为 ISO9000 现象。我国等同采用的国家标准代号为 GB/T19000 标准,该国家标准发布于 1987 年,于 1994 年进行了部分修订。

ISO9000 族标准总结了各工业发达国家在质量管理和质量保证方面的先进经验,其中 ISO9001、ISO9002、ISO9003 标准,是针对企业产品产生的不同过程,制订了 3 种模式化的质量保证要求,作为质量管理体系认证的审核依据。目前,世界上 80 多个国家和地区的认证机构,均采用这 3 个标准进行第三方的质量管理体系认证。

ISO9000 族标准中有关质量体系保证的标准有 3 个（1994 年版本）：ISO9001、ISO9002、ISO9003。

1.ISO9001

ISO9001 是 ISO9000 族质量保证模式标准之一，用于合同环境下的外部质量保证。ISO9001 质量体系标准是设计、开发、生产、安装和服务的质量保证模式。可作为供方质量保证工作的依据，也是评价供方质量体系的依据；可作为企业申请 ISO9000 族质量体系认证的依据；对质量保证的要求最全，要求提供质量体系要素的证据最多；从合同评审开始到最终的售后服务，要求提供全过程严格控制的依据。

2.ISO9002

ISO9002 是 ISO9000 族质量保证模式之一，用于合同环境下的外部质量保证。是生产和安装的质量保证模式。用于供方保证在生产和安装阶段符合规定要求的情况；对质量保证的要求较全，是最常用的一种质量保证要求；除对设计和售后服务不要求提供证据外，要求对生产过程进行最大限度的控制，以确保产品的质量。

3.ISO9003

ISO9003 是 ISO9000 族质量保证模式之一，用于合同环境下的外部质量保证。可作为供方质量保证工作的依据，也是评价供方质量体系的依据；是最终检验和试验的质量保证模式，用于供方只保证在最终检验和试验阶段符合规定要求的情况；对质量保证的要求较少，仅要求证实供方的质量体系中具有一个完整的检验系统，能切实把好质量检验关；通常适用于较简单的产品。

五、电子病历质量管理

（一）电子病历书写要求

基本要求：电子病历的书写应当客观、真实、规范、完整，电子病历的书写应当符合国家病历书写基本规范对纸张与格式的要求；医疗机构应建立统一的书写格式包括纸张规格和页面设置，完成时限与卫生部《病历书写基本规范》要求保持一致。可以使用经过职能部门审核的病历书写模板，理想的模板应该是结构化或半结构化的，避免出现错误信息；同一患者的一般信息可自动生成或复制，复制内容必须校对；不同患者之间的资料不可复制。电子病历的纸质版本内各种资料（包括各种检验、检查报告单）须有医师或技师签名。

（二）电子病历修改

1.修改基本要求

（1）医务人员应按照卫生行政部门赋予的权限修改电子病历。

（2）修改时必须保持原病历版式和内容。

（3）病历文本中显示标记元素和所修改的内容。

（4）电子病历修改时必须标记准确的时间。

2.修改签字

（1）电子病历修改后需经修改者签字后方可生效（电子签名正式实施前系统自动生成签名并不可修改）。

（2）对电子病历当事人提供的客观病历资料进行修改时，必须经电子病历当事人认可，并经签字后生效。签字应采用法律认可的形式。

（三）电子病历质量控制

1.质量监控方式

电子病历质量控制包括对网上病历信息和打印的纸质病历实施的质量控制。病历质量检查工作应采取终末质量监控和环节质量监控相结合的方式，实现实时控制质量，做到问题早发现、早纠正。

2.质量监控重点

（1）应将环节质量监控作为主要手段，尽可能应用病历质量监控软件来实施。

（2）应将危重死亡病历、复杂疑难病历、纠纷病历、节假日病历、新上岗医师病历等作为质量控制重点，实施专题抽查，重点突出。

（3）应将病历书写的客观性、完整性、及时性、准确性、一致性以及内涵质量作为监测内容，防止电子病历实施后出现新的病历质量问题。

3.质量监控标准

（1）电子病历质量控制依据卫生部《电子病历基本规范》及有关病历书写的要求进行，网上电子病历和打印纸质病历等同标准，且同一患者的纸质与电子病历内容必须一致。

（2）环节电子病历质量监控发现问题后及时纠正，终末电子病历质量监控须评定病历质量等级。

（3）医疗机构应对电子病历质量控制结果实施严格奖惩。

（潘　钰）

第六节　病案质量管理的发展趋势

病历书写质量有永恒的目标，就是要满足医疗、科研、教学的工作需求，同时还有明显的时代特征，不同的时期对病历书写还有特殊的需求。现阶段及未来的一段时期，电子病历、病种付费、临床路径、新的《病历书写基本规范》和《电子病历基本规范（试行）》《中华人民共和国侵权责任法》将会对病案书写产生相当的影响，对病案质量管理也必将产生巨大的导向性作用。

一、《病历书写基本规范》对病案质量管理的影响

2010年3月1日生效的《病历书写基本规范》是医师书写病历的主要依据，病案质量管理也主要以此为管理策划的基础。管理策划应当考虑如下方面的问题。

（1）如何获得客观、真实、准确、及时、完整、规范的病历资料。

（2）如何保证医师在限定的时间内完成相关的病历记录。

（3）如何保证病历记录的合法性。

（4）如何保证病历内涵质量。

在《病历书写基本规范》中，对上述问题都有明确的答案，但在实际工作中需要合理化的工作流程，以避免以下低级错误的发生，如：漏记录某项内容，某个检查报告没有贴入病历中，医师没有签名，患者没有在知情同意书上签字等。

保证病历内涵质量是长期的工作任务,一般写病历的都是低年资的住院医师,需要不断地培训、讲座、指导、反馈,才能有保证持续的质量改进。病历书写质量也是医师个人综合能力的体现,在严格的管理下,可以保证病历的完整性和避免低级错误的发生。但要写出内容翔实的病历记录,必须对疾病有较高的认识和理解,否则即使上级医师的会诊意见也不能够很好地整理、体现。

《病历书写基本规范》为病历书写提供了指导性的意见,其中明确要对危重患者写护理记录,一般患者需要做常规的生命指征记录,这样既可避免医护记录不一致,减少医疗纠纷,也可以体现将时间还给护士,将护士还给患者的精神。

二、《电子病历基本规范(试行)》对病案质量管理的影响

2010年3月1日生效的《电子病历基本规范(试行)》也会对病案质量管理产生影响,电子病历是阻挡不住的潮流,电子化的病案质量管理也是我们面临的重大挑战。目前存在的问题主要有三个方面。

(一)病历模板

病历模板破坏了传统的医师培养方式,培养年轻医师的传统方式是从写病历开始,从问病史开始。当医师发现一个临床症状时,以此为核心进行分析,这样养成了临床正确思维。电子病历使医师有了方便的工具,常常采用典型的模板拷贝病历,而患者的病情不是一成不变,它是千变万化的,失去临床思维培养的过程,存在医疗安全的隐患。

(二)病历拷贝

计算机的优势之一是拷贝,避免重复的工作。但这些优点被医师不正确地使用,常常发生将张三的病情拷贝到李四的身上,存在严重的医疗安全隐患和法律纠纷隐患,同时病历反映的是千人一面,文字记录千篇一律,难于达到记录的真实,失去了研究、教学的价值。

(三)病历签字

具有法律认可的电子签名是合法的电子病历,但目前绝大多数医院采用的不是这种模式。因此,病历签字是一个问题,特别是医嘱和知情同意书。医嘱常常是一个医师从入院到出院都是一个医师的名字,执行医嘱人也存在相同的问题,执行时间也可能不是实际时间。

电子病案质量管理要认真地研究上述问题,处理好。电子病历的结构化也是一个应当研究的问题,结构化可以保证资料的收集完整性,但不是所有的内容都适合结构化,这样会僵化资料收集的内容。

三、《中华人民共和国侵权责任法》对病案质量管理的影响

2010年7月1日生效的《中华人民共和国侵权责任法》也涉及了病案,但更多的是从法律的层面考虑患者对病案的法律权利,它影响到病案管理方式更多一些。如果能够执行好《病历书写基本规范》和《电子病历基本规范(试行)》,病案也就能作为很好的法律证据。《侵权责任法》规定,"需要施行手术、特殊检查、特殊治疗的,医务人员应当及时向患者说明医疗风险、替代医疗方案等情况,取得其书面同意"。医师在书写病历时往往只注意记录向患者告知治疗可能出现的风险,忽略或没有把替代医疗的方案向患者交代或未做病历记录。造成医疗安全隐患,一旦出现纠纷可以推定医疗有过错。

四、卫生部《112 病种临床路径》对病案质量管理的影响

卫生部医政司 2009 年 12 月发布的 22 个专业 112 个病种临床路径对病案质量有重大的影响,临床路径是今后必须关注的方向。临床路径虽然目前在我国仍处于试点应用的状态,但临床路径的实施将会改变医疗行为、护理行为、病历书写行为,甚至临床路径的病历记录可能会成为病种付费和医患纠纷处理的依据。

临床路径由于规定了程序的流程,病历书写也就会围绕着流程,再按传统的方式去记录。在质量管理过程中,可以"天"为单位来检查记录的内容。

疾病能否进入路径,必须要有充分的记录,有充分的依据。疾病的轻微变异,不产生严重的并发症,不影响住院天数或增加较多的医疗费用的,可以不影响路径。当疾病有较严重的并发症时,将会"跳出"临床路径,这些病历资料中必须有充分的记录。这也是病案质量管理的重点。

五、医院评审标准对病案质量管理的影响

医院评审工作仍是卫生部的重要工作之一,各省都有与之配套的医院评审细则。这些标准和细则对病历书写影响甚大。必须认真研究和执行。病案科质量评估主要有如下几个方面。

(1)病历(案)管理符合《医疗事故处理条例》《病历书写基本规范》和《医疗机构病历管理规定》等有关法规、规范。

1)按照《医疗机构病历管理规定》等有关法规、规范的要求,设置病案科,由具备专门资质的人员负责病案质量管理与持续改进工作。①由从事病案管理五年以上,高级以上职称的人员负责管理。②非专业的人员<30%。

2)病案科配置应与医院等级一致的设施、设备与人员梯队。

3)制订病案管理、使用等方面的制度、规范、流程等执行文件,并对相关人员进行培训与教育。

(2)按规定为门诊、急诊、住院患者书写就诊记录,按规定保存病历资料,保证可获得性,为每一位来院就诊的患者书写门诊、急诊或住院病历记录。

1)住院患者的姓名索引,必须包含的项目包括姓名、性别、出生日期(或年龄)。应尽可能使用二代身份证采集身份证号、住址甚至照片信息。除患者个人的基本信息外,还应当包括联系人、电话、住院科室等详细信息。

2)为每一位门诊、急诊患者建立就诊记录,保存留观病历:①门诊、急诊患者的就诊病历记录,至少还包括患者姓名、就诊日期、科别、就诊过程与处置等。如果有医师工作站,则应包括药方及检查化验报告。②急诊病房的病历按照住院病历规定执行。

3)为每一位住院患者建立并保存病案:病案应有一个科学的编号体系。每一位患者的医疗记录应当通过一个病案的编号获得所有的历史诊疗记录。

病案内容包括:①病案首页;②入院记录;③住院记录,包括主诉、病史(现病史、既往史、个人史、家族史、月经史及婚育史)、体格检查、实验室检查、诊疗计划、初步诊断、拟诊讨论;④病程记录(按照日期排放,先后顺序排列)包括首次病程记录、日常病程记录、阶段小结、抢救记录、会诊记录、转科记录、转入记录、交接班记录、术前讨论与术前小结、麻醉记录、手术记录、术后病程记录、出院记录(或死亡记录)、死亡讨论记录;⑤辅助检查:特殊检查记录、常规化验检查登记表、各

种检查报告、病理检查报告;⑥体温单、护理记录;⑦医嘱单包括长期医嘱、临时医嘱;⑧各种手术及操作知情同意书;⑨随诊患者回复信件及记录。

4)每一页记录纸都有可以确认患者的 ID 信息:①执行一本通的城市,医疗机构门诊病案记录纸上每次就诊应有医疗机构名称、患者姓名。②保存门诊病案的医疗机构的每张病案纸上,应记录患者姓名、病案号。③住院病案的每页纸上应有患者姓名、病案号,有的记录还应有科室、病房、床号。

5)住院患者病案首页应有主管医师的签字,应列出患者所有与本次诊疗相关的诊断与手术操作名称:①住院患者病案首页应由具有主治医师或以上职称的病房主管医师的审核签字。②主要诊断与主要手术操作选择应符合卫生部与国际疾病分类规定的要求。③病案首页疾病和手术编码采用国际疾病分类 ICD-10 第 2 版和 ICD-9-CM-3 的 2008 版。④列于病案首页的每一疾病诊断都应在病程记录及用药获得支持。⑤病程记录或检查化验报告所获得的诊断应当在病案首页中体现。⑥病案首页可以包括 7 个疾病诊断和 5 个手术操作名称。

6)病程记录及时、完整、准确,符合卫生部《病历书写基本规范》。

记录的及时性:①入院记录 24 小时内完成,入院当天出院患者的出入院记录要在 24 小时内完成。②首次病程记录在患者入院后 8 小时内完成。③主治医师查房应在患者入院后 48 小时内完成。④出院记录或死亡记录应在出院或死亡后 24 小时内完成。⑤及时记录各种检查、操作,包括其过程及结果。⑥手术记录在术后 6 个小时内必须完成。⑦及时填报各种传染病报告及肿瘤报告。⑧对病危患者应当根据病情变化随时书写病程记录,每天至少 1 次,记录时间应当具体到分钟。⑨对病重患者,至少 2 天记录一次病程记录。对病情稳定的患者,至少 3 天记录一次病程记录。⑩对病情稳定的慢性病患者,至少 5 天记录一次病程记录。

记录的合法性:①书写过程中出现错字时,可在错字上用双线标注,不得采用刮、粘、涂等方法掩盖或去除原来的字迹;②每项记录必须有记录的日期、记录者(签)署名。

记录的完整性:下列内容如果有,则不能缺项、漏项。病案首页、入院记录(入出院记录)、住院记录(住院病案)、病程记录、辅助检查、特殊检查、常规化验检查登记表、各种化验报告、病理检查报告、体温单、医嘱单、各种手术及操作知情同意书、随诊患者回复信件及记录。

7)每次记录都有记录时间及具有执业医师资格的医师签名。

8)所有的医疗操作均有第一术者的签名:①手术记录或操作记录原则上应由第一手术者或操作者书写。②如有特殊情况可由第一助手书写,但要求必须有第一手术者或操作者审阅签名。

9)避免产生全部模板式的电子病历记录:①病程记录不能完全使用表格。一些规范的检查或操作一定要预留可供描述记录的空间。②规范的检查或操作可以有关键词提示。

10)所有有创检查及治疗记录应有相应的患者同意签名记录。

11)保持病案的可获得性:①有方法控制每份病案的去向,如:有病案示踪系统。如果病案因某种原因拿出病案科,当需要时,应能及时通知使用者送回。②病案如果没有其他替代品,如:影像、缩影,则病案不能打包存放或远距离存放(委托存放)。

(3)保护病案及信息的安全性,防止丢失、损毁、篡改、非法借阅、使用和患者隐私的泄露:①医院有保护病案及信息的安全相关制度与使用的程序,有应急预案。②病案科应有防火、防尘、防高温、防湿、防蛀措施。③配置必要的适用的消防器材。④安全防护区域有指定专人负责。⑤有主管的职能部门(医务处保卫科)监管。

(4)有病历书写质量的评估机制,定期提供质量评估报告:①医院有《病历书写基本规范》的实施文件,发至每一位医师。②医师上岗前必须经病历书写基本规范培训,考核合格后方可上岗。③医院将住院病历书写作为临床医师"三基"训练主要内容之一。④由具备副主任医师资格的病历质控人员,根据"住院病历质量监控评价标准"定期与不定期进行评价运行住院病历与出院病历的质量。医院将规定的"病历质量监控评价标准"文件,发至每一位医师,并有培训。定期与不定期进行评价运行住院病历与出院病历的质量。将住院病历的质量监控与评价结果,及时通报科室与医师本人,有持续改进的记录。将住院病历的质量监控与评价结果用于考核临床医师技能与职称晋升的客观标准之一。

(5)采用疾病分类 ICD-10 与手术操作分类 ICD-9-CM-3:对出院病案进行分类编码,建立科学的病案库管理体系,包括病案编号及示踪系统,出院病案信息的查询系统。

1)采用国际疾病分类 ICD-10 与手术操作分类 ICD-9-CM-3 对出院病案进行分类编码。

2)建立出院病案信息的查询系统。

3)根据病案首页内容的任意项目,单一条件查询住院患者的病案信息。

4)根据病案首页内容的两个或两个以上的项目,复合查询住院的病案信息。

(6)严格执行借阅、复印或复制病历资料制度。

1)为医院医务人员及管理人员提供病案服务:①病案服务能力不应当低于当年出院的病案人数。②除特殊情况且医院有明文规定者外,病案应当在病案科内阅览。③每份病案的借阅应当记录借阅人、时间、目的。

2)为患者及其代理人提供病案复印服务:①记录与核查患者复印病案申请的相关信息准确无误。②按卫生行政部门规定的范围复印患者的病历。③有保护患者隐私的措施与流程。

3)为公、检、法机构的人员提供病案信息查询服务:留存复印申请记录和复印内容记录及证件复印件、单位介绍信。

4)为医疗保险机构提供病案查询与复印服务:①记录与核查患者复印病案申请的相关信息准确无误。②按卫生行政部门规定的范围复印患者的病历。③有保护患者隐私的措施与流程。

(7)推进电子病历,电子病历符合《电子病历基本规范》。

1)医院有电子病历系统建设的计划与方案,在院长主持下,有具体措施、有信息需求分析文件,有主持部门与协调机制。

2)电子病历系统应符合卫生部《病历书写基本规范》与《电子病历基本规范(试行)》要求。

3)还应包含以下内容:①本标准第四节"建立医疗质量控制、安全管理信息数据库,为制订质量管理持续改进的目标与评价改进的效果提供依据"的基本要求。②本标准第六节第五款"建立医院运行基本统计指标数据库,保障信息准确、可追溯"的基本信息。③本标准第七节中所列出的基本信息。

4)由文字处理软件编辑、打印的病历文档,病历记录全部内容、格式、时间、签名均以纸版记录为准,而非模版拷贝生成的病历记录。①医院对由文字处理软件编辑、打印的病历文档有明确的规定。②医院对禁止使用"模版拷贝复制病历记录"有明确的规定。③病历记录全部内容、格式、时间、均以签名后的纸版记录为准与存档。④符合卫生部《病历书写基本规范》的实施要求,有质控管理。

今后病案质量管理的发展趋势除因目标变化而产生质量监控内容变化外,在病案质量管理的方法学上,也会有新的变化。病案质量管理将不仅是传统的病案质量审查法,将会引入一些新的管理方法,如:同行医师病案记录自我审查法,科研病案审查法,临床路径病案审查法。

同行医师病案记录自我审查就是根据医师预先设定的标准,通过病案人员的审查,将所发现的内容汇总、上报,然后医师们再根据实际的情况作出判断。例如:通常肺炎患者不需要做 CT 检查,医师可以将 CT 检查作为病案审查的内容。当报告有 CT 检查的肺炎病例时,同行医师可以调阅病案,如果发现经治医师开出的 CT 检查是合理的,就通过。如果不合理的,再帮助该医师认识不合理的原因,从而达到持续质量改进的目的,这个目的不仅是病历书写,而且是医疗质量的改进。

科研病案审查法是根据医师科研所需要收集的关键信息,对病案进行回顾性的审查。从而发现病历记录的缺陷。根据循证医学来设定检查内容也属于科研病案审查法范围。

临床路径病案审查法则根据临床路径所设定的医疗活动来检查病案的记录内容及质量。

(潘　钰)

第九章　住院病案管理

第一节　住院病案的登记与管理

一、住院病案登记工作的概念及意义

住院病案登记工作是将有关病案的资料根据不同的目的和需要收集到一起,进行有选择的或提纲式的简记,使其成为系统的资料,便于应用和管理,它是住院病案信息管理中的一个必要的组成部分,是住院病案信息的二次开发,是住院病案信息管理的基础。做好住院病案登记工作有以下意义。

(1)住院患者登记是住院患者的明细表,便于了解每个病案号被分派给患者的情况,等于住院病案编号的总目录,掌握住院病案发展的动态。

(2)可明确患者是否已在医院建立有住院病案,避免住院病案号码的重复发放或将相同的号码发给不同的患者。保证住院病案信息管理系统的完整性,是进行系统编号管理的关键。

(3)住院患者的各种登记是统计的原始数据,完成住院患者有关的医疗统计。

(4)对病案信息进行二次加工的各种登记,为住院病案信息的开发利用提供了多途径查找检索的线索。

(5)了解各临床科室的住院情况:以病案编号为序的住院病案登记是掌握住院病案发展的明细表,患者每次住院都要进行登记,以便掌握住院病案的流动情况。住院病案的多项登记往往能够解决一些其他资料检索时不能解决的问题,弥补其他工作的不足,它可以起到充实病案查找线索的作用。因而登记工作从一开始就要做到登记资料的完整、准确,从登记内容的安排和设计上产生出合理的效应。随着计算机在病案信息管理中的应用,烦琐的手工住院病案登记已逐步退出,取而代之的是通过计算机的简单操作即可完成涵盖病案信息的多种登记。

二、住院病案登记的要点

(一)第一次住院的患者

患者第一次到医院住院,应该作为一个新患者登记,但必须问清楚患者是否住过院,以证实

是不是新住院患者,尽管患者认为未曾住过院,住院登记处的工作人员也应与病案科核对,确定是否真的没有建立过住院病案。

现在,住院登记处工作人员利用医院计算机 HIS 系统输入患者就诊卡号,就可直接了解患者是否第一次住院,或历次住院的基本信息。

如果患者没有建立过住院病案,就要收集患者的身份证明资料,记录在新的住院病案首页上,并给予登记号即病案号。在发出的登记号下登记患者的姓名以免今后发放重复号码。登记应包括以下内容:登记号(病案号)、患者姓名、登记日期、科别。举例如下。

172842 林中 男 2008 年 10 月 8 日 外科

医院计算机 HIS 系统对住院患者登记已程序化,内容详细、准确,计算机控制新住院病案号发放,解决了以往人工登记多点派发新住院病案号的混乱现象。利用激光打印住院病案首页基本信息取代了以往人工填写。

(二)有住院病案的患者

如果患者曾经住过院即已有住院病案,使用原病案号,通知病案科将原住院病案送达病室。并根据提供的信息核对住院患者姓名索引卡,记录所有信息变化情况。

计算机化管理住院患者姓名索引,已将以往的纸质资料全部输入微机便于查询、利用,便于随时记录变化情况。

需要说明的是患者就诊卡的使用,实际上患者第一次来院就诊时即有了 ID 号以及病案号,患者在办理住院登记时,只需核对就诊卡显示的患者基本信息,根据病案首页的项目做缺项补充,使用就诊卡原有的病案号。

(三)出院患者的病案处理

对于每天出院的病案,应根据要求按病案号的顺序分别记录于各种登记簿中。或计算机录入住院病案的各种登记记录,使资料更准确、更清楚,查找更快,存储更方便。

三、住院病案登记的种类

(一)住院病案登记

患者入院时,就应建立住院病案登记,以病案号为序,登记患者的身份证明资料等,患者出院补充登记有关出院的情况,并作为永久保存的资料。

1.登记的内容

(1)必要项目:病案号、患者姓名、性别、年龄、身份证号码、入院日期、出院日期、科别、病室。

(2)其他项目:籍贯、职业、出院诊断、入院诊断、手术操作名称、治疗结果及切口愈合情况。

2.登记的形式及作用。

(1)卡片式登记:一般适用于一号制管理的病案。患者建立了门诊病案仅有部分患者需要住院治疗,由于门诊病案的数量发展快,手工登记工作量很大,一般不做病案登记,患者住院则形成了登记号码的间断,实行一号制管理病案采用卡片式登记,可随时按病案号调整卡片的位置,满足住院病案登记依病案号的大小顺序排列的要求。

(2)书本式登记:适用于按病案号次序连贯登记的两号集中制或两号分开制的住院病案。①由于按患者住院先后编号登记,自然成为按患者住院日期进行登记,这就提供了按患者住院日期查找病案的线索。②疾病诊断、手术名称、性别、年龄、职业等项目以及再次住院患者的登记,都可作为统计的原始资料,提供各项统计数据。③由于患者住院登记的项目较全,可以从中查找出某一项需要的资料,而不必调用病案,因而可以省去很多人力,也可以减少病案的磨损。④住院病案总目录的登记能准确掌握住院病案的全貌,显示病案的发展数字;可以了解住院患者的基本信息,如主要疾病诊断、治疗结果等。患者姓名索引是以患者姓名索取病案号码,进而查询病案资料;通过住院病案总登记,可从病案号了解该病案所属患者的姓名与基本情况。

(3)计算机登记:HIS系统从患者建卡就诊即录入了患者的基本信息,患者住院的有关信息设计高质量的计算机数据库即可完成各项登记,便于信息的加工和检索,同时可以充分发挥登记的作用和对资料的利用,全面地掌握病案整体情况。

从完善病案信息管理系统来讲,不论是门诊还是住院病案的建立,亦不论是一号制或两号制的病案管理,在建立病案时都应按号登记,以掌握病案号的分配、使用,整体及个体病案的发展情况。因为门诊患者多,病案发展快而对门诊病案号的分派不予登记,是管理上的缺陷。计算机系统化的应用则可完成被分派病案号的患者所有信息,避免上述管理问题。

(二)各科出院患者登记

各科出院患者登记是永久性的记录。是按患者出院时的科别及出院日期的先后登记的。

1.主要项目

科别、病案号、患者姓名、性别、年龄、出院日期、入院日期、住院天数、出院诊断、手术名称、切口愈合情况、治疗结果等。

2.各科出院患者登记的作用

(1)是查找病案的一个途径,可按出院日期或科别来查找所需的病案。

(2)可为病案讨论提供即时病案,或为检查某段时间的医疗情况提供所需的病案。

(3)帮助统计工作提供部分原始数据。

(4)核对检查完成及未完成病案,以掌握住院病案的归档情况。

(三)转科登记

1.项目

除一般登记的必要项目外还应有入院日期、转出科别、转入科别、转科日期、疾病诊断。

2.作用

主要作为统计的原始资料,也可作为提供查找病案的原始记录。

(四)诊断符合情况登记

1.项目

必要的登记项目及入院日期、科别、入院诊断、出院日期、出院诊断、医师姓名等,亦可包括门诊诊断、术后诊断、病理诊断等。只记录经临床证实、检验检查证实误诊、漏诊等不符合的病例。

2.作用

既是统计的原始资料又可作为病案管理的永久性资料。①可以通过登记掌握出入院诊断的符合情况,了解医院、诊所及社区医疗单位的整体医疗水平或医师的诊断水平、业务能力。②可帮助查找某一时期有误诊、漏诊情况的病案,以利开展病例讨论,总结经验教训,提高诊断水平和医疗质量。③可作为考核、晋升医师职称时的参考依据。

据我国目前状况对于各种疾病的诊断符合率,没有提供界定的硬指标,鉴于此种情况作为信息资料的开发利用,对每份出院病案进行此项登记无实际意义。建议只登记经临床、手术或病理证实的误诊、漏诊的病例,更具实际意义。

（五）死亡与尸体病理检查登记

1.项目

必要项目及死亡日期、科别、死亡诊断、尸检号、病理诊断等。

2.作用

通过它可以掌握全部死亡和尸检病例的情况，从而：①迅速准确地提供死亡和尸检的病案。②作为统计的原始资料，可统计医院内某一时期的死亡及尸检情况。③从中分析临床诊断与尸检病理诊断的符合率，了解医院、诊所的诊断水平。④根据死亡病案，分析死亡原因，检查和分析医疗工作质量。

病案的登记虽然种类繁多，在用手工操作时要根据不同功能、作用重复抄录，如今医院 HIS 系统的建立，病案首页信息的全部录入通过不同的项目组合可达到随意检索的目的，提高了病案信息的利用率，极大地减轻了病案管理人员的工作负担。

（戚进涛）

第二节　住院病案内容的排列

一、住院病案的形成

病案的形成是在患者首次与医疗部门接触开始，是医务人员对患者所做的咨询、问诊、检查、诊断、治疗和其他服务过程医疗信息的积累，这种积累使每个患者的医疗信息记录都具有一定的连贯性和连续性。

（一）住院病案的形成

从患者开始办理住院手续到出院的全部过程是医院内所有工作人员为患者服务的过程，是医务人员（医师、护士、实验室及其他医技科室的人员）、营养师、住院处及结账处、病案科的工作人员相互协作，整个过程产生了大量有价值的医疗信息，这些信息经过病案管理人员的整理、加工形成了住院病案。

1.建立住院病案并分派病案号

患者在门诊就医经医师确定需住院治疗者，持医师所开具的住院证在住院处办理住院手续，住院处为其建立住院病案并分派一个住院病案号（适用于两号分开制的病案管理）后进入病房。如患者系再次住院，住院处须立即通知病案科将患者以前的病案送达病房。

2.病房医师、护士的诊疗和护理记录

病房医师要连续详细地记载患者的发病、诊断、治疗及最后的结果，整个过程包括病程、诊查所见、治疗和各种检查结果；护士要记录有关护理观察和治疗计划及为患者所作的其他服务的资料。

3.患者的治疗过程、最后诊断和出院记录

患者出院时，医师要在病程记录的下面记载患者出院时的状况、诊断、治疗及患者是否需要随诊；医师要写出院记录，展示评判治疗、支持诊断的全部资料，并记录最后结果以及出院后的注意事项；要在病案首页上记录主要诊断以及其他诊断和手术操作名称，转归情况，注意在病案首页上签名以示对病案资料负责。

4.患者住院期间的所有资料返回病案科

患者在出院处办理好出院手续后,其在住院期间的所有资料都被送到病案科。

5.病案的整理、装订和归档

病案管理人员将患者的所有资料按一定要求进行整理、装订后即形成了住院病案,并入病案库归档保存。

(二)一份完整病案的标准

一份完整的病案必须包括"按事情发生的先后顺序记录的充分资料以评判诊断,保证治疗及最后效果"。(Huffman)完整的医疗记录的标准如下。

(1)有足够的资料证实已作出的诊断。

(2)叙述执行的是什么手术,为什么要做,做了什么,有什么发现,并详细叙述麻醉过程。

(3)叙述最后的诊断及外科手术操作。

(4)由治疗患者的医务工作者签名以证实无误。

(5)如果病案是逐步汇集的,应有足够的资料使其他医师或卫生工作人员能够接管对该患者的治疗(如交接班记录)。

(6)完整地收集患者所有医疗资料及相关资料。

(7)严格按照资料顺序的规定进行整理、装订。

(8)完成病历摘要、疾病和手术分类的编码和各种索引,满足了保存病案的目的。

(9)准确无误地归档。

二、病案的排列方式

作为病案工作者,必须始终重视患者资料的完整性和准确性,使之可随时用于患者的现在和将来的医疗。医疗记录的组织可以按患者资料来源或患者的问题进行。病案资料排列的原则,要以符合人们按时间发展的阅读习惯,能够迅速找到所需要资料的顺序排列。

(一)一体化病案(integrated medical records,IMR)

一体化病案是指所有的病案资料严格按照日期顺序排列,各种不同来源的资料混合排放在一起。

在一体化病案记录中,同一日期内的病史记录、体格检查记录之后可能排放着病程记录、护理记录、X光报告、会诊记录或其他资料。每一次住院的资料在病案中用明显的标志分开。

采用一体化病案形式的优点是向使用者提供了一个按时间发展顺序表示的某一医疗事件的全貌。其缺点是几乎不可能进行同类信息的比较。例如:了解血糖水平的变化,检查记录放在病案中的不同位置,从而使查找和比较都很困难。信息一体化可有不同程度的实施,最常见的是一体化的病程记录,即所有病程记录按时间顺序排列,而其他资料另外排放。

(二)资料来源定向病案(source oriented medical records,SOMR)

资料来源定向病案是根据资料来源排列的病案,将不同来源的资料按同类资料集中在一起,再分别按时间顺序排列。如医师的记录、护士的记录、实验室检查资料等分别收集起来,按时间发展的先后顺序排列。我国的病案内容排列大都采取这种方法。

病案作为信息交流的工具,怎样能更有效地迅速地检索、提供资料,是发挥病案的价值并使其具有保存意义的关键。在许多情况下,病案内的资料不易检索、不能被有效地开发利用,这是因为医疗记录往往是随时性记录,是在入院记录、病史、病程记录、护士记录或 X 线和其他实验室报告中无组织地、凌乱地、分散地记录,而且通常又没有指明疾病情况或问题的标记,病案常常越来越厚,显得杂乱无章,致使重要资料的检索既困难又无可奈何,也为医务人员内部交流设置了障碍。

在国外许多专家认为,解决这个问题的最好办法就是要使病案结构化,又称"结构病案",也有人称为表格病案。结构病案是指一种计划好的表格,其使用的语言与设计形式是统一的,所有用该表格的人都要遵循同一种形式,这种病案的构成能适用于所有情形。

结构病案很容易实行自动化的管理。随着目前医疗领域中计算机的使用不断增加,结构病案有利于实现使人工到自动化系统的转变。但是,完全性结构病案缺乏对个别问题进行描述的空间,因而使医务人员感觉很受格局的限制。

这说明,病案的结构化并非等于完全采用表格记录的方式,例如:病程记录往往需要进行描述,所需的记录空间要大,表格的限制将使记录受到影响而可能造成资料不全。因而,病案的结构化适用于"既定性信息"的记录,如病案首页等医疗表格。

（三）问题定向病案（problem oriented medical records,POMR）

1.问题定向病案的概念

问题定向病案是根据问题记录排列的病案,是为满足各种标准而建立的一种结构病案的形式。问题定向病案是由劳伦斯·韦德（Lawrence Weed）博士于 20 世纪 50 年代后期首先设计的。这一概念要求医师在问题的总数和内部关系这方面研究患者所有的问题,分别地处理每个问题,并促使医师确定和处理每个问题的路径都很清楚。它可以在获得所有事实的基础上对此进行评价。

劳伦斯·韦德博士于 1969 年写出了 Medical Records Medical Education and Patient Care 一书,他在序言中指出:要达到医疗效果,有两个必备的基本手段,即开发可能为所有的人提供医疗信息的交流系统;建立对患者问题和病情发展过程明确表述的系统。他认为过去的病历书写有如下欠缺:①对患者不能充分发挥医务人员集体的综合效应（群体医疗作用）。②对患者的资料、数据的收集和积累不完全,不恰当。③缺乏对日常诊疗的检查、核对机制。④资料难以综合高度分化的各专科的医疗情况。

问题定向病案和过去的诊疗记录有着根本的区别,过去的诊疗记录,是中世纪以来长期习惯使用的流水账式书写方式,是以医护人员为中心而撰写的备忘录,其内容是主观的、冗长的、罗列的、分散的;而问题定向病案是一种科学的综合记录,它对取得的信息进行归纳、分析,列出问题一览表。问题是从患者整体（社会的、心理的、医学的）中找到的,据此可以制订合理的医疗方案,其内容是提炼的、简明的、有说服力的,是一目了然的。

2.问题定向病案的组成部分

（1）数据库（基础资料）:建立问题定向病案的第一步是建立一个综合的数据库。内容包括患者的主诉、现病史、过去医疗史（既往史）、系统检查及体格检查的结果。

（2）问题目录:数据库一旦收集,应对资料进行评价并建立问题目录。每个问题对应一个编号。问题目录放在病案的前面,就如同一本书中的内容目录,即问题的编号名称像书中的章节、页号及题目一样。而在资料来源定向记录与问题定向病案记录之间概念上最大的不同就是问题目录。

特征:问题定向病案记录是在填表者理解水平的基础上表达问题,问题目录不包括诊断印象,它是治疗计划中的一部分。

"问题"的含义:问题这一术语,是指需要管理或有诊断意义的检查,即指任何影响个体健康生存及生活质量的情况,因而它可以是内科、外科、产科、社会的问题或精神病学问题等。

问题目录的内容:在设计问题目录时,每个问题都要注上日期、编号、标题、活动问题、非活动问题、已解决的问题。①活动性问题:是指患者目前存在的,影响健康的,需要解决的问题;②非活动性问题:是指患者过去的一些重要的病史,手术史和过敏史以及本次住院期间已解决了的问题;③活动性问题的列表标准:患者存在的活动性问题,一些需要继续观察治疗的情况及高度可能复发的疾病均作为活动问题列表的标准,活动性问题一旦解决,就应列到非活动性问题栏目中。记录活动性问题的方法:当病情不明确时,记录临床表现,一旦明确了诊断,就在其后画个箭头并随之填上诊断。

问题目录的作用:登记了所有的问题;在以患者为整体的治疗过程中保持了资料的有效、全面和可靠;可用于本专业人员、患者及其他医务工作者进行交流;清楚地指明了问题的状况是活动的、非活动的,还是已经解决的;可作为医疗指导。

(3)最初的计划:根据问题目录中所确定的问题,制订患者问题管理的最初计划,是使用问题定向病案进行计划医疗的第三个步骤。①诊断性计划:是为了收集更多的资料而做的计划,如为辅助诊断需要做的实验检查计划等。②治疗性计划:为患者治疗所做的计划。③患者教育计划:计划告诉患者要为其做些什么。

(4)病程记录:这是问题定向病案记录的第四个步骤。病程记录必须是按问题编制,因为对每一问题都要分别处理,故每一问题一定要通过其编号及名称清楚地表示出来。病程记录可以是叙述性的,也可以是流程表式的。

叙述性记录又分为 SOAP 4 个项目,通常记录时先写日期,再以每个问题的编号和标题为引导。

——S(subjective data):由患者直接提供的主观信息。如患者的主诉、症状、感受等。

——O(objective data):由医师或护士获得的客观信息。

——A(assessment):医师或护士的判断、分析和评价。

——P(plant):对患者诊断、治疗的计划。

病程记录的作用:病程记录的这种结构类型提高了医师处理每个问题的能力及决定问题的途径,可显示出医师思维过程的条理性;如果书写正确,可使每个参与医疗和质量评价的人,对每个问题的理解及所进行的管理都会很清楚,便于对患者的治疗及对医疗质量的评价。

流程表(flow chart/sheet):①适用:处理复杂快速变化的问题,它是观察患者病程最适当的方式;②用途:即可用于问题定向病案(POMR),也可用于资料来源定向病案(SOMR);③设计流程表的步骤:应首先确定使用流程表的具体临床科室;确定所需要监护患者的状况;确定提供最大关注时所需资料收集的监护频率,这通常都在表格的上端指出。使用流程表的临床状况通常决定监护频率。

流程表是病程记录的一种特殊表格,在得到批准后,方可放到病案中,没有必要一定要将其放入每一份问题定向或来源定向病案中。

(5)出院摘要:完成病案的最后一步是准备出院摘要,在问题定向病案中,这项工作很容易做。医师在做问题定向病案的出院摘要时,可简要地总结已为患者解决了的特殊问题的治疗结果,并可着重介绍出院时没有解决的问题及简要地指出将来的诊断、治疗及教育计划。这一切均可从问题表上反映出来。

在结构式问题定向病案中,使用逻辑的显示系统是从数据库收集资料开始的。随后是问题目录,它可以帮助医师确定患者出现的问题,这一资料放在病案的前面,使负责治疗患者的每个医务人员都能知道患者的所有问题。从数据库和问题目录中,产生了治疗的最初计划及诊断性检查,即治疗患者的医师决定去做什么。然后是通过使用 SOAP 的方法记录问题,说明贯彻执行的情况。

3.问题定向病案的作用

问题定向病案是一种很有用的交流工具,它可以使病案资料能明确地显示出来,并促进了医师与其他医务人员之间的交流。

正如前面提到的,结构病案在系统中促进了临床科研、教学与计算机的应用,完善了医疗评价的资料检索。它通过把患者看作是一个整体,而不是孤立的事件或情节,从而提高了医疗质量。

4.问题定向病案的应用范围

这种结构式问题定向病案不是广泛使用的,特别是在那些较大且繁忙的医院不大适宜。它主要在一些小医院、诊所或初级卫生保健中心比较广泛地被使用。

5.问题定向病案书写方式的主要优点

(1)书写的过程要求医师全面考虑和处理患者的所有问题。

(2)或多或少地迫使医师按问题的严重程度的顺序,去解释和处理患者的问题。

(3)使医师或其他人员在使用病案时,能够按照任何一个问题的进程了解患者的情况。

6.病案人员的责任

不管病案是按问题定向还是来源定向进行组织,病案工作人员均应该帮助医师及其他医务工作人员准备结构合理的表格,以促进资料的收集,并且使他们很容易得到所有不同层次的资料。

三、出院病案排列次序

我国最常用的住院病案排列是按资料来源排列次序。各部分病案记录的编排应按照日期的先后顺序,但患者在治疗期间与其出院后的病案编排顺序几乎相反,特别是护理记录及医嘱部分是按日期倒排的次序排列。原因是患者治疗期间,医师所要参阅的是患者最近的病情及其医疗措施,故将最近的记录放在最上面。患者出院后病案装订成册是永久性的保存形式,故应按日期先后顺序编排。这里提出的病案内容的排列顺序并非绝对的标准,但它是根据"使用上的要求"这一原则进行编排的,这个"要求"是病案排列的目的,便于资料的参考和使用。

(一)出院病案一般可分为六个部分

(1)病案首页:患者的鉴别资料。

(2)患者住院前的门诊记录。

(3)医疗部分:医师对疾病进行诊断、治疗所做的记录。

(4)检验记录:各种检查化验的记录和报告单。

(5)护理记录:护理人员对患者的观察、处置、护理所做的各项记录。

(6)各种证明资料:如手术操作知情同意书、各种证明书等。

(二)住院期间病案的一般排列顺序

(1)体温单(按日期先后倒排)。

(2)医嘱记录单(按日期先后倒排)。

(3)入院记录,入院病历。

(4)诊断分析及诊疗计划。

(5)病程记录(按日期先后顺排),包括计划治疗内容。遇有手术时,尚须填写下列记录单:手术前讨论记录单;麻醉访视记录单;麻醉记录单(按病程记录次序顺排);手术记录单(按病程记录次序顺排);手术室护理记录单;手术物品清点单;手术后记录(即手术后病程记录,排在该次手术记录后;如再有手术,应按先后顺序接在后面),出院或死亡记录。

(6)特殊病情及特殊治疗记录单(按日期先后顺排)。

(7)会诊记录单(按会诊日期先后顺排)。

(8)X线透视及摄片检查报告单(按检查日期先后顺排)。

(9)病理检查报告单(按检查日期先后顺排)。

(10)特殊检查报告单(如心电图、超声、放射性核素、CT、磁共振等,按检验日期先后顺排)。

(11)检验记录单(按页码次序顺排)。

(12)检验报告单(按报告日期顺排,自上而下,浮贴于专用纸左边)。

(13)中医处方记录单。

(14)特别护理记录单(正在进行特别护理时放在特护夹内)。

(15)病案首页。

(16)住院证。

(17)门诊病案。

(18)上次住院病案或其他医院记录。

(三)出院病案的一般排列顺序

(1)目录页(包括诊断、手术、出入院日期等,一次住院者可以省略,该部分内容由病案科填写)。

(2)住院病案首页。

(3)患者住院前的门诊记录。

(4)入院记录、入院病历包括:患者一般情况、主诉、现病史、既往史、个人史、婚育史、月经史、家族史、体格检查、专科情况、辅助检查、初步诊断、拟诊讨论。

(5)病程记录(均按日期先后排列)包括首次病程记录、日常病程记录、上级查房记录、疑难病例讨论记录、交接班记录、转科记录、阶段小结、抢救记录、有创诊疗操作记录、会诊记录、术前记录、术前讨论记录、麻醉术前访视记录、麻醉记录、手术记录、手术安全核查记录、手术清点记录、术后首次病程记录、麻醉术后访视记录、出院记录或死亡记录、死亡讨论记录、其他一切有关病程进展的记录。

(6)治疗图表。

(7)治疗计划。

(8)X线报告。

(9)各种特殊检查报告(心、脑、肾等)。

(10)血尿便痰常规检查登记单。

(11)各种化验回报。

(12)病理检查回报。

(13)特别护理记录。

(14)体温脉搏图表。

(15)医嘱单。

(16)新生儿病历。

(17)入院证、病危通知书、领尸单等。

(18)手术操作知情同意书、输血治疗知情同意书、特殊检查和治疗知情同意书。

(19)护士病案(如患者死亡护理记录、液体出入量记录等)。

(20)随诊或追查记录。

(21)来往信件(有关患者治疗情况的材料)、证明书。

(22)尸体病理检查报告。

(戚进涛)

第三节　住院病案信息的收集与整理

一、住院病案信息的基本内容

病案信息管理人员必须了解病案所包含的内容。住院病案保存了医务人员对患者进行医疗的有关信息,它准确地记录了诊疗的事实,起到支持诊断、评判治疗效果的作用。因此病案信息管理人员在收集与整理住院病案时,首先必须清楚地知道病案的基本内容。

(一)患者鉴别信息(即患者身份证明资料)

病案必须包括足够的信息用于鉴别患者的病案。如病案号、患者姓名、性别、出生年月、年龄、民族、国籍、工作单位、家庭住址、籍贯、身份证号码、就诊卡号等。

(二)患者的病史信息

记录患者的主诉、现病史、既往病史、个人史及婚育史,以及家族的疾病史。

(三)有关的体格检查信息

记录一些与本次病情有关的身体检查及常规的体格检查情况。通常指呼吸系统(肺)、循环系统(心脏、血压)、消化系统(肝、脾)、神经系统的叩、听、触、扣的检查记录等。

(四)病程记录

记录患者病情的发生、发展及转归过程。住院患者的病程信息在时间上往往具有连续性和连贯性。门诊病案则只有在患者再次就诊时才有记录,因此其能否连贯记录取决于患者的就诊情况。

(五)诊断及治疗医嘱

主要包括医师的会诊记录(会诊指当患者在治疗过程中疑有其他科的病情时,请其他科或其他医院的医师共同对该患者的病情作出诊断和治疗的活动过程)、拟诊讨论记录、治疗计划、所施治疗方法的医嘱(医嘱指医师为患者的检查及治疗给予护士的指示记录,医嘱分为口头医嘱、临时医嘱、长期医嘱)。门诊病案的医嘱记录形式与住院病案不同,它只被简单地记录于当日诊疗记录中,不作为病案整理的内容。

（六）患者知情同意书

通常用于住院患者或急诊留诊观察的患者。它包括患者病重、病危通知书(此通知书是下达给患者家属的,为一式两份,患者家属及院方各执一份);医疗操作、手术同意书(凡进行具有一定危险性或对患者可能造成一定不良影响的操作时,需征得患者或患者家属或授权人的签字同意方能进行)。患者知情同意书具有一定的法律作用。

（七）临床观察记录

临床观察记录是医师及护士对住院患者或急诊留诊观察的患者病情观察的记录。如患者体温单、护理单、特别护理记录等。

（八）操作及实验室检查报告

如临床所做的腰椎穿刺(抽取脑脊液)、骨穿(骨髓穿刺)、活组织检查、内镜检查等的报告单;各种生化检验如血、尿、便常规报告单;影像学检查如 X 线、CT 扫描、磁共振、超声波检查等报告单;心电图、脑电图、肌电图检查报告单等。

（九）医疗结束时的结论

患者住院期间的医疗结束时,通常要有出院记录,其内容包括最后的诊断、治疗后的结果及治疗的主要过程(内容简明扼要)、对患者出院后的建议等。

（十）病案的特殊标志

不论是住院病案还是门诊病案,有些重要的医疗信息需要使用特殊的标志,以便迅速引起使用者的注意。例如:青霉素过敏、装有心脏起搏器或肾透析的患者等,这些信息应在病案首页以特殊的标志显示出来。如果这些内容出现在病案资料的其他地方,应使用色标以表示这是使用者需注意的特殊和重要的资料。病案管理者在整理病案时,有提醒医师对重要问题或事件等信息的遗漏应及时补充的义务,并按有关规定作出明显的标志。

二、出院病案的回收

出院病案能否及时回收,关系到医疗机构各类统计报表的生成、病案数字化储存、临床医师借阅、患者复印资料等工作的顺利进行。国家卫生行政部门要求医疗机构产生的某些信息、数据及时上报。因此出院病案在规定时限内及时收回是非常重要的一项工作。

病案管理人员应在患者出院后的 24 小时之内将所有出院病案全部收回,因此这项工作每天都要履行。收集出院病案可依据各病房出院患者日报表进行核收,但由于某种原因医师未能完成病案记录,导致个别病案不能按时收回。因此对未能按时收回的病案,应有记录。在收取出院病案时应注意收取患者住院前送达病房的门(急)诊或住院病案,以及滞后的检验检查报告单(即患者已经出院这些检验检查报告单才送回到病房或出院处),这样才能保证病案信息资料的完整性。

有些地区和单位将出院病案回收的时间定为患者出院后 3 天或 7 天,有些单位每月月底回收一次,甚至未经病案科收回,病案即从病房被取走,这不是好的工作作风,也是长期困扰病案管理人员的难题。国家规定患者出院 24 小时完成出院记录,实际上决定患者出院时医师就应完成出院记录,形成"今日事,今日毕"良好的工作习惯。延迟 3 天或 7 天才去完成应于患者出院当日就应完成的工作,延迟数天追补记录,未能建立一个良好的工作秩序,难免出现误差。将患者出院数天的病案共同滞留于病房容易造成资料的混乱、丢失,不利于病案的安全管理,给病案统计工作带来的是多方面影响。有关国家统计报表的数据不能及时上报,患者复印病历、医保费用理赔、其他参考查询病案资料均不能及时提供;病案的整理、编码、质量监控、归档都不能按时完成。作为病案管理者要勇于坚持原则,督促医院领导和医务人员按规定于患者出院 24 小时内收回病案。

三、出院病案的整理

(一)出院病案的整理

出院病案的整理工作是将各方面的资料收集起来,按照一定的组织系统及要求加以编排整理,在整理过程中进行病案资料质和量的分析,并检查病案内的各个组成部分,以确保资料的完整性、准确性,使病案的组织统一化,内容系统化,便于使用时能较快地找到所需要的资料。

出院病案的整理是一项极细致的工作,不只是单纯的排序、装订。病案管理人员要负责对病案的书写质量作出鉴别分析,促使医务人员提供完整的病案记录。每份住院病案的内容都比较复杂,包含有各种不同的记录,各种疾病的常规检查亦各不相同,患者签署的知情同意书则是赋予医师行医的职权,这些记录都是医师对患者实施正确诊疗的依据。有些病案则是今后医疗、教学、科研及法律方面的重要资料,病案管理人员在每天整理分析病案时,必须认真检查各项记录是否完整。根据《病历书写基本规范》要求,每册出院病案其所涉及的项目必须填写完整;每种疾病的常规检查和必要的特殊检查一定要齐全;所有手术操作中切除的组织必须有病理学检查报告;每项记录表单必须有患者的姓名、病案号、日期以及医师签字。这样才能保证病案信息的准确性、完整性。既为患者的继续医疗提供了有效的医疗资料,也能很好地保护患者、医护人员及医疗机构的法律权益。因此对出院病案的整理在质和量上都有较高的要求,这就要求病案管理者具备一定的基础医学和临床医学知识,对正确的病案记录有详细的了解,能够根据病案记录分析病案内容的完整性,并按要求整理出合格的病案。

(二)任务

(1)每天上午到各病房收集前一天(24 小时内)出院患者的病案及住院前的老病案,同时送达患者在门诊时的检查检验回报单。

(2)按照整理要求及出院病案内容排列顺序的规定做好整理、编序、装订工作。

(3)负责有关病案的出院及分科登记工作。

(4)负责督促有关医师及时完成病案记录。

(5)负责对出院病案书写质量的检查,发现问题及时反馈有关科室医师或向领导反映,保证病案记录的完整性。

(6)负责住院病案完成后病历页码的标注。

(三)要求

(1)按时收回或签收出院病案,应注意收回老病案,个别未能按时收回的病案应有记录,并提示医师按规定的时限及时送交病案科,或在短时间内再次前往病房收取。

(2)整理出院病案必须逐页检查姓名、病案号;检查病案书写的字迹是否清晰、工整、易认;检查各种必要的检验检查报告是否齐全,并及时追索未回的报告,对已有报告的粘贴不合乎要求的应重新粘贴;每页记录的右上角应书写页码。

(3)检查各项记录是否完整,发现记录不全、有书写差错者,应及时通知有关医师补写或重写,保证病案资料准确与完整。

（4）及时准确地做好出院病案的各种登记,字迹应工整、易认,不准潦草,且必须用钢笔书写。登记出院日期必须将年、月、日注明,不准只写月、日不记年份。

（5）使用病案全程计算机网络化管理时,应及时录入患者出院的信息,保证各项登记完整,便于查阅和检索。

（6）病案装订时应以左边和底边为准,将所有记录页对齐,如用线绳装订应勒紧,使之平整。

（四）出院病案整理工作流程

（1）在患者出院前一天,病房经治医师将出院病案、门诊病案、出院证明、诊断证明和出院后用药处方等填写并签字后,由总务护士或护士长将病案按规定顺序整理后,放入固定地点,病案应在患者出院后24小时内由病案管理人员回收至病案科。每月至少由主治医师主持召开一次出院病案讨论会,总结检查病案书写质量和各种记录是否齐全,补充完善后由主治医师签字、归档,出院病案讨论会是一次很好的临床带教活动,科主任应同时参加。

（2）一切诊治结果报告,如病理检查报告及病理图片、特种治疗的报告单各种检查检验单等,均应及时归入病案。

（3）病案科对出院病案必须按规定次序排列,对各项记录应再次检查、整理。

（4）将整理好的病案,加盖封面、封底或封袋,并在封面显著位置盖印或以墨水正楷书写病案号码、姓名、入院及出院日期,然后装订、标注页码。死亡患者的门诊病案应附于住院病案的后面。

（5）病案科于每月月底清点出院病案份数,如有缺少应及时查找归档。

（6）已装订的病案,在住院病案总目录(出入院患者总登记本)上将出院日期、转归情况等逐项进行登记,并进行疾病和手术操作分类编目,死亡患者应进行死亡登记或死亡患者编目。

（7）编目完毕的病案,应及时按病案号顺序排列归档。

（8）收到病区用毕退回的其他医院病案,应及时在病案收发本上登记,然后挂号寄还原医院。

四、各种检查、检验报告的管理

（一）检查、检验报告管理的意义

医疗事业的不断发展,使现代医疗工作中各种检查、检验手段成为证实疾病诊断,肯定治疗方法不可缺少的辅助医疗工作,其对科研、教学尤有重要意义。现代临床实验室的检查方法日趋完善复杂,其中有许多检查对于寻找病因、病灶的定性、定位、确定诊断及治疗方法具有重大的意义。随着工业和科学的不断发展,医疗仪器设备日益精密复杂,临床医学、科学研究日益广泛地使用各种器械、特殊装置对人体某一系统或器官的功能状态进行检查测定,这对了解病变的部位、范围、性质和程度,疾病的诊断,特别是对一些疾病的早期诊断、预防与治疗都有极大的意义。目前,各种实验检查项目有数千种之多,各种医疗器械检查的功能测定的项目,据不完全统计也有上千项。而这些检查、检验设备并非临床医师一人所能操作,因此每项检查、检验都必须由医师为患者开出申请单,经过实验室为患者检查、检验后,再将结果回报给医师,但大部分结果由于其滞后性而回到病案科后才被归入到病案内。各种检验回报和特殊检查记录都是病案资料的重要组成部分,也是病案管理中对病案内容质量检查的一项重点,做好了检查、检验回报的管理才能保证病案资料的完整性。如果病案管理人员未把检验检查结果正确地归入到病案内会使医师的诊断失去重要的科学依据,影响对患者疾病的处理,尤其是使病案资料的价值受到了很大的损失。因此,对这项工作应进行严密的科学管理。

（二）检查、检验报告管理的任务

（1）负责整理、查找、粘贴各种检查、检验回报单，并将粘贴好报告单的病案归档。

（2）负责错号报告单的查对工作。

（3）保存暂时无法归档的报告单。

（三）检查、检验报告管理的方法

1.建立签收制度

对一些比较重要的报告单应建立签收制度，加强实验室人员和病案管理人员双方的责任感，减少或杜绝差错：①指定专人负责签收各种检查、检验报告单。②确定需要重点签收的检查、检验报告项目。如：病理检验报告、核医学检查报告等一些特殊检查项目。③做好签收登记。准确清楚地记录签收的检查、检验报告的项目、数量、科别、日期、签收者的姓名。④若患者正在住院期间应及时将检查、检验报告单送至病房。

2.进行系统的整理

对各种检查、检验报告单的规格要求如下：①与病案记录页纸张大小相等，如心电图、脑电图、病理检查等报告单。②为病案记录页的1/2，如X线透视、超声波检查、骨髓检查等报告单。③为病案记录页的1/4，是使用最多的一种，如化验室的血、尿、便检查报告单。④极少数报告单的纸张大小不一、不合规格，如一些医疗仪器自动打印的结果单，不是过小就是大于病案记录页。对大大小小的检查、检验报告单，每天必须加以整理，使之整齐地贴放在病案内。

3.整理要求

（1）在查找病案及贴放装订报告单的过程中，必须逐一核对病案号、患者姓名，防止发生差错。

（2）住院患者的一切检查、检验报告单要按照住院病案整理顺序统一集中贴放、装订。

（3）所有小张化验单粘贴时要注意保持整齐，采用叠瓦式的粘贴，并使每张化验单的上边露出空白以供填写化验项目及结果、日期等，便于医师查找翻阅。

（4）对住院患者的化验单，要求主管医师将检查项目、结果、日期填写在报告单的上方空白处，且阴性结果用蓝色墨水填写，阳性结果用红色墨水注明。

（5）各类报告单一律沿表格用纸的左边粘贴，装订一律以病案的左边、底边为齐。若报告单的纸张过大，在不损伤记录的情况下予以剪贴，以便保持整齐。

（四）检查、检验报告管理的要求

（1）对于每天回收的患者的检查、检验报告单，应及时、全部放入病案内并整理粘贴。

（2）粘贴时应按检查日期及病案内容的排列顺序贴放。要求不错贴，不订错排列顺序。

（3）如果未查到病案的检查检验报告单，应在当日查对各登记簿及病案示踪记录，查明病案去向。

（4）在查对错号报告单时，要细致分析其错号的原因，可根据患者姓名索引查对并纠正报告单错误的病案号，核对病案记录中是否有此项检查，准确地将报告单归入病案内。

（5）对未能归档的报告单，必须保持按病案号码顺序排好，以备查找。

（6）对无法查对的差错报告单，应保存起来按时呈送医院领导，并按要求定期统计各种报告单因病案号码或姓名差错而无法归档的错误率，提供领导者参考，便于领导及时掌握情况，便于改进工作。切不可将无法归档的报告单弃之，否则当事人将要承担法律责任。

（7）对于患者的特殊检查、检验报告单要及时归档，防止丢失，稍有疏忽将造成医疗资料的损失,影响患者的继续医疗以及医保患者费用的理赔,甚至造成不必要的医疗纠纷,使患者、医院和医务人员的利益受到损害。

(8)病案管理人员应认识此项工作的重要性。要熟悉业务,具有高度的责任心,与各实验室相互配合,本着对患者及医疗信息负责的态度完成任务。

(戚进涛)

第四节　住院病案的编目与检索

病案具有广泛的知识内容,是一座蕴藏着丰富医学知识的宝藏,病案管理人员对其进行整理加工以及编制各种索引,是打开宝藏的钥匙,利用病案的人员可以根据不同的需要和使用目的,检索到需要的病案资料。病案管理人员对病案信息开发建立的索引有患者姓名索引、疾病分类索引、手术操作分类索引、医师索引、随诊索引等。

一、疾病分类与手术操作分类索引

疾病分类和手术操作分类编目是病案信息科学管理中的一项基本工作,是把病案首页上医师所填写的疾病诊断和手术操作或有关健康问题,用国际标准予以分类编码建成索引,以备日后科研、教学、查询、统计分析、检索之用。国家规定国标《疾病分类与代码(国际疾病分类ICD-10)》,手术操作分类 ICD-9-CM-3 作为我国疾病分类和手术操作分类的标准。疾病分类涉及临床所有学科,需要掌握医学知识和相关知识,必须接受专业培训的才能胜任。特别是综合医院各专业学科齐全,接受诊治患者的病种广泛,更需要具备较强的知识。况且分类规则复杂、规定繁多,编码时必须查阅病案,非一般工作人员所能胜任。如果未经专业培训或单纯使用计算机程序编码,则必然产生分类编码的错误。国外从事疾病分类编码工作的人员必须经过专业培训,参加专业协会的考试持证上岗。如:美国的注册卫生信息技术员(registered health information technician,RHIT)可以从事编码工作。1992 年美国专门设立了疾病分类资格认证考试,如编码专业证书(certified coding specialist,CCS);编码专业证书-医师为主(certified coding specialist-physician based,CCSP)(如:开业医师、专科诊所编码人员)、编码助理证书(certified coding associate,CCA),只有通过资格考试,测验及格发给证书,才能上岗。我国台湾病历管理协会近些年也在举办疾病分类人员资格考试。中国医院协会病案管理专业委员会自 2005 年以来开展的国际疾病分类编码技术资格认证考试,截止到 2010 年底全国已有 990 人通过考试,促进了编码准确率的提升,为编码人员持证上岗做准备。有些地区的医保局已经规定,编码人员没有通过认证的医院不得接受医保患者。

卫生部规定 1987 年在我国使用国际疾病分类(ICD-9)进行病案首页的疾病分类编码、住院患者疾病分类统计和居民病伤死亡原因分类统计。目前我国病案的疾病编码使用的是国际疾病分类 ICD-10(第2 版);手术操作分类使用 2008 版的 ICD-9-CM-3。

(一)编码和索引制作方法

(1)以国际疾病分类作为编目的指导书籍,按规则进行分类编码。

(2)索引以疾病分类各章节的编码顺序排列。

（3）审核每份病案诊断名称、手术操作名称书写是否完整符合要求。

（4）主要诊断与主要手术操作选择是否正确。

（5）按编码查找要求准确分类确定编码。

（6）注意随时查阅病案。

（7）手工操作多采用卡片式编制索引，设备有卡片柜、导卡、索引卡。

当前信息技术的飞速发展，病案信息管理工作许多项目已被电子化所取代，更适用于疾病分类和手术操作索引，医院已普遍在 HIS 系统中用计算机操作编制疾病分类和手术操作索引。计算机操作给工作带来许多方便，提高了工作效率，然而在工作中切不可粗心大意、简单从事。编码人员一定要随时查阅、分析病案内容，做好分类编码工作。更不可在分类编码时，只按医师书写的诊断，而不加审查，完全照搬；不使用 ICD 书籍查码、核对，完全按计算机字库编码，必然产生编码的错误，这已被各地多年实践所证实。

（二）ICD 编码技能水平考试的必要性

1998 年，国务院发出《关于建立城镇职工、居民基本医疗保险制度的决定》以来，国家为了有效控制过度医疗，节约医疗资源，减轻患者负担，各地卫生领导部门纷纷出台制订按病种管理付费的方法。为规范病种的管理借鉴国际上相关诊断分组（DRGs）的管理方法，规范疾病病种管理的诊断治疗，给予准确的国际疾病分类编码，作为医疗保险单位对医疗费用理赔的依据。然而这一决定执行得并不理想，未能达到预期效果。究其原因是疾病编码的误差给医疗费用理赔核算造成困难。

世界卫生组织 1981 年在北京协和医院设立疾病分类合作中心，卫生部、国家质量监督检验检疫总局将国际疾病分类定为我国的《疾病分类与代码》的国家标准。卫生部制订下发了住院患者疾病分类统计表、居民病伤死亡原因统计表；全国统一使用的病案首页，规定要将病案首页的疾病诊断和手术操作按照国际疾病分类（ICD）进行编码，20 多年的使用情况并不乐观。以北京市对 21 家三级和二级医院 16 个病种 17 万余册病案疾病分类编码检查，平均错误率在 23%，其他地区的编码错误率约在 30% 或更高。

经过专业培训在我国使用多年的 ICD，为什么编码错误率居高不下，通过参加编码技能水平考试人员的情况分析如下。

1.疾病和手术操作的发展

疾病分类和手术操作分类随着科学与时代的发展也在不断地发展，1993 年 ICD-9 向 ICD-10 的转换，2005 年根据医学发展 WHO 对 ICD-10 进行修订更换了第 2 版，手术操作近年来飞跃发展增加了许多新方法。随着分类规则的变更和新的疾病、手术不断出现及版本的更迭，人们必须随时学习新知识，掌握新规则，但基层单位很难及时派出人员参加学习更新知识。

2.人员更换

病案队伍不稳定，不少医院院长对于病案信息管理认识偏差，不认为病案信息管理是个专业，将 1~2 年内即将退休的医护人员未加培训安排做病案管理和疾病编码，人员更迭频繁，一些地区卫生局的同志反映有的单位 5 年内病案编码人员换了 3 名；有些单位医院院长认为有了计算机编码库，不批准学员购买必备的 ICD-10 工具书。

3.认识错误

不了解国际疾病分类，误认为计算机疾病编码库完全可以代替 ICD 编码，现有的 ICD 编码库多为计算机开发人员按照工具书编制,但 ICD-10 的应用规定有许多的编码规则,卫生部和世界卫生组织对于主要诊断的选择又有许多规定,计算机编码库不能体现替代规则的应用,一些同志将一些诊断挂靠在名称类似的项目下;加之疾病情况是千变万化的,最终还需要编码人员参阅病案进行分析取得正确的编码。一味地依赖计算机编码库,自以为编码正确,不理解、不掌握 ICD-10 的理论和原则,不加分析是编码错误的主要原因之一。一些未能通过考试的同志,踌躇满志满以为可以通过考试,拿到试卷大为诧异,不会编码,发现自己使用 ICD-10 原版书籍的编码技能接近于零。

4.知识匮乏

ICD-10 融入了很多知识是一个知识性很强的专业,涉及医学知识、临床知识和编码规则理论。国际疾病分类与临床工作紧密结合,但是在医学教育中却没有这门课程,医师不了解 ICD 对于诊断书写的要求、主要诊断选择规则不清楚,而编码人员要面对所有临床科室的疾病诊断进行分类编码,知识匮乏常常造成分类编码的错误。

(三)疾病分类编码是医保费用理赔的依据

按病种管理医疗付费以来,由于屡屡出现疾病编码错误,广西柳州市医疗保险中心 2005 年在处理医疗费用的理赔达到了非常困难的境地,患者、医院、医保中心都不满意,为解决这一难题,柳州市医保中心从解决编码的准确性入手,邀请中国医院协会病案管理专业委员会进行疾病分类 ICD-10 的培训。

(1)组织全区 51 家医院,医院院长、医师、编码员进行 ICD-10 基础知识培训,包括疾病主要诊断的选择,疾病和手术操作名称规范书写。

(2)加强医院数据的一致性。整理与规范疾病和手术编码数据库,全市统一使用。

(3)在提高编码人员编码水平的基础上进行编码技能水平考试,要求各医院必须配备有考试合格的人员从事疾病编码,否则,医院不能接受医疗保险患者。

2008 年 4 月柳州市医保中心,邀请病案管理专业委员会进行疾病与手术分类编码检查,通过对2007年5 365 份病案编码质量检查,结果表明医院配有通过水平考试的编码员分类编码错误率很低。编码员没有通过系统学习,疾病分类编码库没有及时维护的医院,编码错误率可达50%以上。几年间柳州市经过5 次举办培训,大大提高了疾病和手术分类的编码水平。北京市医疗保险事务管理中心也将编码人员水平考试列为医院考核的重点。

自 2005 年 8 月—2010 年 11 月,病案管理专业委员会多次举办 ICD 培训班,应各地相约在15 个省市(包括北京)进行了 31 次编码技能水平考试,先后有 2 063 人次参加考试,经过答卷测试有 990 人考试及格,得到合格证书,通过率47.99%。但还应理智的认识,通过考试的同志大多数只是刚刚踏过门槛,对于深入掌握 ICD-10 的理论、分类编码的原则以及难于分类编码的诊断还有欠缺,还需要不断加强学习,掌握更多的医学知识和疾病、手术最新的进展情况提高编码水平,为医改作贡献。为了巩固成绩不断提高编码人员水平,病案管理专业委员会在《中国病案》杂志设立继续教育测验栏目,要求考试及格人员按期答卷,每两年注册一次,每年达到继续教育20 学分准予注册,否则资格被自动解除。

当前疾病分类和手术操作分类正在关系着国家的医疗改革的开展,关系着城镇社会医疗保险、新型农村合作医疗的开展,2010 年医疗工作试点开展的临床路径,都需要得到疾病分类编码的支持,国家医疗卫生统计数据也需要准确的分类编码。随着我国收费体制按项目收费走向按病种收费的改变,各方面对疾病分类和手术分类及其编码的准确性要求更高,病案管理专业成为"患者-医疗单位-医疗付费"之间的桥梁,需要更多的高素质人员。病案管理专业委员会在中国医院协会的领导下,适时地开展了 ICD-10 编码技能水平考试,培养锻炼了一批具有较高能力的疾病分类编码人员,疾病分类的编码水平确有提高,适应了国家医疗改革之需,中国医院协会给予编码技能水平考试的支持实为医改之需,明智之举,得到各方面支持和认可。

二、医师索引

医师索引主要来源于病案,由病案科将每个医师医疗工作的情况进行分类登记、收集整理而成。这是考核全部医务人员医疗工作业绩、医疗质量、专业素质、进行梯队建设的重要信息资料,其他部门无可取代,也是病案管理部门具有行政管理职能的体现。

（一）内容

医师索引主要包括医师姓名、工号或代码、职称、科别、日期、接诊患者的病案号、手术患者的病案号、备注等。

（二）作用

医师索引主要用于医师的工作量统计,包括接诊门诊患者数、治疗住院患者数、参与手术数等,可为考评医师业绩、医疗质量、业务水平、职称晋升提供依据。

三、患者职业索引

患者职业索引的目的在于研究疾病防治与患者所从事工作的关系。许多疾病与大自然、工作环境、有害物质接触、空气污染等关系密切;人们从事的工作、工种与接触的环境有害物质直接影响人们的健康,如接触粉尘作业、化工作业、射线接触的工作人员皆为易感人群。职业索引可为职业病的防治、流行病学研究及其他科学研究提供信息。

患者职业索引信息主要来源于病案首页内容,因此要保证索引数据准确,病案首页患者职业的采集必须详细、准确,不能只是简单填写干部、工人等,应该填写具体职业,如清洁工、电工、化工厂工人、教师、会计、护士等,通过职业了解其与疾病的关系。

患者职业索引以各种职业建卡,登记罹患的疾病及该患者的病案号。

四、患者来源索引

通过患者来源了解医院的工作及服务范围,主要是外地与本地患者来源情况,外地患者越多,说明医院医疗质量越高,声誉越好。结合患者的疾病谱可了解地区的疾病发生情况,对多发病、流行病进行重点的调查防治,防止疫情蔓延。对此,卫生行政部门对医院患者的来源情况非常关注。

患者来源信息也是通过病案首页信息获得,因此病案首页中患者户口所在地信息需要填写详细、准确。以地区名称建卡,登记该地区就诊患者的病案号。

病案资料各种索引的编制,通过完善的医院计算机病案首页信息系统进行信息组合均可完成,替代了原有大量的手工操作,病案信息的电子化是病案管理发展的必由之路。

（戚进涛）

第五节　随　诊　管　理

　　医院的随诊工作是医疗信息收集的前伸与后展,是完整收集医疗信息的必要步骤,是一项与医院的医疗、教学、科研活动密切相关的重要工作。它弥补了患者到医院前的健康信息和患者出院后的疗效信息收集不足的状况,对医疗、科研、教学工作有重要的支持作用。

　　随着医疗制度改革的深入,基本医疗、社区医疗的建立为患者的医疗创造了更为良好的医疗环境,也为医院开展便捷的随诊工作提供了一条好的途径。

一、概述

(一)随诊的概念

　　医院根据医疗、科研、教学、管理的需要,与接受治疗和出院后的患者保持联系或预约患者定期来医院复查,对患者的疾病疗效、发展情况继续进行追踪观察所做的工作称作随诊。传统的随诊方法是医务人员到患者家中访视或发函调查了解病情,追访医疗服务效果、给予健康指导,故又称为随访。简单地说,随诊是医院在患者结束医院内的诊治工作之后,继续对患者追踪、查访的活动。

(二)随诊工作的目的

　　(1)医院开展随诊是医院医疗、科研、教学、管理活动中一项重要的工作。限于条件的限制,在医院诊疗期间医师们主要关心患者诊断治疗的现阶段情况,以前的病史作为医疗的参考。出院后患者的情况只能通过随诊来了解,通过患者的书面反映或来院检查,给予其健康指导。开展随诊工作可以使医师获得患者的全面信息,通过对随诊资料的总结分析,达到如下目的:①对患者进行继续医疗和恢复健康给予指导。②验证医师的诊疗方法是否正确、恰当,总结医疗经验,避免或减少今后的误诊、漏诊,提高医疗水平。③观察患者的健康状况及近期、远期的治疗效果,研究发病原因,追踪病情变化。④探索疾病发生、发展的规律,提高医疗质量和发展医学科学、保障人民健康。⑤改善工作和服务措施,加强医疗质量管理,更好地为患者服务。

　　(2)根据医学科学的发展规律,病案信息管理人员协助医师全面、系统地收集患者信息,使医师们掌握各种疾病发生、发展和消失的规律,达到提高医疗质量和发展医学科学的目的。病案信息管理随诊工作的目标是:①建立科学的随诊管理体系,能够准确地建立随诊目标(患者)的各种可靠联系方式,提示随诊时间、内容及相关事项。②及时、准确、完整、安全地获取患者有关的康复信息。③及时、准确、完整、安全地传递医师对患者的指导和约诊信息。④协助医师整理、统计、分析随诊资料。⑤为管理部门收集、整理、提供随诊资料。

　　随诊是一项不可忽视的工作,是医院全面质量管理的重要环节。一份完整的病案应该包括随诊记录,有了随诊才能对各种疾病的诊治形成一个连续、完整的过程。患者通常在发病期来医院就诊、检查和治疗,这只是某种疾病发生过程的一个阶段。在这一阶段中,医师对其进行了比较全面的检查、诊断和治疗,有的患者痊愈了,有的病情好转了,有的患者则疗效不明显甚至病情恶化,在此阶段的诊治过程中,医师对该疾病的发生、发展以及患者接受治疗的效果能够有准确的了解,并全部记录在病案中。但是对患者治疗后的远期疗效、病情变化、发展趋势及原因等,医师则需要通过对患者的随诊获得相关信息,在随诊的过程中了解患者出院后的病情变化,并对疾病的治疗给予必要的指导和建议,或约请患者按期来院复诊。例如:一位癌症患者经确诊后,回到当地进行放疗,一段时间后医院通过随诊了解到患者出现了放疗并发症的早期症状,及时给予指导,减轻了患者的痛苦,控制了放疗并发症的发展,并为放疗并发症的预防方法积累了资料。不仅如此,当患者治疗中断或查出病情而患者没有来医院的情况下,为了使患者及时得到诊治,可以通过随诊工作及时通知患者到医院诊治,从而达到保障人民健康的目的,由此可见医院随诊工作的必要性及其重要性。

总之,随诊工作首先是为了患者的利益,在为患者做好服务的前提下通过随诊实现病案资料的完整,为进行科研、教学积累资料,为了医学科学的发展需要,不断提高医疗水平,医院应重视和发展这项工作。

二、随诊工作的种类

(一)医疗保健性随诊

医疗保健性随诊是对特定的群体进行有关保健项目的观察和访问,了解他们的健康状况,掌握发病、患病和死亡的情况。一般多采用定期健康检查的方法,如对员工的定期检查或进行家访和信访,以取得随诊资料。

社区居民在社区医疗中心建立医疗保健系统,对本地区居民的健康和疾病情况进行登记,并定期进行体格检查,对有关医疗保健项目进行观察访问,从而了解本地区居民健康和发病情况,掌握本地区某一疾病的发病率和病死率。这些都属于医疗保健性随诊。

(二)预防保健性随诊

某些工种的工作人员长期接触有害物质,处在有害环境中。对这些职工定期进行健康检查、监测和长期随诊,以了解他们的健康、发病和患病情况。如对于从事放射线、粉尘工作以及化工作业的职工,通过定期随诊,进行流行病学调查,对致病因素提出预防性措施和改善工作环境的建议,以达到消除病因的目的。

(三)研究性随诊

当患者结束医院内诊断治疗后,为了证实诊断和观察疗效,需要对出院患者进一步了解,称之为研究性随诊。这也是医院开展随诊工作的常见出发点。研究性随诊又可分为以下两种。

1.诊断性随诊

一般多用于医院的医技科室,主要目的在于对已经作出的诊断报告做进一步的核实,以辨明诊断的正确程度。活动开展过程中,对医疗技术部门的检查报告单与临床病案记录进行核查、核实诊断的正确程度,必要时邀请患者来院复查,总结经验教训,改善检验技术,以提高诊断水平。

2.疗效观察性随诊

疗效观察性随诊是指患者在结束医院内诊断治疗后,医院继续对其病情的发展进行追踪观察,以了解患者的治疗效果特别是远期疗效和疾病的发展趋势,通过随诊取得患者治疗后的信息资料,供临床总结分析。

三、随诊方法

医院患者治疗后随诊的范围应根据医院的医疗、科研、教学和管理任务而定。综合性医院科别多,病种复杂,涉及面广,进行全面随诊工作量大,既无必要又有一定的困难。因此可根据医院工作的重点,结合各科专题选择性确定随诊病种的范围,没有必要对所有患者进行随诊。专科医院的随诊可选择与专科疾病有关的病种列入随诊范围。

（一）常规随诊

常规随诊又称定期随诊,是医院和临床科室根据医疗、科研、教学、管理需要,事先确定对某些患者或某些疾病患者进行长时间或限定时间的定期随诊。随诊管理人员凡遇到规定的病例都要建立随诊登记,按规定对患者进行随诊,称为常规随诊。

常规随诊的范围可根据医院医疗、科研的重点,由医院和临床科室确定对某一病例进行随诊,随诊时间和间隔随诊的期限由临床医师决定。对某些罕见的病例、疑难病例、慢性病或肿瘤等疾病也可终生随诊,以了解疾病的全过程及患者的生存时间。

1.常规随诊的工作方法

现代的随诊操作一般都是使用计算机协助,可以利用计算机信息共享的功能,节省信息采集时间,提高信息的准确性和一致性。另外,由于计算机的功能强大,可以设定一些条件,自动提醒需要随诊的患者、时间及内容。甚至可以通过计算机自动向患者的电子信箱发放随诊函。由于计算机的逻辑操作基于手工操作,因此为了更清楚地说明操作方法,仍采用手工的方式进行说明。

随诊操作首先是由随诊组负责制订常规随诊卡片和随诊年月活动卡片。

随诊卡片使用方法:①每个确定随诊的病例,需填写一张常规随诊卡片;②将卡片按病种及特殊治疗项目等进行分类;③设置随诊病种的指引卡,将各种疾病的随诊卡区别存放于指引卡后;④各种疾病随诊卡片按病案号顺序排列,置于卡片柜中。

随诊年月活动卡:每个确定随诊的病例填写一张随诊年月卡片,以保证按期随诊。各种疾病的随诊年月活动卡片,按照准备进行随诊的年、月时间顺序放于卡片柜中。

2.操作顺序

（1）根据随诊年月活动卡,按期进行随诊。

（2）区分随诊病例是本地患者还是外地患者。

（3）对本地患者,通知其按期来医院门诊复查;给外地患者发随诊调查表进行信访或通信咨询。

（4）将随诊日期及结果,简明扼要地记录于常规随诊卡片上以及病案内随诊记录中。

（5）抽出随诊活动卡片,记录本次随诊日期,并将卡片移置于下一次应随诊的年月活动卡片档案内待用。

每次进行随诊前,随诊人员应调阅病案,如发现患者已在近期来医院门诊复查或已寄来信件,并且情况已符合随诊内容要求者,可以将其计算为一次随诊,即不必再次发信或通知患者来院复查,避免造成人力、物力上的浪费,给患者带来不便。

（二）专题随诊

专题随诊又称临时随诊,是指在指定的时间内对某一题目或所选定的病例进行一定范围内一次性的普遍随诊,并限期完成。其特点是对随诊的时间性要求强。医院工作中经常开展的专题随诊有行政专题随诊和医疗专题随诊（随访）。

1.行政专题随诊

医院为加强医疗行政管理,了解患者对医疗服务的满意度,经常征询患者对医院医疗服务的意见而开展行政随诊。如:对某一时期内来本院就诊的患者进行调查,了解其对医院、社区、医疗保健部门内医务工作者的意见,对医疗、保健方面的要求,以便有针对性地制订有关管理条例,并以此作为对医疗工作评价、改善医疗作风和医疗条件的依据。开展行政专题随诊及随诊资料的使用者通常为医疗行政部门,如医院的医务处(科)、院长办公室、门诊办公室、营养部等,或卫生行政部门。随诊调查的对象可以是患者或患者家属,常限于本市、本地区的患者。

2.医疗专题随诊

医疗专题随诊主要是医院的临床科室和医技科室,为某项临床工作总结或科研课题调查进行的随诊。通过随诊调查了解某种疾病的临床诊断技术和治疗效果,患者的愈后和远期疗效,某种手术、药物疗效观察以及医技科室检查实验诊断报告的准确率,以此总结经验或进行某项专题研究。

开展医疗专题随诊的主要对象是在医疗单位接受诊疗的本地患者及外地患者,必要时可通过患者的家属或亲友进行随访。进行专题随诊必须做好下列工作:①有关科室应向随诊组提供本次随诊的目的,随诊范围、对象和期限。②提出随诊的科室要与随诊组共同设计好专题随诊表,表格内容应切题明确,文字通俗易懂,便于被调查者填写,使之利于收集整理。③随诊组所执行的专题随诊,应经有关领导审批同意后方可开展工作。

四、随诊的方式

医院开展随诊的方式有5种:请患者来医院门诊随诊;通过填写调查表开展信访随诊;对来院检查有困难的患者进行家访随诊;对多次信访无反馈者委托当地机构或医疗组织代随诊;电话及电子邮件进行随诊。

(一)门诊随诊

门诊随诊是约请患者到医院门诊就诊,随诊组通过门诊就诊记录获取随诊资料,这种方法适用于居住在本地区且有条件来医院门诊进行复查的患者。

门诊随诊的患者数量大,特别是综合性医院设有很多专科、专病的科室及门诊。心血管病、肿瘤病、妇产科、口腔科、整形外科等专科医院几乎对所有接受治疗的患者都要进行随诊,随着时日的延长,随诊的病例数量亦随之增长。不论是专科、专病门诊,还是专科医院,门诊随诊过程要完成两个任务:对来院随诊的患者了解其康复的情况,在门诊进行检查、治疗,指导患者的健康生活;还要为每位被邀到医院门诊随诊的患者做好随诊记录。

门诊随诊需注意做好以下工作。

(1)随诊组要有计划地通知随诊的患者,按预约时间到医院指定的门诊复查,并规定医师记录随诊情况。

(2)随诊组对预约随诊患者的病案进行调阅检查,以了解患者的随诊情况,若发现患者没有按期来院随诊,要主动再次函请患者,以达到门诊随诊的目的。

(3)医院的医疗任务较重,为保证门诊随诊工作的顺利开展,各临床科室应每周安排固定时间指定专人接待被邀的随诊患者,并做好随诊记录。

(4)医院要为来院随诊的患者提供方便的就诊条件,如挂号室、病案科、门诊服务台等,给予患者就诊的便利。也可考虑给予约请来院随诊的患者免收挂号费的优惠。

(二)信访随诊

信访是随诊最常使用的传统方法。信访的调查内容应由申请随诊者设定,由表格委员会审核并协助设计印刷。

1.信访随诊的对象

信访随诊的对象包括:①接受治疗或出院后的外地患者,不便于请他们来门诊复查。②患者虽居住在本市,但不需要患者到医院复查,或因行动困难不便来医院检查者。③因科研专题的需要,在短时期内总结某种疾病的资料所涉及的患者。

2.信访对随诊工作的要求

(1)对常规随诊的信访患者,随诊组要坚持按时发信。

(2)患者不能按期寄回信访报告时,应反复发信,直至获得患者反馈的信息。

(3)在得不到患者或家属的反馈时,可通过其他渠道进一步了解患者的有关信息,应力求将随诊的失访率降到最低水平。

3.开展信访随诊的方法

(1)某一课题在确定开展信访前,随诊人员需与课题组负责人制订随诊信函或随诊调查表,表格内容要切题明确,文字通俗易懂。寄发的调查表要字迹清晰地填写患者的姓名、病案号。

(2)随诊信中要礼貌地请患者或患者家属将随诊调查表清楚详细地填写,并嘱其及时寄回医院随诊组。

(3)随诊信件、随诊调查表(报告单),应装入专用信封寄出。并附回信的专用信封及邮票,尽量减轻患者的负担。

信访是随诊工作中十分重要的手段和方法,其收集的资料范围广,并可长期保持对患者的跟踪随诊,取得完整的病案信息资料,保证存贮病案的实用价值。

4.开展信访随诊用品

(1)信封:需准备两种不同的信访专用信封,一种是寄给患者信件用的印有医院名称的信封。另一种是供患者寄回随诊调查表的专用信封,在信封上印好医院的名称、详细地址、邮政编码。

(2)信访调查表,其中包括:住院患者随诊登记表;发给患者的随诊信函;请患者填写的随诊调查报告单;发给患者家属的表示慰问哀悼的信函;发给委托单位代随诊的信函。

(3)请患者复信的邮票,随诊调查报告的设计要求:①设计上,随诊调查表的设计要突出调查重点,简明扼要,由各临床科室的主任医师依照不同病种及诊治的特点,以口语化的问题形式列出,以利患者填写。②文字上,所涉及的文字内容,应避免使用医学术语,力求深入浅出,通俗易懂,便于患者理解,使之能够尽可能的填写完整、准确。保证随诊调查报告的质量和随诊资料的使用价值。每个调查表都必须印有医院名称、患者姓名、病案号的项目。

5.信访随诊工作操作常规

在医院随诊工作中主要是采用信访随诊方法。随着时间的推移,随诊病例的日益增多,信访随诊的工作量不断加大,为了有序地做好信访工作需要制订工作常规:①按随诊年月做活动卡的登记,以约定的随诊日期排列,将到期需信访的病案取出。②按病案号、患者姓名、通信地址详细填写在随诊信函的表格及信封,然后寄出。③对已通知但未作出反应的患者,或随诊信被退回者,应再详查随诊记录,并再次发信。④反复发信未能奏效者,可向患者的工作单位、居住地区的居民委员会和公安派出所查询,或与患者在其他治疗的医疗部门联系,最大限度地争取获得患者的信息。⑤在随诊时了解患者已故,在不明其死因和死亡日期的情况下,应及时向患者家属发出慰问哀悼信和病故调查表,以便进一步了解情况。⑥注意分析死亡原因是否与原所患病有关,以便在进行随诊统计时区别计算。⑦要将死亡患者的随诊卡片抽出另存,病案封面及随诊记录中明显标记患者死亡,以示停止随诊,防止因工作误差造成人力、物力上的浪费及给患者家属增添痛苦。⑧对患者寄回的信函或调查表要在随诊卡片上登记,患者的回函请负责随诊的医师阅后归入病案内保存。将随诊年月活动卡片移至下次随诊时间栏内。

（三）家访随诊

家访随诊是由随诊人员、医师或由随诊组的人员及医师联合到患者家中,深入了解患者治疗后疗效、目前患者的健康状况等,进行笔录或填写表格,以取得患者随诊的信息资料。特别是社区医疗工作的开展,社区医务人员深入患者家中进行医疗保健,对患者所患疾病按期随诊访视,它体现了国家和医务人员对患者的照顾与关怀。医院可利用社区医疗中心搭建信息沟通的平台开展随诊,提高随诊的成功率。

1.适合家访随诊的条件

（1）居住在本市,有医疗需要但又行走不便的患者。

（2）由于某种特殊原因,接受医院门诊随诊及信访随诊均有困难的患者。

2.对患者进行家访随诊的意义

（1）可直接深入、全面地了解患者的病情及其他健康状况,并及时给予指导,帮助患者解除病痛。

（2）可以大大地降低随诊失访率,体现社会对患者的关怀,给患者以温暖,是随诊中不可忽视的一种方式。

（四）委托当地机构（或医疗组织）代随诊

对随诊失访的患者采用委托当地机构（或医疗组织）代随诊,这是一种信访的特殊方式,以人文关怀构建和谐社会的观念企盼找到失访者。随着改革开放社会经济的发展,城市改造、居民搬迁、人口流动加剧,患者原有住址变更,用原址寄发的随诊调查表往往不能到达患者手中,为减少随诊的失访率,求助于与患者有关的单位,获得新的线索后再寄发随诊信件。

采用代随诊办法的条件:经信访随诊方式反复发信后,始终得不到答复而又无法进行家访者。

可以协助医院代随诊的机构有:①患者的工作单位。②工厂、企事业等单位的医务室、医务所等。③患者居住地的当地的医疗机构（如患者的合同医院、保健所、社区医疗单位等）。④患者居住地的街道办事处。⑤患者居住地的公安局派出所等。

请求有关机构协助进行代随诊与信访随诊方式类似。除要求委托的机构代为填写一份随诊的表格外,还必须给受委托机构写一封措辞礼貌的协助随诊邀请函,从而达到随诊的目的。

（五）电话、电子信件随诊

近年来,随着通信现代化的发展电信设备已经普及,利用电话及电子信件随诊,更有利于工作的开展,通过电话可迅速、直接与患者交谈,缩短了医患之间的距离,使患者感到更亲切,能更加清晰地了解患者的情况写出随诊记录。但电话随诊容易出现信息传递误差,甚至不够尊重患者,因此与患者联系时应谨慎。

对拥有现代通信设备的患者更容易通过电子邮件了解患者的现状。利用现代化的电子通信设施进行随诊,不论是在本市还是在外地,都能够从患者那里迅速取得随诊信息,从而减轻工作和经济负担。由于电子邮件随访具有方便、快捷以及信息传递准确率高的特点,因此它将成为随诊工作的发展方向。

为了利用现代化通信设备开展随诊工作,医院应为随诊组配备专用电话和电子计算机并接通宽带网,以便向患者进行调查获得随诊资料。患者在办理住院登记时,病案管理人员需注意收集患者的联系电话、电子信箱等信息。

五、随诊的组织工作

随诊组织的建立不限于有研究教学任务的医院,所有医院均应建立随诊组织。做好患者随诊不但有利于医疗、教学、科研、管理等以提高医疗服务质量,而且还有利于建立和谐的医患关系,增强患者对医院的信任度,提高医院在医疗市场中的竞争力。随诊工作必须得到医院领导的重视和支持,配备足够的人员与必备的物资;同时也必须得到临床医疗科室和其他医疗技术科室的密切配合协作,有关人员负起责任才能很好地开展工作。因此随诊的组织工作格外重要。

(一)医院对开展随诊的责任

1.组织协调

随诊工作的开展涉及医院内很多部门,医院应做好组织协调工作,制订随诊工作制度并检查监督执行情况。

2.相关费用的支付

随诊工作特别是信访需要较多的经费,无论是信访、家访、电话、电子邮件随诊还是随诊信息系统的开发,物资所需费用均应由医院负责,以保证随诊工作的顺利开展,而不应增加患者的经济负担。

(二)对临床医师的要求及责任

随诊工作在医院内的主要服务对象是临床科室的医师,为临床收集患者愈后的各种信息,通过对患者信息的总结分析,不断提高医疗诊断水平,从而更好地为患者服务。

1.患者入院时

要求临床医师应具备随诊工作的基本知识,在患者入院后询问病史和记录病历时,应注意核对随诊记录,必要时应增加一些可供随诊联系的患者亲友及通信处,为今后的随诊工作做好准备。

2.患者出院时

根据情况填写随诊计划,即填写病案首页随诊计划中的各项内容(随诊的时间等),以便随诊组的工作人员按要求做好随诊计划和工作安排。

3.患者随诊时

开展随诊工作的临床科室,应有指定医师负责患者的门诊随诊,并做好随诊记录,而且每周有固定的随诊时间。

4.尊重患者的意见

患者是否同意随诊,需要征求患者的意见,必要时要做患者的工作,以得到他们的支持和理解。

(三)住院处对开展随诊工作的责任

住院处是收集患者随诊信息的前沿,住院处的工作人员也应具备随诊工作的知识,在为患者办理入院登记手续时,应负责请患者或家属填写住院随诊登记表并给予填写指导,以保证内容填写准确齐全,字迹清晰。

(四)病案管理人员的责任

随诊是病案管理工作的组成部分之一,随诊记录可使原有的病案信息更加全面完整,每个病案管理人员要认识随诊在病案管理中的重要作用,应与医院内有关单位建立良好的协作关系。

同时从关心患者、爱护患者出发开展随诊工作,与患者建立良好的友谊,完满地获得患者的随诊信息。

1.建立病案时

患者在门诊建立病案时,应注意将病案首页中患者身份证明的各项内容填写齐全、准确、清楚,这是进行随诊工作的基础资料,以利今后开展随诊工作。

2.收到随诊信件时

对于患者反馈的随诊信件和调查表,都要按时归入病案。

3.对外接触时

由于随诊工作需要对外接触,因此病案科应以"随诊组"的名义与患者及有关部门联系,这样开展工作比较方便。

(五)随诊工作人员的职责与要求

1.确定随诊病种和随诊方式

随诊组要负责对医疗、教学、科研和管理所需要的病例进行随访,根据医疗、教学、科研和管理的要求确定随诊病种、病例和随诊方式。

2.建立各项随诊登记

准确记录通信地址、随诊日期、随诊方式以及患者反应。

3.制订调查表

根据病种随访重点的要求,与科研人员商定并印出问卷表格,按时寄给患者,请其答复并寄回,患者的答复文件,应转交有关医师阅后及时归入病案内存档。

4.及时掌握工作动态

要与各科负责随诊工作的医师、部门保持联系,掌握各科的工作动态。

六、随诊资料的应用

医疗技术水平的提高在于医疗实践经验的积累和经验的不断总结。经验总结应以临床实践全过程的科学资料为主要依据。而随诊工作恰恰提供了患者接受治疗及出院后的情况资料,经过长期随诊,可以掌握患者诊疗后的病情变化及远期疗效,并且通过对随诊资料的分析总结,提高资料的科学性,从而获得更为全面、可靠的资料。特别是对提高医疗水平有较重要的参考意义。

(一)随诊资料的应用

1.医院行政部门

医院行政部门可以通过随诊调查患者对医院医疗服务的意见,根据收集的资料进行总结,有针对性地制订相关管理条例,改善医院管理,评价医疗工作,改善医疗作风和医疗条件。

2.临床科室

临床科室通过对随诊资料进行分析总结,不断提高疾病的诊断和治疗水平,更好地为患者服务。下面就两种疾病的随诊情况,说明随诊资料的应用效果。

例一:某医院外科利用病案总结 26 年(1949—1975 年)1 250 例胃癌的临床手术治疗的手术类型和患者的生存率,对其中的 1 080 例手术患者做了随诊,共访到 803 例,随访率为 76.9%,其中做了切除手术的患者 703 例,访到 578 例,随访率 82.2%,通过对两种不同手术类型的随诊分析,得出如下结果。

胃癌姑息手术后的生存率:①仅进行剖腹探查术的病例,平均生存时间为 6.2 个月。②进行短路手术的病例,平均生存时间为 7.2 个月。③姑息性胃切除术的病例,平均生存时间为 16.4 个月。

根治性胃切除术的随访病例统计结果:5 年生存率为 35.7%,10 年生存率为 31.0%,15 年生存率为 22.0%,20 年生存率为 21.4%,25 年生存率为 11.0%。根据上述随诊病例分析,并以胃切除术后生存期 20 年的病例进行统计,结果说明:癌肿的大小,手术类型均与生存率有相关性。①远侧切除术的愈后较好:往往在肿瘤较小的情况下,手术切除的范围较大,切除的部位距肿瘤相对较远,因此愈后效果较好。②附加脏器的切除术愈后效果次之:往往是因为肿瘤细胞已转移到其他脏器,在可能的情况下,将转移的肿瘤与脏器一起切除;而肿瘤细胞已有转移者,愈后不太好。③近侧切除术的愈后居第三位:由于癌肿已经较大,不可能行远侧切除术,其愈后很差。④全胃切除术的愈后最差:由于癌肿几乎占据了整个胃,只好将胃全部切除,此时人的正常生理功能已完全破坏,因此全胃切除术的愈后是最差的。

例二:某医院对 1956—1973 年 719 例食管癌手术切除后的患者进行了长期随诊,经统计分析得出以下结论。

从食管癌切除术的远期生存率,说明该疗法的效果:①随诊 3 年,生存率为 37.8%。②随诊 5 年,生存率为 29.4%。③随诊 10 年,生存率为 20.8%。

分析不同阶段的食管癌外科治疗,得出治疗的进展情况。根据手术年份的随诊,将前 10 年(1956—1965 年)和后 8 年(1966—1973 年)分为两个阶段,并进行远期生存率的统计对比,得出以下结论:后一阶段的 3 年生存率为 52.6%,5 年生存率为 43.2%,分别比前一阶段的生存率高。后一阶段生存率提高的原因与近年食管防治知识的普及、患者就医早、手术切除范围广等因素有关。

统计分析影响食管癌远期生存率的因素,并将其资料作为改进今后治疗工作的依据。例如:①随诊统计表明癌瘤部位低者,其手术效果较高位者为佳。②食管癌的长度与手术切除后生存率有相对关系,癌瘤越短,远期生存率越高,随诊发现肿瘤 3 cm 以内者远期生存率最高。因此在选择患者,估计效果方面,以食管下段小的癌瘤手术效果最为理想;食管上段或较长的食管癌手术效果欠佳,以采取放疗为宜。③癌瘤侵犯食管壁的深度与手术切除后的生存率有重要关系。癌变局限于食管肌层内的随诊生存率明显高于癌变累及全层并向外侵犯者。④食管癌没有淋巴结转移是决定手术愈后的重要因素之一。无淋巴结转移者的远期生存率高 2～3 倍,差别极其悬殊。⑤食管切除断端无癌细胞残留与有癌细胞残留的差别显著,断端无癌细胞残留者的随诊远期生存率比有癌细胞残留者约高 1 倍。说明了手术范围尽可能扩大以及手术彻底的必要性。

随诊死因分析说明:中、晚期食管癌切除后的死亡原因绝大多数与食管癌本身有关。经过长期随诊已知死亡且死因明确者有 358 例。其中死于癌复发者 104 例,占 29.1%;死于癌转移者 216 例,占 60.3%;二者合计占 89.4%;38 例死于其他原因者,仅占 10.06%。

上述的随诊结论说明患者早期治疗的必要性、重要性。说明随诊在医疗科学方面的重要作用,说明用随诊方式观察出院患者远期疗效以及各阶段的客观规律的重要意义,因此做好随诊工作,不断提高随诊率以获得全面的科学资料,是做好临床医疗、教学、科研、管理以及提高医学科学水平的基础。

(二)随诊统计

各种信息资料只有通过统计分析才能说明事物的发展情况,随诊统计不但能为医疗、教学、科研、管理提供重要数据和分析调研结果,也是检验随诊工作本身质量的依据。

1.反映随诊工作的统计

随诊工作统计是对随诊组工作数量与质量进行评价的依据。随诊工作数量的统计包括某时期内常规随诊例数、专题随诊例数、家访随诊例数、接待来访例数、摘写病例摘要例数和处理患者信件例数等。随诊工作质量的统计主要是对随诊率的高低进行评价。其统计计算方法如下:

$$随诊率 = \frac{(期内应随诊例数 - 失访例数)}{期内应随诊例数} \times 100\%$$

(期内随诊例数是应该随诊的病例数,不是发信次数)

$$随诊失访率 = \frac{期内失访例数}{期内应随诊例数} \times 100\%$$

随诊工作开展得较好的医院,随诊率一般不低于95%,某些疾病的随诊率可达100%,而随诊失访率为"0"。

2.疾病随诊的统计指标

疾病随诊情况统计是对疾病经过某种方法治疗后远期疗效评价的重要依据。只有长期随诊观察某种疾病的疗效,才能获得不同时期患者生存率的信息资料,从疾病疗效生存率的统计分析,对治疗方法的远期疗效作出不同的评价。随诊疾病的统计方法如下:

$$某种疾病期内生存率 = \frac{某种疾病经过治疗,期内随访生存例数}{某种疾病期内实际随诊例数} \times 100\%$$

$$某种疾病期内死亡率 = \frac{某种疾病经过治疗,期内随访死亡例数}{某种疾病期内实际随诊例数} \times 100\%$$

"某种疾病经过治疗,期内死亡例数"不包括其他病因的死亡例数。

(戚进涛)

第十章　电子病历管理

第一节　电子病历的概念

一、电子病历的产生

(一)医疗工作对病历电子化的需求

病历是患者病情、诊断和处理方法的记录,是医护人员进行医疗活动的信息传递媒介和执行依据,是临床教学和科研的主要信息源。病历在医疗工作中的基础地位,决定了它对医疗、教学和科研水平的重要影响。如何提高病历的记录质量和管理利用水平,是医院管理的一个重要目标。传统上,病历一直是以纸张为介质,完全靠手工记录。在医院信息化的发展进程中,如何利用计算机和网络技术来改变这一现状,实现纸质病历的电子化,帮助医院提高医疗效率、改善医疗质量、降低医疗成本,成为医务工作者和信息技术工作者的共同期待。

病历的电子化并不仅仅是病历本身信息化管理的发展需要,更是医疗活动对信息的获取和处理需要。医师对患者的诊断治疗过程实质上是一个不断获取信息并利用信息进行决策的过程。医师的问诊过程是为了获取直接信息,申请检验检查是为了获取间接信息,查阅手册、教科书是为了获取相关知识,然后依据这些信息、运用知识和经验,进行判断和处置。可以说,医护人员能否充分、准确、及时地获取信息,直接影响诊断和治疗质量。概括起来,医疗工作对病历信息处理的要求有以下几个方面。

1.记录的方便性

为了信息的后续利用,获取的患者信息首先必须记录下来。一些客观的、可由机器设备完成的检查信息,应当能够自动记录下来,如化验、监护、放射、超声信息等。而由人工观察和手工记录的内容,则应当提供尽可能方便的录入手段,在计算机辅助下由人工记录。这些自动和半自动化的记录手段应大大简化传统的纸张病历的记录方式。

2.信息的及时性

信息的及时获得对医疗工作极为重要。信息的及时性有几方面的含义:首先是信息发生后能及时传递给医护人员。如化验结果一旦出来,就能够通过网络实时地传递给医师而无需等待纸张的传递。其次是信息在需要时随时随地可以获得,只要在有计算机联网的地方,就可以调阅所有相关的患者资料,不需要去查找患者病历,不会出现病历资料被别人借走、丢失的情况。

3.信息的完整性

医护人员对患者的信息掌握得越完整,越有利于疾病的准确诊断,越有利于治疗措施的确定。完整的医疗信息包括来自医疗过程中各个环节生成的检查、检验、观察记录,包括历史的和当前的医疗记录。在医院内部临床科室和辅助科室之间、辅助科室与辅助科室之间,医护人员需要参照患者的各类信息。如麻醉医师在患者行手术之前需要了解患者身体整体情况;病理诊断、影像学诊断需要参照患者的临床表现与临床诊断以便在复杂情况下作出正确诊断。

4.信息表现的多样性

传统的纸张病历,或者以信息的类别或者以时间顺序划分记录,患者信息的阅读利用方式完全取决于病历的记录排列方式。比如患者的一次住院病案按病案首页、病程记录、化验单、医嘱单的顺序排列。而医疗工作需要了解信息的方式是多种多样的。如了解某一化验项目随时间的变化情况或者某一化验结果与某一用药量的关系,了解某一时间病情与各种治疗措施的对照等等。医护人员期望计算机能够在一次性采集的患者原始信息的基础上,根据用户的不同需要,以最恰当的方式来展现患者信息。

(二)医疗保障体系发展对病历电子化的要求

医疗保障体系的发展变化,对病历电子化也提出了迫切要求。

首先,日益增长的个人保健需求和层次化医疗保健体系的建立对病历信息的共享要求更加迫切。人们不仅有病才上医院,健康状态下也定期查体,接受健康教育和固定的保健服务。以医疗资源合理利用为目标的社区医疗→医院→专科中心模式的层次化就医体系将越来越普遍,患者根据病情选择不同层次的医疗机构就诊。人们希望建立自己的个人健康档案,医疗机构之间对病历信息的共享要求迫切。我国推行的医疗体制改革,重要目标是建立层次化的就医服务体系和双向转诊制度。居民的初级医疗及健康服务由社区等基层卫生服务机构承担,需要时由社区医师将患者转入医院治疗,患者出院后仍转由社区医师负责。英国的保健体系,美国的商业医疗保险制度下的医疗保健体系都有类似的特点。在这样的保健体系下,对患者信息有高度共享的要求,只有病历信息的电子化才能满足这一需求。

其次,医疗保险这样的第三方付费制度的发展,也要求实现病历信息的电子化。一方面,付费方(保险公司)需要对患者的治疗方案进行审核控制,医院对实施的医疗项目和费用需要申报,这些过程逐步过渡为电子化方式进行。另一方面,第三方付费制度对医疗机构的医疗行为和医疗成本控制提出了更高要求。传统的纸张病历不能够对医师的医疗行为进行有效的提示(比如对用药范围)和控制,只有依靠电子化的病历系统才能够在医师发出处置指令的同时,进行审查和主动提示。

(三)医院信息化由以业务为中心发展到以人为中心

医院信息系统的建设是随着医院内部诸多业务过程的信息化而逐步发展的,如收费业务管理、药房业务管理、医嘱处理过程的计算机管理等。医院信息系统发展的前期是以业务为中心的。随着医学科技的进步,越来越多的医疗设备本身就是数字化的信息系统,如监护设备、检验设备、CT、CR等。而临床信息系统的发展,越来越多的临床业务实现了计算机管理,如检验信息系统、放射信息系统、护理信息系统等。这些临床业务信息系统是站在各自不同的业务的角度纵向看待患者信息的。但医疗工作本身对患者信息的需求是从单个患者的信息整体出发的,对患者信息的需求是全方位的、是以人为中心的。随着临床信息系统对患者信息覆盖范围的扩大,信息管理需求很自然地由以业务为中心发展到以患者整体为中心。病历作为患者信息的载体,实现以患者为中心的信息计算机管理,就是要实现病历的电子化。

上述因素的共同作用,促使了电子病历概念的诞生,以及与之相关的研究开发工作的发展,并使其成为医院信息化发展中的热点。

二、什么是电子病历

(一)电子病历的定义

尽管人们从各自不同的角度都可以对电子病历的需求进行一番描述,但电子病历在不同的参与者心目中有不同的想象。这一点从对电子病历的不同叫法就可见一斑。在国外称呼电子病历的名词中,有电子病案(electronic medical record,EMR)、电子患者记录(electronic patient record,EPR)、计算机化的患者记录(computerized patient record,CPR)、电子健康记录(electronic health record,EHR)等。每种不同的称谓实质上强调了不同的含义。虽然中文都概称电子病历,但事实上对其有不同的理解:有把医师用计算机记录病案称为电子病历的,有把医院与患者信息所有相关业务的计算机化称为电子病历的,也有把纸张病案的计算机扫描存储称为电子病历的等,只不过我们都使用了同一名词罢了。

的确,对电子病历的不同称谓,反映了对电子病历概念的不同理解,也反映出人们对电子病历的内容及功能还缺乏非常清晰的界定。这毫不奇怪,因为对电子病历的内容和其具备的功能尚处在探索的过程中,而技术的进步又使得人们对电子病历的可能功能期望在不断提高,人们只能从方向上、轮廓上探讨电子病历的范围,而不能从具体的功能上对电子病历进行锁定。

提到对电子病历认识的发展,必须要提到美国医学研究所(Institute of Medicine)早期的工作。他们先后两次开展了电子病历进展状况研究并分别于1991年和1997年出版了电子病历研究进展报告:电子病历——一项用于保健的基础技术,对电子病历的概念、意义、进展及存在的困难进行了综述。该书把电子病历称为computer-based patient record。他们不仅对电子病历的发展进行了比较系统的研究,而且组织了一个松散的电子病历研究机构——电子病历研究所。

在各种电子病历的定义中,我们认为,美国电子病历研究所对电子病历的定义最具概括性并在此加以引用。

电子病历是以电子化方式管理的有关个人终生健康状态和医疗保健行为的信息,它可在医疗中作为主要的信息源取代纸张病历,提供超越纸张病历的服务,满足所有的医疗、法律和管理需求。

电子病历依靠电子病历系统提供服务。电子病历系统是包括支持病历信息的采集、存储、处理、传递、保密和表现服务的所有元素构成的系统。

对电子病历的研究与开发实际上集中在电子病历系统上。

(二)电子病历的内涵

在上述电子病历的定义中,强调了电子病历的内容和功能两方面的特征。

从包含的信息内容上,定义又分别从时间跨度和内容两方面进行了强调。从时间跨度上,要求电子病历覆盖个人从生到死的整个生命周期。从内容上,强调了健康信息。电子病历不仅包含传统意义上的发病的诊断治疗记录,包含文字、图形、影像等各种类型的病历记录,而且包含出生、免疫接种、查体记录等健康信息。按这一定义,电子病历实质上是个人终生的健康记录。它突破了传统的病历内容,也因此突破了一个医疗机构的范围而扩展到家庭、社区甚至整个社会。

从电子病历系统的功能上,定义强调了电子病历超越纸张病历的服务。采集功能包括了各种来源数据的手工录入和自动化采集;存储功能则要提供永久、持续的患者信息存储及备份;加工处理功能则面向患者医疗提供原始信息的各种处理、面向其他用途提供统计分析;传递功能指集成分散的患者信息所需的传递和其他共享要求的患者信息传递;保密功能提供患者信息不被未授权者使用的保护服务;展现功能指根据使用者需要以其更适合的形式来展现患者信息的服务。从这些功能可以看出,纸张只是一种被动的记录介质,它不能提供任何主动的服务功能。而电子病历采用计算机手段,可以采集、加工和集成更多的信息,并可以与各种相关知识库系统集成。它不仅可以记录,更可以提供主动的、智能化的服务。这才是电子病历的真正意义所在。

(三)EMR 与 EHR

尽管在我们引用的定义中将电子病历定位于个人终生的健康记录,但在现实环境中,人们在讨论电子病历时往往是处在两个不同的语境下,侧重于电子病历的不同内涵。一种是针对医院内部电子病历的应用,一种是针对区域医疗环境下电子病历的应用。我们有时候分别使用"电子病历"和"电子健康记录"来分别表示医院内部电子病历和区域电子病历,有时候则都使用"电子病历"一词。国外通常分别用 EMR 和 EHR 来表示医院内部电子病历和区域电子病历。很显然,EMR 与 EHR 内容上有重要关系,同时两者又有明显不同。

个人健康记录包含了医疗记录,医院内部的电子病历当然是个人健康记录的重要组成部分。但 EHR 中包含 EMR 的内容主要是临床诊断、主诉、检查检验报告、用药等与长期健康管理密切相关部分,而不必是 EMR 的全部内容。除各医疗机构的部分 EMR 内容外,EHR 中包含着 EMR 所不具备的居民健康档案内容。因此 EMR 与 EHR 是交集关系。

美国 HI MSS Analytics 指出 EMR 与 EHR 的差别,如表 10-1 所示。

表 10-1　EMR 与 EHR 的差别

EMR	HER
医疗机构的法定记录	来自患者就诊的各医疗机构的信息子集
患者就诊过程的医疗服务记录	患者所有
医疗机构所有	社区、州、区域、国家范围
系统购自厂商,由医疗机构安装	提供患者访问,并可有患者追加信息
可能为患者提供查询结果的门户,但不能互动	与国家卫生信息网络连接
不包括其他医疗机构的就诊信息	

三、国内外病历的发展

(一)国外电子病历的发展

美国电子病历研究所在 1992 年出版的电子病历进展报告中曾预言 10 年后,将开发出真正的电子病历系统。这一预言显然过于乐观。在其 1997 年的修订版中,将这一目标向后推迟。电子病历的研究与开发在各个方面取得了很大进展。在电子病历信息模型方面，HL7 发布了 HL7 3.0 以及作为该标准基础的参考信息模型 RIM，在医疗文档标准方面发布了 CDA。在信息展现方面，开发了一些更加符合临床应用习惯的患者信息表现方法，如反映整个病情和治疗发展变化的图表化表示方法。在输入手段上，开发了不同专科的结构化的输入界面、有知识库导航的输入方法。在病历结构化方面，有半结构化的面向段落的病程记录，有完全结构化的专科病历记录。在临床辅助决策方面，建立了比较完善的药品知识库的应用，也有各种专科（如糖尿病、高血压）的临床指南。在医疗机构之间信息共享方面，IHE 发布了基于文档的信息共享技术规范 XDS 及其他相关规范。

政府方面也积极组织推动电子病历的发展和推广。美国总统布什在 2004 年的国情咨文中，要求在 10 年内为绝大多数美国人实现电子病历，目的是减少医疗差错、降低医疗成本、提高医疗质量。政府积极推动医疗机构内部电子病历系统特别是医嘱医师录入系统（CPOE）的应用。通过 CPOE 和药品知识库，实现电子化处方，自动核查医师处方中潜在的用药差错，避免严重的医疗事故。英国医疗服务机构 NHS 制订了 1998－2005 年医疗信息的 8 年发展规划，明确提出将患者信息在基层保健医师到各级医疗机构之间的实时共享的发展目标。日本医药信息协会健康信息系统工业协会正在开展病历安全规范和临床信息交换标准的研究。香港医院管理局所属的医院已经实现了院际间患者检验、检查报告信息的共享，并将逐步实现其他信息的院际共享。

（二）国内电子病历的发展

随着医院信息化向临床信息系统方向发展，特别是医师工作站的应用，国内医院对于电子病历的关注程度越来越高。在医嘱录入、病历编辑、系统集成等方面取得了显著进步。国内医师工作站的应用基本上都是从医嘱录入开始的，医嘱录入解决了护士重复转抄和计费问题，部分医院在医嘱录入系统中嵌入了合理用药自动审核功能，能自动发现潜在的用药错误。在病历编辑录入软件开发和应用方面，一些公司开发了结构化、半结构化的病历编辑软件。医师可以根据专科和病种需要自行定义录入模板，在模板中可以通过单选、多选等交互方法快速录入患者症状、体格检查等内容。有些系统还结合医学相关知识，提供医学术语相关性录入辅助。近两年，也出现了基于 XML 描述的病历录入软件，较好地实现了病历的结构化表达和用户自定义结构化模板的功能。基于用户定义的病历结构，软件也提供一定程度的统计分析功能，一定程度上满足了对病历的科研利用需求。在系统集成方面，在信息化程度较好的医院，比较多地实现了患者医嘱、处方、住院病历、检验报告的计算机管理，部分医院实现了放射影像检查、超声检查、心电图检查、护理记录、手术麻醉记录等报告的集成。总体上看，国内电子病历的发展正处于由临床信息系统建设向完整的信息集成，由医疗事务处理系统向智能化应用方向发展的阶段。

四、电子病历的发展阶段

电子病历的定义为电子病历设立了一个非常高的标准，它是电子病历的最终目标。电子病历的发展过程是对患者信息或健康信息不断覆盖的过程，是电子病历系统功能不断增强的过程。在医院内部电子病历系统建设方面，如何评价电子病历的应用发展水平，有不同的阶段划分和评价标准。其中,较为著名的有美国 Himss Analytics 对 EMR 的阶段划分及评价要点,如表 10-2 所示。

表 10-2　EMR 的阶段划分(HIMSS)

阶段	特征
阶段 7	全电子化病历、与外部医疗机构共享 HER、数据仓库
阶段 6	医师医疗文书录入(结构化模板)、全功能辅助临床决策、完整 PACS
阶段 5	闭环式用药过程
阶段 4	医师医嘱录入,基于循证医学的辅助决策
阶段 3	护理记录、电子给药记录、合理用药检测、科室级 PACS
阶段 2	临床数据库存储 CDR,受控医学词汇 CMV,初步的冲突检测 CDSS,文档扫描
阶段 1	三大辅助科室:检验、放射、药房
阶段 0	三大辅助科室未应用

阶段 0:部分临床自动化系统可能存在,但实验室、药房、放射科三大辅助科室系统尚未实现。

阶段 1:三大临床辅助科室系统已安装。

阶段 2:大的临床辅助科室向临床数据仓库(CDR)送入数据且该临床数据仓库为医师提供提取和浏览结果的访问功能。该 CDR 包含受控医学词汇库和初步的用于冲突检测的临床决策支持/规则引擎,文档扫描信息可能链接到 CDR 系统。

阶段 3:临床文档(如:体温单、流程单)是必需要求。护理记录、诊疗计划图和/或电子给药记录(eMAR)系统可获得加分,并被实现和以提供至少一种院内服务的形式与 CDR 相集成。实现用于医嘱录入中错误检测(即通常药房中应用的药品/药品、药品/食物、药品/检验冲突检测)的初步的决策支持。某种程度的通过 PACS 的医学影像访问成为现实,医师在放射科之外通过内部 Intranet 或其他安全的网络可以访问。

阶段 4:计算机化的医师医嘱录入系统(CPOE)加入护理和 CDR 环境中,同时伴随第二级的基于循证医学的临床决策支持能力。如果一个患者服务区域实现了 CPOE 并且达到了上一个阶段,则本阶段已达到。

阶段 5:闭环式给药环境已完整地在至少一个患者服务区域实现。eMAR 和条形码或其他自动标识技术,如 RFID,被实现并被集成到 CPOE 和药房系统,以最大化患者给药过程中的安全。

阶段 6:完整的医师文书(结构化模板)在至少一个患者服务区域实现。第三级的临床决策支持对医师所有活动提供指导,这种指导以可变和遵从警告的形式、与协议和成效相关的方式提供。完整的 PACS 系统通过 Intranet 为医师提供医学影像,取代了所有的基于胶片的影像。

阶段 7:医院具有无纸化的 E MR 环境。医疗信息可以通过电子交易很容易地共享,或与区域卫生信息网络内的所有实体(即:其他医院、门诊部、亚急性环境、雇主、付费方和患者)进行交换。这一阶段允许 HCO 像理想中的模型那样支持真正的电子健康记录。

由于美国医院的传统、文化背景、医疗保障制度等的不同,上述划分不一定完全适合中国医院的情况。如处于阶段 4 的医师医嘱录入在国内医院应用就比较靠前。结合国内医院的情况,可以把电子病历的发展过程划分为几个阶段。

从电子病历包含的信息内容上可以划分为 3 个阶段。

第一阶段是电子医疗文书阶段。这一阶段的主要目标是围绕患者信息处理的业务环节的信息化。它的基本特征是患者在院就诊期间的医疗文书处理都已计算机化。医护人员可以通过计算机系统来记录和使用患者信息。

第二阶段是电子病历阶段。这一阶段的主要目标是实现以患者为中心的信息集成和存储管理。它的基本特征是与患者信息有关的信息系统各个部分集成到一起,患者历次的就诊和住院信息集成到一起,并且实现了病历信息的长期保存和随时访问。医护人员可以通过计算机系统以统一的视图随时访问病历信息。

第三阶段是个人健康记录阶段。这一阶段的主要目标是实现分布在不同地方的患者病历和健康信息的集成。它的基本特征是区域医疗机构之间可以共享患者信息。医护人员在任何一个医疗机构都可以访问到患者的整体信息。

从电子病历系统所提供的服务功能上可以划分为 2 个层次。

第一层次是事务处理层次。这一层次的主要目标是利用计算机取代手工完成医疗文书的记录和处理工作。计算机起到取代纸和笔的作用。

第二层次是智能化服务层次。这一层次的主要目标是发挥计算机的主动服务优势,对医疗工作本身提供主动化、智能化的服务。这一阶段的特征是各种知识库、临床指南的建立和应用。

当然电子病历的发展并不是严格按照阶段来划分的,阶段和层次之间可能有交替。比如,在未完全实现电子病历第二阶段的目标下,已经实现了检查检验结果的院际共享;部分信息仍为手工处理的情况下,部分系统已经应用知识库系统。就目前电子病历的发展状况而言,在患者信息的内容上,基本上处于第二发展阶段。而在国内,绝大多数医院仍处于第一发展阶段,即实现临床信息系统、实现患者信息的计算机管理。而在系统服务功能方面,主要集中在第二层次,即智能化服务功能的研究上。

五、发展电子病历的意义

(一)电子病历的应用可以提高医疗工作效率

电子病历系统改变了医师护士的医疗文书记录方式。医师可以直接在计算机上通过适当的编辑软件来书写病历。通过建立典型病历模板、输入词库、方便的编辑功能,可以提高输入的速度,更不存在字迹潦草的问题。医师直接在计算机上下达医嘱,护士直接通过计算机自动处理医嘱、生成各种执行单和医嘱单,避免了转抄工作,也避免了一些转抄错误。而检查、检验、观察结果的自动化采集,更直接简化了记录过程。

电子病历系统可以加快信息传递。医院内部各部门之间依靠信息的传递来协同工作。如医师与护士之间的医嘱传递、病房与药局之间的用药申请传递、病房与医技部门之间的申请传递和结果回报等。传统模式下,这些信息用人工以纸张方式传递,不及时且不可靠。电子病历的实现变"人跑"为"电跑",及时可靠。

电子病历使得患者信息随时随地可得。传统病历同时只能一个人在一个地点使用。如我们常听到麻醉医师抱怨,到病房查看第二天手术患者的病历,但因病历在别的医师手上而无法及时看到。电子病历使得医师不仅可以在病房、家里,甚至可以在医院外的任何地方,通过网络访问患者信息。患者信息可以同时为多人使用、互不影响。

（二）电子病历的应用可以提高医疗工作质量

电子病历系统可以以更全面、更有效的方式为医师提供患者信息,帮助医师正确决策。通过电子病历系统,临床医师可以随时随地了解患者既往病史、各种健康状态、各种检查结果(包括图像)。这些信息可以以各种更有效的形式提供,如对多次化验项目的结果进行图形化显示、对医学图像进行增强处理。医技科室的医师在检查过程中,不同检查之间可以相互参照,如做 CT 检查时参考超声报告,以利于提高检查质量。

电子病历系统可以为医师提供疾病诊治的临床路径和临床指南。按照循证医学的方法,可以制订特定病种的临床路径,规范同种疾病的治疗路径和医师的医疗行为,缩短患者的住院时间。在电子病历系统中应用临床指南知识库,以疾病和症状等条件选择出来供医师参考,甚至可以智能化地辅助医师的医疗决策。

电子病历系统可以对医师不合理的医疗行为进行告警。对药品之间的相互作用、用药对检验之间的干扰等不符合医疗常规的行为提出警告,避免出现医疗差错。

电子病历系统可以提供各种联机专业数据库,如药品数据库、各种诊疗常规,供医师查询。

（三）电子病历的应用可以改进医院管理

电子病历的应用为实施环节质量控制提供了支持。传统的医疗管理主要是终末式管理。各种医疗指标在患者就诊住院完成后统计出来,再反馈回医疗过程管理,像三日确诊率、平均住院日等。这样的管理滞后于医疗过程,并且数据不够准确。实现了电子病历系统,各种原始数据可以在医疗过程中及时地采集,形成管理指标并及时反馈,达到环节控制的目标。如根据电子病历中患者的诊断时间判断患者入院后三日内是否确诊,规定的时间内患者是否实施手术等,对这些事件可以实时监控并作出处理。再比如,对感染的控制,可以对术后患者,根据患者体征及使用抗生素情况,自动判断是否发生了感染,以便于及时处理。

电子病历的应用为控制医疗成本提供了手段。医疗费用的多少,相当大程度上取决于医师,取决于对医疗过程的控制。通过电子病历系统可以建立各种疾病的典型医疗计划,什么时间完成什么工作,进行哪些检查。从患者入院开始,严格按计划提示医师进行医疗活动。在医师工作站中,可以围绕降低费用提供智能服务,如合理用药咨询、医疗方案咨询等。可以建立医师评价系统,对医师个人的医疗质量及治疗患者的费用消耗进行考评,个人与标准、个人与个人进行对比。结合管理措施,对考评结果进行反馈,从根本上建立医疗成本控制系统。

（四）电子病历为患者信息的异地共享提供了方便

远程医疗是以患者信息的异地共享为基础的。目前远程医疗的模式基本上都是在会诊之前将患者的病历资料准备好(往往是录入或扫描成计算机文件),以电子化方式传到对方地点。会诊方在研究这些资料的过程中,也许需要发起方提供其他资料,需要一些反复,最后将结果反馈回去。有了电子病历系统的支持,这些资料不再需要额外的准备,而且可以由会诊方主动地通过网络(如因特网)从患者所在地读取病历信息,会诊工作随时可以进行。这是一种在电子病历系统支持下新的会诊工作模式。

当患者转诊时,电子病历可以随患者转入新就诊医院的电子病历系统中。如果需要,也可以通过移动介质自由携带。

（五）电子病历为宏观医疗管理提供了基础信息源

电子病历也为国家医疗宏观管理提供了丰富的数据资源。与原始病历相对应,CPRI 称其为第二病历。这是一个巨大的数据仓库,政府管理部门可以根据需要,从中提取数据进行统计分析,像疾病的区域分布,各种疾病的治疗情况,用药统计,医疗费用统计等。根据这些统计,可以制订宏观管理政策、合理安排卫生资源。

另外,医疗保险政策的制订,如保险费率、各病种的医疗费用及补偿标准,都依赖于对大量病例的统计分析。电子病历无疑提供了极大的方便。我国的医疗保险正处于大发展的初期,对电子病历的需求会越来越强。

(韩华美)

第二节　电子病历的系统架构与功能组成

一、电子病历系统的整体架构

电子病历系统的功能包含了患者医疗信息的采集、存储、展现、处理等各个方面,覆盖了患者就医的各个环节。从广义上看,电子病历系统在医院信息系统中并不是一个独立的系统,它与医院信息系统融合在一起,各类与医疗相关的信息系统都是它的组成部分。另一方面,电子病历系统又不是各类临床信息系统的简单叠加,它要解决支撑电子病历的一些基础架构问题。电子病历系统的实现方法或系统结构可能各不相同,但整体上其组成成分是类似的,都包含了信息的采集、存储、展现、利用、智能服务等部分。

各部门临床信息系统包含检验信息系统(LIS)、医学影像信息系统(PACS)、心电信息系统、监护信息系统等各医学专科信息系统。它们既是各医学专科的业务信息系统,也是电子病历的信息源,通过接口为电子病历系统提供数据。

集成引擎主要负责各类异构临床信息系统与电子病历的接口。它通常具有多种接口形式,能完成数据格式、编码转换,把不同来源的医疗记录以统一的格式提交电子病历系统管理和使用。

数据存储是电子病历的数据中心,负责电子病历数据的存储和管理。它可以有不同的实现方式,可以是集中式的,也可以是分布式的;可以是数据库形式,也可以是文档形式或者两者的混合形式。

安全访问控制负责电子病历的访问权限控制。它包括了用户的身份认证、授权、访问控制策略的执行与验证、日志记录等功能,保障电子病历数据不被超范围使用。

医师工作站是电子病历的最主要使用者。它是电子病历的重要信息源,提供患者的医嘱录入、临床病历录入;同时又是电子病历信息的综合使用者,提供患者各类信息的综合浏览展现。

访问服务主要为其他需要访问电子病历的临床或管理应用提供访问服务。它以统一接口的形式提供电子病历的浏览和访问服务,屏蔽电子病历数据管理的实现细节,简化其他系统使用电子病历的复杂度。

知识库系统主要为医师提供临床决策辅助。它通常包括合理用药审核、临床路径、临床指南等服务,嵌入到医嘱录入、诊断处置过程中,为医师提供主动式的提示、提醒、警告,起到规范医疗、防止医疗差错的目的。

本节将重点阐述电子病历系统组成中的患者信息采集、存储与处理等功能,有关信息集成、展现和安全服务在后续节进行讨论。

二、患者医疗信息采集

患者医疗信息发生在医疗过程的问诊、检查、诊断、治疗的各个业务环节,对这些信息的采集要尽可能做到在发生现场实时进行。这需要医护人员在工作的过程中将获得的信息,如问诊记录、病程记录、医嘱、检查报告、生命体征观察记录等,及时记录到计算机中。病历内容的记录可分为两类:一类是由患者主诉或由医护人员观察得到的需要手工记录的信息,另一类是由各种医疗设备,如 CT、MRI、超声、监护设备等产生的检查信息。设备产生的信息是病历的重要组成部分,也要将其输入到电子病历系统中。

(一)手工记录

由纸加笔的记录方式到计算机录入方式,对医护人员的记录习惯是个很大的挑战。更困难的是,许多情况下,记录发生在面对患者诊断治疗的过程中。记录习惯的改变会直接影响到医疗过程,从而阻碍医护人员的接受。因此,医护人员直接录入一直是病历电子化推进过程中最困难的问题。这就要求计算机录入方式要尽可能简单、符合医护人员的工作和思考习惯。在手工记录方面,为了简化录入工作,常采用词库、模板、相互关联、表格化界面、智能化向导等手段,这些技术将在医师病历录入一节详细介绍。

除了手工键盘录入,语音方式输入也是一种有效的记录手段。辅诊科室医师记录检查报告可以直接采用录音方式。国外一些医院传统上就采用医师录音,由护士或秘书打字的记录方式。这种记录方式容易为用户所接受。对于语音可以采用两种方式来处理:一种是以数字化语音方式记录并保存,访问时直接还原语音;另一种是通过语音识别,将语音转换为文字信息保存。另外,扫描输入也是另一种辅助输入手段。特别是对于患者携带的纸张病历资料,可以采用直接扫描进入病历系统的方法,以保持病历资料的完整。

(二)联机采集

在检查设备产生的信息记录方面,可以采用接口的方式将这些设备与信息系统直接连接,将其生成的信息记录到患者病历中。这种方式可以极大地提高工作效率、保证信息的原始性、提高信息的质量。一些新的检查设备产生的信息,如监护记录、内镜动态视频图像等内容进入病历,也是对传统的纸张病历内容的丰富。越来越多的设备提供了数字化的接口,为信息系统的连接提供了方便。但同时由于医疗设备种类越来越多,接口的研制也面临着巨大压力,这需要依靠接口标准化来解决。

三、病历信息存储与 CDR

(一)电子病历存储需求

纸张方式下医院都有病案库、X 线片库等专门的机构来负责病历资料的归档和管理。大型医院的病历资料库往往要占据较大的空间,病历资料不断增长的存储空间成为令人头痛的问题。患者资料往往不能做到集中存放与管理,如患者的 X 线片、CT 片、病理切片、纸质病案等需要分别管理,使用起来非常不便。

电子病历的存储服务必须起到病案库的作用。具体地讲,它应能提供如下服务。

病历信息必须能长期永久保存(至少在一个人的生命周期内),这就要求存储容量足够大。

一个患者的信息,包括结构化文本、自由文本、图像甚至是动态图像,其占用空间可能需要几兆字节、几十兆字节。对于一个大型医院,长期保存这些信息必须建立一个海量的存储体系来对其加以管理。

存储体系要保证病历信息的访问性能。因为患者随时可能再次来就诊,其历史记录必须能够随时获得。这就要求病历信息或者时刻处于联机状态,或者能很快由脱机自动转为联机状态。

病历信息是累积式增加的,如同手工归档系统一样,存储系统应能够将新增的信息归并到历史信息中,实现病历的动态维护。

电子病历的存储系统提供完善的备份和恢复机制。为了确保病历信息不丢失,备份和恢复机制能做到出现故障及恢复后,能将数据恢复到故障断点时的状态。

(二)临床数据存储库

能满足以上需求的电子病历数据存储体系称为临床数据存储库(clinical data repository,CDR)。CDR 是电子病历系统的数据核心,电子病历的一切服务功能围绕 CDR 来构建。

由于电子病历数据类型的复杂性、来源的异构化以及数据的海量特征,CDR 的具体实现形态是一个非常复杂的问题。其中,最为复杂的是电子病历数据的模型问题,这方面已有理论研究成果。

HL7 V3 提出的参考信息模型(reference information model,RIM)是以医疗活动(ACT)对象为中心,对整个医疗数据集进行概念建模。在 RIM 中,整个医疗过程由活动及活动之间的关系进行表达。RIM 的具体实现是一个较为复杂的工作,为了简化这一工作,有数据库公司开发了 HTB(医疗事务平台)来简化应用系统对 RIM 模型的应用。通过该平台,应用系统可以通过接口服务层来操作 RIM 的各个对象。

相对于 RIM 高度抽象、完全通用化的信息模型,产品开发者也可以针对不同的电子病历数据类型定义较为具体的数据库模型,如分别针对处方、检验报告、各类检查报告等,相比于 RIM,这样的模型的通用性和扩展性会稍差,但电子病历应用开发的效率较高。

除了单纯的数据库模型外,还可以采用数据库与文档相结合的方式来实现 CDR。由于大部分的医疗记录在形成后都是文档形式,所以采用文档结构表达电子病历数据是一种非常自然的方式。不同的医疗记录具有不同的结构,从图形、图像、自由文本到结构化的项目,但都可以表达为不同结构的文档。XML 在文档结构表达方面具有先天优势,能够适应医疗记录类型复杂多变的情况。HL7 专门针对电子病历制订了以 XML 为描述语言的文档结构标准 CDA,该标准定义了通用的医疗文档结构,能够适应各类医疗文档不同的结构化粒度,适于在异构环境中表达医疗文档,也是采用文档实现 CDR 的一种选择。

四、病历信息处理与利用

病历信息的处理可以分为以患者个体医疗为目的的个体病历信息处理和以科研、管理为目的的病历信息的统计分析处理两方面。

在辅助医疗方面,从根据医嘱生成各种执行单这样最简单的信息处理到将各种知识库应用于患者的医疗过程这样的智能化处理,对病历信息的充分利用有很大的潜力。如:基于药品知识库和患者个体信息,在医师下达用药医嘱过程中,对用药的合理性进行审查;又如:在患者医疗过程中应用临床路径管理,根据患者诊断及病情,选择临床路径,并按照路径安排医疗过程。有关临床辅助决策的内容在其他章节已有阐述,这里不再重复。

病历的原始信息是一丰富的数据源,在其基础上可以对科室甚至医师个人的工作效率和质量进行客观的评价,可以进行广泛的流行病学调查,可以进行药物使用的统计分析、疗效的评价,可以分析疾病的相关因素,可以对医疗成本进行分析等等。充分利用病历信息进行各种统计处理,对于医疗质量的提高,对于社会医疗保障水平的提高都具重要价值。

(韩华美)

第三节　医师病历的录入

一、病历录入的需求

在医师的日常医疗文书记录中,大量的是病历的书写记录。在门诊,有患者主诉、体格检查等记录;在病房,有病史、体格检查、病程记录等。病历管理要求病历书写字迹工整,不能随意修改,写错的地方要重新抄写。写病历占去了医师医疗文书记录的大部分时间,对医师是较大的负担,医师非常期望通过计算机解决这一问题。

病历内容以描述性文字为主,与医嘱等结构化较强的内容相比,计算机处理病历在技术上与应用上都有较大的难度。特别是在门诊这种工作节奏比较快,与患者面对面记录的场合,实现病历的实时记录难度更大。这就要求医师工作站的病历编辑功能要尽可能地符合医师记录需求,满足如下要求。

病历编辑要有足够的自由度。因为上述病历内容多为描述性文字,患者的个体情况千差万别,所以必须允许自由格式编辑。除了文本内容外,病历内容还经常有示意图形等非文字内容(如病灶部位的图形标注),因此病历编辑软件应能支持图形、表格等的嵌入。

病历编辑要能对版式外观进行控制。编辑软件能提供诸如字体大小、版心大小、行距等版面控制。记录者不仅可以记录内容,而且也能将病历的外观保留下来,对于仍需打印纸张记录的需求提供支持。

对病历框架结构的支持。尽管病历内容是描述性文字,但病历的整体是有框架结构要求的。如住院病案包括入院记录和病程记录,入院记录又包括病史部分和体格检查部分,而病史部分又包括现病史、过去史、家族史等,这构成了住院病案结构的框架。病历记录应符合这一结构以便于后续使用时的内容定位。病历编辑软件要提供这种框架约束。

对病历的各组成部分的记录要根据时间发展进行操作控制。病历的及时性及不可修改性在医疗法规上有具体的规定。对住院患者,其病程记录要随着时间的推移分阶段记录。对于已经记录完成的阶段记录,不能回过头来随意修改。对门诊患者,对已经完成的前一次就诊记录也同样不能再行修改。

为上级医师对下级医师的病历记录检查和修改提供支持。上级医师有权修改下级医师记录的病历,但对于修改的内容要保留记录。

为病历编辑过程提供方便性手段。病历内容采用自由格式,记录工作量很大。编辑功能要针对病历编辑的特点提供辅助录入功能,加快医师的记录速度。对于相对固定的内容(如体格检查),提供表格化的模板,医师可以采用填空或选择的方式完成记录。病历有严格的格式要求,其中有许多重复性内容,如患者的基本信息和症状,医师工作站可以提供简单的复制或患者信息插入功能。对于病历中对检查检验结果、处方的引用,可以从相关的信息源获得并直接插入到病历中。

为以后病历的检索提供支持。病历自由格式的内容不利于病历的分类检索利用。全文检索在一定程度上可以解决这一问题,但正文检索的准确性较差。为了弥补这一不足,可以采用标注关键词的方法,如采用SNOMED医学术语系统对病史部分进行人工标注,以后可以按照关键词方法准确检索。

二、辅助录入功能

医师工作站病历编辑功能的方便与否,直接影响医师记录病历的效率,影响到医师能否接受计算机书写病历。所以,病历编辑的关键是提高医师的记录效率。在医师工作站中,常用以下方式辅助医师记录。

(一)提供医学术语词库

这是最简单、最微观的方法。病历中需要大量地用到医学术语,如症状、诊断、操作、药物等。通过收集应用这些术语,并将词库应用于医师的录入过程中,只要输入几个字母,整个词汇术语就可以完成录入。这种方法对于记录病史或患者主诉较为有效,在门诊医师工作站中得到比较多的应用。

(二)表格病历

表格病历是对纯描述性病历的一种简化和规范。它适合于专科、专病病历记录的需要。医师在记录时,只要选择或填空即可,既减少了书写量,又增加了记录的准确性,避免遗漏项目。这种格式的病历多用在体格检查记录中。在医师工作站的病历记录中,可以结合这种表格化病历。但由于各专科需要不同的表格内容,医师工作站应允许用户自己定制表格病历的结构。这对于提供具备交互式功能的表格来讲非常困难,所以这种表格化的病历结构目前只是在国外的专科医师工作站中较为多见。因为表格病历只能解决病历中部分内容的表格化,在通用的医师工作站中只能是部分地结合表格化病历的功能。

(三)病历模板

如果让医师每一份病历都逐字逐句地在键盘上敲,其速度一般比不上手写速度。事实上,医院各专科医师所处理的患者在病种上是类似的,其主诉、查体、鉴别诊断、治疗方案等内容也是类似的。各个专科可以建立典型疾病的病历模板,如查体记录模板、手术记录模板等,这些模板可以同时起到规范医疗的作用。医师在记录病历时,可以直接调入对应模板,在模板的基础上进行修改。除了普通的自由文本模板外,模板中可以设置有如表格病历项目元素的可交互式模板,包括填空、单选、多选等元素,以增强模板的适应性和操作的方便性。除了这些经过规范化的公共模板,每个医师还可以根据自己接触的典型病例,建立自己私用的模板供以后使用。词库辅助录入解决了键盘输入的微观问题,而依靠模板可以从宏观上减少病历内容中手工录入的文字量。

(四)引用患者信息

在病历中反复出现的患者基本信息、诊断、检查检验报告,可以从其他信息源直接获得。在病历编辑中,提供这种信息引用的功能,可以直接地将这些信息复制过来。

(五)智能化结构化录入

将疾病相关知识结合到病历编辑功能中,根据医师已录入的信息内容自动提示后续可能的录入内容。如：在患者症状描述部分，如果患者主诉感冒，系统就会提示感冒相关症状。这种功能建立在病历内容结构化基础上，需要大量医学相关知识的整理。目前这种功能只是在国外个别专科系统中试用，短时间内还不可能达到普遍适用的程度。

采用上述手段后，自由文本的病历编辑可以得到较大程度的简化，住院医师记录病历的效率与手工相比可以有较大幅度的提高。目前，住院医师病历计算机录入已经得到了较为广泛的应用，但在门诊病历的计算机录入方面，由于门诊实时性要求高、医师对计算机录入熟练程度等的限制，应用上仍然存在一定困难。

三、病历编辑器的种类

通过以上对病历编辑功能需求的讨论，不难看出，一个完美的病历编辑器对于医师的病历录入的便捷性至关重要，同时适合于病历录入编辑的专用文档编辑软件的开发在技术上也有较高的难度，需要付出相当大的工作量。根据编辑功能的不同，可以把当前的病历录入软件分为几类：全自由文本编辑、半结构化编辑和全结构化编辑。每类软件各有其特点。下面分别来看一下各类软件的工作方式。

（一）自由文本录入

自由文本编辑就是在录入和编辑时不受任何格式限制，医师就像手工书写病历一样自由录入。目前最常用的自由录入编辑软件就是 Word。一般通过把 Word 嵌入到医师工作站系统中作为集成的病历编辑软件。也有采用自行开发的简单的纯文本编辑软件。

由于 Word 是通用化的文字处理软件，要提高录入病历的速度，通常采用以下手段：一是复制，即复制病历中内容重复的部分；二是建立固定模板，可以由医师建立各种疾病、专科的常用模板，在录入时根据需要调入模板，然后在其上修改。

采用 Word 等自由文本录入方法有如下好处：它提供了充分的自由格式的录入，能够满足各专科、各病种病历的录入要求，能够插入图表、图片，是一个充分通用的录入软件；Word 的排版功能强大，它在录入病历内容的同时，能够充分地控制病历显示和打印的外观；用户已熟悉了 Word 的操作习惯，容易学习掌握，这一点对于计算机病历编辑的推广具有不可忽视的作用。

但使用 Word 也有明显的弱点。由于在全自由文本模式下，只能使用固定模板，在固定模板中无法加入选择、填空等元素，不利于专科表格病历的定制；病历通篇缺乏结构，不利于在编辑方面施加更多针对病历特征的编辑功能，如对病历结构的控制、操作的控制等；自由文本检索也比较困难。对于病历检索需求，可以通过人工标识关键词的方法进行弥补，即由医师对病历进行编目索引，通过关键词索引实现病历的快速和准确检索。但人工标识关键词的方法额外增加了工作环节，并且对于病历的回顾性科研，很难在关键词标注时考虑到各种回顾科研条件。

（二）半结构化录入

所谓半结构化是指把病历内容按照病历组成分为计算机可控制的"块"。一份住院病历可以划分为入院记录、病程记录、手术记录、出院小结等，其中入院记录又可进一步分为主诉、现病史、过去史等内容。半结构化录入是指对病历内容的框架进行结构化控制，而对于框架下的内容作自由文本处理。半结构化录入可以提供按照框架结构的导航与定位、与框架模块内容相关的模板定义与引用、以模块为单位的认证及修改控制等。

与全自由文本录入相比，半结构化录入的优点是：保留了自由文本录入的自由描述的优点；

可以按病历块提供与病历块相关的服务功能或施加控制,如:按块进行病历记录的时限控制;分块模板可以控制全自由文本下的自由复制,避免病历的整体复制。

由于半结构化录入仍然保持了内容上的自由,在检索方面几乎与全自由录入面临同样的问题。

（三）结构化录入

所谓结构化是把病历内容分解为计算机可理解的元素,计算机可对每个元素的录入内容进行控制。病历结构化录入就是以表格化方式录入,表格中的每一项可以通过交互式选择、填空等手段录入。由于各个专科或病种所记录的内容不同,也就是表格中的项目不同,如眼科病历必然与普通外科病历描述项目不同,因此,这种录入方式必然要求软件提供表格模板的定制功能,医师要建立自己专科使用的表格化模板。当然,表格化病历并不是要求病历中的所有内容全部表格化,而是对适于表格化的内容制订表格,其他部分,如病程记录,仍可以使用自由文本。

结构化病历编辑软件的开发具有较高的难度,主要困难在于允许医师自己定义录入内容的结构,然后由编辑软件根据定义的模板,呈现出表单化的录入界面。基于 XML 技术的文档结构的出现为这类编辑软件的研发提供了一条可行的技术路线。由于 XML 结构的自定义性,可以通过 XML 来表达医师自定义的文档结构,并将录入的内容以 XML 文档的格式保持其结构。

结构化录入的优点:录入简单、快速;信息的可利用性高,由于每个表格元素及其内容都可以进行控制,录入之后便于检索使用;元素之间可以进行相关性校验,如患者性别与体征症状之间的校验,以防止病历中的记录错误。

结构化录入在应用中存在的问题主要是各科需要制订自己的专用表格模板,使用前准备工作量大,技术上比较复杂;采用表格病历不利于自由描述的表达,特别是对于主诉内容的记录,因此其使用范围受限。

上述几种病历录入方式各有优缺点。经过前期的应用反馈和产品的不断完善,目前各厂商的病历编辑器呈现出逐渐统一的特征,即采用半结构化框架＋结构化模板＋自由文本的混合式特征。使用者既可以定制病历中某一部分的结构化模板,借助模板录入,也可以以自由文本方式录入,从而具有较强的灵活性和适应性,同时也满足了管理者对于病历质量控制的需求。从目前来看,这种混合式结构是适合国内病历书写的较为理想的方式。

四、病历质量控制

（一）病历质量问题

利用计算机录入病历是对病历书写方式的重大变革。不仅是用键盘代替了纸和笔,更重要的是通过计算机化的表格交互、模板、复制、信息引用等手段,病历的记录方式发生了重大变化。应用表明,各类辅助功能极大地减少了逐字录入,避免了手写出错时的重抄,计算机录入病历可以大大提高医师病历记录的效率。但同时,应用计算机录入病历后,病历质量出现了不少手写病历所没有的新问题。这些问题包括:病历内容张冠李戴,或与患者情况不符;病历内容前后矛盾,表述不一致;未查体和问诊的内容通过模板实际记录在病历中;尚未发生的医疗活动,提前出现在病历中等等。这些问题是伴随着记录方式的改变而出现的。与逐字手写相比,医师在利用这些辅助编辑功能提高书写效率的同时,更容易"编辑出"有问题的病历。于是,一些医务管理人员甚至对计算机录入病历提出了质疑。

客观上,使用计算机记录病历,改变了医师手写时"笔随心想"的思维习惯,医师不再完全主导书写过程,键盘加鼠标的操作方式也更容易出现"笔误"。主观上,医师只顾追求效率,甚至部分医师责任心不强和管理制度不落实,对所记录内容没有认真检查、校对,导致问题病历的最终出现。应当看到,本质上,这些问题并非计算机录入所必然导致。过去手写病历方式下,同样存在虚假病历问题,只不过手写速度更慢。

利用计算机书写病历是对传统手写病历的一种变革,毫无疑问是一大进步,同时也会出现新的问题。关键是不能简单地把问题归咎于计算机录入这一工具,而是应当建立与新的模式相适应的提高病历质量的技术手段和管理制度。

事实上,通过计算机记录病历,为病历质量的管理与控制提供了比手工方式下更为优越的手段和更大的潜力。

(二)病历质量管理手段

在计算机和网络工作方式下,病历内容的实时共享成为可能。提高病历质量关键是如何加强管理,通过计算机和人工实施实时检查,建立起与计算机书写病历相适应的病历质量保证和管理体系。建立计算机辅助下的病历质量管理系统可以从以下几个层面入手。

1.医师层面

可以充分发挥计算机的主动式、智能化服务功能,对病历内容进行交互式、实时化的质量控制。可以通过病历模板的规范化,规范病历记录内容,提示医师需要观察、记录的项目以免漏项。可以设置一些校验规则(如男女患者的不同体征取值、体征数据的取值范围、项目之间的互斥等),对医师录入的内容自动校验,防止录入的笔误。可以控制一些不合理的复制(如禁止不同患者之间病历内容复制),避免张冠李戴式的文字错误。可以根据患者病历的记录情况,自动提示医师病历内容的完成时限。

2.科室层面

上级医师可以通过网络实时调取下级医师的病历进行审查,发现的问题可以通知下级医师进行修改,或者对下级医师已完成的病历直接进行修改并保持修改记录。

3.医院层面

建立病历质量问题检查及反馈系统。由病案室建立专门的网上病历质量审查制度,对各科室的病历实时抽查。通过专门的病历质量检查软件,进行自动检查和人工检查。自动检查侧重于对病历的完成时限进行检查,对未按时间完成的病历进行警告。人工检查主要通过阅读网上病历及患者其他信息,对病历内容中存在的问题进行检查。对发现的问题进行记录。对于检查发现的问题,通过网络反馈给记录的医师。在医师工作站,医师及时获得病历中存在的问题,并对这些问题进行响应和修改。从而建立起实时化、闭环式的病历质量控制系统,把传统的病历质量终末控制转变为事中的环节控制。

建立计算机病历质量保证和管理系统,并不只是针对医师计算机录入病历出现的问题,而是对病历质量的全面管理,包括手工方式下存在的病历形式上及内在的质量问题。这是病历质量管理手段的一次跃升,也是实行电子病历的又一优势。

(韩华美)

第四节　电子病历的集成

一、集成是电子病历的基础

电子病历系统是以单个患者为中心提供医疗信息服务的。这意味着电子病历系统必须以人为中心采集、管理和展现信息。患者的医疗信息来源于各个医疗环节，来源于医院信息系统的各个业务子系统，如入出转子系统、检验信息系统、PACS、心电信息系统等。这些系统在完成自身业务工作的同时收集患者的医疗信息，它们是电子病历系统的组成部分，不存在另外独立设置的电子病历信息采集系统。如果医院信息系统是由单一厂商开发的集成式系统，患者的医疗信息采用集中管理模式，则业务信息系统和电子病历系统的发展可以高度融合在一起，从不同的角度实现患者信息的共享。但这只是理想情况，实际情况却往往不是这样。随着医院信息系统应用的深入和覆盖范围的扩大，由不同厂商或不同时期建立起来的分散式系统越来越常见。特别是随着数字化医疗设备的广泛应用，由设备供应商提供的专门化的信息处理系统越来越多。而这些设备又是患者医疗信息的一个主要来源。如监护系统、自动化检验设备和信息处理系统、各种数字影像设备及相关处理系统等等。这些系统都拥有非常专业化的数据处理系统或者网络化的业务信息处理系统，由一个厂商来开发所有这些系统已越来越不现实。这些分散的系统都有各自的数据库，从各自业务需要的角度来管理业务和患者信息，采用的是不同的平台和开发技术。在这样的环境下，建立电子病历系统，实现以完整统一的视图提供患者医疗信息的目标，就要在这些业务信息系统的基础上实现以患者为中心的信息集成。

集成是电子病历系统建设中首先要解决的问题，分散式异构医院信息系统架构是国外医院信息系统普遍存在而国内医院信息系统今后也同样会面临的共同问题。

二、集成方法

患者信息的集成方法决定了电子病历系统与医院信息系统的各个业务系统的关系，决定了电子病历系统的架构。当前，病历信息的集成主要有集中式数据集成、分散式数据集成和界面集成3种方式。

(一)集中式数据集成

所谓集中式数据集成是指建立一个物理上的患者医疗信息"仓库"，将患者的各种信息以人为中心汇集到一起，以独立于原业务系统的统一方式进行管理。

这种方式下，患者医疗信息"仓库"完全是重新定义的结构。各业务系统产生的患者各类医疗记录通过符合业务系统数据结构的特定的归档程序进行转换后，统一存储于该"仓库"中。后续的电子病历应用则基于这一新的中心"仓库"来开发。其结构见图10-1。

这种集成方式物理上有统一的病历数据，因而具有这样的优点：实现了患者医疗数据以人为中心的统一管理，电子病历系统不受各业务系统数据管理方式、数据保存时间的影响；基于统一的结构，后续的各种电子病历应用系统开发比较容易；后续应用系统的结构比较稳定，不受业务系统变化的影响。

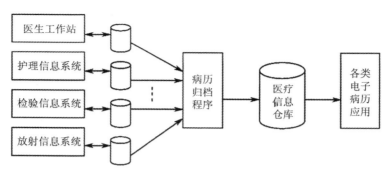

图 10-1　集中式数据集成

　　这种方式下,需要将各业务系统生成的医疗记录复制到中心"仓库"中,因此存在如下缺点:对于在院患者,中心"仓库"病历信息的实时性受到数据复制时机的影响,实时复制在技术上存在一定困难;由于数据复制的存在,容易造成数据的不一致。

　　医疗信息"仓库"在实现上可以采用数据库技术。采用传统的关系式数据库,患者的各类信息保存到不同的表中,表之间通过患者的唯一标识号关联起来,形成以单患者为中心的数据模型。也可以采用面向对象的数据库,将患者作为一个对象,将患者的各类医疗信息作为子对象进行描述。病历数据库要求其容量要足够大,能长期联机保存病历中的各类信息。

　　除数据库外,还可以采用 XML 文档来记录病历。在该方式下,患者的各类医疗记录形成一个 XML 文档(可以采用 CDA 标准)。病历中的每个描述项目通过定义的标记进行标识。病历的 XML 文档格式非常有利于病历的交换和共享。病历文档本身可以作为文件管理,也可以存放到数据库中。这种形式的医疗信息仓库实际上是一个医疗文档库。

　　(二)分散式数据集成

　　所谓分散式数据集成是指由各个业务系统自行管理相关的患者医疗记录,各类电子病历应用程序通过各个接口将分散的医疗记录逻辑上关联到一起。其结构见图 10-2。

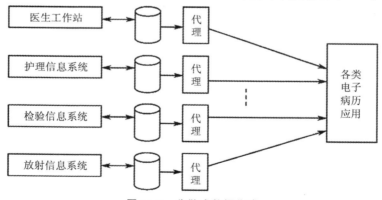

图 10-2　分散式数据集成

　　这种集成方式,并没有一个集中管理的患者医疗信息库。电子病历相关的应用程序通过接口直接访问各个业务系统中的患者医疗记录。它的优点:电子病历系统可以与业务系统得到完全相同的数据,实现了数据的实时访问;患者各类医疗信息只由业务系统保存一份,不会出现数据不一致问题。

　　这一方式的缺点:与直接操作患者信息数据库相比,电子病历应用程序需要通过接口来分别操作不同的数据,程序复杂,开发上受到接口功能的限制;电子病历系统受到各业务系统管理患者医疗记录方式和联机存储患者数据时间长短的限制;由于缺乏数据的统一管理,不利于患者信息的集中安全控制。

(三)界面集成

所谓界面集成是指将各个业务系统的患者医疗信息显示界面通过一定的接口协议集成到一个应用程序中,实现以患者为中心的信息访问。

与前两种以数据集成的方式相比,这一方式采用的是程序集成。使用者直接使用的仍然是各个业务系统的功能。比如,查看患者的检验结果需要使用检验信息系统的功能;查看患者的超声报告需要超声信息系统的功能。这些功能不再是独立存在,用户不需要来回切换应用程序和输入同一患者的标识号,而是由集成程序维持指定患者的一个上下文环境,由集成程序在这些功能之间切换并保持当前所关注患者的环境。这种方式下,用户只需要一次登录即可使用各业务系统的原有功能。其结构见图 10-3。

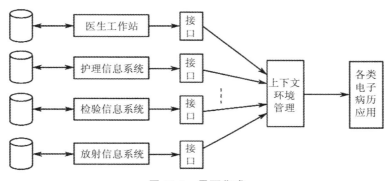

图 10-3   界面集成

这种方式下,电子病历应用并不直接跟患者数据打交道,而是通过原业务程序访问患者数据。它的优点:可以最大限度地屏蔽各业务系统的内部细节,可以最大限度地保持系统的异构性;使用者可以看到与业务系统同样的患者信息界面;由于不涉及各业务系统内部的差异,集成相对容易。

这种方式的缺点:它只是解决了电子病历"看"的问题。由于应用程序不涉及患者的数据本身,所以不能完成对数据的进一步处理,无法实现各种智能化的服务。因此,从电子病历的长远发展看并不是一个很好的解决方案。

三、集成平台

(一)集成平台的引入

由于医院环境中存在着大量的异构系统需要共享患者的各类信息,一个应用程序可能需要和多个异构系统之间交换和共享信息。如 HIS 中的入出转子系统需要和多个外围系统集成,传递患者的入出转信息;医嘱处理系统需要和多个检查科室系统集成,传递检查申请信息等。对于一个应用系统(如入出转子系统)来讲,由于需要连接的外部系统来自不同厂家,它们的接口要求往往不同,这就要求这样的应用系统必须同时具有多种集成接口分别连接不同的外部系统。这种情况在目前国内 HL7 标准的应用并不普及的情况下更是如此。这大大增加了各个应用系统的集成负担。为了解决这一问题,使各应用系统更集中精力于自身的业务处理,出现了将集成功能从应用系统中剥离出来的系统架构,形成专门负责集成的中间层。这种相对独立的集成中间层被称为集成平台、集成引擎或者集成中间件,其目的是为应用系统之间的集成提供通用的服务,简化应用系统集成工作。目前,已经有多种集成中间件产品可供选用。典型的产品包括微软公司的 BizTalk Server 及 HL7 Accelerator,IBM 公司的 MQSeries,Oracle 公司的 BEPL 及 HTB 等。

（二）集成平台的功能特点

作为通用的集成服务提供者,集成平台面对各类应用系统和各种集成接口,必须具有很强的适应性,提供集成所需的各类通用服务。通常,一个集成平台具有以下典型功能。

1.多种类型的接口适配器

为了和不同接口的系统连接,集成平台同时提供多种方式的接口。其中既包含标准化的接口,如 HL7,也包含普通的消息接口、文件传输接口、Web Services 接口等。特别地,针对非标准化的应用,提供可定制接口的能力。比如,对于需要直接通过内部数据库访问的应用系统,可以直接通过 SQL 或 PL/SQL 定制一个接口。

2.消息的存储转发功能

一个应用系统的消息往往需要发送给多个外部系统。集成平台提供了消息路由功能,可以通过配置指定某个来源或某类消息发往哪些应用系统。同时,为了确保消息可靠送达,集成平台提供消息的存储功能。当某个需要接收消息的应用在消息发出时处于停止状态时,可以在该应用激活后及时收到集成平台补发的消息。

3.消息格式转换服务

由于消息的发送方和接收方的接口可能不同,集成平台通常提供消息格式的转换服务,如把一个非 HL7 消息转换为 HL7 消息。这需要集成平台对消息进行解析和重组。通常,这通过对消息格式的定义配置来实现。

4.术语对照服务

由于发送和接收方采用的医学术语或编码体系不同,在传递的消息中需要解决术语或编码转换问题。集成平台通常提供这样的对照服务,在集成平台内建立双方的编码字典及其对照,在传递的消息中自动转换不同系统之间的术语和编码。

5.数据存储功能

HTB 在提供集成功能的同时,把经过平台的消息中的数据提取出来并保存下来。如果所有的医疗业务活动都通过集成平台传递信息,则集成平台可以建立起较为完整的医疗数据库。HTB 采用了 HL7 的 RIM 模型来表达医疗活动记录,这些"沉淀"下来的医疗数据形成了电子病历的数据存储库。部分专门针对医疗行业的集成平台,如 Oracle。

（三）集成平台的局限性

尽管集成平台的出现剥离了部分集成功能,但集成平台的应用并非完全解决了应用系统之间的集成问题。这是因为:一个应用系统通过集成平台与外部应用系统集成,虽然免去了直接在应用系统之间集成工作,但该应用系统必须与集成平台进行集成。与集成平台的集成并非是即插即用的,需要进行大量的定义配置,甚至是定制接口的工作。

另外,从整个医院信息系统来看,医院信息系统比较合理的架构应该是以一体化的基础 HIS 系统为主体,集成外围的部门级系统。这些外围系统通常只与主体 HIS 直接集成,从而构成一个星型结构。在这样的情况下,主体的 HIS 系统可以直接内含一个集成层,负责直接与外围系统点一点相连,从而简化系统整体的集成复杂度。在这样的架构下,引入通用的集成平台的必要性也就大大降低了。

四、集成标准

无论哪种集成方式,要实现不同系统之间的信息交流和共享,必须依靠接口将专有的数据及传输格式转换为另一方自己的格式。为了减少接口的种类、简化接口设计,人们定义了各种接口标准作为系统之间通信的公共语言。不管系统内部如何实现,如果各个系统开发商都支持相同的对外接口标准,则系统之间的集成就要容易得多。在集成需求的推动下,集成标准的制订与应用得到了广泛的重视。

HL7 是在医院信息系统中应用比较广泛的集成标准。它由美国 HL7 组织提出,主要是用于医院信息系统各部分之间的信息交换,目前已成为美国国家标准。该标准定义了各类业务的事件及相应的消息格式。在不同系统之间的数据传递上,既支持基于事件的主动的消息通知,也支持被动的数据查询。如患者的住院登记模块,可以在患者入院时,将新入院患者的信息实时传递给病房模块。同时病房模块可以在任何时间查询住院登记模块的入院患者信息。基于该标准,电子病历系统可以实现患者中心数据仓库的集成方案,各业务系统在事件驱动下将发生的患者各类相关数据传递给集成模块,汇总到中心数据仓库;也可以实现分散式数据集成方案,由电子病历系统的用户发起患者信息查询,在该标准的查询功能支持下,将分散在各业务系统中的患者数据返回给电子病历用户。

面对医院中各种类型的数字化医疗设备,国际上也制订了相关的标准用于集成这些设备产生的患者检查信息。医学影像是病历的重要组成部分。DICOM 主要是面向医学影像设备系统的集成标准,它由美国放射学会和电气制造商协会提出。该标准规定了医学图像数据表示、存储以及传输的格式。基于该标准,电子病历系统可以接收或主动提取来源于医疗影像设备的数据。ASTM 是另一项专用于数字化检验设备系统集成的标准。该标准由美国检验和材料协会提出,它规定了检验系统与医院信息系统之间有关检验申请和报告的传递格式。基于该标准,电子病历系统可以直接接收来自检验设备的患者的检验结果,而检验系统则可以从医院信息系统中获取检验申请项目等信息。除此以外,还有用于床旁设备数据互联的标准 MIB 等。

上述这些标准主要用于患者信息数据的共享和集成。HL7 组织还制订了一项用于应用程序界面的集成标准 CCOW。该标准的目的是将用户同时需要使用的不同厂家的应用程序(如医护人员同时要使用的医嘱系统、检验报告系统、入出转系统等)在界面一级进行集成。为了解决用户需要分别登录到各个应用程序、在各个应用程序之间手工切换、分别在各程序中选择同一患者才能了解患者各方面信息的状况,该标准引入上下文管理器。所谓上下文就是用户当前关心的患者以及操作的环境。通过上下文管理器记录用户所选择的患者,并在各个应用程序之间进行协调和同步,使得用户只要一次登录、选择所关心的患者,就可以自动协调各应用程序的界面来显示该患者的各类信息。

基于因特网技术的 WEB 浏览方式在患者信息集成中有重要作用。一方面,浏览器为电子病历的展现及浏览提供了无所不在的支持;另一方面,通过 WEB 服务器可以将分散在各子系统的患者医疗信息汇集到一起,以统一的界面(HTML)提供给用户,屏蔽各系统结构上的差异。CCOW 中还专门针对 WEB 服务方式的集成提供了支持。如果各系统厂家提供了各自的 WEB 方式的信息浏览,通过 CCOW 规定的上下文管理可以实现整个患者信息的 WEB 页面集成。

五、院际间病历集成

电子病历不仅要实现一个医疗机构内部以患者为中心的信息集成,还要实现医疗机构之间的信息集成。院际之间患者信息的共享与一个医疗机构内部的不同系统之间的信息共享相比有其特殊的问题。

（一）患者标识

在一个医疗机构内部可以做到一个患者使用一个唯一的识别号,各系统都使用同一识别号来关联患者医疗信息。但在不同的医疗机构,采取的是完全不同的标识号,如何将一个患者分散在不同地点的信息关联到一起成为首先要解决的问题。

解决患者标识问题,最理想的方法是直接采用同一的标识方法,如居民身份证号码。香港医院管理局所属医院采用的就是全港统一的标识号。对于采用自己的标识号的医院,可以通过建立医院内部标识号与公共标识号对照表的方式实现患者信息的关联。在医院 A 要访问患者在医院 B 的就诊信息,可以通过患者在医院 A 的标识号查到公共标识号并提交给医院 B,由医院 B 通过公共标识号再对照到患者在医院 B 的内部标识号。

（二）分布式集成方法

患者在各医院的信息一般采用在各医院分散保存管理的方式,而不大可能建立集中的患者信息数据库。解决患者信息在院际之间的集成,就要解决如何获知一个患者的信息分散在哪些地方的问题。

实现分散的患者信息的定位,可以采用建立集中的患者信息目录的方式(目录信息的集中是必需的)。对患者每次就诊或住院,在目录中增加一项用以说明就诊的医疗机构及对应的识别号(或者公共识别号)。该目录可以集中存放在一个位置,也可以各个医院保持一个拷贝。当要访问患者的整个病历信息时,先通过这个目录查找到患者就诊记录及信息的所在位置,然后向患者信息所在的医疗机构提取患者医疗记录。

由于各医疗机构信息管理上的自治性以及医疗机构之间通信条件的限制,院际信息的访问适宜采用请求/服务式,即由需要方发出提取信息的请求,由提供方验证后将所需信息发送给需要方。因特网和 SOA 技术在医疗机构之间患者信息网络的构建上有明显的优势。在各个医院设立专门的服务器用于所有外来的访问患者信息请求的管理和处理。电子病历浏览程序通过查找病历信息分布目录,分别与各个访问服务器建立连接,获得病历信息。这种结构较好地实现了在各医疗机构病历信息的自治管理基础上的信息共享。

（韩华美）

第五节　电子病历的展现

一、电子病历的展现功能优势

患者电子病历数据最主要的用途是提供给予患者医疗相关的医护人员查阅,以便全面有效地掌握患者病情。电子病历在科研及其他方面的用途是第二位的。电子病历相比纸质病历的主要优势之一就是电子病历强大的展现方式。传统的纸张病历,其记录和内容排列方式一般是按就诊时间-信息类别-时间发展这样的顺序排列的。如:某次住院记录包含医嘱、病程记录、检验结果等内容,检验单又按时间顺序排列。病历内容的记录和排列方式决定了病历的阅读和使用方式。而电子病历在一次性输入的患者信息基础上,可以根据使用的需要,不受记录顺序甚至记录形式的限制,以多种视图、更加灵活方便和更符合医疗使用习惯的形式展现病历内容。

以图表化方式展现病情的发展和对应的诊疗过程是比较直观的形式。将主要的医疗事件,如用药、检查和病情变化以时间为顺序展现到一张表格上,可以清楚地再现出患者的整个医疗过程。将"面向问题"病案的思想引入信息展现中,可以围绕患者的某一症状展现与之相关的诊疗活动和该症状的变化情况。这种方式在国外的监护信息系统产品中得到广泛应用。

可以抽取病历中感兴趣的内容独立地加以展示。如对某一化验项目的历次结果感兴趣,可以指定该项目,由电子病历系统列出不同时间的结果值。

可以以图形化的方式展现数据。如对患者体温、脉搏变化以图形曲线来表示;再比如,对化疗患者的白细胞计数用图形方式展现,可以直观地反映出指标值的变化与化疗药物剂量的关系。

对于影像数据,计算机系统可以运用放大、伪彩色、灰度变换等处理手段对感兴趣的区域进行增强处理,以帮助用户判读。

为了突出异常信息,对检验检查项目结果进行过滤展示,将所有异常结果或阳性结果单独展示可以使医师从众多的检验结果中找到最关心的信息。

由于临床医师全面负责患者的医疗,是电子病历的最主要使用者,因此电子病历的展现通常通过医师工作站来实现。同时,除临床医师以外,医院内还有包括医技科室、医疗管理部门等查阅患者电子病历的需求,因此,除医师工作站之外,还需要一个独立的电子病历浏览系统。电子病历浏览系统比较适合采用 WEB 方式实现,既便于各类用户的随机使用,也便于与不同的业务系统进行界面集成。

二、患者信息的组织

医护人员对患者信息的查看方式是以具体的患者为中心的。医师关注某个患者,要查看其各个方面的信息。因此医师工作站中各种类型的患者医疗信息需要以人为中心来组织和展现。这与检验、专科检查等系统不同,它们是以业务为中心来关注所有患者的某一类信息。电子病历系统或医师工作站不仅要能以人为中心展现患者一次就诊的各类信息,而且要能以人为中心展现患者历次就诊信息。

医师工作站提供全面地展现患者各类信息的服务功能,这些信息包括病案首页、病史、病程记录、医嘱、检查检验结果、护理记录等,其中既有文字信息,也包含图形、图像等特殊检查信息。医师工作站能够将这些信息集成到一起为医师提供统一的患者医疗信息视图。医师工作站这一名称本身就意味着它能解决医师所有的信息获取和处理的需求。

医师对患者电子病历的内容组织形式的需求是多角度的,电子病历信息的组织也是多线索的。患者的医疗信息既可以按就诊的时间为主线,也可以按照医疗记录的种类为主线,还可以按照患者的病症为主线来组织和展现。医师工作站可以同时提供按不同主线组织病历内容的选项,供医师在不同情况下选择。

电子病历内容复杂、时间跨度大,为了使医师能方便地查到相关信息,在医师工作站中患者电子病历的组织一般按照就诊时间-信息分类-时间顺序的层次来展开。就诊时间是指按照患者门诊或住院的时间次序排列其历次就诊或住院发生的各种信息。对于一次就诊的信息,则按信息的类别分类排列。常见的分类有病案首页、入院记录、病程记录、手术记录、医嘱、检查报告、检验报告、护理记录等。门诊就诊的信息类别相对要简单一些。每类信息又进一步按时间顺序排列其详细内容,如医嘱按下达的时间顺序排列,检验报告按申请的时间顺序排列。

医师有时需要打破就诊时间的限制或类别的限制来考察患者的特定信息,如医师需要连续观察患者的某项检验结果的变化情况。这种情况下,电子病历的内容需要按照医疗记录的种类来组织。有时医师需要考察患者的某一症状以及所采取的各项医疗措施,在采用"面向问题"的病历的前提下,所有医疗活动中记录了与症状的关联,电子病历的内容就可以按照患者的病症来组织。

三、医疗活动图

采用图表方式表示患者的医疗活动与病情变化是常用的手段。这种方式可以在一个窗口中展现一段时间内所进行的检查检验、所使用的药品,非常直观,便于医师从整体上把握病情的发展变化以及所采取的医疗措施。在图表上,医师只需要在关心的项目上选择,就可以看到该项目的详细信息。这种方式较好地实现了宏观诊断与具体活动的结合。当图表上展现的内容较多而有可能影响医师所关心的主题脉络信息时,可以进一步允许医师选择所关心的项目,简化展示。国外的电子病历系统将该方法与面向问题病案相结合,允许医师围绕患者的某一特定病症选择其相关的医疗活动,使图表中表现的活动更具相关性。

（韩华美）

第六节　电子病历的安全性

一、电子病历安全需求

电子病历应用中经常受到质疑的一个问题就是安全性问题。关心病历的安全性来自几个方面的原因:病历涉及患者个人隐私,患者个人或者法律规定不允许病历信息被随意泄露;病历是医疗过程的记录,具有法律证据作用,它的内容原始性必须得到保护;病历是医疗诊断、治疗操作的依据,为了医疗过程本身的安全,它的信息可靠性和完整性必须得到保证。

电子病历的安全性之所以引起高度关注是由于电子病历通过网络化的手段大大提高了医疗信息的共享程度。共享程度越高、信息获取越方便,病历信息被不正当使用的可能性也越大。这是电子病历安全性存在的问题。

但另一方面,我们也应当看到,也正是电子化手段的使用使病历信息的保护有了更强的可控性。电子病历可以加密、可以防伪、可以授权,而纸张病历则不然。因而,有另外一种观点认为,电子病历具有比纸张病历更高的安全能力。

要保障电子病历的安全,有几方面的需求要满足。

首先,电子病历使用者的认证手段,即如何证明使用者是谁。只有首先明确了使用者的身份,后续的各项授权及安全性保护措施才能得以实施。

第二,对病历的使用要进行权限控制,明确并控制哪些使用者对哪些患者的哪些信息有怎样的操作权限。如:患者的主管或相关医师既可以查看患者的病历,也可以写病历、下医嘱,而其他医师则需要经过授权才能看病历;与患者医疗相关的医师可以看患者的所有资料,而其他医师只能看部分非隐私信息,除此之外的用户只能看到非个体化的信息等等。

第三,要保证病历的原始性和完整性。即一个医师所记录的病历不能被其他人修改,如果发生了改变从技术上能够识别出来;同时对自己所记录的内容不容抵赖,在技术上能够判别出病历内容为该医师所记录。

第四,对病历的访问和修改要有追踪记录。谁什么时间修改了什么内容,谁访问了哪些患者信息,做到有据可查。

虽然对电子病历的安全性保护有多方面的需求,但实现安全性保护目前还缺乏明确的法律法规和医疗规章制度作为执行的依据。谁有权使用病历,谁有权对病历的使用进行授权等这些基本问题缺乏明确的规范。在关注安全性的同时还要看到安全性限制与电子病历使用的便利性存在一定矛盾:安全手段越多的信息,使用起来越不方便。对病历信息安全限制过于严格在一些特殊情况下于患者的医疗不利,于医护人员的日常操作不利。因此安全性与方便性之间应取得一个平衡点。

二、用户身份认证

用户身份认证简单地说就是要确定用户是谁。用户身份认证是整个安全机制实施的前提。只有首先确定了用户身份,才能施加相关的安全限制。

最简单的用户身份认证方法是用户名和口令,只要两者匹配即可确定用户是谁。这也是目前医院信息系统应用最广泛的方法。这种方法虽然简单,无需额外投入,但安全程度有明显缺陷。用户口令可能会在有意或无意之间被他人获取,从而导致身份认证失效。要解决这一问题,用户认证需要一种能唯一表示用户的不可复制的"电子钥匙"。

IC卡是用作"电子钥匙"的比较理想的标识手段。它内部存放用户标识信息,为了防止他人复制,可以使用具有加密功能的IC卡。这种卡的内部具有密码验证电路,密码不能读出,从而有效地防止了他人复制,保证了IC卡的唯一性。IC卡除了存放用户标识信息外,还可以存放用户私人密钥,用于对所记录的病历进行个人数字签名。为了防止IC卡丢失,IC卡可以和用户口令同时使用。

除此以外,还可以通过用户生理特征来识别用户,如指纹识别。每台计算机配置一个指纹扫描装置,用户只要轻轻一按,指纹识别软件即可验证用户身份。目前这种技术已经成熟。

三、权限控制

访问权限控制要解决哪些人对哪些患者信息具有怎样的访问权限的描述和授权管理。对病历信息的授权要能够指定具体的患者,甚至是一份病历的不同部分。

描述病历授权情况需要建立授权控制表。它描述了用户和病历两个实体之间的对应关系。电子病历应用程序对当前用户和要访问的病历通过查找该表以决定访问的有效性。对不同类型的用户,权限可以进一步细分以区分所允许的操作类型(读、写、修改等)。

为了简化授权的管理,权限控制可以遵循一定的默认规则。如患者的主管医师对病历有完整的控制权,本科室的医师可以读本科室的患者病历等。另外,还有一类情况需要临时授权,如辅助检查科室的医务人员在患者做检查时需要查看患者病历,这可以通过自动临时授权的方式解决。在患者发生紧急情况下,可以通过医护人员向电子病历系统临时申请权限的特殊方式自动获得授权,由电子病历系统记录追踪这种特殊授权。除上述情况以外,对病历的使用需要单独授权。授权工作可以由专门的机构来负责完成。

对用户所授权限应有期限限制。过期之后,权限自动取消。如:对住院患者,其对医师的授权仅限在院期间;对于紧急情况下,权限只在短期内有效。

不同的患者,其病历信息的敏感程度可能不同。比如对特殊疾病患者,其病历可能更加敏感,在授权的严格程度上应有所区别。因此,在授权控制上对患者可以进行分级标识。对于普通患者可以遵循一般的授权规则,对于特殊患者则严格按单独授权的方式来管理。

对于用户访问的每一份病历及所做的操作,电子病历系统记录到安全日志中。有的系统对与用户当前所主管的患者无关的病历访问,会给予提示,告诉用户将进入受保护的病历信息范围并将记录用户的访问行为,由用户选择是否继续。

四、病历完整性与数字签名

如何保证病历记录不被他人非法修改,数字签名技术提供了解决方案。所谓数字签名就是对信息内容通过 HASH 算法抽取出特征值,并用用户自己的私人密钥对其加密。加密后的特征值既包含了信息内容的特征,又含有了用户个人特征,别人无法仿制,这就是数字签名。数字签名后,如果对原始信息进行修改,即使改动了一个字,则重新计算特征值后必然与原特征值不符。而原特征值由于含有用户密码,别人无法重新生成,任何修改即可被发现。将这一技术用于病历记录,记录完成后,由记录者生成该记录的特征值并进行加密,该数字签名与原始的病历记录一并保存。当访问病历或发生异议时,可以重新计算特征值,即可以判断病历内容是否为原始内容。这就从技术上提供了保障病历完整性的方法。

由于数字签名的存在,这一方法同时解决了原始记录不可否认的问题。因为数字签名中含有个人私有密钥信息,别人无法伪造,只要将病历内容与数字签名相比较,如果两者一致,就可以肯定其记录者。

数字签名解决了他人修改病历的问题,但医疗记录有一定的时效性,对于记录者本人修改病历内容或者伪造病历仍需进一步限制。数字签名的方案需要进一步增强。首先是在数字签名时引入时间戳。在记录者完成病历记录进行数字签名时,由系统或者第三方认证机构生成一个加了密的时间记录(时间戳),将病历原始内容与该时间戳一起进行数字签名。这样数字签名中就含有了记录者自己无法修改的记录时间信息。同时可以把数字签名集中进行管理或交由第三方认证机构代为管理。这样,记录者本人将不能随意修改病历内容,也不能随意滞后记录病历。

尽管从理论上数字签名技术可以保障电子病历的原始性和完整性,但在实际应用中实施数字签名上有一系列技术、管理及应用上的问题。

首先是签名时机的问题。在医疗过程中,一份医疗记录如入院记录、检验报告的完成需要签名,这比较容易做到。但大量的情况是在医疗活动中,患者的医疗信息随时在生成和更新。如医师下达一条医嘱,护士要处理和执行,医嘱的状态或内容都会发生变化。如果这些变化不加以签名,就不能做到数字签名对病历原始性的完全保护。但如果任何医疗信息的变化都加以签名,在应用中从方便性、性能、技术等各方面都会难以推行。

第二是对数据库内容的签名问题。数字签名适合于对电子文档或消息体进行。但医疗过程属于事务处理应用,生成的信息大都以数据库的形式存储。在对外呈现时,医疗记录是数据库内容的一种视图(含外观)。保存在数据库中的医疗记录是按照字段签名或是按某种视图签名是一个难以取舍的问题。同时,技术上对数据库内容的签名在存储量上会远远大于数据内容本身,在实现上难以承受。

第三是技术成本问题。实现数字签名需要有 PKI 支持,电子病历的签名还需要可信的时间戳服务。可信的第三方 PKI 服务是一种商业服务,实施数字签名的医院不仅要付出经济上的代价,还要付出性能上的代价。

因此,电子病历的数字签名应用模式目前还不成熟。比较可行的做法是先放弃对医疗过程中的医疗信息的签名,而是放在医疗活动完成后,在医疗记录归档时进行签名。这样的方式可以保护电子病历在以后的存储管理期间的原始性。两种签名时机如图 10-4 所示。

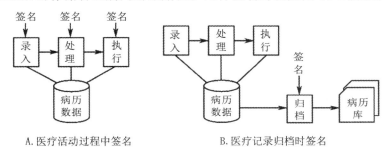

图 10-4　两种数字签名的时机

虽然电子病历安全性引起了人们的高度重视并开展了大量研发工作,但已应用了这些安全手段建立的完整系统并不多见。这有几方面原因:一是关于病历的安全性还缺乏统一的法规,对病历的所有权、授权范围等缺乏统一明确的界定。二是由于安全性与方便性之间的矛盾,如果安全机制过于复杂,会造成应用及管理上的不便。也许在目前来说实现患者信息共享的需求大于要限制这种共享的需求。三是由于医院信息系统是由不同厂家的系统所组成,很难实施一个统一的安全机制。但无论如何,要实现电子病历取代纸张病历的目标,电子病历的有效性必须得到法律的认可。而要做到这一点,首先必须从技术上能够保证电子病历是安全的。

(韩华美)

第七节　电子病历的结构化与 CDA

一、结构化需求

如果说计算机在软件的控制下能够理解或识别文字信息,那么这些信息只能限于已知的固定的规范化的词汇。人们在表达信息时使用的是自然语言,在记录病历时也不例外。所谓信息的结构化表示是指将自然语言表达的信息分解为计算机可识别的一系列规范化元素表示。

电子病历如果仅仅是记录介质的改变,则医护人员自然可以按传统的方式记录病历,计算机只需要将记录内容原样存储和展现就是了。但电子病历强调的恰恰是从输入、处理到展现的功能上的增强,而要创造实现种种服务功能,其前提是必须将自然语言描述的病历内容结构化。下面举两个例子说明这一问题。

药疗医嘱:5%葡萄糖 500 mL 静脉滴注 2 次/日。这样一条医嘱,如果要让计算机能够识别并通知药房准备药品、通知护士执行操作,则必须将其分解为—药品:5%葡萄糖,剂量:500 mL,频次:每天 2 次,操作:静脉滴注。

手术医嘱:明日全麻下行右肾肿瘤切除术。如果要让计算机通知相关科室准备并能在以后对手术进行检索,则需要分解为—时间:明日,麻醉方法:全麻,手术名称:肿瘤切除,部位:右肾。

实现医疗信息的结构化表示才能实现医疗信息的结构化输入。结构化的录入界面,在计算机辅助下可以提高录入效率、减少差错。如上述医嘱的录入,计算机可以对药品名称、操作名称、手术名称、部位、麻醉方法提供字典支持。再比如对病历记录中体格检查部分,可以分解为查体项目,采用表格化录入界面,对各查体项目采用填空或选择方式录入。一些智能化的辅助录入手段更是依赖于输入内容的结构化。例如:有这样的病历录入软件,它可以根据患者的症状,自动关联出下一步要录入的项目。如患者主诉感冒,系统就会提示是否发热、咳嗽;如果回答发热,就会提示输入体温等。这就要求患者的症状必须是结构化表示的。

实现病历的结构化表示才能实现病历的加工处理。从简单的检索查询(如按疾病名称、手术名称、症状的病历检索),到复杂的判断处理(如用药的合理性审查、症状与疾病之间的关系、病历内容的多角度重新组织和展现),也都依赖于信息的结构化。对信息的加工处理功能要求越高,则对信息结构化程度要求也越高。

由此可见,如果说电子病历的服务功能是电子病历的发展重点,而结构化就是电子病历的核心问题。从一定程度上讲,电子病历的发展就是病历结构化的不断发展。

二、结构化的难点

病历内容的结构化存在以下难点。

(一)病历的内容是描述性的,缺乏规范术语

纵观整个病历内容,部分内容比较适合于结构化表示。如病案首页、处方、医嘱、检验报告等。而另外的内容,如各种检查报告、病程记录、手术记录等则比较或非常难于进行结构化处理。病历多是描述性内容,一方面缺乏规范化术语进行表达,另一方面规范化与描述的自由化之间存在矛盾。

医学术语的规范化涉及疾病、手术、症状、操作、护理、药品、检验等多方面内容的表达。要规范这些内容,其术语要能覆盖所有这些范围和内容。而在规范格式上也存在很大难度。SNOMED 是最具影响力的结构化医学术语集,它需要从病理、部位、症状等多个轴向对描述进行标识,应用上比较复杂。

如果设计的病历结构过于计算机化,则人们在使用时会感觉要求的是"计算机语言"而不是自然语言,从而难以接受。

(二)病历内容种类多,缺乏统一结构

病历中信息内容种类繁多。以检查报告为例,一个大型医院的检查有 X 线、CT 扫描、超声、磁共振成像、心电图、脑电图、Holter、内镜等等检查种类。而各类检查的具体部位不同,描述和记录的项目又不同。如心脏超声和腹部超声记录的项目完全不同。患者的主诉、查体情况又因

不同专科而侧重不同。我们只要看一下各个专科所使用的部分表格化的病历就可以感知这一点。所有这些因素,导致患者的病历缺乏统一的结构。要将所有内容结构化,不仅工作量浩大,而且不同的结构必须对应不同的应用程序,应用程序本身的开发也将存在很大困难。仍以超声检查为例,心脏超声报告和腹部超声报告的结构不同,必须开发两个模块分别进行录入处理。一个大型综合性医院有这么多专科,可以想象这是多么困难的事情。

(三)病历结构复杂,实现上的困难

病历信息的结构复杂、要求灵活、随时间发展而不断变化,传统的关系型数据库技术面对如此庞大的结构,很难应对。我们从病案首页的描述就能体会到整个病历的描述复杂性。同时,数据库结构要求稳定,程序与数据库结构相关密切,结构一旦变化,相关的程序都要修改。因此,基于传统的技术,实现病历的完全结构化是不现实的。

三、病历的结构化策略

目前无论国内、国外还没有看到有完整的结构化病历应用的报告。人们都试图在结构化的问题上有所发展。近 10 年来,国际上医疗信息的结构化研究呈现出从"本体"上、自顶向下地建立医疗信息模型的趋势。其中,最具代表性的是 HL7 组织提出的医疗信息参考信息模型 RIM 以及医疗文档的框架结构 CDA。它们分别从更高的抽象层级上建立了医疗活动及医疗信息的结构模型和医疗文档的结构模型,具有很强的抽象性和通用性。然而,在实践中,由于模型的复杂性较高,对这些模型的应用开发尚处于探索阶段。那么,在现阶段应该如何处理病历的结构化问题?

(一)适度结构化

从上述讨论中可以看到,目前建立完全结构化的病历描述是不现实的。因此,应将目标放在适度结构化上。对于病历中经常要进行检索、统计处理的内容进行结构化处理。如病案首页是病历的摘要,是最常用于检索统计的内容,实现了病案首页的结构化就可以解决相当大部分的统计处理要求。再比如处方、检验检查申请单、医嘱等与辅助临床智能化服务以及自动划价收费密切相关,实现了结构化就解决了智能化提示、自动划价以及相关的经济管理问题。对于这些内容以及病历中易于结构化的内容,首先进行结构化处理。而对难于结构的内容,如病程记录、检查报告等,可以采用自由描述的方法。

(二)非结构化内容的处理

对于非结构化内容,如病程记录,有的系统采用字处理软件进行记录编辑。但单纯的自由文本给后期的检索统计带来困难。为了弥补这种方法的不足,可以采用多种手段。

1.提取关键词法

对于记录的自由文本,辅助以关键词标识。关键词可以由人工选择录入,也有的系统通过程序自动分析提取关键词。关键词以结构化的方式与自由文本一起保存,检索时通过关键词进行。这种方法甚至可以用于对医学影像等非文字信息的标注与检索。

2.半结构化法

对于自由格式的内容抽取出框架性结构。如病程记录可以划分为入院记录、一般病程记录、查房记录、出院小结等,而入院记录又可分为病史、查体记录等,病史进一步划分为现病史、过去史、家族史等。整个病历内容有一个框架层次,每一部分可以通过时间、标题等属性标识。对于检查报告,可以划分为检查所见、印象、诊断等几部分。框架本身为结构化表示,框架内的各部分仍采用自由文本描述。这样就较好地实现了结构化与自由化的平衡。国外有的系统在实现病历编辑功能时,采用了基于段落的结构。段落之间有结构,段落内部则为自由文本。这是目前解决病历描述性内容编辑的比较好的折中。

四、XML 在病历结构化中的应用

XML 是一种结构化描述语言。它是随着因特网技术和电子商务的发展,从 SGML 出版置标语言发展出来并日益得到重视的。传统上,基于 WEB 的浏览器一直是采用 HTML 作为页面内容的描述语言。HTML 能够比较好地表达浏览页面的外观,但对页面内容的描述是无结构的。也就是说,它所描述的内容适用于"看",但不适用于对内容的"理解"和处理。由于电子商务应用的发展,迫切需要解决因特网上传递信息的结构化表示问题。于是在 SGML 的基础上发展出了 XML 描述语言,作为新一代的 WEB 页面描述语言。XML 实现了 WEB 页面内容与外观的分离,使得接收方可以对内容进一步处理,它也因此成为极有发展前途的 HTML 后继者。

XML 是一种元语言。它不仅用来标识一个文档,而且它可以通过 DTD 或 SCHEMA 的描述来定义表示文档结构的元素及标识。这使得它几乎可以用来表达任何复杂的文档内容。

下面给出了用 XML 描述的患者诊断信息的片段。

患者:张三,诊断:乙状结肠恶性肿瘤 ICD:153.9 M80001/3

溃疡性结肠炎 ICD:556 01

XML 表示为:

〈姓名〉张三〈/姓名〉

〈诊断〉

〈描述〉乙状结肠恶性肿瘤〈/描述〉

〈ICD1〉153.9〈/ICD1〉

〈ICD2〉M80001/3〈/ICD2〉

〈/诊断〉

〈诊断〉

〈描述〉溃疡性结肠炎〈/描述〉

〈ICD1〉556 01〈/ICD1〉

〈/诊断〉

XML 的特性非常适合于表达病历内容。首先,XML 是一种面向对象的层次结构描述语言。对于病历这种复杂的结构,用 XML 比用关系表描述更为适合。其次,由于 XML 文档是一种结构自含式文档,可以定义描述的文档结构,它适用于多变的病历结构的描述,而采用关系式数据库则会受到结构不易经常改变的限制。再者,XML 作为因特网时代的标准的文档描述语言,采用 XML 描述利于病历内容的对外交换。

因此,XML 的出现对电子病历的结构化是一个很大的促进。对于病历中各种专科的不同结构的查体记录、检查报告等这些不宜用数据库结构化的部分,可以用 XML 描述为一个结构化的文档进行统一管理和集成。这些用 XML 表达的结构不同的文档可以进行进一步处理。

XML 已被 HL7 等标准化组织用来作为患者信息结构的标准化描述语言和交换语言。

五、CDA 介绍

医疗文档架构(clinical document architecture,CDA)是 HL7 组织制订的一项非常重要的医疗文档结构化标准。一份医疗文档是关于一次医疗观察或服务的完整记录。在病历中,医疗文档占有较大比重,如检查报告、病程记录、出院摘要、处方、化验单等。这些医疗文档具有这样的特点:描述性文本多,不同类型文档间结构差异大。无论是从电子病历本身信息的统一管理,还是从电子病历的交换与共享看,都需要一个包容性强、有一致结构的医疗文档标准。认识到医疗文档在电子病历中的重要地位和标准化的重要性,HL7 提出了医疗文档架构标准 CDA。CDA 以医疗文档交换为目标,采用 XML 作为描述语言,它规定了医疗文档的结构元素、对应的置标标记和文档的语义。目前 HL7 已发布了 CDA2.0 版,并于 2005 年被 ANSI 采纳为美国国家标准。

(一)CDA 的结构

CDA 结构的文档包括两大部分:文档头和文档体。

文档头描述文档的各种属性,包括:服务提供机构、提供人、提供时间,文档的类型、创建者、创建时间、责任人,接受服务者(患者)的信息。

文档体是真正的文档内容。它可以是一个没有任何结构的二进制体(〈NonXMLBody〉),如一份扫描文档或者一份 Word 文档。它也可以是一个有结构的文档体(〈structuredBody〉)。有结构的文档由一系列可嵌套的节元素(〈section〉)组成。每个节既可以仅是一段自由文本(〈text〉),也可以包含进一步结构化的项元素(〈entry〉)。其中自由文本元素确保 CDA 文档是"人可读"的;项元素通常是对自由文本的进一步编码,用于文档的结构化处理。一个典型的CDA 文档结构如下所示:

〈Clinical Document〉

…CDA 文档头…〈structuredBody〉〈section〉

〈text〉("自由文本块")〈/text〉

〈observation〉…〈/observation〉〈substanceAd ministration〉

〈supply〉…〈/supply〉

〈/substanceAd ministration〉〈observation〉

〈external Observation〉…〈/external Observation〉〈/observation〉〈/section〉〈section〉

〈section〉…〈/section〉〈/section〉

〈/structuredBody〉

〈/Clinical Document〉

(二)CDA 的特点

CDA 文档具有广泛的文档适应性。它可以用于描述结构化程度完全不同的文档。CDA 把文档的结构化划分为三级。第一级不针对任何特定类型的文档,除文档头是结构化表示以外,文档体可以是没有任何结构的二进制块,或者是没有结构的自由文本。第二级可以称作是半结构化文档,文档体规定了文档的各节(〈section〉)组成,每个节都有一个类型码,标识该节的内容分类(如主诉、过敏史、现病史等),而节的内容为自由文本。第三级可以称作是全结构化文档,文档体在第二级的基础上,在每个节内对节的内容进一步细分为编码项(〈entry〉),每个编码项规定了编码体系,实现了语义层面的结构化和计算机可读。下面给出了一个采用第三级结构化描述患者体温的片段。

〈section〉

〈code code="8716-3"codeSystem="2.16.840.1.113883.6.1"

codeSystemName ="LOINC"/〉

```
〈title〉Vital Signs〈/title〉
〈text〉Temperatureis 36.9 ℃〈/text〉
〈entry〉
〈observation classCode ＝"OBS"moodCode ＝"ENV"〉
〈code code ＝"386725007" codeSystem ＝"2.16.840.1.113883.6.96" codeSystemName ＝
"SNOMED CT"displayName＝"Body temperature"/〉
〈statusCode code ＝"completed"/〉
〈effectiveTime value ＝"200004071430"/〉
〈value xsi:type＝"PQ"value＝"36.9"unit ＝"Cel"/〉
〈observation〉
〈/entry〉
〈/section〉
```

除了结构化程度的适应性外,CDA 适用于不同类型的医疗文档的标准化描述。由于医疗文档类型不同,其组成结构也不相同。为了建立不同类型医疗文档的标准,CDA 采取的方法是为不同类型的医疗文档制订模板,通过模板进一步约束文档的内容组成。如,对于一份诊疗摘要文档,通过节模板可以规定它的组成有现病史、既往史、过敏与不良反应、当前临床问题、检查检验结果、药物使用、手术操作等节。对于每个节,又可进一步规定由哪些项目组成。所以,模板构成了 CDA 文档规范的重要内容。

CDA 文档的另一特点是强调文档的"人可读"。即不管一份文档是属于哪一级结构化的,它都必须包含人可读的文本块(或者二进制块)。在此基础上,才是编码内容。这样规定的目的,确保了文档即使不通过特殊的处理程序,文档的使用人都可以读懂文档的内容,确保了文档的原始性,也简化了呈现文档内容的应用软件的开发。

（韩华美）

第十一章　人事档案管理

第一节　人事档案的含义与性质

一、人事档案的界定与含义

关于人事档案的界定,学者们虽然存在不同的表述,但对人事档案核心问题的把握是基本相同的。学者们关于人事档案的界定主要反映了人事档案的形成主体、大致内容、作用及其属概念。结合当代人事档案发展的时代特征以及学者们的观点,我们认为,人事档案是在组织人事管理活动中形成的,经组织审查或认可的,记录、反映个人经历和德能勤绩的,以个人为单位立卷归档保存的文字、音像等形式的档案。简言之,人事档案是记录和反映个人德能勤绩等综合情况的,经组织认可归档保存的档案。

根据上述界定,人事档案主要有以下几个含义。

（一）人事档案的属概念

人事档案的属概念是档案,也就是说档案是人事档案的上位概念,人事档案是档案中的一种专门档案。认为它的属概念是材料是历史记录都不够准确。

（二）人事档案的本质

人事档案的本质是人员经历和德能勤绩等原貌,而不是其他方面。

（三）人事档案的记录材料

人事档案的记录材料即载体形式包括文字、声音、图像、照片等,由此形成了不同载体类型的人事档案。

二、人事档案的性质

性质是事物的本质,人事档案的性质就是指人事档案的本质。根据人事档案的界定,人事档案是国家档案的重要组成部分,具有一般档案的共性—原始记录性。但人事档案又具有个性,主要表现在集合性、认可性、专门性、真实性、机密性、现实性、动态性、权威性等方面。

（一）集合性

人事档案是以个人为单位、按照一定原则和方法组成的专卷或专精,集中反映了一个人在不

213

同时期或不同单位的经历、政治状况、业务状况等全貌,卷内的每一份材料,都必须反映该人员的情况,不得夹杂或混入别人的材料,也不能将该人的材料肢解割裂,分散在不同的部门保管,以保证该个人档案的完整性。如果将一个人不同时期或不同问题的材料分散存放在不同单位或不同个人的档案里,肢解或分解了该人的档案材料,一旦组织上或单位需要系统了解这个人的情况,就如大海捞针,不仅工作量大,效率低,而且很难查全,甚至会漏掉重要的材料,以致影响对该人员的使用。因此,人事档案应是集合性的材料,应能集中反映某个人的历史全貌。

（二）认可性

人事档案材料不是杂乱无章的堆积,也不是任意放进去或编造的个人材料,而是经组织、人事部门认可的个人材料。人事工作的中心任务就是用人,要用人就应做到知人善任,因此组织、人事部门经常采取各种形式了解人员的经历、表现、才能、成果等情况需要个人填写履历表、鉴定、小结、成果表、考核材料等,所有这些材料,必须得到组织认可,不能随意填写和私自放入个人档案中。个人的学历、文凭等都应经过组织认定、盖有公章,而不能是伪造的。在市场经济条件下,有些人为了谋取个人私利,骗取钱财,伪造假文凭、假档案的事时有发生,但这绝不是科学意义上的真实的人事档案。

（三）专门性

人事档案是一种专门性的档案。专门档案是指某些专门领域产生形成的有固定名称形式以及特殊载体的档案的总称。人事档案是组织、人事工作专门领域形成的档案,其内容具有专门性,自成体系,人事档案反映人事管理方面的情况。人事档案具有专门的形式和特定名称种类,如关于人事方面的各种登记表格、考核材料等。

（四）真实性

人事档案的真实性有着特殊的含义,是指文件形成的真实性、内容上的准确性,凡归档的材料必须实事求是、真实可靠。这是人事档案之所以能真实客观地反映个人本来面貌的根本原因。真实性是人事档案的生命,是人事档案发挥作用的基础和赖以存在的前提。人事档案的真实性与一般档案的真实性有一些差别。一般档案从总体上来说是原始记录、是较真实可靠的,但并不等于档案内容是真实的或正确的。即使有些档案内容不真实或不正确,它还是表达了形成者的意图,留下当事人行为的痕迹,反映了当时的情况仍不失其为原始记录被保存下来。不能因为内容虚假和诬蔑不实的材料,就全部剔除并予以销毁,人为地造成历史上某一阶段或侧面的史料的空白。

人事档案内容的真实性直接关系到人事档案的使用价值,直接关系到组织部门对人才的评价、培养和使用,也涉及贯彻落实党的干部路线,还关系到个人的切身利益和政治前途。可以说,人事档案能为组织部门了解、选拔、任用干部和挑选使用人才提供依据,事关重大。人事档案的真实性,具体表现在凡归档的材料必须真实可靠,实事求是,完全符合该人的实际情况。常言道:"文如其人。"档案界则提倡"档如其人",这就是说,人事档案所记载的情况就应当是这个人真实情况的准确反映。由于人事档案是考察人、使用人的重要依据,要做到知人善任,选贤任能,用其所长除了直接考察了解其现实表现以外,还要了解该人的历史情况,考察其过去有什么经历,有什么专长,有哪些德能勤绩,这些均要依靠人事档案。如果人事档案不真实不可靠,组织管理部门怎么能凭它来正确地使用人呢?那就等于给组织管理部门提供了不真实、不准确的情况,就可能造成埋没人或错用人的严重后果。

我们还应当看到,人事档案材料一旦不真实,不仅误事,而且可能害人。如果人事档案里留下了诬蔑不实的材料,就等于给人留下了隐患。"文化大革命"中,许多冤假错案就是由人事档案中的诬蔑性记录引起的,致使大批的干部和群众蒙受不白之冤,有的含恨死去。党的十一届三中全会以后,各级党组织拨乱反正,落实党的政策,平反冤假错案,并在全国范围内清理了人事档案中诬蔑不实的材料,维护了人事档案的真实性,从而调动了广大干部群众的积极性。我们应当认真地从中吸取经验教训,坚决维护人事档案的真实性,切不可掉以轻心。

(五)现实性

人事档案是由组织、人事、劳资等部门在培养、选拔和使用人才的工作活动中形成的已经处理完毕的具有保存价值的文件材料转化而来的,这些材料虽然已经完成审阅批办等文书处理程序,但它所涉及的当事人,绝大部分还在不同的岗位上工作、生产和学习要求人事档案必须反映人员的现实面貌。特别是市场经济条件下更注重人才的现实表现,人事部门在工作活动中为了考察和了解这些人员,需经常查阅有关人事材料,是现实人事管理活动的重要依据,因而具有很强的现实效用。

(六)动态性

人事档案的建立并不意味着人事材料归档的完成和收集工作的结束,也不是一成不变的。它是根据形势的发展和各个历史阶段对每个人才实际表现的记载不断补充内容的过程,处于不断增加的过程中,因此人事档案始终处于"动态"之中。

人事档案管理无论是从检索工具的编制还是档案实体的整理以及人事档案信息的管理,都以其"动"而区别于其他门类的档案。一方面,人事档案涉及的个人大多数仍在各领域各单位从事社会实践活动,继续谱写自己的历史,这就决定了人事档案须随个人的成长不断增加新的内容,以满足人事工作的需要;另一方面,人事档案涉及的人员是不断流动的,调动、晋升、免职等情况经常发生,随之而来的是当事人工作单位和主管其人事档案的单位的变动。因此,人事档案一般是随人员的流动经常转递和流动,变换工作单位和管理部门。具体来说它的动态管理特征表现在以下4个方面。

1.递增性

人事档案最显著的特征是卷内档案材料呈递增趋势。一个人从家庭或学校走上工作岗位后,他的档案材料数量与其工作年限成正比。例如:转正定级、职务任免、工资晋升、人团入党、考察奖惩、职称评聘等,其材料与日俱增。

2.转移性

"档随人走"是人事档案的又一动态管理特征,逢人员调动、军队干部转业、学生毕业分配等,其档案都随人员转移到新工作单位。当代的流动人员档案管理,则往往集中在某个人才交流中心,即使是人员在流动,其档案也可以放在人才交流中心,这是人事档案管理的新办法。

3.波动性

一般而言,文书档案的卷内文件材料装订后其信息不再变动。而人事档案的卷内信息除了拥有递增性特征外,还体现为信息的历史波动性。例如:体现在职务和工资的升降方面:有的干部任职以后又免、撤、改职,免、撤、改职后又复原职;有的干部晋升工资后,因某种原因又降了工资;体现在工作单位的变动方面:有的人员调离原工作又调回,调回原单位后又调去别的单位,等等,诸如此类,内信息呈波动性或可变动性。

4.可剔除性

人事档案材料的动态管理特征还表现在可剔除性。一般档案材料自形成之后,不管内容是否与现实相符、是否有错误信息,都不能剔除,可以反映历史上各项工作和事情的发展原貌。但人事档案上面的内容过去是对的,现在看来是错的就应该纠正,应根据党和国家的方针政策,将那些历史上形成的已经失实和丧失价值的档案材料进行鉴定,经组织部门认定后及时剔除。

(七)机密性

人事档案中记载了个人的自然情况(姓名、别名、出生地、出生年月、家庭成员)、个人健康、婚姻状况、工资收入、政治面貌、业务成果、职务职称、奖惩情况、专业特长等各方面情况,其中有些涉及个人隐私、与其有关的重大事件、工作失误等内容,在相当时期内是保密的,不能对外开放,以确保个人权益和国家利益不受侵犯。人事档案及人事档案信息一般只能由组织人事部门掌握,并建立严格的保密制度,不得随意公开与扩散,特别是领导干部、著名科学家、知名人士,其人事档案内容的机密性更强。

(八)权威性

正因为人事档案具有认可性、真实性等特性,因此人事档案内容具有较大的权威性,反映一个人面貌的材料,只有从人事档案上查阅才是最可靠最权威的。特别是干部档案材料都是严格按照中央组织部颁发的《干部人事档案材料收集归档规定》的范围和要求建立的,需经组织人事部门审查认可、审查机关盖章,也需要本人签名盖章后才能归入人事档案中,不能随意填写和私自放材料到人事档案中,因而,干部人事档案材料一般都比较真实可靠,具有较大的权威性。

关于人事档案的性质,也有一些不同的表述。王英玮认为:"人事档案与普通管理性档案(文书档案)相比有诸多共性特征,如原始性、记录性、回溯性、知识性和信息性、部分档案内容的机密性、凭证性和参考性、定向积累性、有机联系性。人事档案和其他专门档案一样,也具有专业性、现实性、独立性、规范性、准确性。人事档案自身独特的性质主要表现为形成目的的特殊性、档随人走的动态性、记录内容的隐私性。"邓绍兴认为,人事档案具有现实性、真实性、动态性、保密性、专业性、权威性。何朋春则将人事档案的性质归纳为信息性、凭证性、政治性、真实性、机密性。这些不同的表述有助于我们深刻人事档案的性质,从而为人事档案管理工作提供有益的帮助。

(李克宏)

第二节　人事档案的主要类型

人事档案是一种专门档案,属于国家档案资源的重要组成部分。就其本身而言,又可以从不同角度细分为不同的类型。自中华人民共和国成立以来,我国的人事档案主要分为干部档案、工人档案、学生档案、军人档案四大类型。这种划分方法以个人的身份为依据,在计划经济时期一直占主流地位。随着政治体制与经济体制的改革,尤其是国家公务员制度和人才市场的建立,人员成分多元化,人事档案类型也越来越复杂,传统的分类方式暴露出一些弊端。因此,结合社会主义市场经济条件下多元化的人员成分进行合理分类,是非常必要的问题。

一、对传统人事档案类型之分析

我国传统人事档案中的干部档案,是按干部管理权限分属组织、人事、行政办公室等部门管理;工人档案属劳资部门管理;学生档案由学生工作部门管理;军人档案由军队人事部门管理。

这几类档案中,干部档案是主体和核心,很受重视,其他类档案均是参照干部档案管理方式进行。这种管理体系在相当长一个时期内,对人事档案管理起到了一定作用。但是,随着我国社会主义市场经济体制的建立及国家人事制度的改革,传统的人事档案分类体系已不适应现代社会发展需要,许多弊端显现出来,主要表现在以下几个方面。

(一)概念含混,使用面过宽,范围不明确

过去,无论是机关,还是工厂、农村、学校、医院及科研单位,都普遍使用"干部"一词,凡是大专以上的毕业生,不管其从事何种工作,都统称为"干部"。只要成了干部,这个人便被划入财政供养的范畴,在工资、住房、医疗、养老、退休金等方面都有了终身的铁饭碗,有了一切生活保障,干部成了一个社会阶层身份或特权的象征。据统计,我国目前财政供养人员,即广义的国家干部,包括行政机关、党政机关和社会团体及财政拨款的事业单位工作人员,其数量总共为4 000多万人。由于"干部"一词的广泛使用,如此庞大的干部队伍反映到人事档案管理上,使得人事档案几乎等同于干部档案。因此干部档案的范围非常广泛,也备受重视。然而,我国推行人事制度改革和建立国家公务员制度后,干部的这种界限有了一定区别,干部应是现代法治国家行政者的概念,可能被行政官员和公务员等名称取代,"干部"一词也许会成为历史名词,许多人的身份和称呼会改变,如教师就是教师、医师就是医师、记者就是记者、演员就是演员、运动员就是运动员、编辑就是编辑,用不着在其前面冠以干部的名词和身份,他们的档案称为"专业技术人员档案"更合适。同时,国家实行干部分流转岗之后,中央及各级地方政府机关的人数分流一半,其档案亦不能完全按照过去干部档案的要求去管理。只重视干部档案而忽视其他人事档案的做法应得到改进。

(二)企业干部与工人档案分属不同管理体系,既浪费人力物力,也不便于管理和利用

以前,企业干部档案和企业工人档案是实行分开管理,工人档案由劳资部门管理,干部档案由组织、人事部门管理。随着现代企业人事制度的改革,普遍实行全员劳动合同制,形成不拘一格选拔人才的用人机制和能上能下的干部制度;企业工资打破了干部与工人的界限,统一采用"企业技能工资制"或"岗位技能工资制";专业技术职称评审不完全按职工身份来定。这些变化使得企业干部与企业工人的身份界限日趋淡化,干部与工人的岗位可以互换。这些变化反映到企业人事档案管理中,使得干部、工人竞争上岗材料、聘用材料、专业技术评审材料、工资测评材料都成为干部和工人个人经历的记录,区分不出或不必再区分干部档案和工人档案也不需人为地将干部档案和工人档案按等级制实行分开管理,可以用一个中性名词如员工人事档案或职工档案来取代,无论其职位高低都是企业的一员,都可被平等的称为"员工"或"职工",所有员工的档案都应根据企业机构及人事制度改革的需要,实行统集中管理。这样既有利于企业机构深化改革,又有利于人事档案工作水平和效率的提高。所有员工的档案实行集中统一管理,节省人力物力,可以有条件配备专人及专用库房设备,便于对人事档案工作实行规范化、现代化管理。

(三)传统人事档案分类体系过于简单,不能涵盖和囊括所有人事档案内容

干部档案、工人档案、学生档案都属于人事档案范围,但人事档案不仅仅只有这几类档案,除此之外,教师、医务人员、科技人员、新闻工作者、文艺工作者、运动员、军人、农民、个体人员、流动人员等人员的档案,也是我国人事档案的重要组成部分,应给予相应的位置,并根据其特点重视其管理与利用,而不应完全纳入一般干部档案管理系统。

(四)传统人事档案具体分类标准较单一,不能全面真实反映各类人物历史与现状

过去只有对干部档案的具体分类标准,一般分为履历材料、自传及属于自传性质的材料、鉴

定材料、考核材料、政审材料、入团入党材料、奖励材料、处分材料、反映职务职称工资情况的材料、其他材料等十大类。干部档案的这种微观分类体系,对干部档案管理是很实用的,可以反映干部历史与现实的政绩情况,其他类人事档案也可参照。但其他类型人事档案管理往往照搬干部档案分类标准,注重个人政治历史、社会关系、组织鉴定、政审等材料的归档,形成了重政绩轻业绩、重历史轻现实的现象,如关于个人业绩、贡献、近期科研学术成果、教学科研评估等材料不太重视。因此,不少人事档案中不能客观全面地记录和反映一个人的全貌,仅是只言片语或过去政治历史的反映,这种不齐全完整和不真实的人事档案,往往与现实之间有较大反差,甚至对个人的聘用、继续深造、晋升专业技术职务资格、人事调动等方面也有负面影响。

二、人事档案分类体系的原则与标准

现代人事档案分类体系可从宏观和微观两个角度来认识。宏观分类主要是指整个国家人事档案信息的大体分类体系以及管理渠道,微观分类体系是指根据人事档案所含内容和成分的异同,由人事档案文件组合成不同类别并构成的一个有机整体。

(一)建立人事档案分类体系的原则

无论是宏观管理体系还是微观管理体系的分类方法,其原则和宗旨是相同的,都要遵循科学性、逻辑性、统一性、伸缩性、实用性等原则。"科学性"是按照科学分类要求的排斥性,使上下位之间具有隶属关系,使同位类之间互相排斥,而不是互相包容,分类科学与否直接影响其他工作环节。如果分类不够严谨,有些问题模棱两可,互相包容、交叉,势必造成分类混乱,管理不便。"逻辑性"是划分后的下位类之和等于其上位类之和,类下划分的子类应互相排斥。"统一性"是在同一类系统内,依次划分等级的前后一致性,不能同时并列采用两种以上分类标准。"伸缩性"是指分类方案中可以增加或减少类目,以适应客观情况的变化。"实用性"是指在实际工作中能被使用,切实可行,适应各单位人事制度改革要求。

(二)建立人事档案分类体系的标准

人事档案是档案的一大门类,但就人事档案本身而言,它又可以从不同角度分为不同的类型。目前,主要从以下角度和标准对人事档案信息进行宏观上的划分。

第一,按工作单位的性质,可分为党政军机关人事档案、企业单位人事档案、事业单位人事档案、集体单位人事档案、流动人员人事档案。继续细分,党政军机关可分为党委机关、政府机关和军事机关;企业单位可分为工业企业、农业企业、商业企业,亦可分为国有企业、外资企业、合资企业、民营企业;事业单位可分为学校、医院、新闻单位、研究所、文艺单位、体育机构等。

第二,按职责和专业,可分为国家公务员档案(含比照公务员管理的单位、人民团体工作人员)、专业技术人员档案(包括工程技术人员、农业技术人员、科学研究人员、卫生技术人员、教学人员、会计人员、统计人员、编辑与记者播音人员、翻译人员、体育教练人员、经济人员、图书档案资料人员、工艺美术人员、文艺人员等十四类专业技术人员)、职工档案、学生档案等。

第三,按人员管理的权限,可分为中央管理人员档案、省(市、自治区)部管人员档案、市(地、州、盟)厅(局)管人员档案、县管人员档案、乡(镇)管人员档案、厂管人员档案等第四,按职务级别和专业技术职称,可分为高级人员档案(高级干部、高级职称等)、中级人员档案、初级(一般)人员档案。

第五,按人员政治面貌,可分为中共党员档案、共青团员档案、非党团人员档案或民主人士档案、无党派人士档案。

第六,按是否在岗的情况,可分为在岗人员档案、待岗人员档案、下(离)岗人员档案、离退休人员档案等。

第七,按照工作单位的稳定性与流动性,可分为工作单位固定人员档案和社会流动人员档案。

第八,按载体形式可分为纸质人事档案、磁质人事档案、光介质人事档案或电子化或数字化人事档案等。

另外,按影响程度可以分为名人档案(著名政治活动家、著名科学家、著名演员、著名运动员)、一般人员档案。还可以从另外一些角度,按不同标准进行分类,常用的、实际意义较大的主要是以上这些。

总之,掌握这些分类方法,可以了解各种人事档案的特点,对于做好人事档案工作是很有必要的。因为虽然各类人事档案具有共性,都是人事管理方面的内容,是个人自然状况、社会经历和现实表现的记录,但由于工作性质的不同,因而其具体内容和要求是有差异的,应根据各类人事档案特点进行归类,组成各具特色的分类体系。同时,分类管理人事档案,有利于建立个人信用体系。因为对于各级领导和国家公务员的档案,由各级组织、人事部门按管理权限建立并管理,具有很大的权威性及信任度。对于进入公共信用体系的流动人员档案,由政府指定或认定的县级以上政府机构所属的人才交流机构建立并管理,一般是可信的档案材料。对于科技人员、一般员工的档案由用人单位建立并管理,也具有很大的可信度。这部分档案大多以本单位职工的考核、使用、薪酬、奖惩等为主要内容,不需要转递,也不进入社会,由原单位自行保存若干年后销毁。

(三)人事档案与其他类型档案的比较

人事档案是整个档案家族中的一员,与其他档案在本质上是相同的,都是原始记录。特别是与文书档案、案件档案、诉讼档案、业务考绩档案等关系更为密切,甚至你中有我、我中有你,有时难以区分,造成归档材料重复,影响其他档案材料的完整性和提供利用,因面必须正确认识与处理人事档案与其他类档案的关系。

1.人事档案与文书档案

文书档案来源于文书。"文书是国家机关、社会组织及个人在社会活动中,为了表达意图、进行联系和作为凭据而形成和使用的各种记录材料,它有待于转化为档案";而文书档案是"处理完毕确认值得保存以供社会查考利用的、保存在特定档案机构的文书的总和"。从文书向文书档案转变的过程可以看到,文书档案是国家机关、社会组织及个人在社会实践活动中直接形成,保存备查的种普通档案。

将上述认识和人事档案进行深入对比分析不难发现,人事档案与文书档案既有联系,又有区别。其联系主要表现在两个方面。

第一,来源相同。两者都来源于机关、组织、个人的社会实践活动,不少材料互相交织,联系十分紧密,例如:人事档案中的考核、入团入党、奖惩、任免等方面的材料,都与文书档案有着错综复杂的关系。

第二,本质相同。都是原始记录,也都是国家档案资源的组成部分。

人事档案与文书档案的区别主要表现在4个方面。

第一,内容不同。人事档案内容专指性强,必须是同一个人的有关材料,反映一个人的历史原貌。文书档案内容十分广泛,涉及机关、组织及个人的方方面面,反映一个机构、一个组织的历史原貌。

第二,管理方法不同。人事档案的整理以个人为单位组合成专门的保管单位,卷内按十大类排列,由各单位的组织、人事、劳动部门的人事档案管档单位长期保管,直到人员去世后,有继续保存价值的,才向档案馆移交。文书档案的管理,首先须区分全宗,全宗内档案往往按年度一组织机构、组织机构—年度、年度一问题、问题—年度四种分类方法进行分类,再按问题、时间、名称、作者、通信者等特征排列或组"件"。

第三,保管期限不同。档案材料根据其价值,划分为永久、长种保管期限,或永久、定期两种保管期限。各单位的档各单位档案部门,有长久保存价值的,定期向档案馆移交。

第四,作用与服务方向不同。人事档案主要为考察选拔人才使用培养人等方面提供依据,为组织、人事、劳动工作服务。一般只供本机构或上级组织、人事、劳动部门使用,封闭期较长,一般在本人去世若干年后才能开放。文书档案形成后一定时期内主要为本单位各项工作提供服务,文书档案中涉及个人的有关材料不能作为考察、使用人才的依据,自形成之日起满 30 年一般都要向社会开放,为全社会服务。总之,文书档案保存的文件材料非常广泛,凡有查考价值的无论是正式文件,还是会议记录、调查材料,是历史的还是现实的,是正确的还是错误的,都需要完整齐全地保存下来。人事档案只要求保存内容真实、手续完备、结论性和概括性材料。

2.人事档案与案件档案

案件档案是指纪检、监察部门对党员和其他工作人员违犯党纪、政纪进行审查、处理活动中形成的,以案件为单位集中保存的一种专门档案。案件办理一般分为立案、办案、结案 3 个阶段,形成大量的文件材料,需要归档的主要有立案根据、立案检查的核实材料、调查报告、调查证明材料、本人检查交代材料、处分决定或批复、申诉复议结论等。

案件档案材料中有些材料需要归入人事档案中,两者的联系主要是本质相同、保管单位相同、内容有交叉,都是记载个人情况,以个人姓名为特征组成保管单位。

人事档案与案件档案的区别表现在以下 3 个方面。

第一,保管范围不同。从某一个人的角度来说,人事档案内容的,案件档案是部分的。人事档案是人员全部历史、全面情况的记录,而案件档案只是一个人部分情况的记录,具体是指人员某一方面、某一行为的一次性、一事性的从问题发生、调查、处理、结果的详细情况的记录;人事档案是组织上选人、用人、育人等人事工作的产物,案件档案是对人员因违反党纪、政纪进行审查、处理工作活动的产物。从某一个人某一事件的查处材料来说人事档案内容是不全面的,案件档案内容是全面的。人事档案只收集保存案件档案中的处分决定和检查交代等部分材料,案件档案内容则是全面的,包括案件从检举揭发、调查取证、到处理结果全过程的所有材料。

第二,保存原则不同。人事档案部门只保存案件材料中的结论性材料,纪检、监察部门是将工作中形成的、日后需要查考的全部案件档案材料保存下来。

第三,作用不同。人事档案是供考察了解人才使用的,案件档案是供研究案件时,起查考、凭证作用的。

3.人事档案与诉讼档案

诉讼档案是指一个案件在诉讼过程中所形成的,经过系统整理,作为历史记录,归档保存起来的一种专门档案。

人事档案与诉讼档案的联系主要是本质相同、内容上有一定联系,都是关于具体人和事的历史记录。

人事档案与诉讼档案也有较大的差别,主要表现在以下 3 个方面。

第一,形成单位不同。诉讼档案是人民法院在诉讼审理活动中形成的。

第二,内容不同。诉讼档案是个人诉讼活动的记录,是一个人历史的局部反映,内容涉及整个诉讼活动中形成的有查考价值的全部材料,包括案件移送书,起诉书正本,起诉书附件,阅卷笔录,准备开庭笔录,送达起诉书笔录,审问笔录,调查笔录或调查取证笔录,聘请、指定、委托辩护人的有关材料,开庭前的通知、传票、提票,开庭公告,审判庭审判笔录,审判庭询问证人笔录,辩护词、公诉词,合议庭评议记录,案情报告,审判委员会决议或记录,审判书或裁定书、调解书原本和正本,宣判笔录,判决书或裁定书等送达回证,抗诉书,移送上诉案件报告或上诉案件移送书上级法院退卷函,上级法院判决书或裁定书正本,执行通知书存根或回执(释放证回执),赃、证物移送清单和处理手续材料等。人事档案只保存诉讼案件的结论材料。

第三,保管目的和作用不同。保存诉讼档案是为了执行判决、总结经验、科学研究、健全法制和改进法院工作的需要。

4.人事档案与业务考绩档案

业务考绩档案是专业技术主管部门或业务技术管理部门在工作活动中形成的,记述和反映专业人员个人业务能力、技术水平,以个人为单位集中保存起来的专门档案人事档案与业务考绩档案的联系表现在属性相同,都是个人档案。两者的区别主要是:①内容侧重点不同。业务考绩档案着重反映个人科学技术水平和业务能力,属于专业的方面,是局部性的,比较单一和具体。人事档案是对一个人全面的、概括的记录。②管理部门不同。业务考绩档案由专业技术主管部门或业务技术管理部门保管,而人事档案则由组织人事部分保管。③使用范围不同。业务考绩档案服务的面比较宽,除党政领导和人事部门查阅外,业务、技术负责人,学术、技术团体,业务、技术考评组织等都可使综上所述,人事档案与文书档案、案件档案、诉讼档案、业务绩档案具有密切联系,又有一定差异。根据各自特点,细化归档范围,做好协调、加强联系,对于做好各类档案的管理与利用具有重要的意义。

三、人事档案的形成规律

人事档案的形成规律主要表现在以下方面。

(一)各级组织在考察和使用人的过程中形成的

人事工作的中心任务就是用人,任人唯贤,知人善任。为了达到"知人"的目的,组织上要经常有目的地通过本人,或通过有关单位的有关人员采取各种形式了解该人的经历及德才表现情况等。例如:组织上定期或不定期地布置填写履历表、登记表、鉴定表、学习工作总结、思想汇报以及对有关政治、经济、时事问题的专题报告等。再如,组织上为了审查某人的政治历史问题或所犯错误问题,就要通过有关人员、有关单位和知情人了解情况,索要证明材料,再根据这些材料和有关政策,对其作出适当的审查结论和处理决定。再者,组织上对个人的考察、考核,也形成了考察、考核材料。同时,在使用人的过程中,也形成了不少材料,调动、任免、晋升、出国等都要经过一定的审批手续,于是就产生了呈报表、审批表等材料。所有上述材料,均属于人事档案材料。它是组织上在考察人、用人过程中产生的,而非其他过程中产生的。还可以举一个例子,专业人员在工作和学术活动中所撰写的学术报告论文、著作等不是组织上在知人、用人过程中形成的材料,也就不属于人事档案的内容,但是通过学术报告、论文及著作的目录能够了解人,为用人选人服务,因此其目录材料是可以归入人事档案的;同时,这一形成规律将人事档案与人物传记、报告文学等文艺作品也区别开来了。

(二)以个人为立卷单位

以个人为立卷单位,是人事档案的外部特征,这是由人事档案的作用决定的。人事档案是一个组织了解人、任用人的主要依据,是个人经历及德能勤绩等情况的全面记录。只有将反映一个人的详细经历和德才表现情况的全部材料集中起来,整理成专册,才便于历史地、全面地了解这个人,进而正确地使用这个人。如果某单位将某一个新近填写的履历表没有归入其人事档案中,而是以科室为单位装订成册,这种合订本不应称为人事档案,因为它不具备按个人为单位来立卷的属性。这种做法,会影响对一个人的全部了解。

(三)按照一定的原则和方法进行加工整理

按照一定的原则和方法对个人材料加工整理,是个人材料转化为人事档案的先决条件。因为人事档案是经过加工整理的个人材料。个人材料如同一堆原材料,人事档案则是通过一定的人的劳动将这部分原材料进行加工整理,使其不再是一堆繁杂无序的材料而成为有一定规律的科学的有机体。当然,在这个加工整理过程中是需要遵循一定的原则和标准的,如中共中央组织部和国家档案局颁发的《干部档案工作条例》,把干部档案工作的理论与实际工作的具体情况相结合,对干部档案工作的原则、要求和办法,作出了明确具体的规定,是干部档案工作的根本法规性文件。这些原则要求和办法,一般均适用于其他类人事档案的管理工作,也是人事档案管理工作的根本法规。依照这个《干部档案工作条例》的原则和精神,可以使整理的档案科学、实用,更好地为人事工作服

(四)手续完备并具有价值的个人材料

手续完备是指人事档案整理过程中按照一定的移交手续进行交接和处理。在日常的人事档案材料的收集鉴别工作中,经常会遇到一个棘手的问题,即有些材料手续不全。例如:有的呈报表有呈报意见,无批准机关意见;有的履历表没有组织审核签署意见或没有盖章;有的政历审查结论和处分决定没有审批意见,等等。这样的材料,虽然也有人事档案的某些性质,但从本质上看,它不具有或不完全具有人事档案的可靠性,所以它不能作为考察人和使用人的依据。因此,这样的个人材料不是人事档案材料,或者说它还没有完全转化为人事档案材料,有的只能作为备查的材料,有的可以作为反映工作承办过程的材料存入机关文书档案。如果有的材料确实已经审批,由于经办人员责任心不强或不熟悉业务,而没有签署意见和盖章的,可以补办手续,这种补办手续的过程就是完成向人事档案转化的过程。至于在战争年代形成的一些人事档案材料,由于环境的限制,其中有些材料的手续不够完备,但它们都是十分宝贵的,对于这些材料,应当本着历史唯物主义的态度,仍可将它们视为人事档案存入人事档案系列中。

那些已经手续完备的个人材料是否都属于人事档案呢?也不一定。上述仅仅能作为转化人事档案的条件之一。是否能转化为人事档案,关键还要看这些材料是否具有价值。人事档案的价值是指使用价值和保存价值。人事档案材料的一个基本要求就是精练实用,要符合这个要求,就必须对材料的价值进行认真鉴别,必须去粗取精,将那些没有保存价值及使用价值的个人材料剔出。例如:重要材料,无关的调查证明材料,或者同一问题一个人写了多次证明的部分材料,本人多次写的内容相同的检查交代材料等,都属于没有使用价值和保存价值的材料。这些材料虽然也都是在了解人、使用人过程中形成的真实的个人材料,手续也是完备的,但没有什么作用,归入人事档案,纯属一种浪费。

（五）由各单位组织人事部门集中统一保管

一般来说，人事档案是组织上在考察了解和使用人的过程中产生和形成的，它记载着有关知情人为组织提供的情况，这些材料的内容，一般只能由组织上掌握和使用。有些内容如果扩散出去，就可能产生消极因素，不利于安定团结，不利于党的工作。另外，人事档案是人事工作的工具，所以它必须按照人员管理范围由人事部门分级集中，统一保管。任何个人不得保管人事档案，人事档案也不宜在业务部门、行政部门保管。

人事档案的上述形成规律是互相联系、互相制约的，同时，它们又是识别和确定人事档案材料的理论依据

四、人事档案的特点与作用

（一）人事档案的特点

在市场经济条件下，我国的政治体制和人事制度已有较大改革，与此相关的人事档案也发生了相应变化，形成了一些特点。认真总结、分析并针对其特点开展工作，可以取得事半功倍的效果现代人事档案具有哪些主要特点呢？归纳起来主要有以下几点。

1.人事档案内容更加丰富全面

传统的人事档案内容较贫乏、片面，结构单一，主要是关于个人思想品德、政治历史结论、家庭社会关系方面的记载。这与过去对人的使用上较重政治、轻业绩，重抽象历史定论、轻个人现实表现等政治环境密切相关。而市场经济环境下，社会对人员的使用不仅要求政治素质好，而且特别重视人员的业绩、专长及现实表现，反映到人事档案的内容上比较丰富全面，当然结构也较复杂，既包括个人学习、工作经历、政治表现，也包括工作实绩、技能优势专业特长、职务职称考核材料、创造发明、能力素质、群众评议等。人事档案管理工作必须结合市场经济和现代人事制度的要求开展工作，注意扩大归档范围，将反映个人业绩和能力的人事档案材料及时归档，才能使人事档案材料全面、真实地反映个人面貌，为人才开发使用打下良好基础。

2.干部档案是人事档案的主体

由于我国传统上"干部"一词的含混模糊和广泛使用，干部的涵盖面不仅包括党政机构，也运用到工厂、农村、学校、医院及科研单位，以至于凡是大专以上毕业生无论从事什么工作，都统称为国家干部，所以，过去的人事档案主要是干部档案这一类。但是，随着我国公务员制度的推行，已经打破了传统的"干部"一词的含混模糊界限，使干部队伍分化：有党政机关干部、企业干部、事业单位干部，特别是现代社会的教师、律师、医生、科技人员等已不再划归"干部"行列，而是具有明确和恰如其分的称谓实际上，现在的干部主要是指在党政机关工作的国家公务员，他们是我国干部队伍的主体，因此，他们的档案自然也成为我国人事档案的主体，必须根据国家公务员政策、用人制度等方面来开展人事档案工作，而不能完全沿用过去的方法。同时，只有做好国家公务员档案的制度化、规范化、现代化管理工作，其他干部人事档案才可以有标准参照执行。

3.流动人员人事档案规模逐渐增大

在计划经济体制下，人作为一种特殊的资源被有计划地使用着，人们的工作、学习、择业都没有多大自主权，学什么专业、做什么工作、在哪里工作，主要由领导、组织安排，加之户籍和人事制度的限制，使得人才很难流动。因此，计划经济时代人才流动很少，即使少数人流动了，那么其档案必须随人转走或存放原单位这种环境下，很少有流动人员档案存在，更没有保管这种档案的专门机构。

市场经济建立之后,为适应以公平竞争为主要特征的市场体制发展需要,国家在人事制度、户籍制度等方面作了相应改革,使人才流动日益频繁。全国各级政府下设的人才流动服务机构中,正式登记在册的流动人员已达一千多万,今后还会增多。这些流动人员形成了大量档案,成为各类企业、机关招聘使用新的管理人才、技术人才时,考察了解个人以往工作能力、品行、工作实绩、经历、创造发明等方面情况的重要依据。这些流动人员档案无论从数量上还是规模上都比计划经济时代大得多,而且已形成自己的特点。专门管理流动人员人事档案的机构和人员,必须充分认识到这类档案的特点、难点以及将逐步增多的趋势,认真做好流动人员人事档案管理与利用工作其他单位档案管理人员也应了解和掌握我国流动人员人事档案管理的法规政策,按规定做好准备或已经调离本单位的人员的档案的转递、移交等工作。

4.企业人事档案中个人身份逐渐淡化

计划经济时代,人事档案管理中具有严格的等级制度。如干部档案是按行政级别高低分别管理,处级以上干部人事档案由组织部门管理,处级以下由人事部门管理,工人或职工人事档案由劳资科管理,不同身份、不同级别的人员,其档案管理机构、管理方式及保密程度都有很大差别。

市场经济体制的建立,迫使用人制度方面进行了一些改革。特别是企业和高校员工,在干部能上能下、人事代理制、全员聘任制、全员劳动合同制等新的人事制度下,对于"干部本位"的思想更趋淡化。干部制度的改革,为人们提供了一个均等的机会。干部与工人开始交叉出现,今天的工人可能是明天的干部,明天的干部又可能是后天的工人。工人可被聘为厂长、经理,走上干部岗位;同样,原有企业厂长、书记等干部也可能下岗、转岗,转化为一般职工。工人与企业干部的界限很难分清,反映到人事档案材料中,都是关于个人工资材料、政治业务考核、专业技术评审材料等,按工人、干部甚至各种等级的干部分别管理其人事档案,已经没有什么实际意义,因此有些企业已开始将企业干部与工人档案统称为员工人事档案或职工档案,由企业综合性档案机构集中统一管高校人事档案中有干部、教师、职工、学生等类型,干部有各种级别,教师有各种职称,职工有各种工种,学生有各种学历,过去大多按不同身份分别管理。然而,这种重等级身份分别管理人事档案的做法,已明显不适应现代人事制度和高校建设的发展,不妨碍了人事档案的完整归档和有效利用,而且不利于人事档案管理水平的提高。因此,不少高校人事档案管理部门及其人员,已经认识到这种严格按身份等级分别管理的弊端,提出并已开始实行集中统一管理,将干部、教师、职工档案统一归口人事档案机构管理把传统的人事档案管理调整到整体性的人才资源开发使用上来,既有利于每个人的人事档案归档齐全完整,避免分别编号出现"重号"或"遗漏",也有利于对全校人事档案实行标准化、规范化、现代化管理,减少重复劳动或因过于分散造成的人力物力浪费,同时,还有利于人事档案管理水平的提高和便于检索利用。

5.人事档案的作用范围更广

传统的人事档案,主要是党政组织机构使用,范围较狭窄,大多是为政治方面服务,如查阅个人在某些政治运动中的表现、历史结论和社会关系等。

在现代社会,不仅党政组织机构,企业、公司招聘使用人才时也需要查阅利用人事档案;不仅需要查阅个人经历、政治生活方面的情况,还要查阅个人业务、专长、工资、奖惩等方面的材料。因为在市场经济条件下,人事档案是个人各方面情况的综合反映,是体现自身价值的证据,它与个人生活和切身利益密不可分,如在本单位的工资晋级、职称评定等方面都离不开人事档案作凭证;而对于离开原单位寻求新的发展机遇的人们,更需要人事档案作依据。

（二）人事档案的作用

从总体上来说，人事档案对国家经济建设、人才选拔与使用、人才预测等方面都具有重要价值与作用。特别是在市场经济条件下，要想取得稳健的步伐和高速的发展，离不开科学技术，而科学技术的进步则取决于人才的素质，需要有一支宏大的专业技术人才队伍。人才已成为决定经济兴衰、事业成败、竞争胜负的关键因素。纵观世界各国的发展计划或发展战略，几乎都有一个共同点即无论是发达国家还是发展中国家，都把社会、科技、经济发展的依据放在"人才资源"这个支撑点上。当代国际国内经济、技术的激烈竞争，说到底就是人才的竞争，尤其是高层次、复合型人才的竞争。实践证明，人才资源已成为社会、科技、经济发展的关键因素，谁拥有更多的高层次、复合型人才，谁就能在竞争中取胜。科学技术问题、现代化问题，实质上是人才问题。科学技术水平越高，市场经济越发展，人才就越显得重要。作为人才信息缩影的人事档案，是各类人才在社会实践活动中形成的原始记录，是人才在德、能、勤、绩等方面的综合反映。若对人事档案重视，能认真研究，注重科学管理，可以较全面地、历史地再现各类人才的面貌特点及专长，作为考察和了解人才的重要依据；对人事档案的科学管理有助于各级组织根据每个人才的不同特点，提出培养教育和合理使用的建议，做到"因材施教"和"量才录用"，便于各级组织及人事部门合理地使用人才；有助于从人事档案中探索人才成长规律，更好地发现、培养和使用人才，开发人才资源，以适应市场经济建设对人才的广泛需求；可以及时为各类经济领域及部门推荐优秀人才，调动各类人才的积极性和创造性，使各种人才扬其长、避其短，充分使其在经济建设中发挥聪明才智，贡献自己的力量。如果人事档案材料不齐全，或有间断甚至有片面性，那就不能反映某个人的真实情况，就会直接影响到人才的正确合理使用，影响人才在经济建设中的作用；如果对人事档案不重视，不加强管理，致使人事档案管理水平低，服务方式被动单一，就不能使人才档案信息得到及时使用，同样会影响或阻碍经济建设的发展。可以说，人事档案与市场经济建设关系密切，人事档案在经济建设中具有重要作用。

具体来讲，人事档案的价值与作用主要表现在以下几个方面。

1.人事档案是考察和了解人才的重要依据

各项事业建设与工作中都需要各种人才。在考察和了解人才时，需要全面分析、权衡利弊、择其所长、避其所短，做到善用人者无弃人，善用物者无弃物。知人是善任的基础，而要真正地做到知人，就得历史地、全面地了解人。不仅要了解人的过去，而且要了解人的现在；不仅要了解其才，还要了解其德；不仅要了解其长处及特点，还要了解其短处及弱点。只有全面地、历史地了解干部，才能科学地用人，才能有效地防止不讲德、才条件，而凭主观断和一时情感任用提拔干部的问题。还可以防止出现擅长科学研究的却要他做管理，擅长管理的却要他做学问的任非所长的问题。了解人的方法有许多，通过组织直接考察现实表现是一种很好的方法，但仅有此是不够的，而通过查阅人事档案是了解人才状况的重要依据之一，可以较全面地了解这个人的经历、做过哪些工作、取得了哪些成绩、有何特长、有何个性、道德品质如何、进取精神和事业心是否较强等各方面情况。

2.人事档案是落实人员待遇和澄清人员问题的重要凭证

人事档案是历史的真凭实据，许多表格、文字材料都是当时的组织与相对人亲自填写的，具有无可辩驳的证据作用，在确定或更改人员参加工作或入党入团时间、调整工资级别、改善生活待遇落实人事政策、平反冤假错案、评定人员职称等方面都需要人事档案作凭证，可以解决个人历史上遗留问题，实际生活与工作中的许多疑难问题，往往通过查人事档案的办法就可以解决。

针对目前干部的年龄越填越小,参加工作时间越填越早,文化程度越填越高等问题,也需要通过以前的干部人事档案来查证核实。

3.人事档案是开发、使用人才及人才预测的重要手段

社会主义市场经济体制的建立,各级人才市场的诞生,使得各种层次、各种形式、各种渠道的人才交流日益增多,科技人员、高校教师、各类专业人才的流动日益频繁,为人才开发创造了有利条件,人事档案对于新单位领导掌握调入者的基本情况,正确使用新的人才将起到重要作用。如大型外资、合资企业招聘用人,人事档案作用不小。人事档案的建立,是人类走向文明与进步的产物。一些经济发达国家都十分注重人事档案信息的建立。当一些资金雄厚、实力强大的名牌外资、合资企业人力资源部在我国境内招聘新的管理人才、技术人才时,非常重视人事档案的利用。因为一个跨越国界寻找经济合作,谋求最大经济效益的现代企业,深谙管理出效益的经商之道,而人才又是管理的关键因素。对一名优秀的企业人才的要求,不只限于其工作能力上,其品行、背景、以往的工作实绩诸因素,都是考察的条件。通过出示个人的人事档案,就可以此为凭,增加聘用企业对聘员的信任程度和认可程度。再如国内大中型企业(国企、民企)管理人员、技术人员的聘用,人事档案实力犹存。现代企业制度改革实施以来,企业实行专业技术人员、管理人员聘用制,使单位与人才在平等自愿的基础上建立了聘用关系。一份详实、完整的个人人事档案,既是企业选用人才和人才日后晋升提拔的重要参证,也是择业人员量己之才选择行业、部门的"谋士",双方的"知己知彼",能扼制某些企业和个人盲目择业、选人的"自主权",更便利"人才与用人单位是市场经济体制下活动的主体"这一社会功能的充分发挥。

同时,由于人事档案能较全面、准确地反映人才各方面情况,所以能够从人事档案中了解全国或一个地区或一个系统一个单位人才的数量、文化程度、专业素质等方面数据,国家及地方有关部门可以根据人事档案进行统计分析,进而作出准确的人才预测,制订出长远的人才培养计划人事档案是推行和贯彻国家公务员制度的重要依据国家公务员制度的有关规定,用人机关可面向社会直接招但对所招公务员的人事档案,有着严格要求。人事档案记载着个人的自然状况、社会关系、历史和现实表现,没有个人档案的出具,就无法保证今后机关工作的严肃性,因此,那些断档而参聘的人员,已失去被聘用的可能。对在机关单位工作的公职人员来说,随着人事制度的改革,各级组织、人事部门在干部考核、任免、工资调整、职称晋升等工作中形成了大批反映干部新情况的材料,在机关干部辞退职制度逐步推行的现行体制下,无论今后被辞退,还是在机关单位留用,这些材料都是继续工作的依据,与自身利益息息相关。

目前,各级党委及组织人事部门积极探索干部人事制度改革在干部选择、考核、交流等方面,迈出了较大的改革步伐,取得了明显的成绩。采取"双推双考"的办法,从处级干部中公开选拔副局级领导干部,公开选拔处级干部,面向社会公开招录国家公务员和党群机关工作人员;从报考职工和应届毕业生中录用公务员;为加强对干部的考察和监督管理,在完善领导干部年度考核的同时,坚持对干部进行届中和届末考核,实行领导干部收入申报、诫勉等制度;今后更要进一步深化干部人事制度的改革,就是要按照中央精神所要求的,在干部制度改革方面,要"扩大民主、完善考核、推进交流、加强监督,使优秀人才脱颖而出,尤其要在干部能上能下方面取得明显进展";在人事制度改革方面,要"引入竞争机制,完善公务员制度,建设一支高素质的专业化国家行政管理干部队伍"。总之,在推进干部交流轮岗、健全干部激励机制、加强干部宏观管理、完善国家公务员制度等方面,都离不开人事档案。

4.人事档案是人力资源管理部门对求职者总体与初步认识的工具之一

人事档案中对一个人从上学起一直到现在的经历、家庭状况、社会关系、兴趣爱好以及现实表现都记录在里面。所有这些材料对了解和预测他将来的工作情况是很有价值的。人力资源部门从人事档案中可以了解到个人在以往的教育、培训、经验、技能、绩效等方面的信息,可以帮助人力资源部门寻找合适的人员补充职位。

5.人事档案是大中专毕业生走向社会必备的通行证之一

早在1995年,原国家教委就提出"加强大学生文化素质教育"的思想,至今也强调这一理念。我国高校还创立了综合素质评价体系,"档案袋"的内容也从根本上打破了过去千篇一律的学籍档案模式。评价体系包括了对学生思想道德、专业素质、科技素质、文化素质、身心素质、能力水平六大项指标的综合评议,"具有客观公正性和较强的操作性、可控制和可模拟性",既体现了大学生的主观愿望,又体现出市场需求的定量评估原则和个性评估原则,"使学生的整体素质的强项、弱项、综合优势,一览无余"。这种学生档案应该是聘人单位进行人才评估、启发选人谋略的重要向导,是大中专毕业生走向社会必备的通行证之一。

6.人事档案是维护个人权益和福利的法律信证

在当今的社会活动中,有许多手续需要人事档案才能办成,它是维护个人权益和福利的信证。

第一,公有企事业单位招聘、录用人才需要人事档案作依据。这些单位在办理录用或拟调入人员手续时,必须有本人档案和调动审批表经主管部门审批,由组织人事部门开具录用和调动通知才能办理正式手续。

第二,社会流动人员工作变化时需要人事档案作依据。员跳槽到非公有部门后,又要回到公有部门时,没有原来的人事档案,原有的工龄计算、福利待遇等都会受到影响。

第三,民生及社会保险工作中需要人事档案作保障。社会保险制度作为市场经济体制的重要支柱,作用愈显。社会保险主要有养老保险、失业保险、工伤保险、医疗保险、生育保险、人寿保险财产保险、死亡遗嘱保险等。每种保险都有不同的目的,如社会养老保险是劳动者因年老丧失劳动能力时,在养老期间发给的生活费以及生活方面给以照顾的保险,以维护个人最起码的生存权利。目前,统一的职工基本养老保险制度已经建立,它不仅涉及国有企业、集体企业、三资企业、个体工商户及进城务工的农村劳动力而且涉及机关事业单位工作人员。鉴于我国养老保险金的筹集是建立在国家、单位、个人三方面基础之上,发放时则按照列入统筹项目的离退休费用总额向单位拨付或直接向离退休职工发放,因此,无论是在原单位供职的个人还是辞职、退职后另求新职的个人,在交纳养老保险金问题和退休后保险金的发放问题上,个人档案所记录的工龄、工资、待遇、职务、受保时间等都成为最主要的依据,那些弃个人档案与原单位出现断档的人,就会在实际利益上受到损失。再如其他社会保险档案,都是索赔、获益等方面的依据,关系重大。

第四,报考研究生和出国都需要人事档案。没有人事档案,研究生难以报考和录取。自费出国人员办理护照与其他手续,必须有记录个人经历、学历、成绩的档案材料。我国出入境管理条例中明确规定,必须对自费出国人员进行身份认定、政审等事宜,有些人因人事档案断档,不能出具有效的证明,而导致出国手续办理的不畅通或不予办理。

第五,职称评定、合同鉴证、身份认定、参加工作时间、离退休等,都需要档案作为信证,没有人事档案会给相对人带来诸多不便,甚至使个人的切身利益受到损害。

7.人事档案是研究和撰写各类史志及人物传记的重要材料

人事档案数量大、范围广、内容丰富,涉及党史、军事史、革命史以及干部个人工作的历史,具有较高的史料价值。它以独特的方式记载着相对人成长的道路和生平事迹,也涉及社会上许多重要事件和重要人物。有的材料是在战争年代中形成的,有的是当事人的自述,情节非常具体生动,时间准确,内容翔实,有的是在极其艰苦的历史条件下保存下来的,是难得的史料。它为研究党和国家人事工作、党史、地方史、思想史、专业史,编写人物传记等提供丰富而珍贵的史料,是印证历史的可靠材料。

总之,人事档案在市场经济条件下和现代文明社会里,不仅是组织使用的重要依据,而且与个人的生活和切身利益密不可分,是解决后顾之忧的好帮手。特别是个人在离开原工作单位寻求新的发展前途的同时,更不要忘却自己的"人事档案"。社会在按自己的选定价值指向向前运转,而人事档案正是体现自身价值的最好保关于人事档案的作用,我国其他学者还有不同表述,但内涵基本一致。如:"人事档案是历史地、全面地了解一个人的必要手段,是人事工作不可缺少的重要工具;是确定和澄清个人有关问题以及正常的政治审查的凭证;是研究和撰写各类历史传记的珍贵资料"。"人事档案是历史地、全面地考查了解一个人的手段和基本依据;是进行科学研究的宝贵材料。"陈潭从公共管理的视角对人事档案的作用进行了认定:"人事档案作为一种公共管理工具,充分体现了国家安全与官吏管理的有效性,它的存在为庞杂的公共事务管理和复杂的人事任免更替找到了依据,对中国几十年来经济社会发展和国家的安全稳定起到了不可言喻的作用。"邓绍兴对人事档案的作用进行了比较全面的归纳。邓绍兴认为,人事档案是人事管理实践活动的产物,服务于组织、人事、劳动(或人力资源管理)工作,服务于相对人。它是组织、人事、劳动(或人力资源管理)工作的信息库和知人的渠道之一,直接关系到人才的选拔。

各级领导班子和各方面人员队伍的建设,涉及选人、用人、育人的大事和个人权益的维护,并将其具体作用归结为10个方面:是组织、人事、劳动工作不可缺少的依据;为开发人才,使用人才,进行人才预测及制订人才计划提供准确的信息;澄清问题的可靠凭证;维护个人权益和福利的法律信证;是推行和贯彻公务员制度的重要手段;是组织与干部之间联系的纽带;是组织、人事、劳动(或人力资源管理)工作者记忆的工具;对人事工作由规范、检查、监督的作用;是进行科学研究,特别是编写人物传记和专业史的宝贵史料;宣传教育的生动素材。

(李克宏)

第三节　人事档案工作的基本概况

人事档案工作,是运用科学的原则与方法管理人事档案,为组织、人事及其他工作提供人事档案信息服务的工作。

一、人事档案工作的内容

人事档案工作具体包括人事档案实体管理、人事档案信息管理、人事档案业务指导等方面的内容。

(一)人事档案实体管理工作

人事档案实体管理工作是管理记录有人事档案信息的档案原件本身,它是相对于人事档案信息管理工作而言的。人事档案实体包括载体与内容信息两个方面,其中,载体是指记录人事档案内容的纸质、磁质、光盘等物质材料,内容信息包括这些载体上记录的档案信息。人事档案实体管理工作就是指对上述档案的收集与补充、鉴别与鉴定、整理与保管、变动登记与转递、提供利用服务等。

（二）人事档案信息管理工作

人事档案信息管理工作是指管理人事档案原件实体上记录的信息。显然,随着各种人事档案管理信息系统的开发与应用,人事档案信息便脱离了人事档案原件而存在,并以此为依据对个人的基本情况、培训情况、证照情况、学习培训情况等进行综合管理。随着现代信息管理理论与信息技术的发展,人事档案工作中也越来越多的需要对人事档案实行信息化管理,对人事档案实体上的各类信息可以根据不同需要进行重新组织,便于从不同角度进行检索利用,这已成为人事档案工作的重要内容之一。

（三）人事档案工作业务指导与研究

人事档案业务指导工作是指上级组织、人事档案部门根据党和国家管理人事档案工作的方针政策、法规、制度和办法,对下级组织、人事档案部门的工作提出任务和具体要求,对下属单位的人事档案工作进行监督、检查、督促,发现问题,及时解决问题,处理人事工作与其他工作的关系,推进人事档案工作发展。

人事档案业务研究工作是指组织、人事部门根据社会发展和人事制度改革的进程,对人事档案工作面临的新情况、新问题,进行深入研究,提出解决方案的工作。人事档案工作中的矛盾,管理体制改革,如何实现人事档案现代化管理,如何开发与利用人事档案信息资源,如何使人事档案管理工作逐步走向科学化、规范化、法制化道路等问题都是人事档案工作中亟待研究的问题。而且这些问题与矛盾是需要长期研究的,旧的问题与矛盾解决了,新的问题与矛盾又会产生,人事档案工作就是在这种矛盾运动中不断得到发展。

（四）人事档案规章制度建设

人事档案规章制度建设,是指根据《中华人民共和国档案法》及其他法律法规的精神,建立、健全适合本单位人事档案工作发展的规章制度,包括管理人员工作制度,人事档案材料收集归档制度,人事档案整理、转递、统计制度,人事档案安全保密与销毁制度,人事档案开发利用与借阅制度等。

（五）人事档案人员教育与培训工作

人事档案人员教育与培训工作,是对从事档案管理人员进行各种形式的培训,包括全面教育、上岗培训、在职培训等,以帮助人事档案从业人员提高人事档案业务水平和服务质量的重要工作。

二、人事档案工作的性质

弄清人事档案工作的性质是做好人事档案工作的基础。归纳起来,人事档案工作主要具有专业性、依附性、政治性、保密性、管理性、服务性等性质。

（一）专业性

人事档案属于一种专门档案,以特殊的文件形式、单一的人员内容等特征区别于其他门类档案。人事档案工作就是管理这一专门档案,是一项专业性较强的工作,它有专门的业务理论知识,独立的体系和客观规律,必须遵循人事档案的运动规律和一定的科学原则进行,有专门的法规和方法,有独特的范围、任务和程序,有专门的管理人员,在理论上、实践上、组织上,都自成体系而独立存在,没有任何工作可以代替它。

(二)依附性

人事档案工作虽具有一定的独立性,但同时又依附于组织、人事工作和档案工作,这种依附性是双重的。因为人事档案工作是为适应组织、人事工作的需要而产生、存在和发展的。人事工作中产生的大量人事档案必须进行收集、整理和管理,以适应组织、人事工作的需要,这就形成人事档案工作,并构成人事档案工作的内容和范围。人事档案工作是从属于组织、人事工作的,是组织、人事工作的重要组成部分,因此人事档案工作应与组织人事工作政策、法规相结合,与组织人事工作同步一致。同时,人事档案工作又是档案工作的重要内容之一,因为人事档案与其他档案一样,同属档案范畴,是国家档案资源的组成部分,明确人事档案工作与档案工作之间的关系,对于做好人事档案工作,具有重要意义。

(三)政治性

人事档案工作的政治性,首先表现在它与党的方针、政策、政治路线有着密切的联系,人事工作是为党和国家政治路线和经济建设服务的。党的政治路线是通过组织路线、人事工作来实现的,人事档案工作做得好坏,直接关系到组织、人事工作的开展,影响到组织、人事政策的贯彻落实,影响到干部路线、人才选拔使用等工作的开展。人事档案工作的政治性,还表现在人事档案工作本身是一项政策性很强的工作,人事档案是了解人使用人的重要依据,人事档案的收集、鉴别、取舍、清理和利用等工作,都涉及党和国家关于知识分子的政策,关于人才的改革,关于干部看法与使用的问题,直接关系到人的工作与生活,如果人事档案工作做得好,充分体现与落实党的政治、组织路线和人才政策,就能充分调动人的积极性;反之,则会挫伤人们的积极性,影响党和国家政治路线改革的贯彻执行。

(四)管理性

人事档案工作有着独特的管理对象,即人事档案。人事档案工作的任务就是集中统一的管理人事档案,为组织、人事、劳动等工作服务。管理人事档案是其最核心的工作,从事该项工作活动中,必须正确认识与把握这一性质。应充分认识到人事档案工作不是随意的无规可循的简单劳动,也不仅仅是收收发发、取取放放、装装订订的纯事务性工作,而是需要采用一套科学理论、原则与方法进行的工作,它的收集、整理、鉴别、保管、利用等工作环节都涉及科学理论与管理方法,如怎样及时完整的收集与系统整理,如何正确鉴别人事档案内容,保管方法的适用,利用原则的制订等,都需要充分掌握一些科学管理知识,才能做好。

(五)服务性

人事档案工作的服务性是人事档案赖以生存和发展的基础是人事档案工作的出发点和根本目的,人事档案工作的服务性表现在它是为党和国家人事工作及其他工作服务的,它是通过提供档案材料为制订政策,发布命令,录用选拔人才等工作服务的。充分认识人事档案工作的服务性,树立正确的服务思想、明确服务方向、提高服务质量、端正服务态度,是做好人事档案工作的基本条件。

(六)保密性

人事档案的保密性是由人事档案的机密性决定的,正因为人事档案中有些属机密内容,所以人事档案工作就具有保密的性质,从事此项工作应坚持保密原则、遵守保密制度,保证人事档案机密的绝对安全。同时,对人事档案机密性应正确认识,它有一定的时空性,即在一定的时间或一定的范围内是需要保密的,但它不是一成不变的,也不是绝对的,它是可以解密的。因此,我们不能对此采取绝对化的态度,而是要正确地、适当地保密,一方面要认识到人事档案工作具有保密性,对需要保密的人事档案一定要保密;另一方面,要正确处理保密与解密,保密与利用之间的辩证关系,到了保密期限或不需要保密的人事档案应积极提供利用。

综上所述,人事档案工作具有多重性质,在实际工作中应了解和正确掌握这些性质,处理好各种性质之间的关系,认真做好人事档案管理工作。

三、人事档案管理工作的原则

人事档案管理原则是在人事档案工作实践中逐步形成起来的。根据《中华人民共和国档案法》《干部档案工作条例》《企业职工档案管理工作规定》的精神,可以将我国人事档案管理工作的原则归结为:集中统一、分级管理,维护人事档案真实、完整与安全,便于组织、人事工作及其他工作利用。在市场经济条件下,人事档案管理还是应坚持这些原则,只是在具体内涵上有所差异。

（一）集中统一、分级负责管理人事档案

集中统一、分级负责管理人事档案既是人事档案的管理原则也是人事档案的管理体制。"集中统一"是指人事档案必须集中由组织、人事、劳动部门统一管理,具体业务工作由直属的人事档案部门负责,其他任何部门或个人不得私自保存人事档案,严禁任何个人保存他人的人事档案材料,违反者要受到追究。《干部档案工作条例》指出:干部档案管理实行集中统一和分级负责的管理体制。《干部档案工作条例》第30条还明确规定:严禁任何个人私自保存他人的档案。对利用档案材料营私舞弊的,应视情节轻重,予以严肃处理。对违反《中华人民共和国档案法》《中华人民共和国保密法》的,要依法处理。这就明确规定了公共部门人事档案材料的所有权属于国家,并由国家授权由组织、人事、劳动部门统一管理。这一管理原则便于加强对人事档案工作的领导,促进这些单位的领导人把人事档案工作纳入议事日程"分级管理"是指全国人事档案工作,由各级组织人事部门根据其管理权限负责某一级人员的人事档案材料,并对人事档案工作进行指导、检查与监督。一般来讲,工人档案由所在单位的劳动（人力资源）部门管理,学生档案由所在学校的教务或学生工作部门管理,干部档案是按干部管理权限由各级组织、人事部门分级管理,即管哪级干部,就管哪一级干部档案,使人员管理与档案管理的范围一致。这种管人与管档案相统一的管理体制,使人事档案工作与人事工作的关系非常密切,有利于各级组织、人事部门对人事工作的领导,也可以为人事档案的管理与利用提供组织保障。

在市场经济条件下,应注意级别不要分得太细。一旦级别分级过细,过分强调管人与管档完全一致,势必导致分散多头管理、管档单位与兼职人员过多等问题,因而实行适度分级即可。由于党政机构与企事业单位及其他机构的工作性质、职能任务不同,其人事档案的管理级别应区别对待。首先,党政机构人事档案管理应适度分级。由于我国传统上把人才人为地分成中央、部委、市属、部门和民营等几大块管理,所以我国人事档案所在机构和人事档案形成者历来存在级别之差,且分得过细。从人事档案所在行政机构的级别上说,有中央级、省级、市级、县级、乡镇级等;从党政机构人事档案形成者的行政级别来说,有一般科员级、副科级、正科级、副处级、正处级、副厅级、正厅级、副省级、正省级、副部级、正部级等。由于各级别的人事档案形成者所处的地位与身份不同,从事的工作性质不同,对国家所作贡献有大小之分,其档案的保存价值、保密范围也必然存在一定差异,因此,过去人事档案管理所分的级别很细,不同级别由不同机构保存,这对于重要人物档案的保管和保密具有有利的一面,但分得过细,则不便保管和利用。特别是社会主义市场经济条件下,民主化程度提高、透明度增强、各类人员级别变化较大,各类人员工作单位和工作性质不像计划经济时期那样稳定,而是具有较大的灵活性,可以进行合理流动和自由择业,政府机构人员也面临着分流、下岗的问题,现有近一半的机关干部将被精简,被精简下来的机关干部将向企业集团、监督机构中介组织、个体企业等领域分流,一些国家公务员可能转化为企业干部或职工,一些普通干部也有可能被提拔为官员。因此,人事档案管理的级别不宜像过去那样实行过细过严的等级体制,而采取适度分级较为合理。如省级党政机构的人事档案分为两个级别即可,副厅级以上官员的人事档案由省委组织部档案机构管理,副厅级以下官员及国家公务员由人事档案部门管理。市县级党政机构更不宜分级过细。

其次,企事业单位人事档案管理可以不分级。对于企业事业单位的人事档案来说,可以不分级别,由各单位人事档案部门、人力资源部或综合性档案机构集中统一管理。因为这类机构的人员中从事党政领导工作的人数较少,大多从事科研、教学、生产、开发等工作,了解、使用这类人员主要看业绩和贡献,各种级别的人事档案内容大体相同,其保密程度不存在大的差别,不需要像党政机关分级别分别保管,完全可以由所在单位人事部门或综合性档案机构统一管理,这样可以防止一个单位的人事档案分散在几个部门保管或一个人的档案分别由不同部门保管。同时,此类机构的"干部本位"观念将逐渐淡薄,如国有企业同行政级别逐渐脱钩,企业厂长经理实行自我推荐民主选举,企业干部处于动态之中,企业干部级别变动频繁,企业干部级别不像党政机构官员和国家公务员相对稳定,企业干部级别有时很难确定,所以企业的人事档案没有必要实行严格的等级管理。高校的校长、书记及有关领导也大多是专业人才、专家,校长一职并不是终身制,不当校长后仍从事自己的专业教学与科研活动。至于普通教师虽然有讲师、副教授、教授等各种等级,但每个人处于变化之中,现在是讲师,一段时间后可能是副教授、教授,而且这些职称在聘任制下也不是终身制,因此更没有必要分级别管理其人事档案。

（二）维护人事档案真实完整与安全

维护人事档案真实、完整与安全,既是人事档案管理中需坚持的基本原则之一,又是对人事档案管理工作最基本的要求。所谓"真实",是指人事档案管理中不允许不实和虚假人事材料转入人事档案。应注意鉴别挑选真实内容的人事档案材料,这是能否发挥人事档案作用的前提,假如人事档案材料不真实,是不能用来作为凭证的;否则,会给工作和有关人员带来损失。人事档案材料形成于不同的历史时期,它的产生与一定的历史条件相联系,不可避免地带有时代色彩。特别是在历次政治运动中形成的人事档案材料,确实具有某些局限性,有些内容现在看来是不妥甚至是错误的。为了确保人事档案的真实性,从1980年以来,根据中央组织部的有关规定,在全国范围内,对每个干部的档案进行了认真的复查、鉴别和审核,将那些在历史上形成的已经失实的干部档案材料和丧失利用价值的干部档案材料,经过清理鉴别,及时剔除出去了。例如:在"文化大革命"运动中形成的干部审查材料,已归入干部档案的,凡属于诬蔑不实、无限上纲的材料,必须剔除销毁。干部违心写的与事实不符的检查交待材料,应退还给本人。只有经过复查做出的组织结论、与结论有关的证明材料和确实能反映干部实际情况又有保存价值的材料,才归入干部档案,以维护干部档案的真实性,使干部档案准确可靠,符合本人的实际情况,体现党的实事求是的思想路线。

所谓"完整",是指保证人事档案材料在数量上和内容上的完整无缺。数量上的完整,是要求人事档案材料齐全,凡是一个人的档案材料应该收集集中保存在一起,不能残缺和短少,才能反映一个人的历史和现实面貌;内容上的完整,是要求随时将新的人事档案材料补充进去,一个人的档案材料中应能反映各个时期的情况,不能留下空白。从干部管理制度看,更改干部档案各类材料内容都属于干部审查工作范围,也是干部档案鉴别工作的重要内容,要求必须真实、准确、材料完整、手续齐备,这是一项十分严肃的工作。无论是干部本人还是组织部门都必须尊重历史,根据干部档案产生的时间、历史背景,客观分析其所起的历史作用,以确定干部档案的可靠程度。值得注意的是,近年来在落实中央组织部制订的有关干部政策工作中,特别是在关于干部待遇、干部选拔方面出现了一些问题。从干部档案管理角度来看,有些干部在申请更改干部档案有关材料时,年龄越改越小参加工作时间越改越早,学历越改越高,甚至有人要求更改各类政审结果……因而给干部管理和干部档案管理造成一定的难度。尤其在部分履历情况基本相似的干部中引起不良影响,表现为在待遇上攀比,在职务、职级、职称晋升上计较,甚至发展为个人之间相互不信任。实际工作中,有的单位由于档案转递制度不健全,一个人的档案材料分散在不同的地方,支离破碎,无法看到一个人的全貌。有的由于长期不补充新材料,致使人事档案内容老化、陈旧,不能反映现实面貌。

所谓"安全",是指人事档案实体安全与信息内容的安全。实体安全就是要妥善保管,力求避免人身档案材料遭受不应有的损坏,如丢失、破损、调换、涂改等。人事档案材料是一定的物质载体,以一定的物质形式存在,由于受自然和人为因素的影响,永远不遭受损坏是不可能的,因此,人事档案工作者应尽一切可能最大限度地延长档案寿命。信息内容安全,就是要建立健全人事档案的保管制度和保密制度,从内容上保证人事档案不失密、不泄密,不对相对人的个人隐私和权益造成损害。

总之,维护人事档案的真实、完整、准确与安全是互相联系、相互依存的统一体,是组织部门和每个干部的共同责任。真实准确是人事档案能否正确发挥作用的前提,离开了真实准确,维护人事档案的完整与安全就失去了意义。真实准确又必须以完整和安全为基础,仅有单份材料的准确,仍无法完整反映一个人的全貌。如果只考虑到人事档案的现实效用而热衷于更改人事档案有关内容,却忽视维护其真实、完整与准确,这不仅违反了历史实际和客观实际,背离了党的实事求是的思想路线,而且会给人事档案管理工作带来一定的难度,也会对个人的培养和使用起一定的不良反应,因而是不可取的

应该指出,党和国家对组织、人事工作历来十分重视,为了确保人事档案的真实性,中央组织部作出了一系列规定,从制度上保证人事档案的真实性。中央组织部明确规定:凡是归入干部档案的材料,必须是经过组织程序、由组织审查认可的真实材料。这些归档材料一般是和干部本人见面的,内容准确、实事求是、手续完备,符合归档要求。因此,只有既维护了人事档案的真实准确,又保证了人事档案的完整与安全,才能发挥人事档案应有的作用。

(三)便于人事工作和其他工作利用

人事档案工作的目的是为了提供利用,这也是衡量和检验人事档案工作的重要标准。必须将这一原则贯穿到人事档案工作的各个环节中去,成为制订方针措施和安排部署工作的依据和指南。在收集、鉴别、整理等方面都要考虑这一原则,现在更应结合人事政策、制度及改革进程,积极主动为人事工作和其他工作服务。

现代社会,除上述三项基本原则之外,还应坚持人、档统一和适度分离的原则。

人、档统一是指个人的管理单位和人事档案的管理单位必须相致,这样做有利于个人的有关材料及时收集、整理归档,也便于档案的利用,这就要求人事调动或管理权限变更时,档案应及时转递,做到人档一致。这种"档随人走"的做法一直被视为中外人事档案管理的一大差异及我国

人事档案管理上的一大优势,是人事档案的相对集中与传统人事档案管理原则与体制的核心特征一人员的超稳定相连的必然结果,这一原则在过去是唯一的,是必须坚持现代社会,人才市场的建立,辞职、辞退等一系列新的人事制度的实施,使工作人员与工作单位之间的关系由原有的超稳定状态逐步向具有一定程度的自由度方向发展。同时,市场经济在追求效益的前提下,对人才的使用越来越强调其现实业绩与能力,客观上要求改变传统的人事档案管理体制,建立与新的人事管理制度相适应的人事档案管理体制,在统一制度指导下,人事档案也应进行改革,大部分人事档案仍然需要坚持"档随人走"这一原则,而在特定条件下也可以分离,但一定要适度。我们可以借助现代管理手段而非档案保管处所来实现对人的全面了解与把握。例如:借助计算机技术和网络通信技术将分管于不同处所的某人的人事档案在信息的查询与利用实现集中,这样既可满足人事工作对人事档案的需求,同时又可解决现代社会条件下人们对保管人事档案实体的要求。

上述原则,是一个辩证统一的有机整体,是完成人事档案工作各项任务的基本保证。它决定和制约着人事档案工作的各个环节决定和制约着人事档案的一切具体原则、要求和方法。

四、人事档案工作的特点

人事档案工作者除应认识到上述性质之外,还应了解现代人事档案工作的特点,主要有以下几点。

(一)人事档案收集归档整理工作难度增大

由于市场经济条件下,人事档案涉及的范围更广,内容更丰富,结构更复杂,特别是流动人员等人事档案的特殊性,更增加了人事档案归档的难度,如流动人员从原单位进入人才市场或调动其他单位之前,有些原单位对已调走人员不重视,没按规定将其档案移交人才交流机构保管,而是让本人自带,有些高等院校将未找到工作单位的学生档案让学生自己保管;同时,又由于社会上各种人才中介服务机构如职业介绍所、技能测试中心、猎头公司、人才交易所较多较杂,有些受利益原则驱使,根本没有按流动人员人事档案管理条例执行,流动人员人事档案转递制度不健全、移交不及时。这些原因都导致了流动人员档案管理中难以按时归档并使之齐全完整,使得档案丢失、短缺、涂改、不真实等情况出现,增加了人事档案管理的难度。

此外,信息化条件下,既要收集纸质的人事档案信息集办公自动化过程形成的人事档案,以及网上的人事档案数字化信息的收集和归档整理。

(二)人事档案工作的政治机密性减弱,科学服务性增强

在市场经济条件下,党和国家整体工作是以经济建设为中心个人在重新择业过程中追求体现自身价值,人事档案中记载的是个人德能勤绩各方面的情况,不仅仅局限于政治历史材料,它不是组织政治化、神秘化的产物,而且人事档案在现代社会与个人生活有着千丝万缕的联系,不仅仅局限于组织机构使用,因此其机密性有所减弱。人事档案在市场经济条件下虽然还是有政治性、机密性的特点,它体现党的人事工作改革,掌管党和国家的人事机密,必须执行党和国家有关保密规定,保证人事档案的安全。但相对于计划经济时代,这种特点有所减弱。相反,如何开放人事档案信息,通过信息化提供人事档案成为当今人事档案需要重点思考的问题之一。人事档案服务性必须增强,因为市场经济条件下的人事档案范围广泛、内容丰富,因而其工作比较复杂,是一项专业性很强的工作,有很多学问,必须具有一定的专业知识和科学管理方法。随着现代科学技术的飞速发展,电子计算机等现代化手段在人事档案工作中的运用尤为突出。同时,人

事档案在市场经济条件下,必须为市场经济建设服务,必须强调人事档案工作的服务性,端正服务态度,树立服务思想,提高服务质量。

(三)对人事档案查阅利用更频繁,快、精、准

要求便于社会利用档案,是一切档案工作的根本出发点和目的所在,人事档案也不例外。在市场经济条件下,由于人员变动大、流动频繁,因此对人事档案的查阅利用也更加频繁,而且要求快、精、准地利用自己的档案,希望在较短的时间内,快速查阅到自己所需的档案。

(四)对人事档案管理人员素质要求更高

人事档案工作是一项政策性、专业性很强的工作,特别是在市场经济条件下,人员转岗、下岗、招聘、调动等很频繁,人事档案查阅利用需求更多更广,要求档案人员不仅应当具备较好的政治素质,还应具有过硬的业务水平。对档案工作者应当进行严格的业务培训,不断提高其政策水平和业务能力,使他们不但熟悉本单位的人员结构、素质特长、历史背景及现实表现,还要懂档案专业知识,学会运用计算机输入、存储、加工、传递档案信息,应用多媒体技术、网络技术等一系列现代化管理手段,才能及时有效地在更大范围内为开发人才提供科学、全面、及时的服务,真正成为"开发人才的参谋部"。

(五)对人事档案现代化管理要求更高

任何一项事业的发展都需要有一批优秀的人才,人事档案管理也需要优秀的人才。因此,及时获取人才信息,了解市场人才状况,挑选优秀人才至关重要。如果按传统手工检索人事档案信息、摘录人事档案材料,则费时费工费力,且很难及时准确地提供有用的人事档案。现代社会的各级领导部门及各类企业、公司等用人单位,在进行员工人事安排、挑选优秀人才、干部配备等工作时,已经开始认识并重视人事档案现代化管理方式与手段,提出了人事档案现代化管理的各种要求,而且这种要求会愈来愈高。各级各类人事档案管理部门的人员必须充分认识到这一特点,尽力满足社会对人事档案现代化和信息化管理的要求,以适应当代社会发展的要求。

五、人事档案工作的任务与组织领导

(一)人事档案工作的任务

人事档案工作的任务概括起来包括如下方面。

(1)收集、鉴别和整理人事档案材料。

(2)登记本单位员工的职务、职位变动情况。

(3)通过员工的人事档案熟悉各员工的历史和现状,为人事工作提供丰富、翔实的人才信息。

(4)负责办理人事档案的查阅、借用转递。

(5)负责调查研究和改进人事档案工作的方式方法,推进人事档案工作的现代化和科学化。

(6)负责保管好人事档案,坚持执行安全保护和保密制度保证人事档案的完整与安全。

(二)人事档案的组织领导

在人事档案的组织领导方面,建立和完善人事档案工作的组织体系,加强党对人事档案工作的领导,是搞好人事档案管理和人事档案建设工作的关键。人事档案工作范围覆盖面广、工作量大,业务性、政策性、机密性强,必须有相应的管理机关,可喜的是我国目前已经组建了一整套人事档案工作组织体系,即各级组织、人事、劳资部门同时又是人事档案管理部门,按照统一领导、分级管理的原则,一般在这些部门内设立处、科、室等内部机构,负责人事档案的具体工作。各级

党、政机关的组织、人事部门,对下级的人事档案工作,在业务上负有检查和指导责任,它们的具体任务包括以下 6 项。

(1)制订人事档案工作的有关方针、政策、规划、制度、法和贯彻的措施。

(2)对人事档案工作业务进行指导,组织业务学习活动,采取各种形式帮助人事档案管理人员提高业务水平。

(3)了解和检查贯彻执行人事档案工作的有关方针、政策、规章制度的情况,研究解决工作中存在的问题。

(4)总结、发现、交流并推广人事档案工作的先进经验,表彰先进工作者。

(5)召开人事档案工作的专门会议。

(6)办理党委或上级部门交办的有关人事档案工作的其他事项。

(李克宏)

第四节　人事档案工作管理体制与模式

一、人事档案工作管理体制

从广义上说,人事档案工作的管理体制是指党和国家管理人事档案工作的组织体系与制度。主要包括:其一,人事档案管理的领导体制。这是增强人事档案工作发展宏观调控能力和对人事档案管理导向作用保障。根据我国国情和人事档案的特殊性,对这种专门档案的管理,应由中央组织部、人事部和国家档案局联合组成领导机构。具体讲应是建立以组织部门为主导、人事部门为主体,档案部门为指导的领导体制,共同商定我国人事档案管理工作方针政策等重大事宜,对我国人事档案管理工作从宏观上予以指导。其二,人事档案管理的专门机构。主要是为了确保相对集中统一的管理人事档案。《干部档案工作条例》明确要求干部档案管理实行集中统一和分级负责的管理体制。干部档案按照干部管理权限由组织、人事部门管理。企业职工档案根据《企业职工档案管理工作规定》的精神,由劳动主管部门领导与指导,实行分级管理。学生档案由学生工作部门管理。军队系统的档案由军队政治部干部部门管理。

从狭义上说,人事档案管理工作的管理体制是指各单位人事档案管理工作的组织体系与制度,主要分为集中型和分散型两种。本节主要从狭义的角度来阐述。

(一)集中型管理体制

集中型人事档案管理体制是指各单位人事档案集中由本单位组织、人事部门管理。

中央、省级各机关,都应有专门的组织、人事档案部门,实行相对集中管理本单位人事档案。对于高校和大型企业来说,无论其职位高低,无论从事何种工作,其所有在职员工的人事档案应由该机构人事档案机构或综合性档案机构统一集中管理,而不应分散在各科室部门,离退休人员档案应由该机构档案馆统一管理,因为人事档案的归宿与其他档案一样,其最后的归宿完全可以进入永久性保管档案的机构,只是在利用范围、时间、内容等方面比其他档案要求更严、保密程度高一些。

县及县级以下机构的人事档案应按行政区域集中统一管理,凡该行政区域内工作的任何人员、无论职位、年龄、专业、工作单位等情况有什么不同,但其人事档案均由一个档案机构管理,如一个县所有单位的人事档案完全可以由这个县人事局或县档案馆统管,不必分散在县直各机关保管。这样既可节省人力、物力,提高人员素质,防止部门单位之间互相推诿扯皮,而且可以方便利用者利用档案,提高利用效率,也有利于实现人事档案标准化、现代化管理。对于县级以下基层单位的人事档案,更不必由各单位自行管理。如区级机关的所有人事档案,应由区档案馆或人事局统一管理。因为区级机关及基层单位人员住地集中、数量不多,各单位自行管理浪费人财物,管理条件得不到保障。加之,随着机构精简人员变动频繁,更不宜每个单位自行管理。人事档案过去分两块组织部管领导干部,人事局管一般干部,现在人事档案统一归于组织部合署办公的人事局管理,已经取得了一定成效,代表着人事档案管理的方向。有条件的县(市)可以建立干部人事档案管理中心,有利于配足干部人事档案管理人员,有利于加强对干部人事档案的管理和对干部人事档案工作的研究,有利于根据不同行业、不同地域、不同职级固定干部人事档案管理人员,实行专人统一管理,有利于提高干部人事档案管理质量和使用效率,更好地为党的干部人事工作和人事决策工作服务,为经济建设服务。

对于中小型企业的人事档案,更应该实行集中统一管理。这里是指应集中在该行政区域人事档案管理中心或该企业所属管理部门,而不是中小型企业机构单独集中管理。因为在"抓大放小"搞活大型国有企业的过程中,必然有许多中小企业被收购、兼并,即使能够独立存在,也普遍存在缺乏专用档案装具、库房和人员的问题。实行较大范围的集中,可以减轻中小企业负担,使企业人事件得到科学化和现代化管理,避免或减少因中小企业条件人事档案损毁或者丢失等事件发生。

(二)分散型管理体制

分散型人事档案管理体制是指各单位人事档案分别由组织、人事、行政、劳动、学生工作处、科研处等机构管理。

目前,我国人事档案实行分散型管理体制主要有 3 种情况:一是县级以下机构的人事档案归多头管理,求属混乱,参加主管人事档案的部门有组织、人事、劳动、民政等,兼管人事档案的部门有教育、医疗卫生甚至每一个部门。二是有些高校人事档案实行分散管理,分别存放于组织、人事、劳资、办公室、科研处、教务处等部门。三是人事档案管理与档案业务指导机构关系疏远,处于分离状态,各级档案机构对其他专门档案具有业务指导作用,而对人事档案管理缺乏业务指导,管理人事档案的人员很少甚至根本不参与档案部门的业务活动。

上述 3 种情况与社会主义市场经济体制条件下人事政策、人事制度改革要求是不相适应的。第一,为适应以公平竞争为主要特征的社会主义市场经济体制发展的需要,国家正在精简机构,实行干部分流,不可能也不必要将人事档案分散于各部门,由很多人来从事这项工作,而是需要相对集中,选派少而精的人员管理。而人事档案分散于各个部门,每个部门都需要人从事人事档案管理工作,这样看起来数量较大,而真正精通档案业务,专门从事人事档案管理的人很少,致使人员素质低下,管理水平落后,造成人力物力浪费。第二,每一个部门都管人事档案,很难保证必要的库房设施和保护条件,大多存放于普通办公用房,致使不少人事档案丢失、霉烂,更难对其实行标准化、现代化管理。第三,人事档案属多头管理,易造成职责不清,互相推诿扯皮现象发生。第四,不便于查找利用,因为分散多头的管理体制人为地破坏了人事档案及相关内容的有机联系,致使人事档案孤立分散和不完整,很难及时全面地为人才市场和人事部门提供人事档案信息,甚至造成人才选拔的失误。

二、人事档案管理模式

在计划经济体制下,我国人事档案工作只有封闭式这一种管理模式。随着社会主义市场经济体制的建立与发展,国家人事制度的改革,国家公务员制度的推行,流动人员的大量产生,使得开放式这种新管理模式应运而生。所以,现在我国人事档案管理中主要有机构内部封闭式和社会化开放式两种管理模式。

(一)封闭式管理模式

封闭式人事档案管理模式是指人事档案由单位内部设置的人事档案室(处、科)按照干部管理权限集中统一管理。主要是领导或组织上使用,一般不对外使用。目前,我国党、政、军机关,企事业单位在岗和离退休的国家干部、教师、科研人员等人事档案大多实行这种管理模式。这种模式具有一定的特点与长处。其特点长处主要表现在以下几点。

第一,有利于本单位人事档案的收集和管理。本单位内部人事机构对本机构人员、工作内容非常熟悉与了解,人事档案来源单,仅限于本机构人员,因此在收集工作中可以较全面系统地收集。又由于本单位工作内容大体相同,因此,对其人事档案的分类、排列、鉴定可采用比较一致的标准,便于管理。

第二,便于本单位领导及时使用其人事档案。由于本单位保管案,领导需要了解人员经历、成果等状况时,很快就能从本事档案机构查阅到,不必跑路,也不费时费力。

第三,有利于人事档案的保密。因为人事档案材料是组织上在考察了解和使用人的过程中产生、形成的,它记载着有关知情人为组织提供的情况,这些材料上记载的内容,由组织上统一掌握和使用,对人事档案的保密具有较大作用。

封闭式管理模式也有一定缺点:利用服务面较小,档案信息资开发与发挥作用受一定的局限,比较封闭和内向。

(二)开放式管理模式

现代市场经济社会越来越成为一个开放的世界。1999年5月17日,中国政府上网工程主网站正式开通,许多省级、县级地方政府也都相继上网,这不仅有利于降低办公费用,提高政府的工作效率和透明度,减少腐败,而且公民能公开查阅行政机关的有关电子文件,也能积极参与决策。在欧洲、美洲等一些国家,近年来颁布的一系列法令也是朝这个方向努力的,透明化与公民参与决策之间存在着密切关系。只有透明化,只有得到充分信息,才可能真正参与决策。世纪风迎面而来,人事档案管理正以一种更积极、更开放的姿态去面对,人事档案开放式管理模式正是在这种环境下建立与发展起来的。

1.开放式管理模式的概念及其含义

开放式人事档案管理模式是指人事档案不是由本机构管理,而是由人才交流中心和社会上的有关机构管理。其含义有以下四点。

第一,人事档案管理机构、管理与服务对象的社会性。市场经济的建立,产生了许多经济组织形式,这对人才的吸纳、流动与旧的人事制度发生了巨大的碰撞,新型的人事管理制度如人事代理制度应运而生,使人事管理变成了一种社会化的活动,因此,作为人事管理重要组成部分的人事档案工作,也必然具有这种社会化的性质。从管理机构来说,不像计划经济时代仅有各单位内部人事档案管理机构,只收集管理本单位人事档案,市场经济条件下已建立具有较强社会性的人事档案管理机构,如各省市人才市场建立的人事档案管理机构,这种机构不是管理本单位人事档案的机构,而是面向社会,其管理对象包括该社区范围内所有流动人员人事档案,其服务对象更具有社会性,可以为整个社会提供人事档案服务。

第二,人事档案来源的广泛性和内容的复杂性。人事档案管理机构、管理对象和服务对象的社会性,决定了人事档案来源的广泛性和内容结构的复杂性。在传统的人事档案管理中,人事档案的收集、处理和提供利用往往由各单位内部人事机构行使,该机构人事档案来源单一,仅限于本机构人员,内容也较简单;而社会化的人事档案管理机构,其来源要广泛得多,可以来自该社区范围内各类人员,由于每类人员身份不同,集中起来显得人员复杂,其档案内容也是丰富多样。

第三,利用者对人事档案需求的多样性。市场经济的发展离不开人才,无论是外资、合资、国有企业招聘新的管理人才、技术人才、选拔合格或优秀人才,还是考核、任免、招聘国家公务员以及大中专毕业生社会就业,都不会忽略人事档案的利用。利用者类型、利用者用途的多样性,导致对人事档案内容、载体、传递方式等方面的多样性,也使得人事档案不可能局限于单位组织部门使用的狭窄范围,不仅组织上需要,许多个人也需要,那些与个人生活和切身利益密切相关的人事档案,经常会被组织和个人查阅利用但人们的要求不完全一样,呈现出多种多样的需求。

第四,人事档案管理与服务方式的开放性。市场经济的建立减弱了人事档案政治化、神秘化的程度;与此同时,信息技术和因特网的飞速发展,改变了人事档案管理和服务方式,可以采用现代化管理手段与方式管理人事档案,还可以将不属于个人隐私内容的人事档案上网,采用网络化管理和服务的方式,使人事档案管理部门与外界的人才信息交流,由单一的途径变为开放式的交流模式。

2.人事档案开放式管理模式的意义

在中国,人事档案与户籍对人才的流动具有极大的制约作用。如果某人想调到更适宜于发挥自己专长特点的地方和单位工作,原单位领导不同意调走,其人事档案和户口就不能转走,那么,即便是这个人调走了,但在工作、家庭、婚姻、住房等方面都会遇到很多麻烦。如果建立人事档案社会化开放式管理模式,个人是社会人而不只是单位人,个人的人事档案由社会化的人才机构集中统一管理,与户籍制度、人事代理制度协调运行,那么许多问题都会迎刃而解。可见,社会主义市场经济条件下,建立一种社会化和开放式人事档案管理模式是非常必要的。

建立这种模式不仅是必要性的,而且是可行的,中外的典型实例可以说明。例如:早在1997年,美国著名的3M公司在广州设有分公司,就将大约有7 000人的人事档案寄托在中国南方人才市场;我国联想集团广州分公司也有不少人的人事档案寄托在中国南方人才市场。南方人才市场于1997年就上了因特网,在这个网址里,可以搜寻25 000条人事档案信息,已经向1 500个单位提供人才信息网络的终端,还开发了人才测评软件系统,为7 000多人进行了评估。现在这些人才市场又有了很大发展。还有些省市的人才市场对人事档案的管理也是采用社会化开放式模式,取得了一些成绩。这些都说明我国人事档案实行社会化开放式管理既是必要的,也是可行的,尽管在现阶段主要适用于流动人员人事档案管理,但今后在更大范围内,对更多类别的人事档案管理也是适用的。我们期待着这种管理模式的拓展,以更好地服务于社会。

（李克宏）

第五节 人事档案管理对人力资源开发的作用

一、人力资源开发的要性

人力资源是无形资源和有形资源的结合。人力资源的开发是把人的智慧、知识、经验、技能、创造性作为资源加以发掘、培养、发展和利用的一系列活动,主要包括人才的发现、人才的培养、人才的使用、人才的调剂。为什么一些在战争中实物资本遭到巨大破坏的国家如德国、日本,战后能从废墟中奇迹般地迅速恢复和发展起来?为什么一些资源条件很差的国家如新加坡、瑞士同样在经济发展方面取得很大成功?这是由于他们都非常重视人力资源的开发。人力资源开发对现代社会发展起着非常重要的作用:其一,人力资源是创造社会财富的第一位的资源。其二,人力资源的开发对经济增长有重大促进作用,人力资源的开发能促进劳动生产率的提高,人力资源的开发能够促进科学技术水平的提高,人力资源的开发为经济的持续发展创造了有利的环境。其三,竞争的优势归根结底取决于人力资源的优势。

二、人事档案管理对人力资源开发的作用

人事档案是进行人力资源管理的重要依据及手段。合理、高效的人事档案管理能极大地促进人力资源开发。

(一)有利于制订科学、规范、合理的人力资源开发方案

组织内部进行人力资源开发,首先必须制订一个科学、合理的方案。有效的人事档案管理能帮助人力资源管理部门分析组织内人力资源状况是否适应组织变革与发展的要求,从而制订出科学、合理的人力资源开发方案,脱离人事档案而制订的人力资源开发方案,很难保证其科学性、规范性及全面性。

(二)有助于对人力资源进行日常管理

对人力资源进行日常管理,是进行人力资源开发的一项很重要的基础性工作,要做到人尽其才,使每个人在各自岗位上发挥最大作用,就必须做到知人善任,对其进行日常管理。不仅要看其现实表现,而且要看他的全部历史及工作情况,这就需要通过查阅、分析其人事档案,对其经历、品德、学识、专长等一贯表现和优缺点进行立体考察。

(三)有助于及时发掘引进人才

及时发掘人才,是单位、社会不断取得进步的前提。利用人事档案有助于动态分析员工的人生轨迹,从记载中发现其闪光点,从而预测其发展潜力,及时发现新人,避免压制人才,埋没人才。而在引进人才时,也要利用人事档案,分析组织内部的人才结构,合理引进所需人才。

(四)有助于合理培养人才

合理培养人才是单位、社会不断发展的重要条件。每个单位都要不断培养所需人才,以保证其人力资源在能力结构、年龄结构等方面的平衡。充分利用人事档案,全面把握每个人的素质,并对其做出准确评价,以确定重点培养对象,有利于人才的合理培养。

（五）有助于合理配置人力资源

人力资源的合理配置，是单位、社会不断发展的重要保证，只有合理配置人才，使其整体效果达到最优，才能充分发挥人力资源的效力。通过查阅人事档案，可进一步了解每个人的社会关系、岗位经历、专业特长、健康状况等基本信息，根据不同人才的能力和各类人才的不同特点，在单位内部进行合理配置，把人才配置到能充分展现其才华的岗位上，从而最大限度地发挥组织内人力资源的效力。

三、完善人事档案管理工作，发挥其对人力资源开发的作用

在新形势下，人事档案管理工作应不断发展、创新，以充分发挥对人力资源管理和开发的作用。应从以下方面发展、完善人事档案管理工作。

（一）切实加强人事档案的业务管理工作

这是一项基础性工作，只有做好这项工作，将每个人在各个时期各个单位形成的有关经历和德、才、能的材料集中起来形成整体信息，人事档案信息资源才能得到充分开发利用。

1.要按职能特点做好收集工作

在职能部门确定专人制订相应措施，及时将人事变动、晋级、奖惩、任免、教育培训、职称评定、工资等材料，按其形成规律做好收集工作。收集时要力求材料齐全完整。

2.要认真、仔细地做好鉴定工作

对收来的人事材料要进行认真鉴定，剔除无用材料。由于鉴定工作关系到人事档案材料的生死存亡，鉴定时一定要细致，销毁时一定要谨慎。

3.规范地进行归档整理

首先要对人事档案进行明确的分类，然后要对这些材料限期整理、及时归档。

（二）提高人事档案管理的现代化水平

随着现代信息技术、计算机技术、网络技术的发展，传统的人事档案管理逐渐暴露出弊端。建立现代化、高效率的人事档案管理系统已成为非常现实的要求。在做好人事档案管理的基本业务工作基础上，还必须建立人事档案管理系统，进行动态管理，实现个人基本信息的微机检索和联网查询，扩大人事档案信息的内涵。充分利用现代手段，通过人事档案信息资源开发，将人事档案从实体管理向信息化管理转移。

（三）在做好日常传统的利用工作的基础上，不断创新利用服务方式

人事档案工作的根本目的是提供利用，服务质量的高低，是检验和衡量人事档案工作好坏的基本尺度，要真正把提供优质服务看成是人事档案工作的"生命线"。人事档案利用工作量很大，也十分繁杂，每天都有查阅利用者，所以档案工作人员要在提高服务水平上下功夫，经常进行研讨学习，不断提高自身业务素质，树立服务意识。同时要不断创新利用服务方式，"创新是一个民族进步的灵魂，是一个国家兴旺发达的不竭动力"。由于人事档案具有保密性，所以多年来它的利用一直限定在较小的范围内。在新形势下，人事档案利用服务工作既要严格遵守档案工作的政策法规，又要更新服务观念，变革并积极探索新的服务方式，拓宽服务范围，勇于创新，以适应时代发展的需求。传统人事档案管理强调人事档案的保密性，追溯其历史渊源，有其深刻的社会背景。在越来越强调诚信的现代法制社会里，为适应人才工作的开放性，应当揭去人事档案的神秘面纱，除了牵涉到国家和社会公共利益的少数人的人事档案，大部分人的人事档案应在一定条件下适度开放。在严格规范人事档案管理机构职能和服务行为的前提下，将人事档案使用权限

有条件地开放,适当允许有使用权限的用人单位和个人通过网络查询人事档案,充分提高人事档案的利用效益。

(四)健全和完善人事档案制度

制度是做好工作的前提和保证。制度不全,有章不循会造成工作混乱,这点在人事档案工作中尤为重要。人事档案工作是一项头绪多、琐碎繁杂的工作,如果没有一定的制度来制约,就会无章可循,无所适从。应结合人事档案管理工作的实际和社会现实需要,进一步完善各项档案管理制度,并在抓落实上下功夫。对档案材料收集归档和转进转出档案的管理制度要进一步严格要求,严格阻止虚假材料进档。要不断完善人事档案整理工作细则,使档案更加科学、全面、完整,为干部考察任用提供真实、准确、实用的个人信息。要规范人事档案利用制度,使其更好地为人力资源管理服务。

人事档案管理工作大有可为,努力将它做好,一定能为组织内部人力资源管理做出巨大贡献。

(李克宏)

第十二章 人事档案信息化管理

第一节 人事档案信息化管理的含义与内容

人事档案信息化是在组织人事部门的统一规划和组织下,在人事档案管理活动中应用现代信息技术,对人事档案信息资源进行组织、管理和提供利用,做好人才信息基础保障工作,是运用现代信息技术管理人事档案的过程。

一、人事档案信息化管理的含义

人事档案信息化管理是信息化的产物,它随着信息化的发展而产生。1963 年,日本学者 Tadao Umesao 在题为《论信息产业》中提出:"信息化是指通信现代化、计算机化和行为合理化的总称。"其中,通信现代化是指社会活动中的信息交流基于现代通信技术基础上进行的过程;计算机化是指社会组织和组织间信息的产生、存储、处理(或控制)、传递等广泛采用先进计算机技术和设备管理的过程;行为合理化是指人类按公认的合理准则与规范进行。这一界定,不仅带来了"信息化"这一全新的术语,而且为全球创造了个高频使用的词汇。从 20 世纪 70 年代后期开始,西方国家开始普遍使用"信息化"一词,并对其内涵进行探索,涌现了许多定义。及至 1997 年召开的首届全国信息化工作会议,我国关于信息化的定义也是大相径庭:"信息化就是计算机、通信和网络技术的现代化。""信息化就是从物质生产占主导地位的社会向信息产业占主导地位社会转变的发展过程。""信息化就是从工业社会向信息社会演进的过程。""信息化是以信息技术广泛应用为指导,信息资源为核心,信息网络为基础,信息产业为支撑,信息人才为依托,法规、政策、标准为保障的综合体系。"

理解信息化的内涵,首先需要理解"信息化"一词中的"化"字。"信息化"表现为一个过程。首届全国信息化工作会议上,"信息化"就被认为是一个"历史过程""是指培育、发展以智能化工具为代表的新的生产力并使之造福于社会的历史过程"。不仅如此,"信息化"还表现为一个动态发展的过程,正经历从低级到高级、从简单到复杂的发展。总体看来,信息化是在经济、科技和社会各个领域里广泛应用现代信息技术,科学规划和建设信息基础设施,有效地管理信息资源和提供信息服务,通过技术、管理和服务不断提高综合实力和竞争力的过程。

信息化这个动态的发展过程势必影响人们对其内涵的认识。经过国内外学者不断探讨,尽管界定"信息化"的方法有多种,但无论如何界定,信息化的基本内涵主要体现在如下方面:①信息网络体系,包括信息资源,各种信息系统,公用通信网络平台等。②信息产业基础,包括信息科学技术研究与开发,信息装备制造,信息咨询服务等。③社会运行环境,包括现代工农业、管理体制、政策法律、规章制度、文化教育、道德观念等生产关系与上层建筑。④效用积累过程,包括劳动者素质,国家现代化水平,人民生活质量不断提高,精神文明和物质文明建设不断进步等。

信息化也影响到了国家的发展战略。1996 年,国务院信息化工作领导小组成立,负责全国信息化工作的议事协调,大大推进了国民经济和社会信息化建设的进程。《中共中央关于制订国民经济和社会发展第十个五年计划的建议》中提出:"大力推进国民经济和社会信息化,是覆盖现代化建设全局的战略举措。"2000 年,党的十五届五中全会提出"以信息化带动工业化"的战略方针。中共中央办公厅、国务院办公厅 2006 年 5 月印发了《2006—2020 年国家信息化发展战略》。党的十六大报告提出:"信息化是我国加快实现工业化和现代化的必然选择。"党的十七大报告进一步提出:"全面认识工业化、信息化、城镇化、市场化、国际化深入发展的新形势新任务,深刻把握我国发展面临的新课题新矛盾,更加自觉地走科学发展道路。"信息化在我国的发展,不仅充分地表明了信息化是一个动态的发展过程,而且从决策层面上看,党和国家越来越认识到加强信息化建设的重要性。

党和国家对于信息化的重视推动了各行各业的信息化,各行各业在信息化过程中尝到了信息化带来的甜头。例如:企业信息化不仅提供了提高销售、降低成本、提升客服水平,而且有助于提高基于数据的企业决策能力和战略决策准确性,降低决策中的不确定性和风险,促进企业组织结构优化,提高企业整体管理水平。再如,政务信息化,就是运用信息技术实现政府机关内部事务处理、业务管理职能实施和公众服务提供三大工作内容的自动化,在传统的公文、档案、信息、督查、应急处理这些政府内部事务自动化处理基础上,又增加了管理职能实施和公众服务提供两大内容,从而促进政府职能的转变,有利于节约行政成本、提高行政效率,增加政府管理服务的公平、公正及透明度,提高反腐倡廉的能力。

信息化潮流也影响到了档案部门。毛福民曾提出:"信息技术及信息产业的高速发展,给档案工作带来了挑战和压力,同时也为我们带来新的机遇。只要我们抓住这一机遇,努力学习和运用当代先进的科学知识与科技手段,加快档案工作融入信息社会的步伐,就能够推动档案信息化建设,就可以使档案事业和整个有中国特色社会主义事业一起实现跨越式发展。"档案信息化起始于 20 世纪 70 年代末,从 80 年代早中期的计算机档案管理系统到 2000 年开始启动的数字档案馆,再到各种档案管理系统的建设,我国档案信息化建设取得的成绩喜人。尤其是,20 世纪末开始,国家档案局高度重视档案信息化,通过科技立项、研讨会等多种形式加强档案信息化建设的研究工作,大大推动了档案信息化建设的步伐,实际工作部门开始开发和应用档案信息管理系统,取得了较好的效益。

在档案信息化发展过程中,人事档案管理也开始了信息化的进程。在我国,到了 20 世纪80 年代,随着计算机技术不断发展及其应用,人事档案的信息化管理提到了议事日程。此后至今,人事档案信息计算机管理的发展进程,大体经历了如下 3 个阶段。

第一阶段是单机检索。20 世纪 80 年代初到 90 年代,一些企事业单位开始利用计算机管理本部门的职工信息,建立了一个个以单机为主要处理工具的人事档案信息检索系统,并取得了初步的管理成效和管理经验。在应用系统的开发中,大多采用 dBASE、BASIC、C、FOXPRO 等语言作为编程工具,由 DOS 操作系统支持。这一时期的应用特点:人事档案信息录入数据简单,没有统一的标准格式;检索内容单一,数据处理能力有限。另外,由于各单位和部门所采用的开发软、硬件环境不尽相同,因此,应用软件的通用性不够广泛。尽管如此,单机管理系统开掘了我国人事档案信息计算机管理的先河,为全面推进入事档案信息管理软件的普及应用积累了许多宝贵经验。

第二阶段是 20 世纪末期,形成了单机与局域网相结合的管理系统。此间,人事档案信息管理系统作为企事业单位的计算机管理系统的一部分推出,并得到广泛的利用。系统开发主要有可视化开发工具 VisulFoxpro、PowerBuilder 和大型数据库管理系统 Oracle、Sybase、DB2、Informix 等,系统平台为 Windows、Unix、Linux,并建立了统一的数据格式标准和其他技术标准,使人事档案信息数据交换和管理软件共享成为现实。由于网络技术的推广,局域网技术开始应用于人事档案管理,推动了人事档案信息管理系统服务范围和服务水平的提高。此外,人事档案多媒体信息管理系统也得到了开发,丰富了人事档案管理的内容。

第三阶段是 20 世纪末至今。这一阶段,由于档案信息化的推动,人事档案管理信息化得到了进一步重视,各个机构和单位开始开发和应用人事档案信息管理系统管理人事档案,人事档案信息化走上了普及之路。从目前人事档案开发系统的应用来看,人事档案信息管理系统从单机版到网络版,从 B/S 模式到 C/S 或者 B/S、C/S 模式相结合的混合模式,从目录数据库建设到全文数据库建设,在人事档案管理信息系统的开放性、扩展性、集成性、人性化等方面取得了成功。但在人事档案信息服务的功能方面,尤其是如何利用 Internet 技术进行 CA 认证并提供远程化服务,仍需要做进一步的改进,在人事档案信息管理系统的共享方面仍然存在大量的工作。

从上述我国人事档案信息化的进程不难看到,人事档案信息化管理是随着国家信息化的发展而发展,它同样表现为一个动态的发展过程。30 年来人事档案信息化实践表明,在不同时期,人们对于人事档案信息化具有不同的期待和目标,开发人事档案信息管理系统的结构和功能也不尽相同,这充分表明,人事档案信息化管理是一个从低级到高级的不断深化的发展过程。这个过程的出现,不仅与国家信息网络、信息技术应用水平、信息化人才、信息化政策有关,而且与人事档案管理部门的信息化意识、档案行业内计算机应用水平也有着直接的关联。考察近年来在国内应用得较为普及的人事档案信息管理系统不难发现,各种人事档案信息管理系统越来越符合当代人事档案信息化管理的需求,其功能也在实践过程中得到了完善,这不仅推动了现代企事业单位的人事工作进程,完善了人事管理制度,提高了管理效率,而且为科学配置人力资源发挥着巨大的作用。

总体看来,人事档案信息化是信息化的必然产物,它是根据人事档案管理的需求,在组织人事部门的统一规划和组织下,按照档案信息化的基本要求,在人事档案管理活动中全面应用现代信息技术,对人事档案信息资源进行科学管理和提供服务的过程。

二、人事档案信息化管理的内容

从人事档案信息化的过程来看,现代人事档案信息化管理的内容并不是一成不变的。随着时代的发展,社会信息化的推进,尤其是人事档案信息化管理意识的提升和信息技术的不断提高,现代人事档案信息化管理的内容在不断丰富。

人事档案信息化可以比喻为一个交通运输系统。在这个系统中,"车"即计算机的硬件与软件,包括硬件、操作系统与应用系统,后者主要指人事档案管理系统软件;"路"指基础设施,即网络,是我国目前形成的三网(广域网、专网、局域网)相对独立的运作模式;"货物"是人事档案信息资源,包括各种数据库资源;"交通规则"是档案信息化建设的标准与规范;"警察"和"司机"是指档案管理部门和档案专业技术人员,即人才队伍建设。从这个角度看,人事档案信息化不仅涉及档案这个行业,而且与全社会尤其是当代信息技术的发展有着密切的关联。

当前,人事档案信息化的内容可以从微观和宏观两个层面进行考察。

微观层面是针对各个人事档案管理机构而言的。从这个层面考察,人事档案信息化侧重于采用信息化技术对于人事档案进行科学管理,主要包括以下方面内容。

(一)人事档案信息的收集

当事人及其代理机构所产生的各种信息,不论是电子化信息还是纸质文件记录的信息,都是收集的对象。在人事档案信息收集过程中,尤其是需要注意收集个人在社会活动中产生的、没有上交代理机构的档案信息,如评奖、创造与发明专利等。

在信息化过程中,既需要注意收集办公信息化过程形成的人事档案电子公文,也需要对于已有的人事档案进行数字化处理后形成的档案信息。

(二)人事档案信息的整理

人事档案信息整理因为人事档案系统的设置不同而有所差异。一般地,以人立卷过程中,需要有序化整理各种各样的人事档案信息,如个人履历材料、自传材料、鉴定材料、考察和考核材料、入团入党材料、奖惩材料、任免材料、晋升材料以及离退休材料等。其中,有些信息是固定不变的,有些信息则是变化的,如考评、奖惩等材料,往往随着时间的推移而逐渐丰富。

人事档案信息整理的主体呈现出多元发展的趋势。目前,我国既可以是组织人事机构,也可以由人事档案代理单位或者人才中心完成。

人事档案信息整理的客体是"人",需要一人一档,以"类"或者"件"为单位进行整理。从档案信息的来源上看,它主要来自两个方面:现成的人事档案电子文件和通过纸质人事档案数字化形成的电子档案。

人事档案信息整理的时间既可以在档案形成后实时整理,也可以定期进行整理。在有些人事档案信息系统里,包括人事档案信息的整理可以通过网络实时收集和整理。

人事档案信息整理过程需要进行著录。著录应参照《档案著录规则》(DA/T 18-1999)进行著录,同时按照保证其真实性、完整性和有效性的要求补充电子文件特有的著录项目和其他标识。

(三)人事档案数据库建设

人事档案数据库建设包括人事档案目录数据库、全文数据库和特色数据库的建设。当前,各个人事档案管理机构已经意识到了人事档案目录数据库建设的重要性,建成了比较完善的人事档案目录数据库,然而,不少单位在领导干部数据库、职工数据库以及特色数据库的建设尚有待加强。事实上,各种数据库的建设,不仅可以支持人事管理部门的管理,例如:计划、招聘、培训、考核等,而且有利于挑选人才,为管理决策提供科学的依据。

(四)人事档案信息的存储

人事档案信息整理后,需要定期或不定期地进行存储,以保证信息存取的便利。

按照《电子文件归档与管理规范》(GB/T 18894-2002)的规定,人事档案信息存储的载体也可以"按优先顺序依次为:只读光盘、一次写光盘、磁带、可擦写光盘、硬磁盘等。不允许用软磁盘作为归档电子文件长期保存的载体"。尽管如此,当存储信息容量较大时,有些单位也采取硬磁盘、数据磁带等载体进行存储。

不论采取何种载体存储，人事档案信息需要采取备份制度进行存储，且尽量采取两种不同质地的载体进行存储。

（五）人事档案信息服务

通过网络发布人事档案信息，从而为当事人服务。从服务地点看，人事档案信息服务包括本地窗口服务和外地传递服务。从服务对象看，包括为本人服务和为大众服务。

现阶段，人事档案信息服务以本地窗口服务、为本人服务为主导。对于人才中心而言，随着人才流动的需要，异地服务已经成为一项很重要的任务提到了议事日程。因此，如何利用现代化的网络技术，在严格执行人事档案保密制度的前提下，提供人事档案信息网上查询服务是人才中心管理人事档案信息需要考虑的。

（六）人事档案信息的共享

通过基本数据库的共享，为不同部门提供基本信息的共享，是人事档案信息化建设过程中需要关注的问题。例如：高校毕业生将人事档案放到某人才交流中心，该人才交流中心往往需要重新录入该毕业生的基本信息，不仅费时，而且容易产生差错。如果该毕业生所属高校的基本数据库能够实现共享，则人才交流中心既可直接采用这些数据库，不仅减轻了人才交流中心的工作压力，也会大大降低数据处理过程中的差错。当前，相关机构通过前置服务器，实现基本数据库共享，既可以保持数据的一致性、准确性、完整性和时效性，也可以提高工作效率，这不失为一种很好的共享方法。

（七）人事档案信息安全的保障

人事档案信息安全不仅涉及人事档案信息网络的硬件、软件及其系统中的人事档案信息受到偶然的或者恶意的原因而遭到破坏、更改、泄露，系统连续可靠正常地运行，信息服务不中断，而且还指人事档案信息的泄密与丢失。鉴于人事档案保密性的特点，需要采取各种措施保障人事档案信息的安全。

保障人事档案信息的安全，不仅需要强调人事档案信息的安全性，树立安全意识，而且需要通过系统设计确保这种安全性，做到该公开的人事档案信息就公开，该保密的就必须保密，采取技术保障体系、制度保障体系、管理保障体系以保证人事档案信息的安全。

从宏观上看，人事档案管理部门还需要结合档案的特点，以档案行业的标准规范为指导，建立人事档案信息化管理的相关标准。人事档案信息化标准规范来源于如下3个层面：第一，国家信息化标准规范；第二，行业即档案信息化标准规范；第三，人事档案信息化标准规范。这3个层面也是相互联系的，国家信息化标准为行业和人事档案信息化提供了基础和保障，行业信息化标准规范提供了依据，人事档案信息化标准规范则具有专指性、针对性。与此同时，从人事档案信息的标示、描述、存储、交换、管理和查找等各个方面，也需要建立一个从国家标准到行业标准的标准体系，从而有利于规范人事档案信息化建设，有利于人事档案信息的开发与利用。

除了标准之外，通用的人事档案信息管理软件的开发和服务平台的建设也需要在一定范围内展开，以利于该行业、部门内部人事档案信息化管理工作，包括数据的共享、传递，以及局域网内信息的利用等。这也是需要从宏观上需要考虑的事情。从这个方面讲，人事档案信息化管理离不开组织人事部门的统一规划和组织。

当然，关于人事档案信息化建设的内容并不是一蹴而就的，需要今后相当长一段时间内加以完成。现阶段，鉴于我国人事档案信息系统开发缺乏规划性、计划性的事实，有关行业或部门主要领导机构需要加强对于软件开发的管理,尽量开发该行业或部门通用的网络版人事档案管理软件,减少或杜绝重复开发现象,尤其是低水平重复开发现象,从而节约成本,提高共享程度。

通过人事档案信息化建设,从收集到整理和服务,其根本目的在于利用现代化手段,提高认识档案管理效率和人事档案利用效率。尤其是通过实时服务,可以为领导和相关部门提供全方位的人员信息,为综合研究分析本单位人员信息、开展高层次的档案信息服务和人才选拔工作提供帮助。

(李克宏)

第二节　人事档案信息化管理的原则与任务

人事档案信息化为人事档案管理提供了新的途径和方法,有助于提高人事档案管理的效率。然而,信息化过程对人事档案管理也存在着潜在的风险。如何利用现代化的信息技术,扬长避短,这是人事档案管理过程中需要注意的问题。

一、人事档案信息化管理的原则

"原则"是"观察问题、处理问题的准绳"。人事档案信息化管理原则是指人事档案信息化管理中必须遵守的标准和基本准则,是从人事档案信息化管理实践中提炼出来的。归纳起来,这些原则主要包括如下方面。

（一）实用性原则

实用性是指该人事档案信息化是为了解决实际问题,能够在实践中运用并且能够产生积极效果。具体说来,人事档案信息化的实用性既表现在个人方面,也表现在人事档案管理机构方面。个人方面,考虑到人事档案的安全性,哪些档案资料需要上网,何时上网,如何控制服务平台的信息安全,都必须考虑到;考虑到人事档案的隐私权,在人事档案信息化过程中,对于该保密的档案必须保密,尊重和保障人事当事人是隐私权;考虑到人事档案的重要性,对于每个人的信息必须做到准确无误;考虑到人事档案的知情权,信息化的人事档案需要向当事人开放。

机构方面,考虑到人事档案信息化尤其是系统设计的难度,人事档案信息系统设计过程时既要利用 IT 行业的人才和技术,也需要本行业的积极参与;考虑到本单位的财力与技术基础,人事档案信息化需要量力而行,分步骤实施,将人事档案信息化建设看作是一个长期的过程,逐步建设,持续发展;考虑到人事档案建设的相似性,人事档案管理信息化过程中可以采取合作开发或引进方式,避免走弯路和重复建设。

当然,人事档案信息化必须在实用性的原则上,以科学性为本,结合先进性、前瞻性,不仅将信息化看成是一项长期而艰巨的任务,而且需要实施可持续发展的政策,将人事档案信息化建设成为一项重要的人才信息管理平台。

（二）规范性原则

规范性是指人事档案信息化建设所确立的行为标准,以规范当代人事档案信息化行为,指导当代人事档案信息化实践。

以《全国组织干部人事管理信息系统》《信息结构体系》为例,它是为实现干部信息的规范化及全国范围内的信息共享,按照人员管理及机构管理中科学的信息流程制订的,不仅具有较高的标准化、规范化程度,而且具有总揽全局的权威性。因此,各省开发的系统必须建立在该系统要求的《信息结构体系》基础上,否则会造成数据结构混乱,使上下级数据无法沟通与共享。不仅是信息结构体系,系统所涉及的其他应用项目也应当建立在相关的标准之上。

信息化过程中,必然涉及文本、图片等电子文件的格式问题。以文本格式为例,有.txt、.doc、.rtf、.pdf、.html、.xml等多种,按照有关规范,存档的文本格式为.xml、.rtf、.txt 3种形式,为此,其他格式的文本格式需要进行转化。事实上,文本文件、图像文件、扫描文件、声音文件等的采集与管理都应该遵循《电子文件归档与管理规范》(GB/T 18894-2002)所规定的格式,以减少转换与重新制作的难度,这也是人事档案信息化规范性的必然要求。

(三)安全性原则

人事档案安全性是为了防止将人事档案信息泄露给无关用户,给用户信息造成不良影响从而采取的安全措施。

人事档案信息的安全性首先指人事档案信息的安全性。人事档案中有些隐私,在信息化过程中需要按照档案公开中公民隐私权保护的相关规定。以公证档案为例,1988年司法部、国家档案局发布的《公证档案管理办法》(〔88〕司发公字第062号)第十七条规定:"凡涉及国家机密和个人隐私的公证密卷档案,以及当事人要求保密的公证档案,一般不得借调和查阅。特殊情况必须查阅的,须经当事人同意后,由公证处报同级司法行政机关批准。"为了保证人事档案的安全性起见,一方面人事档案管理部门需要认真鉴定、审核隐私方面记录的范围,对于那些需要保密的档案进行严格限制。

为了保证人事档案信息的安全性,在人事档案信息化过程中,需要加强对人事档案方面的电子文件的管理,并通过技术手段(如每个人的档案设置一个适度长度的个人密码),以达到保密的目的。

为了保证人事档案信息的安全性,还必须确保网络的安全性。提倡人事档案的开放性并不意味着完全的、无条件地开放人事档案信息,相反,开放是有条件的、有步骤的,这是保证网络化环境人事档案安全性的必然选择。为此,一旦条件成熟,能够建立人事档案专网则是保证人事档案安全的最好选择。在当前条件不允许建立专网的情况下,必须做到人事档案信息管理系统与互联网等公共信息网实行物理隔离的措施,涉密档案信息不得存储在与公共信息网相连的信息设备上,更不能存储在公共信息网的网络存储器上。

(四)开放性原则

开放是人事档案信息化管理必须遵守的一条重要原则。建立人事档案信息管理系统,在很大程度上是为了科学管理和优质服务,这决定了人事档案信息开放的必然性。

长期以来,由于传统的人事档案管理的惯性,人们习惯性地认为人事档案属于保密的内容,除了负责收集和保管人事档案的管理者能接触到人事档案外,个人不可能知道自己的档案里有什么样的材料。显然,在当代条件下,人事劳动关系日益从行政隶属关系转变为平等的契约关系,人事档案的保管权、评价权、处置权也逐渐从完全交给用人单位到用人单位与个人共同管理的局面。这种情况下,人事档案的神秘面纱逐渐揭开。人事档案作为当事人个人经历和德、能、勤、绩的客观记录,也逐渐变得公开、透明,信息开放已经成为时代的必然趋势。

需要看到,人事档案开放性也是尊重当事人知情权的必然,既包括能直接识别本人的个人信息资料,如肖像、姓名、身份证等,又包括与其他资料相结合才能识别本人的间接信息资料,如职业、收入、学历、奖惩等。有时候,人事档案管理中知情权与管理的要求存在着冲突,这要求档案管理单位与个人能够正确地处理。对于档案管理单位而言,不能过分强调保密,需要树立人事档案开放意识,只有在一定范围内开放档案,满足公民知情权的需要,才能促进档案的完整、真实和透明。对个人而言,知情也是有限的,不可能享有无限的知情权,这是维护组织机构的利益,只有保障和其他有关人员权益,才能保障人事工作的正常开展。

需要注意的是,人事档案的开放并不意味着人事档案信息对所有人开放。人事档案信息开放是有程度和范围限制的。现阶段,人事档案管理部门适当地向当事人开放一些个人信息还是有必要的。

通过人事档案管理信息服务平台实现人事档案远程化查找和利用,既保证当事人对档案的知情权,也便于当事人利用档案,是人事档案开放的必然趋势。

(四)双轨制原则

人事档案信息化过程中,由于电子文件的法律地位和证据作用还没有被普遍地认定,因此,具有重要保存价值的人事档案电子文件(尤其是办公自动化过程中的人事档案方面的、具有永久保存价值的电子文件)必须转化成纸质文件进行归档,以保证其法律地位。这一做法符合《电子文件归档与管理规范》(GB/T 18894-2002)的基本规定:"具有永久保存价值的文本或图形形式的电子文件,如没有纸质等拷贝件,必须制成纸质文件或缩微品等。归档时,应同时保存文件的电子版本、纸质版本或缩微品。"

对于重要的人事档案电子公文,鉴于当代电子信息载体的不稳定性,同一内容的人事档案电子公文往往需要采取两种不同质地存储介质进行存储,且采取异地保存的方法,这是保证人事档案文件长期存取的重要方法。

二、人事档案信息化管理的任务

结合当前我国人事档案信息化管理的现状,人事档案信息化管理的任务主要包括如下方面。

(一)人事档案管理信息系统的建立和完善

有些机构和单位采用独立的人事档案管理信息系统,有些单位采取综合性的管理信息系统,例如:人力资源管理信息系统,或者将党政干部管理、职工管理、财产管理等结合为一体,形成了不同的人事档案管理信息系统建设风格。采取独立的或者综合性的管理信息系统,应视各个单位的情况而定,关键在于设计该系统或者该部分功能时需要考虑到人事档案管理信息化建设的基本原则,并且在软件或系统设计过程中体现出这些基本原则。

针对目前人事档案系统开发缺乏统一协调的局面,某类人事档案管理部门,或者若干人事档案管理部门联合起来,与IT行业合作,集中开发一套人事档案管理软件,并不断优化和推广,这不仅能够降低重复开发的费用,而且有利于行业标准的执行,有利于数据的交换,减少今后数据异构带来的管理问题,对于推动人事档案管理信息化能起到积极的作用。

(二)人事档案管理信息系统数据的录入与管理

根据人事档案管理的有关规定和《电子文件归档与管理规范》(GB/T 18894-2002)的基本规定,对于人事档案基本信息进行系统录入,对于人事档案文件进行系统管理,尤其是归档的电子化的人事档案进行系统整理,这是人事档案管理的基础工作。

人事档案信息系统的管理内容很多。现阶段,尤其是抓紧电子文件的收集和数字化的人事档案的系统整理,加强人事档案资源建设,建立领导干部数据库、职工数据库和特色数据库,全面建设全文数据库与目录数据库,为人事档案管理和利用提供基础。

还应该看到,人事档案信息系统作为证明个人身份与经历的权威的信息数据库,需要与市场经济条件下的个人信用体系联系起来。进入公共信用体系的档案,应以凭证部分和职业生涯、职业能力和信用记录为主要内容。从这个角度看,人事档案管理信息系统的任务之一,是和社会广泛范围内管理信息系统进行有效的衔接,从而为和谐社会的建设和发展服务。

(三)人事档案管理信息系统的维护

人事档案信息系统建设过程中,从设计、管理到维护的各个阶段都需要注意到人事档案信息安全,将人事档案信息安全保障体系作为人事档案信息化贯彻始终的关键环节,加强维护人事档案信息安全,尤其是网络信息安全。

(李克宏)

第十三章　医院财务管理

第一节　医院财务概述

财务是有关财产所发生的经济业务。财产的货币表现形式是资金,财产的经济业务是资金的流动。资金流动的过程和结果产生了一系列的经济关系,体现在资金的筹集、调拨、分配、运用等环节与有关方面所发生的货币关系。财务的表现形式是指本单位与各方面的经济关系。

一、医院财务的定义

医院财务的定义可归纳为,医院财务是医院在经营活动中资金流动的过程和结果,它的表现形式是医院与各方面的经济关系。医院财务活动是医院会计核算的对象。

二、医院经营活动的财务关系

医院的经营活动与政府、债权人、债务人、患者和医院员工等各方面发生经济关系,这种关系又称财务关系。医院必须严格执行国家法规和制度,处理好财务关系。做到既符合政府和医院的利益,又要保护服务对象和医院员工等有利益关系人的合法权益,以调动各方积极因素,支持医院发展。医院有以下几种财务关系。

(一)医院与政府的缴拨款关系

公立医院享受政府财政的事业或专项补贴,体现了政府对医院的拨款关系。根据《医院财务制度》规定,医院超标准的药品收入要上缴财政,体现了医院对政府财政的缴款关系。

(二)医院与债权人、债务人与患者的结算关系

医院同医疗保险机构的记账关系;医院同患者之间的结算关系;医院同供应商之间的购销关系;医院与银行之间的存贷关系等,各类结算关系非常复杂。

(三)医院内部财务关系

医院同院内各部门、各科室之间存在内部结算关系,明确经济责任,便于目标管理。

(四)医院与员工的支付关系

医院根据工资分配原则支付职工的劳动报酬和其他福利津贴,体现了按劳分配的关系。

三、医院财务管理

医院财务管理是组织和处理财务活动中所发生的经济关系,利用货币形式对财务收支进行综合管理,即"现金簿记"。财务管理实质是理财,理顺资金流转的程序,确保经营活动畅通。理顺医院同各方面的经济关系,确保各方利益得到合理满足的一系列管理活动。具体内容包括医院预算管理、医院基金管理、医院负债管理、医院资产管理、医院收支管理、医院对外投资管理等。

(一)医院预算管理

医院预算一般由财务部门和业务部门共同编制。预算编制是依据政府财政的事业计划指标和本单位的事业计划而编制,医院的全部收支均要纳入预算管理。根据政府或主管部门下达的预算指标,结合本年度的事业计划编制年度预算,在编制预算时遵循以收定支、收支平衡、统筹兼顾、保证重点的原则。预算上报财政部门审批,预算一经审核确定,具有较强的约束性和严肃性,不得随意改变。

(二)医院基金管理

医院基金管理应遵循基金专款专用的原则。医院基金一般意义指医院的净资产,主要包括固定基金、事业基金、专用基金、财政专项基金、留本基金和待分配结余等,通过上级拨款、内部形成和捐款等渠道积累而成。不得将不同基金混用,留本基金在指定期间不得参与医院运行,只能用于投资,但投资收益可投入运营。按基金不同性质采用不同的管理方法。

(三)医院负债管理

医院负债按偿还期分为长期负债和短期负债,保持长期负债与短期负债的机构,避免因集中偿还负债而引起医院流动资金周转失灵。

(四)医院资产管理

医院资产包括流动资产、固定资产、无形资产等。流动资产包括货币资金、药品、库存物品;严格资金管理制度;经常抽查库存记录;对药品做到"全额管理、数量统计、实耗实销"的管理,医院用品收入实行"核定收入,超收上缴"的管理办法。

固定资产包括房屋及建筑物、专业设备、一般设备、图书和其他固定资产。固定资产做到专人保管,文档齐全,定期清点,落实责任。大额固定资产购置应量力而行,反复论证,并上报主管部门审批。按照规定计提折旧,大额修理费用事先预提。

(五)医院收支管理

严格执行物价政策,药品与医疗收支实行分开管理,分别核算的原则,医院支出按照规定渠道开支,严格支出审批,根据预算控制支出。

(六)对外投资管理

对外投资根据回收期分为长期投资与短期投资。对外投资必须进行可行性论证,报主管部门批准。以实物或无形资产对外投资,应评估其价值。

(高凤玲)

第二节 医院财务管理的原则和任务

一、医院财务管理的原则

医院财务管理原则就是组织财务活动,处理财务关系的准则。它是由医院的性质和组织管理的要求所决定的。医院财务管理应遵循以下原则。

(一)系统原则

系统是由若干个相互作用、相互依存的部分有机结合而成的整体。财务管理从筹资开始,到资金收回为止,经历了资金筹措、投放、收回、分配等几个阶段,这几个阶段相互联系、相互作用,组成一个整体,具有系统的性质。为此,做好医院财务管理工作,必须从财务管理系统的内部和外部入手,从各个科室、各个部门的协调和统一出发,这就是财务管理的系统原则。

(二)平衡原则

1.量力而行和尽力而为相结合

医院要处理好事业发展和资金供需矛盾的关系就要坚持量力而行和尽力而为相结合的原则。医院各项事业发展都需要资金,在国家补贴相对不足的情况下,资金缺口较大。医院要提供质优价廉的医疗服务,必须坚持不多收、不乱收,把节约资金、降低医疗成本贯穿始终。量力而行,就是要尊重客观经济规律,从医院的实际出发,充分考虑财力可能,坚持把有限的资金投入到急需的地方,节约、勤俭办事。尽力而为,就是在财力许可的范围内,充分发挥人的主观能动性,分清轻重缓急,统筹安排资金,合理使用各项资金,努力挖掘各方面的潜力,大力提高资金使用效率,反对花钱大手大脚和铺张浪费的现象。要使有限的资金得到合理的使用,就不能盲目投资,要进行科学论证,效益跟踪,认真总结经验,改进工作,切实提高资金的使用效益。

2.国家、单位和个人三者利益的平衡兼顾

医院在财务管理中,要坚持国家、单位和个人三者利益兼顾的原则。医院作为相对独立的财务核算单位,要获取单位经济利益,讲求经济效益,但更要自觉维护国家的利益,顾全大局;在处理单位与职工之间的财务关系时,要坚持社会主义按劳分配制度,多劳多得,优劳优得,效率优先,兼顾公平。既要防止出现片面强调单位和个人的利益,忽视国家利益的现象,又要防止出现单纯强调国家利益,忽视单位和个人利益的现象。当三者利益发生冲突时,单位利益和个人利益必须服从国家利益。

3.社会效益和经济效益的平衡

非营利性医院是承担一定政府福利职能的公益性组织,是非营利性经济组织,担负着救死扶伤、保护和增进人群健康水平的使命,根本目的是不断提高全民族身体素质,保障国家各项事业的发展。营利性医院也要讲求社会效益和经济效益的平衡。

(三)依法理财原则

1.执行国家有关法律、法规和财务制度

在社会主义市场经济条件下,一切经济活动必须在法律法规的范围内运行,财务活动也不例外,医院的财务管理要遵循法律、法规和财务制度,牢固地树立法律意识,坚持各项财务管理工作在法制轨道上运行,这是医院财务活动必须遵循的最基本的原则。严格执行这一原则,对规范医院财务行为、保证医院健康发展,具有十分重要的意义。坚持这一原则,要按照社会主义市场经济的要求,结合具体特点、实际情况,制订财务管理规定、财务管理办法,建立起一套科学的财务制度体系。

2.建立健全医院内部财务制度的原则

医院为了强化管理,不仅要严格遵循和执行国家财务管理法规,而且需要建立内部财务制度,确定内部的财务关系,明确内部各部门的责权分工和利益分配,加强财务部门控制约束机制建设,使财务活动有章可循,以增强各部门的责任心,使各部门相互制约、协调一致地组织财务活动,处理财务关系。

(四)计划管理原则

实行计划管理,是由社会主义市场经济的风险性和财务活动的复杂性所决定的,所谓计划管理,指对影响医院理财活动的多种情况采用多种方法进行预测,对预测结果进行详细的分析,并通过预算的方式将其表现出来,以提高预见性。实行预算管理,是体现计划原则的重要保证。医院的全部财务活动包括一切收支,都要编制预算,实行预算管理,正确编制单位预算计划,可以有计划地组织单位活动,保证各项业务的顺利进行。医院预算计划的编制,要考虑计划期内的各种有利和不利因素,使计划具有先进性、科学性和可行性。在执行过程中如果发生重大变化,要对原预算计划按规定的程序进行调整,以正确指导财务活动和资金运动。

(五)统分结合原则

统分结合原则指统一领导、分级管理相结合。医院财务管理工作,应在主管领导或总会计师或首席财务总监(CFO)领导下由财务部门统一管理。医院财务部门统一管理医院的财务有利于强化医院财务管理,促进医院财务管理的规范化。同时设置单独的财务管理机构,配备必要的财务管理人员。财务管理组织结构如图 13-1 所示。

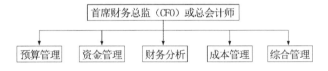

图 13-1　医院统分结合示意图

为了实现统一领导分级管理,还应坚持管钱与管物相结合、使用资金与管理资金结合、管理责任与管理权力结合,在实行经济核算的条件下,应合理安排各部门、各科室在资金成本费用和收益管理中的职权关系,并制订一定的财务目标,定期考核,以实现医院各科室、各部门理财的目标和效率。

二、医院财务管理的任务

医院财务管理的基本任务是按照国家的方针政策,根据自身资金运动的客观规律,利用价值形式、货币形式,对医院的经济活动进行综合管理,其具体任务如下。

(一)合理编制预算,统筹安排各项资金

医院预算是医院完成各项工作任务,实现事业计划的重要保证,也是医院财务工作的基本依据。医院的全部财务收支,都要编制预算计划,实行计划管理。医院预算必须认真贯彻执行卫生方针政策,按照量入为出、收支平衡的原则编制,不搞赤字预算。预算既要积极、先进、合理,又要控制消费,分清轻重缓急和主次先后;既保证重点,又兼顾一般,把有限的资金安排使用到最需要的地方,保证医疗任务的顺利完成。

(二)依法组织收入,积极筹措资金,保证资金需要

医院除了取得国家事业补贴外,要在国家政策允许的范围内,开发潜力,多形式、多渠道、多层次组织收入。但要以严格执行国家政策,禁止多收费、乱收费,不增加患者负担为前提。

(三)努力节约支出,控制费用和成本

医院在积极组织收入的同时,一定要加强支出管理,减少浪费,开展成本核算,压缩一切不必要的开支,节约使用资金,控制费用和成本。医院各项支出,要严格按照预算,制订支出消耗定额,财会部门审核,经领导批准后执行。

(四)建立健全财务制度,加强经济核算和监督,提高资金使用效益

财务管理利用价值形式对医院经营活动进行综合性管理,促使各个环节讲求经济效益,勤俭节约,精打细算,管好资金,用好资金,充分发挥资金的使用效益,促使医院努力增收节支,堵塞漏洞,挖掘潜力,实行院科两级核算,争取用尽可能少的劳动消耗和物质消耗,提供更多优质的卫生服务。

(五)加强国有资产管理,防止国有资产流失

医院的国有资产是实现各项事业计划的物质基础,医院要按照有关国有资产进行严格管理、合理使用,防止国有资产流失。

(六)对医院经济活动进行财务控制和监督

医院的财务机构和财务人员必须严格执行各种财务制度,加强财务监督,严格遵守财经纪律,进行财务控制,督促医院根据国家的方针政策、制度和办法进行管理,以较少的耗费提供较好的医疗服务。对于违反财经法规和财务制度的行为要加以制止,维护财经纪律。财务控制和监督具有经常性和综合性特点,既可以通过财务收支计划做到事前控制,又可以通过各种资料发现经营过程中的有利和不利因素,做到事中控制和事后监督,以提高单位的整体效益。

(高凤玲)

第三节　医院财务管理的职能和内容

一、医院财务的职能

财务的本质是指财务的内部联系,医院财务的本质是以较少的投入取得较大的经济效益和社会效益,财务的本质决定财务的职能,财务的职能是指财务本身所具有的功能。财务职能是确定财务管理任务与作用的客观依据,医院财务的职能主要表现在筹资、分配、监督3个方面。

(一)筹资职能

由于医院的医疗服务活动是不断进行的,在医院服务过程中,要不断地消耗资金,这要求财务必须不断地筹集投入所需的资金,使财务具有筹资职能。医院筹资渠道主要有从财政部门取得财政性补助资金,从主管部门或主办单位取得非财政性资金,通过提供医疗服务而收取资金,通过对外投资收取资金,接受社会捐赠取得资金等。

（二）分配职能

医院从各种不同来源筹集到的资金,有用于医疗服务活动过程中的资金,主要表现为购买劳动资料和劳动对象,以及向职工支付工资。医院筹集的资金,首先补偿成本消耗,然后向主管部门缴纳应缴超收药费款后,按照《医院财务管理办法》进行分配。财务分配应兼顾医院的利益和职工待遇的关系,兼顾短期利益和长期利益。财务分配所包含的基本内容,可概括为:通过正确核算成本消耗,合理反映医院的财务成果,使成本费用与收益相配比,以较少的耗费取得较大的经济效益和社会效益。

（三）监督职能

财务活动能反映医院资金的利用以及对外投资的成果,暴露医院经济管理工作中的问题。为了合理地处理财务关系,国家制订了有关方针、政策,财务管理必须按有关规定对医院的财务实行监督,这就是财务监督职能。

二、医院财务管理的内容

2010 年 12 月 28 日财政部和卫生部颁布的《医院财务制度》和《医院会计制度》,对医院财务管理的内容有明确的规定,主要包括资金筹集、收入支出等管理。在市场经济条件下,医院财务管理应更多地引入企业财务管理的内容。

（一）计划经济体制下财务管理的内容

1.资金筹集的管理

医院筹集资金是为了开展医疗服务活动,新建医院需要筹集资金,正常运行的医院同样也需要筹集资金。资金筹集管理是医院财务管理的重要内容。

2.预算管理

国家对医院实行“核定收支,定项(定额)补助,超支不补,结余留用”的管理办法。国家财政对医院进行经常性补助用于维持医院正常运转;专项补助用于医院发展。预算管理主要通过单位预算的编制、审批和执行,对单位各项财务收支计划进行管理。

3.收入管理

医院的收入有医疗服务活动过程中取得的医疗收入、药品收入和其他收入,有国家拨给的财政补助收入,上级补助收入。收入管理主要是对收入项目、收入范围等进行的管理。

4.支出与成本费用管理

医院的支出有医疗支出、药品支出、管理费用支出和专项补助支出等。支出管理就是对支出项目、范围进行的管理。成本管理主要是对成本对象进行归集和成本控制。

5.结余及其分配管理

医院收支结余包括医疗收支结余、药品收余、财政专项补助收支结余。结余及其分配管理主要是对医疗收入分配和使用所进行的管理。

6.基金管理

基金是医院资产减去负债的净资产,它是医院内部形成、其他单位或个人捐赠的各种资金,分为:事业基金、固定基金、专用基金。基金管理是对医院基金的取得和使用所进行的管理。

7.负债管理

医院负债包括流动负债和长期负债。负债的管理包括款项、应付款项、暂存款项、应缴款项的管理等。

8.流动资产管理

医院的流动资产包括货币资金、库存物资等,流动资产管理主要是对医院的货币资金、库存款项所进行的管理。

9.固定资产管理

医院固定资产包括房屋建筑物、专业设备等五大类。固定资产管理主要是对医院固定资产所进行的管理。

10.医院无形资产管理

医院无形资产是指不具有实物形态,能较长时间为医院提供收益的资产,例如:名誉、商标等。无形资产管理是指对医院无形资产的取得、使用、减少所进行的管理。

11.对外投资管理

医院对外投资是医院附属单位开展的对外投资项目,包括短期投资、长期投资。有以货币资金、实物、无形资产形式向其他单位的投资,有以货币资金购买的债券投资。医院要加强对外投资的管理。

12.财务清算的管理

随着医疗卫生事业改革的进一步深化,在市场经济体制下,产权改革、资产重组以及区域卫生规划的实施等,会引发医院"关、停、并、转"现象,医院"关、停、并、转"的时候,要进行财务清算。加强财务清算期间的财务管理,也是医院财务管理的重要内容之一。

13.财务报告与分析

财务报告是医院根据账册记录编制的,反映医院一定会计期间内经营成果和资金使用情况的书面报告。财务分析主要是通过利用财务报告所提供的各种有关资料,根据经营成果,对一定时期内医院财务活动所进行的研究、分析和评价。开展财务分析是科学合理地制订下一个年度财务预算的基础,也是了解和预测医院经营方向的重要过程,财务分析是当前医院财务管理的一个弱项,需要大力开展和推广。

14.财务控制与监督

财务控制与监督主要是依据国家有关方针、政策和财务制度对医院各项财务活动所进行的监督和控制,是实现医院财务管理目标的重要手段。

在医院财务管理中,预算管理是工作中心,收支管理是基础,财务分析是手段,财务控制与监督是保证。努力做好财务管理工作,对于制订管理计划、目标、重点和措施,提高资金使用效率,促进医院健康发展都将起到重要的作用。

(二)市场经济体系下财务管理的内容

市场经济环境下,为了提高资金的使用效率,除了开展原有的财务管理活动外,更应适应现代管理的需要,开展项目投融资决策、资本结构分析和结余分配等活动。此外,预算管理也应是需要加强的内容。因此,市场经济体制下,财务管理的主要内容包括以下几点。

1.预算管理

预算是事业单位根据事业发展计划和任务编制的年度财务收支计划。预算管理是国家根据客观经济规律的要求,为使预算资金有序高效运行而进行的计划、组织、指挥、协调、控制活动。它的主体是国家或预算职能部门,目标是达到资金高效有序运行。

医院预算管理的主要内容不仅包括医院业务预算管理,还包括财务预算管理。医院全面预算以医疗服务收入为起点,扩展到采购、成本、费用、资金等各个方面,从而形成一个完整的体系。

业务管理包括医疗服务收入预算、支出预算、费用预算、成本预算、管理费用预算等;财务预算包括现金预算等。

2.融资决策

融资是指资金的来源和渠道:在计划经济体系下,医院财政预算体制采取的是差额补助。因此筹资渠道非常单一,主要靠医疗服务收入和政府财政拨款,财政拨款基本上满足了人员工资和日常费用的消耗,财务管理人员主要的工作是将资金管好用好。但是,在市场经济环境下,医院的财政拨款越来越不能弥补医院的费用支出,医疗资金的需求也越来越大,因此,如何解决资金来源的问题,从哪儿筹资,如何筹资,筹多少资才能够保证医院的发展和使用等问题成为管理者需要考虑的重要问题。因此,筹资管理越来越重要,成为财务管理中的首要问题。

3.投资决策

投资是以收回现金并取得收益为目的而发生的现金流量。在资金有限的前提下,如何选择,如何投资才能发挥资金最大的效益是投资决策的核心内容。例如:医院的一笔资金可以购买设备,兴建医院,开办特色门诊,增加新的服务项目等,投入到哪种项目中,才能发挥最大作用?同样的现金流出,医院希望取得更多的现金流入。因此,医院需要研究投资决策的可行性、合理性和实用性。

4.项目管理

医院的投资管理越来越多地以项目的方式存在,项目管理的内容包括项目周期、项目投资总费用、项目投资分析等。项目管理需要数理基础和大量的基础信息,采用一定的技术方法,这是项目投资决策成功的关键,因此越来越引起管理者的重视。

5.资产的管理

医院的资产表明一个医院的经济实力和发展潜力,医院的固定资产体现了医院的规模,流动资产体现了医院的运行状况。医院要合理规划固定资产和流动资产的比例,同时还要对流动资产和非流动资产进行分类管理。资产管理的好坏,决定着医院发展的规模和效果。

6.负债的管理

在医疗市场激烈竞争的情况下,卫生部门原有的筹资渠道发生了很大的改变。政府对卫生事业的投入却由1990年的24.99%下降到2000年的15.25%。在政府筹资不足的前提下,负债筹资越来越成为医院出于自身发展需要向在融资市场上采取的一个主要的方法和手段。但是负债经营必须以偿还能力为前提。如果不能按时偿还债务,医院的发展就会陷入困境。因此,对于管理者来说,测定偿债能力,有利于做出正确的筹资决策和投资决策;而对于债权人来说,偿债能力的强弱是他们做出贷款决策的基本的决定性依据。适当负债是必要的,但在市场经济环境下,由于负债具有一定的风险性,负债到什么程度不会对医院发展产生负面影响,是医院管理者进行理财或资本融资时必须认真思考的问题,也是负债管理中的重要内容。

7.结余分配

取得一定的结余也是医院发展中的一个重要内容,科学合理地核算和分配结余,不仅有利于调动医疗工作者的积极性,也关系到医院的发展规模和方向。因此,医院需要正确核算收支结余,真实准确地计算和反映收支结余或亏损的形成,以及结余的分配或亏损的弥补缺口,向决策者提供管理信息。因此,结余分配政策的制订也是医院结余管理的一项重要内容。不同性质的医院,其结余分配政策也不尽相同。对于大多数非营利性医院,除根据国家有关规定,以及医院的具体情况提取职工福利费基金外,其余转为事业基金,用于医院的发展。而对于营利性医院,在考虑提取职工福利费基金、结转事业基金的基础上，更重要的是要考虑投资人的利润回报和股东的利益。过高的股利，会影响医院再投资的能力，但是过低的股利，有可能引起股东的不满，从而导致投资的减少，也会影响医院的发展。因此，如何合理分配利润，也是医院现代财务管理中的重要内容。

（高凤玲）

第四节　医院财务管理的方法

为了实现财务管理目标，财务管理需要一定的方法，包括定性方法和定量方法。在不同的财务管理环节上，财务管理的方法也不同。

一、制订财务制度

财务制度是医院组织财务活动的规范，是对医疗服务活动实行财务监督的依据，是处理各种财务关系的准则。为了有效地对医院进行财务管理，医院必须根据国家的有关方针、政策、法令、财经制度和财务制度，结合本单位的实际情况制订本单位的财务制度，使财务管理工作有法可依，有章可循。医院财务制度主要有财务会计制度、资金管理制度、财产物资管理制度、成本管理制度、财务收支审批制度、财务内部控制制度等。财务制度既要符合国家统一制度的规定，又要符合本单位的实际情况，还要简便可行，为有关部门和人员所接受，以便有效地加强财务管理和监督。

二、财务预测

财务预测是指根据有关的财务活动的历史资料，依据现有条件和未来发展趋势，运用科学的方法对未来财务活动状况可能达到的数额和发展趋势所进行的预计和测算，为财务决策和财务预算提供科学的依据。财务预测的内容主要有：资金需要量及其利用效果的预测、投资和效益预测、收入和支出预测、成本和结余预测等。预测的方法是：第一，充分掌握过去的会计核算资料和计划期的有关指标，运用数学的方法加以计算分析，借以对未来财务指标或经济效益进行预测；第二，由熟悉财务业务活动的专门人员，根据过去的经验以及计划期的有关因素，对医院财务状况进行分析、判断，对未来的财务状况提出预测意见，预测出结果后再认真进行评价，并加以修正，减少盲目性，提高预见性。

财务预测包括以下内容。

第一，明确预测对象和目的。预测的对象和目的不同，则资料的搜集、方法的选择、结果的表现方式等也有不同的要求。为了达到预期的效果，应根据预测的具体对象和目的，确定预测的范围，保证预测的结果。

第二，确立财务预测的基本程序。确立财务预测的目标，有目的地搜集资料，对各类资料进行科学的归类、汇总、调整等加工处理，选择合适的预测方法，有效地进行预测，检查和修正预测的结果，分析误差及其产生原因，以保证目标的达成。

第三，选择财务预测的主要方法。财务预测的主要方法有：时间序列预测法、趋势预测法、因素预测法、现金流量法等。

三、财务决策

财务决策是指在财务预测的基础上,对已提出的各种方案定性、定量分析进行科学的、经济的、技术的论证,作出有根据的分析结论,经过分析比较,权衡利弊得失,确定最佳方案。

财务决策一经确定,就要编制相应的预算计划,并调整医院的经济活动,因此是医院决策的重要组成部分。财务决策的正确与否直接关系医院的兴衰和成败。决策方法包括以下几点。

其一,优选对比法。优选对比法是将各种方案排列在一起,按其经济效益的好坏进行优选对比,从而做出决策的方法。这是财务管理中的一个基本方法,包括总量对比法、差量对比法和指标对比法。总量对比法是对不同方案的总收入、总承包或结余等进行对比,以取定最佳方案的一种方法。差量对比法是对不同方案的预期收入之间的差额进行对比,求出差量利润,以便做出决策。指标对比法是对不同方案经济效益的指标进行对比,以取定最优方案的一种方法。例如:在进行长期投资决策时,可把不同投资方案的净现值、内含报酬率、现值指数等指标进行对比,从而选择最优方案。

其二,线性规划法,是根据运筹学原理,对具有线性联系的极值问题进行求解,从而确定最优方案的一种方案。在若干约束条件下,例如:资金总量、服务人次、检查次数等一定的情况下,这种方法能够帮助管理人员对如何合理组织人力、财力、物力等做出最优决策。

其三,损益决策法。这是在不确定情况下进行决策的一种方法,是将各个方案的收益的最大值和最小值都计算出来,然后取其最大值。

四、财务预算

财务预算是医院对其一定时期内资金运动所作的计划,是以货币形式把各方面的计划综合平衡起来,便于医院内部各职能部门根据统一的目标,安排自己的活动,采取必要的措施,保证计划的完成。医院财务预算计划,主要包括资金筹集和使用计划、业务收支计划、成本费用计划、流动资金计划、专项资金计划等。

编制财务预算计划的程序是:收集和整理资料,并根据上期指标执行情况和财务决策,合理提出财务计划指标,结合医院各项工作计划,对各项指标进行协调、综合平衡,在先进、合理的技术经济定额的基础上,调整指标,编制财务计划。编制财务计划的方法有以下几种。

(1)平衡法:指在编制财务计划时,利用有关指标客观存在的内在平衡关系计算确定计划指标的方法。例如:在确定一定时间现金期末余额时,便可利用如下公式:

期末现金余额=期初余额+本期增加额-本期减少额

平衡法的优点是便于分析计算,工作量不大,结果比较准确明了,适用于那些具有平衡关系的计划指标的确定。但是在运用平衡法时要注意,具有平衡关系的每一个指标不能重复或遗漏,并且计算口径要一致。

(2)因素法:也称因素推算法,是指在编制财务计划时,根据影响某指标的各种因素,来推算该指标计划数的方法。因素法计算出的结果一般比较准确,但计算过程比较复杂。

(3)比例法:是指在编制财务计划时,根据历史形成的比较稳定的各项指标之间的比例关系,来计算计划指标的方法。例如:在推算一定时期资金占用量时,可以使用历史上的资金占用额与业务收入之间的比例和当期业务收入来确定。比较法的优点是计算简便,但所使用的比例必须恰当,否则会出现偏差。

(4)定额法:指在编制财务计划时,以定额作为计划指标的一种方法。在定额管理基础比较好的医院,采用定额法确定的预算指标不仅切合实际,而且有利于定额管理和计划管理相结合。但要根据实际情况的变化不断修改定额,使定额切实可行。

五、财务控制

财务控制是指在经营活动过程中,以计划和各项指标为依据,对资金的收入、支出、占用、耗费进行日常的计算和审核,以实现计划指标,提高经济效益。实行财务控制是落实计划任务,保证计划实现的有效措施。为了保证财务管理工作任务的完成和财务计划目标的实现,医院财务部门必须加强日常财务控制工作,以财务制度为依据,以财务计划为目标,以财务定额为标准,并与经济责任制相结合,明确各科室、各部门和有关人员的责权关系,使财务控制工作岗位化、具体化。

财务控制方法包括以下几项工作:制订控制标准,将标准分解到各科室或个人,便于日常控制;执行标准,主要采用实耗指标,限额领用,限额支票等;对实际完成的差异及时发现,分析研究,消除不利差异,以便及时调整预算计划。财务控制的方法体现在事前控制、事中控制和事后控制的全过程中。

六、财务分析

财务分析是指以会计核算资料为主要依据,对单位财务过程和结果进行调查研究,并与上期资料对比,进而对财务状况进行分析并采取有效措施,以保证计划的完成。借助财务分析,可以掌握财务计划和财务指标的完成情况,并有利于改善财务预测、财务计划工作,研究和掌握医院财务活动的规律性,不断改进财务工作。财务分析的主要方法包括比较分析法、比率分析法、连环代替法、综合分析法及平衡分析法等,下面简要介绍其中的几种。

(一)比较分析法

通过将相关指标进行对比来分析医院财务状况的一种方法。比较分析法要对同一指标的不同方面进行比较,从数量上确定差异,为进一步查找差异原因提供依据。例如:通过与计划数的比较,可以查明该项指标完成计划的程度;通过同历史时期有关数字比较,可以发现有关财务指标的趋势等。比较分析法是一种方便实用的方法,它适用面广,具有分析过程简单、解释问题清楚等优点。但是在运用比较分析法时,一定要注意指标之间的可比性,可比性是应用比较分析法的前提。

(二)比率分析法

是将有关指标进行对比,用比率来反映它们之间的关系。主要的比率如下。

1.相关指标比率

这是指根据财务活动存在的相互依存、相互联系的关系,将两个性质不同但又相关的数值相比,求出比率,从中找出客观规律。例如:将医院的收入和固定资产的占用联系在一起计算比率,反映资金占用率的情况。

2.构成比

计算某指标的各个组成部分占总体的比重,分析其内容的变化趋势。例如:将负债资金同全部资金进行对比,求出资产负债率,以反映财务风险大小。

3.动态比率

将某项指标的不同时间数值相比,求出比率,反映财务活动的变化程度,分析有关指标的发展方向和增减速度。

(三)综合分析法

把有关财务指标和影响医院财务状况的各种因素都有序地排列在一起,综合分析医院财务状况和经营成果的一种方法。对任何单一指标、单一因素进行分析,都不能全面评价医院的财务状况及其发展变动趋势,必须进行综合分析,才能对医院财务状况作出全面、系统的评价。在进行综合分析时,可以将以上提到的方法综合运用开展评价。

七、财务检查

财务检查是以核算资料为主要依据,根据国家制订的财经纪律及单位内的财务管理办法,对单位各项财务活动的合法性、合理性和有效性进行检查,它是实现财务监督手段的重要体现。通过财务检查,可以肯定成绩,揭露问题,有效地保证计划的完成,维护财经纪律,不断提高财务管理水平。通过检查,揭露单位的违法乱纪行为,发现财务管理环节中存在的问题,促使单位加强经济核算,改善财务管理。

财务检查的方法包括单位内部自我检查和外部检查两种。单位内部检查,主要是指各个科室、各个机构内部自身开展的检查,由财务人员、内审机构人员及其他有关部门完成。单位外部检查,主要由卫生主管部门、财政部门、物价部门、审计部门及其他部门来完成。

(高凤玲)

第五节 医院财务环境

医院是在一定的环境下诞生、存在、发展的,医院开展财务管理活动必然要受到国家的政治、经济体制以及相关政策法规制度等许多因素的制约,医院开展财务活动所产生的各种财务关系也应该受到国家政策的指导,这些客观存在的因素必然对医院财务活动产生一定的影响,财务管理活动的结果也是这些因素相互作用的结果。这种作用于理财主体的财务活动的条件、因素的总和,就是财务环境。

财务环境是实施财务管理的基础,没有良好的财务环境,就不能行使财务管理的各项职能。而财务环境也是动态可变的,它随着政治、经济、管理体制等外部因素的变化而变化。市场经济条件下,医院的财务活动是一个开放系统,与内外部环境发生着资金、信息等方面的广泛交流。要实现医院财务管理目标,就要认识和把握医院的财务环境,并根据环境的变化做出相应的决策,以明确有利和不利的条件,避免决策失误,实现财务管理的目标。

一、财务管理环境分析

医院财务环境按构成范围可分为内部财务环境和外部财务环境。从医院的外部环境来看,包括政治、经济、法律、文化教育等各方面的环境;从医院内部看,医院组织形式、内部管理体制和管理组织机构、医院领导者和管理人员的素质等都对财务管理产生不同程度的影响。

（一）外部财务环境

所谓外部财务环境是指医院外部影响财务活动的条件和因素。外部财务环境的主要特点是影响范围大，影响间接，不容易控制也不便加以利用，包括外部软环境和硬环境。

医院财务活动的外部软环境，是指影响财务活动的外部制度因素。如国家颁布的各种财政法律文件、财务法规、财务制度等，这些因素的存在，制约和影响着医院各种财务决策和财务行为，医院在规划、实施其财务行为时必须遵守和服从。

医院财务活动的外部硬环境是指在一定的时间和空间条件下，在一定的数量规模上影响医院财务活动的客观条件和因素。如生产要素市场、金融市场、信息机构、国家有关管理机构、有经济业务记录的单位等。医院在规划、实施财务行为时，受其制约和影响。

医院外部的财务软环境和硬环境之间有着密不可分的关系，如国家颁布的各项财经法规制度，是医院外部财务软环境，它又与上级有关管理部门、财税机关、审计机构等硬环境的监督密切相连，只有将软环境和硬环境结合在一起，医院才能开展正常的财务活动。医院财务外部环境是独立于医院客观存在的，是医院不能控制和改变的。医院只能因势利导，充分利用有利的外部环境开展医院的财务活动。社会主义市场经济条件下，医院财务外部环境的主要内容如下。

1.宏观经济环境

医院的经济活动，是市场经济条件下社会经济运转中的一个组成部分，它直接受到国家的经济形势、政治形势、科技发展等总体环境的影响。国家根据整个国民经济发展和运行的需要，在一定时期内可能实施一系列的宏观调控政策，这些宏观调控政策、法规、条例，有的对医院财务决策、财务行为产生直接的影响，医院必须在国家宏观调控政策下，规范自己的财务活动。

2.体制环境

计划经济体制下，医院无自主权，经济体制改革以来，国家赋予了医院更多的自主权。机制的转换，给医院注入了新的活力，但同时也使医院财务决策、财务活动出现了许多新情况和新问题。可见医院的财务活动与特定的经济体制相联系。

3.市场环境

计划经济模式下，国家集中过多，统得过死，医院形成了"等、靠、要"的思想，由于国家财力有限，卫生事业的发展缓慢；市场经济体制下，医院处于市场经济环境之中，医疗收费实行计划控制，成本消耗遵照市场价格。医院的财务管理首先就要考虑市场因素，加强经济管理，努力降低成本，提高经济效益。

4.法律环境

医院开展财务管理，必须遵行国家现有的法律法规。法律环境不仅为医院经营规定了行为准则及限制条件，而且为医院合法经营提供了保障。医院在提供服务的过程中，必须遵循的法律法规包括以下内容。

（1）《中华人民共和国会计法》：是开展会计核算和财务管理的基本法规。

（2）《中华人民共和国税法》：目前，医院分为营利性医院和非营利性医院，对于营利性医院，国家明确规定要依法纳税，所以税法中的相关规定，尤其是营业税的相关规定是营利性医院需要遵守的。

（3）财务法规：开展财务管理除了要遵守会计法以外，由于卫生系统的特殊性，在事业单位财务管理准则的基础上，财政部、卫生部联合下发了《医院财务管理办法》和《医院会计核算制度》，是开展财务管理所必须遵循的法规。

5.金融环境

金融环境主要影响医院的融资理财,金融环境对医院的影响表现在金融市场和金融机构中。

(1)金融市场:金融市场的参与者包括资金的供给者和需求者。金融市场既为资金的需求者提供筹资的场所,也为资金的供给者提供多种投资和获利的机会。完善发达的金融市场对于调节资金的供求和流通,促进医院发展具有重要的意义。影响医院财务管理的金融市场包括以下几点。

其一,货币市场:指融资期限在一年以内的短期资金市场。它包括:第一,票据贴现市场。商业票据的持有人在票据到期之前可到银行将商业票据转让给银行,银行以一定的贴现率计算贴现息以后,将票据到期额扣除贴现息之后的余额支付给持有人,持有人借此实现短期融资。第二,短期证券市场。信誉好的医院需要短期资金时,可以通过发行短期融资券筹措资金,以满足经营活动的需要。

其二,资本市场:指融资期限在一年以上的长期资金市场。它包括:第一,长期借贷市场。银行等金融机构从社会各方吸收存款作为资金来源,向医院提供长期贷款。第二,长期证券市场。筹资者通过发行股票或债券筹集相对稳定的长期资金,投资者通过买卖股票或债券获得投资收益。

(2)金融机构:金融机构是在金融市场上沟通资金供给者和资金需求者之间资金融通的媒介。资金供给者和资金需求者之间有时会直接交易,即直接融资,但更多的时候是通过一定的金融机构进行间接融资。我国目前的金融机构包括中国人民银行,各种政策性银行——例如:中国进出口银行,商业银行——例如:中国工商银行、中国建设银行等。此外还有一些金融机构,例如:信托公司、证券公司、租赁公司等。这些机构通过多种不同的形式为医院的筹资提供了必要的服务,随着经济的发展,这些金融机构在医院的筹资理财活动中所发挥的作用将会越来越大。

(二)内部财务环境

所谓内部财务环境,是指医院内部客观存在的条件和因素,医院内部财务环境也可分为软环境和硬环境。内部财务环境的主要特点是影响范围小、影响直接、易把握。医院内部财务环境是医院进行财务活动的基础,是医院发展的基本条件。

医院内部财务软环境一般是指医院内部自行制订的管理规章制度。医院在规划、决策财务活动时,必须对医院领导的财务管理水平以及职工的素质加以全面考虑,从而做出全面而客观的决策。医院内环境始终影响和制约着医院的财务活动。

医院内部财务硬环境,一般是指医院的资产、负债状况,如固定资产、流动资产的规模、结构以及两者之间的比例关系,固定资产利用程度,医院资产负债率等。这些硬环境实际上是医院的财务条件和能力。医院在规划其财务活动时将直接受到这些因素的影响。医院财务管理人员必须从本单位实际情况出发,根据财力可能合理安排医院财务活动,做到客观实际。医院内部财务环境中的软环境和硬环境之间相互结合,制约和影响着医院的财务活动。

医院内部环境的资料一般比较容易取得,而且往往有现成资料可以利用。医院内部财务环境从内容看,一般包括医院类型、医院规模、内部管理水平和组成人员素质、资金构成、设备状况、业务运转环节等。

1.组织结构

医院的组织结构对医院财务管理的质量影响很大。医院改制以后,出现了股份制医院,并形成董事会,董事会制订决策,委派总经理执行决策。在这种股份制医院中,出现了首席财务总监(CFO),专门负责财务管理工作,因此,在这种组织结构中,财务管理的环境较好,管理的水平也较高。如果不具备这种组织结构,在现有的医院体制下,若能够实行总会计师制度,对财务管理活动也非常有利。

2.财务管理水平和素质

医院的财务管理水平是医院内部财务管理体制和制度、基础管理工作、财务管理人员业务素质和职业道德、财务管理工作和经验等方面的综合。医院进行财务决策时,必须充分考虑到自身的财务管理水平。财务决策者的素质是指决策者自身的文化水平、知识结构、经历、经验、胆略、年龄等。决策者的素质对选择合理、有效的方案有着极其重大的影响。

3.资产的总量及其结构比例

医院资产代表一个医院的经济实力,医院的固定资产体现医院的规模,流动资产体现医院的营运能力。医院拥有一定的资产,要合理规划固定资产和流动资产的结构比例,还要考虑资产负债率。

二、医院财务环境适应能力

医院财务环境适应能力是指应对财务环境现状的能力,或者说是财务活动和财务管理对财务环境及其变化的适应能力、承受能力、应变能力的总称。

医院财务环境适应能力是反映医院理财综合能力的一项重要标志。财务环境适应能力的强弱,是评价医院财务状况好坏,理财素质高低的一个重要标准。医院财务环境适应能力,主要取决于医院内部财务状况,而不是外部。医院财务环境的应变能力,是指随着环境的发展变化,能够积极调整财务策略,驾驭和利用环境的能力。市场经济体制下,国家对医院的补贴相对减少,加上医药分业管理的逐步实施,医疗保险的全面推开,区域卫生规划的推行,医院财务环境的适应能力的强弱便越来越明显。医院只有合法地积极组织收入,应对财务环境的变化,才能提高适应财务环境的能力。

(高凤玲)

第六节　国内外医院财务管理进展

一、美国医院财务管理的先进模式

在美国,公立医院占21％左右,其中,美国联邦政府所属公立医院主要包括退伍军人医院、军队医院和印第安人医院;由美国地方政府设立的综合医院和专科医院主要扮演医疗安全网角色,服务于当地低收入者、未参加医疗保险者和普通民众。私立医院虽然是私人投资,但不是以赚钱为目的,投资者基本不参与经营管理,也不从医院获得任何好处,纯粹是回馈社会。2009年1月奥巴马总统执政以来,一直致力于推行医改。经过不懈努力,2010年3月23日,奥巴马总统签署了新一轮医改法案。奥巴马医改主要解决健康权应属美国公民的基本权利、加大政府维护民众健康的责任以及抑制医疗费用高速增长等方面问题。奥巴马政府力图通过建立可负担、可获得、全覆盖的商业医疗保险体系和对低收入人群实施政府补助等方式,将其中 3 200 万美国公民强制性纳入医保。

(一)以首席财务官为核心的财务管理组织架构

美国的医院一般设立理事会负责管理工作,理事不领取报酬。院长由理事会负责聘任,没有行政级别,副院长和科室主任由院长聘任,医院在财务、人事等方面享有充分的自主权。美国医院财务组织架构由董事会、首席执行官(CEO)、副院长、中层管理人员和医务人员组成,董事会是医院最高权力机构,审核医院年度预算和投资建议,统筹安排资金。医院经济往来由财务结算中心统一办理,财务结算中心下设采购核算会计、一般财务会计、费用结算会计、账单管理和办公室等岗位;医院通过网络与财务结算中心连接,既能使结算中心及时了解患者费用和业务开展情况,又能使院长及时了解医院财务状况和收支情况。院长是医院 CEO,由董事会聘任。平均每家医院有 60~80 个成本中心,各中心有独立的成本数据收集与预算。中层管理人员是各成本中心经理,负责向副院长直接汇报、制订预算、保证预算执行、核准预算中的开支。首席财务官(CFO)是医院财务组织架构的核心,是向首席执行官直接汇报的最高财务长官和医院运营战略、资本规划专家,负责监控财务数据、财务报告管理和内部控制,确保财务信息的正确性与一致性。美国医院关注财务流动性(现金和投资流动性),CFO 对财务委员会负责,向委员会与董事会提交财务报告,与投资委员会、审计委员会和其他受财务影响的委员会协同工作,同外部审计人员和负责内部审计的副总裁一起审核年报与外部报表。

(二)渠道多样、结构合理的医院资金来源

美国公立医院收入分为提供医疗服务获取的运营收入和基本建设、大型设备购买所需要的资本投资。公立医院日常运营收入中,相当一部分来自面向老人的医疗照顾计划(Medicare)和面向穷人的医疗救助计划(Medicaid)两大政府保险项目的补偿。政府医疗保障要由政府负责筹资,覆盖约 27% 的人口。在任何情况下美国医院急诊室都不允许拒收患者。美国患者欠费约占医疗费用 4% 左右,联邦政府负责承担 85%,其余部分主要由医院和商业保险公司、慈善救助等途径解决。

公立医院资本投资来源多样,既包括政府补贴或专项拨款,也包括政府担保的市场融资和民间捐赠,筹资渠道包括慈善性捐款、免税债券、政府补助和低息贷款、商业借款和证券融资。医院可以发行相对低成本、免税的债券获得收益,为建设和更新设施提供资金。很多医院建立了附属的基金会以接受、管理慈善赠款,所得慈善募款使用以项目形式开展,涉及医院发展(基础设施建设和翻修、设备购置和更新)、创新科研启动基金和医疗救助等项目。在公立医院日常运营中,政府投入方式有特别征税和下拨补贴。政府投入在公立医院运营收入中占比 3%~50% 不等,比重取决于公立医院多大程度上扮演了医疗安全网角色,即为地方没有任何医疗保险的低收入者提供未获补偿的欠费服务量。政府投入占公立医院资本投资比重差异也极大,影响因素包括当地社会经济人口状况、政府财政状况、政府与公立医院市场融资的信誉度和公立医院自身筹款能力等。

Medicare 和 Medicaid 尝试各种形式灵活的打包付费方式,设定严格的质量及其他绩效标准,激励公立医院提供优质服务。美国医院不依靠药品挣钱,门诊一般不设立药房;医师开具处方后,通过网络信息系统将其自动传输到零售药店,由患者自行购药。药品经销商独立于医院和医师外,相互之间没有直接的经济利益关系。美国医改实施三年多来,在扩大医保可及性、改革医疗服务市场、降低医疗费用和改进服务质量方面取得较大进展。

（三）以预算管理为主线的医院全方位成本控制

美国政府对公立医院的补偿是基于疾病诊断相关分组（DRGs）的付费方法，引导供方主动控制成本、保证服务质量。医院建立了分类清晰的会计科目表、快速准确的会计系统和综合信息管理系统，有明确的预算手册和预算日程表。预算数据准确，有较强的可操作性，预算经医院董事会和集团董事会批准才能执行。医院重视项目预算执行控制，对预算执行情况进行系统评价，逐项对预算差异进行分析说明，确保开支严格按预算项目和金额执行。重视对患者医疗费用的控制，在保证医疗需要的前提下，能不做的检查决不做，能用便宜药品，决不用贵重药品，药品费只占医药费 10%～20%。为控制采购成本、减少资金占用，美国医院对物资实行批量采购、集中供应。

（四）为院长描绘经济活动全景的医院财务报告

美国对公立医院实施强制性信息披露管制，公立医院发布的年度财务报告（披露其服务能力、服务流量以及财务结构）非常容易获得，最常见、最基本的医院财务报告包括资产负债表、收益表和预算表这 3 份财务报表。其中，资产负债表反映了过去某一时期内医院的财务宏观变化，可以告诉医院院长在一个财政年度的财政资源、负债和资产净值情况。收益表可以报告某一时期内医院创造的收入以及在同一时期内的费用开支，让院长了解这一时期的盈亏状况。美国医院预算包括以下 6 大类：①业务预算，包括医院预算患者占床天数、入院患者数量和出院患者数量等；②收入预算，决定从患者收费上所得到的毛收入多少，用总单位服务量乘以患者的收费价格得到毛收入额；③人事预算，由职工数量乘以他们工资率得出的预算；④业务开支预算，是预算医院运转所需开支、医院消费及服务费用；⑤资本预算，是医院计划购置新仪器或更新仪器预算计划；⑥现金预算，由医院创造收入减去开支。预算表有利于医院管理人员研究发展动向，将未来长期和短期目标具体化。美国医院财务人员通过财务报表和财务分析将医院经济活动呈现在院长面前，使其了解医院经营状况，分析医院的机会与威胁。

二、国内医院财务管理的最新进展

发展迅速、运行成本攀升、经济管理粗放、相对成本过高、财务控制乏力、投入不足与浪费严重并存，这曾经是国内公立医院普遍存在的经营管理状况。近年来，国内医院一方面按照新《医院财务制度》和《医院会计制度》要求，完善财务管理制度和管理信息系统，顺利实施新财会制度；另一方面，适应公立医院经营方式的变化，如医院托管、医院集团和医疗联合体，不断创新财务管理模式。

（一）适应新财务、会计制度要求，推进财务管理科学化、精细化

为规范医院会计核算，提高会计信息质量，国内医院以《医院财务制度》和《医院会计制度》的施行为契机，在财务人员培训、制度衔接、资产管理、成本核算、预算管理、内部控制和财务分析等领域做了大量工作，取得了明显进展。

1.加强制度执行组织领导，财务管理地位显著提升

各医院主要负责人和分管领导高度重视新医院财会制度的实施，切实加强领导，将其作为全面提高医院管理水平的重大机遇，明确了实施方案和部门任务，将实施责任落实到具体岗位和个人。财务部门发挥了牵头作用，精心做了组织、宣传、培训、实施、指导和督促等各项工作。各医院建立了财务部门和人事、设备管理、基建、信息、后勤等部门之间的分工协作机制，将医院一切财务收支、经济核算、成本管理和财务管理工作纳入财务部门统一管理。各医院根据新医院财会

制度和相关规定的要求,结合医院业务流程,理顺了预算管理、会计核算和成本核算等财务管理工作岗位设置,明确岗位职责,调整配置相适应专职人员和兼职人员,完善内部控制制度,财务管理在医院经济管理决策中的地位得以彰显。

2.财务业务培训规模空前,全面准确掌握制度要求

在新旧《医院财务制度》和《医院会计制度》衔接前后,各医院一方面选派了部分财务业务骨干,参加卫生主管部门和卫生经济学会组织的制度培训班,另一方面,各医院内部多次组织基层财务人员进行了深入学习,全面掌握、准确理解制度规定,在较短的时间内,以较高的财务人员素质有力保障了新旧制度的顺利衔接。此外,近年来,国内医院就新制度执行过程中面临的各种热点和难题进行了频繁而深入的业务交流,广大财务人员业务水平相应得到大幅度提升。

3.做好医院基础管理工作,确保财务规范高效运行

各医院结合新旧制度衔接,做了大量的工作,摸清了医院家底,确保了财务规范高效运行:①制度衔接。完成本单位资产和负债的全面清查、盘点和核实、账龄分析,资产盘盈、盘亏以及应确认而未确认的资产、负债经审计后,按规定报批、处理完毕。对本单位固定资产和无形资产原价、资金来源、已使用年限、尚可使用年限等进行了核查,并计提固定资产折旧、追溯确认待冲基金。将旧账中各会计科目余额转入新账,并按新制度进行调整,将基建账相关数据并入新账,按调整后科目余额编制科目余额表,作为新账期初余额。②升级财务管理软件。各医院加快了财务信息化建设步伐,以会计核算为主线,以预算管理为核心,以物流管理为基础,以绩效考评为手段,通过会计核算、财务管理、成本核算、物流管理和固定资产管理等系统的衔接,搭建统一财务管理平台,实现各系统从同一源头取数,做到资金流、物流、信息流同步。③全面预算管理。各医院严格执行部门预算管理规定,一些医院成立了预算管理委员会,建立了由医院主要负责人负总责,财务部门牵头实施,职能业务部门共同参与、分工协作的工作机制,规范了预算编制、审批、执行、决算、分析和考核等环节的工作程序。④成本管理。各医院积极开展成本核算,在科室成本的基础上,逐步开展医疗服务项目成本、病种成本、医疗全成本和医院全成本核算工作。⑤固定资产管理。部分大型医院已经开展大型医用设备购置的可行性论证、经济效益分析和单机效益分析,并与资产管理、预算管理相衔接。⑥内部财务管理制度。各医院结合新制度的要求,重点健全了预算管理、成本管理和内部控制等方面的制度。

(二)适应公立医院经营方式的变化,致力于财务管理模式的创新

随着医改的深入,不少医院在探索医疗服务新模式,以便充分、合理利用医疗资源。目前,北京、上海、深圳、武汉等地在公立医院改革进程中,出现了一些新方式,如合作、托管、重组、医疗联合体、医院集团和院办院管等,医院财务管理模式随之创新。本部分重点介绍托管、医疗联合体和医院集团下的财务管理。

1.省级大型医院托管基层医院,提高优质医疗资源配置效率

托管是指在医疗机构双方资产归属不变、独立法人不变、医院性质和功能不变、财政拨款渠道和相关政策不变、职工身份及待遇不变的前提下,将基层医疗机构的行政、人事调配权和经营管理决策权委托给具有较强经营管理能力的大型医院管理。产权不是托管的决定因素,大医院的管理、品牌、人才和技术等非产权因素是托管的促成因素。例如:2011年,同济医院南下托管咸宁市中心医院,获得咸宁医院经营决策权、干部任免权和人事调配权,并全面输入自身的品牌、人才、技术、管理理念和管理模式等;咸宁医院借力提升医疗水准,使基层百姓享受优质医疗资

源。托管一年,同济品牌、技术与管理在咸宁不断生根,当地百姓可以在家门口享受"同济水平、咸宁价格"。按托管医院对被托管医院财权的集中程度可分为集中型、分散型和折中型3类,被托管医院具体采用哪类财务管理体制视具体情况而定。若被托管医院财务管理规范,基础工作扎实,则可采用分散的委派财务管理体制;若被托管医院财务管理不规范,会计基础工作较差,则宜采用统一财务管理体制。

2.构建区域性纵向医疗联合体,发挥医疗资源整体利用效能

医疗联合体是指一定地域内不同类型、层级的公立医院组合起来,成立协作联盟,成为利益共同体和责任共同体。医疗联合体属于松散型技术协作模式,在不改变医院隶属关系、产权关系和人员身份的前提下,通过整合各级医院资源,发挥大医院的龙头作用,带动内部各成员单位协同发展。松散型、紧密型两大类医联体的建立初衷都是通过"上下"联合,建立有序的分层医疗。例如:2012年,北京市医院管理局推出北京朝阳医院医疗联盟、北京友谊医院医疗共同体和北京世纪坛医院医疗联合体3个医疗联合体试点,并计划建立20个医疗联合体,建立预约挂号、双向转诊、检验和大型设备检查等绿色通道。医疗联合体突破了传统分级办医体制和行政区域限制,其推进有赖于建立利益平衡机制:对医院外部而言,要改革体制机制,协调分散于编制、财政、发改、人事和医保等部门的职能,确保财政补偿渠道不变,落实对公立医院补助政策,创新投入方式,将财政补偿与医院绩效挂钩,实施医保总额预付制,引导资源合理使用。对医院内部而言,要改革运行机制,建立法人治理结构,实现政事分开、管办分开。医疗联合体为非法人主体,其会计核算是一种内部核算,联合体前期改造添置固定资产、合作期内联合体购置财产物资为共有资产;改造支出分期摊到联合体的营运成本,职工薪酬也计入联合体营运成本,进行交叉服务收入分辨和汇总。

3.建立医院集团,形成规模经济效应,增强医疗市场竞争力

医院集团是若干具有相对独立性的医院为了适应市场经营管理环境和医院内部组织的变化,按照特定要求,借助某些机制,通过发挥品牌效应和群体优势,合理配置集团内的管理、技术和资本等资源,相互结合而组成的医疗联合体。在医院层面,集团化可以推进区域医疗资源整合,减少资源重复投入和浪费,谋求规模经济效应,拓展发展空间,增强市场竞争力。从资源整合角度来看,医院集团可以分为横向整合和纵向整合:横向整合医院集团是指医院集团中只包括城市医院或只包括县级医院,如综合性公立医院、中医院、妇幼保健院和专科医院等;纵向整合医院集团是指以城市医院或县级医院为核心,包括社区卫生服务中心、乡镇卫生院等要素组成的医院集团。例如:2009年,镇江市整合市区二级医院和社区卫生服务中心,组建以资产为纽带、紧密型的江苏康复医院集团和以技术为纽带、松散型的江苏江滨医院集团。医院集团化的最终目的是建立与市场经济相适应的集团医院现代管理制度,以谋求医院的可持续发展,优化医疗资源配置,提高资源利用效率,实现区域医疗资源的整合和有效利用。因此,医院集团化需要一系列配套改革措施,而不能只是机械、简单地进行资产组合和人员等方面的合并。集团高层要从资产管理、财务管理、组织机构、人事和考核等方面制订完整的工作程序,明确各部门的权责关系。医院集团的每个成员是独立法人,为了整合医疗资源与财务资源,以强带弱,提升整体医疗水平,产生"1+1>2"的效果,集团医院需要创新财务管理模式,加强集团总部财务中心的管理职能,实行全面预算管理,通过一体化财务战略和财务资源的整合,强化竞争优势。

（高凤玲）

第十四章 医院会计

第一节 医院会计概述

会计是一种经济管理活动,是因经济管理的客观需要而产生,并随着经济管理活动的发展而发展。它通过记录、计算,准确地反映和监督经济活动过程中的各种资源消耗和经营成果是会计的基本职能。会计的核算和监督是以货币为主要计量单位,以真实、合法的会计凭证为依据,具有连续性、系统性、全面性和综合性等特点。

一、会计的产生

在人类社会的生产活动中,人们一方面要创造物质财富,另一方面又要发生劳动消耗。自然人们会很关心耗费带来的成果,力求以尽可能少的劳动消耗,取得尽可能多的成果。这样就需要采取一定的方法对劳动耗费和所取得的成果进行观察、计量、记录和比较。随着生产活动的日益复杂,单凭头脑记忆已不能完成这项工作,于是就产生了原始的计量、记录行为。远在原始社会末期,我国就出现了"结绳记事""刻木记日"等原始的记录计算方法。

随着社会生产力的发展,一方面人类的生产活动出现了剩余产品;另一方面随着文字、数字和货币的出现,对生产活动的记录、计算过程也越来越复杂和专业化,于是会计活动从生产活动中逐渐独立出来,并成为一项专门的技术性工作。可以说,一定数量的剩余产品以及文字、数字和货币的出现是会计产生的重要前提。

纵观古今中外和会计的发展历史我们可以得出以下结论。

第一,会计是适应社会生产的需要而产生的。社会存在和发展的基础是生产,而生产离不开管理,管理离不开会计。社会越进步,现代化程度越高,会计越重要。

第二,会计本身有一个不断发展、变化、提高和完善的过程。会计的发展取决于生产力水平的提高和社会制度的变革。而不同历史阶段促进会计发展的共同性因素,则是经济资源的有限性和人类对资源利用效益最大化的追求。

第三,从会计方法的发展演变来看,会计记账方法的演变过程可以概括为:叙述性记录-单式记账法-复式记账法。

二、医院会计的概念

"会计"一词从字面上解释,"会"是聚合的意思,"计"是计算的意思。清代学者焦循所著《孟子正义》一书解释道:"零星算之为计,总合算之为会。"其意思是说,岁末的全年总合计算以及日常的零星计算,合起来即"会计"。虽然这种简单的字面解释无法表述会计的全部内容,但仍然概括了会计核算方面的基本特征。

会计的历史源远流长,现在人们所说的会计,是指以货币为主要计量单位,以凭证为依据,采用专门的方法,对会计主体的经济活动进行全面、综合、连续、系统的核算与监督,向有关方面提供会计信息,参与经济管理,旨在提高经济效益的一种管理活动。

(一)会计的分类

会计可以按照不同的标准进行分类,按照核算与监督的对象及内容不同,会计可以分为企业会计和预算会计。

1.企业会计

企业会计是以货币为主要计量单位,连续、系统、全面地核算与监督各类企业资金活动过程及结果的专业会计,是企业经营管理的一个重要组成部分,是一个经济信息系统。企业会计是核算与监督社会再生产过程中属于生产流通、电子商务、广告传媒等领域中的各类企业经营活动和经营结果的会计体系。企业会计包括:工业企业会计、商业企业会计,交通运输企业会计、农业企业会计、旅游饮食服务企业会计、邮电通信企业会计、施工企业会计、房地产企业会计、金融企业会计、电影新闻出版企业会计、对外经济合作企业会计等。

2.预算会计

预算会计是以货币为主要计量单位,连续、系统、全面地核算与监督各级事业单位、行政单位和财政机关预算资金活动过程及结果的专业会计,是国家预算管理的重要组成部分。预算会计是以预算管理为中心的宏观管理信息系统和管理手段,是核算与监督事业单位、行政单位预算收支和中央及地方各级政府财政总预算执行情况的会计体系。它包括事业单位会计、行政单位会计和财政总预算会计等。

事业单位、行政单位和财政机关同属于非物质生产部门。其业务及资金活动过程与企业相比有较大差别。它们组织及使用的资金基本上属于社会再生产过程中分配领域的国家预算资金。因此,在会计分类上把这部分单位的会计统称为预算会计。又因为事业单位、行政单位和财政机关的业务活动与执行预算的任务不同,其会计核算的对象与具体内容也存在相应差别,故将其会计分别称为事业单位会计、行政单位会计和财政总预算会计,前两者又统称为单位预算会计。

(二)医院会计的概念

医院是以向人们提供医疗护理服务为主要工作内容的医疗机构,根据不同的标准,医院有不同的分类,本书中所指的医院是指公立医院。2010年财政部颁布的《医院财务制度》(财社[2010]306号)和《基层医疗卫生机构财务制度》(财社[2010]307号)(以下简称新财务制度)对公立医院的范围给出了明确的界定:公立医院(以下简称医院)包括综合医院、中医院、专科医院、门诊部(所)、疗养院等,不包括城市社区卫生服务中心(站)、乡镇卫生院等基层医疗卫生机构。基层医疗卫生机构的范围包括政府举办的独立核算的城市社区卫生服务中心(站)、乡镇卫生院等基层医疗卫生机构。基层医疗卫生机构主要负责提供疾病预防控制等公共卫生服务及基本医疗服务、诊疗常见病、多发病,而公立医院主要承担危重急症和疑难病症救治、科研、教学等多方面的职能。

  医院是实行差额预算的卫生事业单位,医院会计制度是我国预算会计体系的重要组成部分。新财务制度第九条规定:国家对医院实行"核定收支、定项补助、超支不补、结余按规定使用"的预算管理办法。地方可结合本地实际,对有条件的医院开展"核定收支、以收抵支、超收上缴、差额补助、奖惩分明"等多种管理办法的试点。

  根据会计核算、监督对象和适用范围的相关规定,医院会计属于预算会计范畴。医院会计是以货币为主要计量单位,对医院资金运动的过程及结果进行连续、系统、完整地反映和监督,向与医院有经济利益关系的各方提供所需要的会计信息、为医院内部管理者进行运营决策、编制预算以及评价考核工作业绩提供重要依据的一项经济管理活动。

三、医院会计核算的对象

  医院会计核算的对象是医院资金的运动。研究会计核算的对象可以使我们对医院会计所要反映和监督的内容进行总体的了解。在各个医院里,资金运动的具体过程总是表现为各种各样众多的业务活动。医院的业务活动主要包括医疗、科研、教学以及其他与之相关的其他活动。

  为了提供医疗服务,医院需要消耗各种资源。为了取得这些资源医院就需要不断地筹集和投放资金(医院取得的补偿主要包括国家财政补助、向患者收费或医疗保险机构付费等)。将货币资金转化为各项资产,如购买药品、卫生材料、各种医疗设备等。在提供医疗服务的过程中,医院要发生各种材料的消耗,设备的磨损,同时也要发生工资的支付和其他费用的支出。这些耗费,即为物化价值和劳动价值转化为医疗劳务价值的过程。在这个过程中,医院既取得有关收入,又发生各种相关费用。医院在持续运营的过程中,收入与费用相抵后的结余即为医院的经营成果。此外,在购买物资和取得补偿的过程中,医院还会与患者、医疗保险机构、政府部门以及相关单位形成各种应收应付等经济行为。

  此外,医院开展的科研和教学活动也要发生资金的筹集、投放和消耗等经济行为。由此可见医院开展的医疗服务、科研和教学等活动,实际上就是一个资金运动的过程,医院会计就是要对这些经济活动进行准确地核算,从而提供完整真实的有关医院财政补助预算收支执行情况、资产负债等财务状况以及收入、成本费用等运营成果的信息,以满足会计信息使用者的需要。医院资金运动的简化过程如图 14-1 所示。

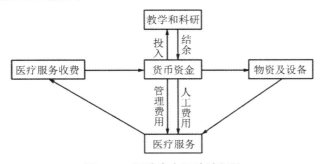

图 14-1 医院资金运动过程图

四、医院会计的职能

  会计职能是指会计在企业、事业单位经济活动中所具有的对财产物资和业务收支活动进行管理方面的功能,即会计能干什么。医院会计的职能,与企业会计职能保持一致,具有反映和监督职能。

（一）反映职能

医院会计的反映职能是指会计通过确认、计量、记录、报告从数量上综合反映医院的经济活动情况,为医院的经济管理提供可靠的经济信息的功能。如对医院在开展医疗服务活动中,业务收入的取得,费用的控制,结余的计算等进行全面核算,并以会计报表或其他形式向信息使用者报告经济信息。这种反映的职能是医院会计的首要职能,也是医院会计工作的基础。其表现主要是对经济活动进行记录、计算、分类、汇总,并将经济活动的各项内容转换为会计信息,转换为能在会计报告中概括并综合反映医院财务活动状况的会计信息。

医院会计反映职能的主要特点有:①会计主要是从数量方面反映各单位的经济活动,从而为经济管理提供数据资料;②会计是对医院经济活动进行全过程的反映,即会计不仅反映过去,还要预测未来经济活动,为医院管理者进行管理经营决策服务;③会计反映具有完整性、连续性和系统性。

（二）监督职能

医院会计的监督职能是指按照经济管理的一般规律,根据政策、法律和规章制度的要求,运用会计对经济活动、单位预算执行情况反映的价值指标,按照一定的目标和要求,指导和调节经济活动的功能。与其他会计一样,会计监督是在会计反映基础上进行的,主要特点有:①会计监督主要是利用价值指标进行货币监督;②会计监督包括事前、事中和事后监督;③医院会计监督的职能也在医院会计核算的全过程中,严格按照法律、法规、预算的要求行事。医院会计与企业会计相比,由于具有使用预算资金的特征,监督的地位更为重要,其会计监督又表现为对医院会计核算过程的监督。因此,医院会计担负着会计管理的重任,它既为医院经济管理提供信息资料,又直接履行管理的职能。

反映和监督是医院会计的两个基本职能,两者之间密切联系相辅相成。反映是会计监督的基础,没有核算所提供的各种信息,监督就失去了依据;而监督又是会计核算质量的保证,只有核算,没有监督,就难以保证核算所提供信息的真实性和可靠性。在实际工作中反映和监督往往是结合在一起进行的。

会计的职能除了核算和监督两个基本职能外,还有参与经济预测、经济决策以及经济活动分析等职能。

（张　赛）

第二节　医院会计的特点及其改革历程

医院会计作为会计的一个分支,具有会计的共同特点,但由于医院是政府实行一定福利政策的社会公益性事业单位,医院的资金来源主要是由国家预算拨款的专项补助和开展医疗业务活动取得的收入两部分组成,医院是非营利、以社会效益为主的单位,医院的业务活动有其特殊性。因此,医院会计与一般企业会计不同,也与其他事业单位的会计核算不同,医院会计有其自身的特点。

一、医院会计的特点

医院具有公益性质,资金流量大,业务活动复杂,社会关注度较高等特点,属于国家部门预算的组成单位,其在会计主体、会计对象、会计目标等方面既有与企业、一般事业单位的相似之处,又有区别于企业、一般事业单位的明显特点,主要表现如下。

(一)医院会计实行基金制会计原则

基金是指为了某种目的而设立的具有一定数量的资金。医院的资金要依据国家有关法规,以提供社会医疗服务保障为目的,必须按照规定的资金用途使用。会计核算要反映各项基金按预期目的使用的结果。

(二)医院会计应遵循国家有关预算的执行规定

医院新财务制度明确规定:"医院所有收支应全部纳入预算管理","医院要实行全面预算管理,建立健全预算管理制度,包括预算编制、审批、执行、调整、决算、分析和考核等制度"。

(三)会计核算不仅要以收支结余核算为中心,同时也要求进行成本核算

回归公益性是医改对公立医院的基本定位。公立医院要具有公益性质,就要坚持以患者为中心,以服务质量为核心,但同时医院又是一个独立核算的经济组织,具有资金规模大、业务活动复杂、需要持续运营和发展等特点。医院会计核算不仅要以收支结余核算为中心,同时也要求进行成本核算。新财务制度对医院的成本核算提出了新的要求,新财务制度第 29 条规定:"根据核算对象的不同,成本核算可分为科室成本核算、医疗服务项目成本核算、病种成本核算、床日和诊次成本核算。成本核算一般应以科室、诊次和床日为核算对象,三级医院及其他有条件的医院还应以医疗服务项目、病种等为核算对象进行成本核算。在以上述核算对象为基础进行成本核算的同时,开展医疗全成本核算的地方或医院,应将财政项目补助支出所形成的固定资产折旧、无形资产摊销纳入成本核算范围;开展医院全成本核算的地方或医院,还应在医疗成本核算的基础上,将科教项目支出形成的固定资产折旧、无形资产摊销纳入成本核算范围。"

(四)医院会计核算基础具有特殊性

新会计制度第一部分第三条规定:"医院会计采用权责发生制基础"。

一般而言,企业会计核算的对象是经营资金,以权责发生制为基础;政府及非营利组织会计核算的对象是预算资金,以收付实现制为基础。由于医院的资金来源既有预算资金,又有经营资金,为了更准确地反映医院的收支及财产状况,医院会计核算时,采用权责发生制,按照应收应付进行会计确认,组织会计核算。但对于少量特殊的业务,如预算资金、科教资金等采用特殊的确认基础。

从总体上看,公立医院确认各项业务收入,应当以权责发生制为基础。而财政补助收入和科教项目收入则以收付实现制为补充。由于基层医疗卫生机构的特殊性,基层卫生机构会计制度第一部分第四条规定,基层卫生机构会计核算实行收付实现制。因此,医院会计核算的基础属于特殊的权责发生制。

(五)对某些会计事项进行了特殊的限定和处理

1.严格限制医院对外投资的范围

新财务制度对医院的对外投资进行了严格限制,规定医院可以在保证正常运转和事业发展的前提下,投资范围仅限于对医疗服务相关领域,且除允许进行购买国家债券等投资外,不允许从事股票、期货、基金、企业债券等对外投资。因此,医院存在对外投资和投资收益的核算,但其

核算内容相对企业而言要少得多。

2.长期股权投资在持有期间采用成本法进行核算

新财务制度将对外投资按照投资回收期的长短分为长期投资和短期投资,对投资收益的确认仍然沿袭了《事业单位会计准则》的做法,虽然要求在新旧制度衔接时对长期债权投资进行追溯调整并补计长期债权利息,但对长期股权投资并未要求按权益法在会计期末以被投资单位的账面净资产价值与所占股份比例计算调整长期股权投资的账面价值,即仍然采用成本法进行核算。

3.区分不同资金来源进行会计处理

设置待冲基金科目,对财政补助及科教项目资金形成的固定资产折旧等不计入医疗成本。待冲基金是指医院使用财政补助、科教项目收入购建固定资产、无形资产或购买药品、卫生材料等物资所形成的,留待计提资产折旧、摊销或领用发出库存物资时予以冲减的基金。

待冲基金反映国家财政对医院的投入程度,以及非财政部门或单位对医院科研、教学的支持程度。引入待冲基金,并在计提资产折旧、摊销时予以冲减,一方面有助于科学地核算医疗成本,为制订医疗服务价格提供更为合理的依据;另一方面可以更好地体现医疗成本与医疗收入之间的配比关系,更好地体现医院的补偿机制;此外还可以实现财政补助收支、科研教学项目收支按照收付实现制基础核算,从而满足相关预算管理、项目管理的要求。

4.医院原则上不得借入非流动负债

新财务制度第六十一条规定:"医院原则上不得借入非流动负债,确需借入或融资租赁的,应按规定报主管部门(或举办单位)会同有关部门审批,并原则上由政府负责偿还。"

二、我国医院会计改革历程

在我国,医院会计改革伴随着改革开放的经济步伐已经走过了30多年的历程。1983年以前,医院会计没有自己的会计制度,从属于政府会计。医院会计核算基本上采用了行政事业单位预算会计制度,把医院的资金视为预算资金进行管理与核算。医院会计工作重在事后算账上,没能发挥会计事前预测、计划、控制、分析和考核的作用,难以满足医院财务管理和会计核算需要,并导致医院费用观念淡薄,不重视经济核算和经济活动分析。为了使医院会计在核算中发挥反映、分析和监督等方面的职能作用,准确计算医院的经营成果,促使医院增收节支提高社会效益和经济效益,促进医疗事业的发展,适应社会政治、经济、医药卫生发展的需要,从1983年开始,我国的医院会计领域主要进行了四次改革。

(一)首次建立了医院会计科目体系

1983年,中华人民共和国卫生部、财政部发布了《医院会计总账科目》、《医院会计收支科目》和《医院收支情况表》,规定了医院会计的23个总账科目和部分明细科目,在科目制订说明中,授权各省、市、自治区可根据总账科目制订相应的二级科目。

这是专门针对我国医院会计领域的第一次改革,这次改革虽然没有制订专门的医院会计制度,但结合医院的实际,制订了适合医院会计的总账科目、收支科目,统一了医院的收支情况表,第一次以部委文件的方式规范、统一医院的会计核算,为后续的会计制度改革奠定了坚实的基础。

(二)诞生了第一部医院会计制度

为了适应医院深化改革的需要,加强医院的经济核算和经济分析,充分发挥会计事前预测、计划、控制、分析和考核的作用。卫生部、财政部于 1988 年 2 月发布了《医院会计制度（试行）》及《医院财务管理办法》，《医院会计制度（试行）》是我国历史上第一部针对医院制订的会计制度。

《医院会计制度（试行）》共分为总则、账务组织和核算方法、会计科目使用说明、会计分录举例、会计报表及编制说明、会计档案和会计交接及附则七个章节。在《医院会计制度（试行）》的要求下，会计核算基础在事业单位中率先实现了由收付实现制到权责发生制的过渡，记账方法由收付记账法调整为借贷记账法。将医院业务收支活动划分为三大块加以核算，医院的业务收支活动主要是医疗收支活动、药品收支活动、制剂收支活动，规定设置医院总账会计科目 46 个，并统一规定了部分二级和三级科目。本着满足医院和上级有关部门管理的需要，同时考虑精确、适用的原则，《医院会计制度（试行）》设置了比较完整的报表体系，共设置"资金平衡表""业务收支汇总表""业务收支明细表""专项资金收支表""往来款项情况表""大型修缮购置项目表""基本情况及财务分析表"七种报表。同时，规定医院收支由逐月累计计算、年终一次结转改为每月结转收支。

（三）市场经济体制建立后的医院会计制度改革

1992 年党的十四大提出建立社会主义市场经济体制，在新的经济形势下，我国的各项经济政策和法规逐步完善，国家对事业单位财务实行了分类管理，对一部分可以通过市场和自身发展解决经济来源的事业单位，采取逐步减少补助的政策。医院的财政拨款收入逐渐减少，其经济来源主要是通过自身医疗业务的开展获得，已有的医院会计制度已经不能适应新的管理核算要求。1998 年，卫生部、财政部颁布了《医院会计制度》（财会字[1998]第 58 号）及《医院财务制度》（财社字[1998]148 号）。

1998 年制订的《医院会计制度》包括总说明、会计科目、会计报表三大部分。规定设置医院总账会计科目 43 个。制度引入了《企业会计准则》、《事业单位财务规则》和《事业单位准则》中的 13 项会计基本原则，并根据事业单位会计准则，首次把医院会计要素确定为资产、负债、净资产、收入和支出五大要素，改变了过去将会计科目分为资金占用和资金来源两大类的划分方法。为了明确医院收支性质，加强医院医疗服务及药品的管理，建立"大收入、大支出"的理财概念，强化了药品核算管理，统一了药品核算的方法。改变了医院结余分配方式，规定了成本的列支范围。

（四）深化医药卫生体制改革下的医院会计制度改革

随着我国社会经济的快速发展，公共财政体制各项政策的逐步建立和完善，医药卫生体制改革的不断深化，1998 年实施的医院会计制度已难以满足新形势下推进公立医院改革、加强公立医院财务和绩效管理的需要。已有的医院会计制度滞后于医疗保险制度改革、国库集中支付、政府收支分类、国有资产管理等财政改革，在实际运行中也出现了资产价值不真实，医疗、药品收支核算不配比，会计科目、报表体系不完善等问题。广大医院财会工作者对上述问题的反映十分强烈，迫切需要进一步健全医院和基层医疗卫生机构的财务、会计和审计监督制度，完善财务会计管理机制，强化内部控制和外部监督，准确核算反映财务信息，满足各方面管理监督的需要。

在医药卫生体制改革不断深化等背景下，为适应社会主义市场经济和医疗卫生事业发展的需要，规范医院财务行为，加强医院会计核算和会计监督，提高会计信息质量，根据《中华人民共和国会计法》以及《事业单位会计准则》《事业单位财务规则》（财政部令第 8 号）和国家关于深化医药卫生体制改革的相关文件及有关法律法规，结合医院经营业务的特点。2010 年 12 月 28 日，财政部会同卫生部对 1998 版的会计制度进行了修订，根据医疗卫生机构发展的现状和特点，卫生部、财政部发布了《医院财务制度》(财社〔2010〕306 号)、《医院会计制度》(财会〔2010〕27 号)、2010 年 12 月 31 日,颁布了《基层医疗卫生机构财务制度》(财社〔2010〕307 号)、《基层医疗卫生机构会计制度》(财会〔2010〕26 号)。并规定,自 2011 年 7 月 1 日起在公立医院改革国家联系试点城市执行,自 2012 年 1 月 1 日起在全国执行。1998 年 11 月 17 日财政部与卫生部联合发布的《医院财务制度》(财社字〔1998〕148 号)、财政部颁布的《医院会计制度》(财会字〔1998〕第 58 号)同时废止。

新会计制度包括总说明、会计科目名称和编号、会计科目使用说明、会计报表格式、会计报表编制说明、成本报表参考格式六个部分。规定设置医院总账会计科目 52 个。制度确定了以权责发生制为记账基础,引入了固定资产核算体系,强化了成本核算,规范了国库集中支付会计核算,整合了基建会计与医院会计,合并了医疗药品收支核算,完善了财务报表体系,明确了科教收支、医疗风险基金、应用软件等的会计处理。

三、新医院会计制度变化要点

新医院财会制度的建立,既是深化医药卫生体制改革、促进公立医院改革的重要内容,也是适应提升医院内部核算和管理水平、提高医院运营效率要求的必然结果。与 1998 版的会计制度(以下简称原制度)相比,新会计制度的变化主要包括以下 9 个要点。

(一)调整了制度适用范围

新会计制度第一部分第二条明确规定,修订后的《医院会计制度》适用于中华人民共和国境内各级各类独立核算的公立医院,包括综合医院、中医院、专科医院、门诊部(所)、疗养院等,不包括城市社区卫生服务中心(站)、乡镇卫生院等基层医疗卫生机构。基层医疗卫生机构适用《基层医疗卫生机构会计制度》(财会〔2010〕26 号)的相关规定。

(二)增加了财政预算改革相关核算内容

为适应我国财政预算体制改革的需要,新的会计制度增加了与国库集中支付、政府收支分类、部门预算、国有资产管理等财政预算改革相关的会计核算内容。实现了会计规范与其他财政政策规范的有机衔接,有利于各项政策的全面贯彻落实。如:按照国库管理改革要求,增设"零余额账户用款额度""财政应返还额度"科目;按照部门预算管理要求,增设"财政补助结转(余)"科目,并要求"财政补助结转(余)""财政补助收入""财政项目补助支出""医疗业务成本""管理费用"等科目按照或参照政府收支分类科目设置明细科目;在"固定资产清理""无形资产"等科目说明中考虑了国有资产管理的相关规定等。

(三)明确规定将基建账相关数据并入会计"大账"

原制度下,医院的基本建设执行《国有建设单位会计制度》,与基本建设相关的资产、负债及收支都只在基建账套中反映,基建账数据长期"游离"会计"大账"。为提高医院会计信息的完整性,全面加强资产负债管理,防范和降低财政风险,新制度规定"医院对基本建设投资的会计核算除按照本制度执行外,还应按国家有关规定单独建账、单独核算",即:医院应当按照新制度的要求,在按国家有关规定单独核算基本建设投资的同时,将基建账相关数据并入医院会计"大账"。

(四)取消了固定基金和修购基金,计提固定资产折旧和进行无形资产摊销

原制度没有规定对固定资产计提折旧,但规定按固定资产原值的一定比例从相关支出中提取修购基金,用于固定资产更新和大型修缮。一方面使固定资产长期按原值反映在资产负债表中,造成资产价值虚增;另一方面造成资产购置支出重复列支,如以财政补助资金购置固定资产

时,购置支出已全额计入财政专项支出,再提取修购基金造成重复列支。

新制度取消了固定基金和修购基金,规定对医院除图书外的所有固定资产计提折旧,以反映资产因使用中的消耗而发生的价值减少,进而真实地反映资产价值。同时,规定对固定资产折旧区分不同的资金来源进行不同的会计处理:对财政补助、科教项目收入形成的固定资产折旧,在计提折旧时增加累计折旧,但不计入医疗成本而是冲减待冲基金(待冲基金于使用财政补助、科教项目收入购建固定资产时形成);对医院其他资金形成的固定资产折旧,则应在计提折旧时增加累计折旧并计入医疗成本。新制度对无形资产摊销的会计处理也作了相同规定。

（五）将医疗药品收支合并核算

原制度将医院提供医疗服务取得的收入和发生的支出分为医疗收支和药品收支,医疗支出和药品支出主要按照医疗人员和药品部门人员的身份来界定,管理费用期末按照医疗、药品部门人数比例进行分摊。这种机械割裂医疗支出与药品支出的处理方法没有在药品支出中体现医疗人员与药品活动相关的脑力劳动付出,造成药品收支结余过大,医疗收支结余过小或出现亏损、医疗药品收支不配比等问题。新制度将原制度下的"医疗收入"与"药品收入"两个科目合并为"医疗收入"一个科目,将原制度下的"医疗支出"与"药品支出"两个科目合并为"医疗成本"一个科目。

（六）完善了医疗成本归集和核算体系

原制度缺乏对医院医疗成本核算对象、核算范围和口径、核算方法等合理、统一的规定,加之将医疗成本机械地割裂为医疗支出和药品支出,造成了实践中各医院成本核算口径不一、成本信息缺乏可靠性、可比性和科学性、难以为政府部门制订医疗改革政策、医疗服务价格以及实施医院绩效评价等提供合理依据的尴尬局面。

新制度就完善成本归集和核算体系所作的改进包括两个方面:一是在"在加工物资"科目核算说明中,对自制物资的成本项目、成本归集和核算方法作了详细规定;二是要求在"医疗业务成本"科目下按"人员经费""卫生材料费""药品费"等费用项目以及各具体科室进行明细核算,归集直接成本。这一规定明确了成本核算对象和范围,有利于为各医院进一步分配间接成本(管理费用)、医疗技术成本、医疗辅助成本,进而计算临床服务科室成本提供口径一致、可供验证的基础数据。

1.明确了原制度"缺失"的重要规范要求

原制度缺乏对科研教学收支、医疗风险基金、医疗收入结算差额、应用软件等重要业务或事项的处理规定,造成实务中相关事项核算上的混乱,既影响了会计信息质量,也给医院监管带来难度。新制度对原制度"缺失"的一些重要业务或事项的会计处理做出了明确规范。

2.明确了科教收支的会计处理

即:适应科教项目收支须专款专用、单独核算的要求,规定医院取得的科研、教学项目资金通过"财政补助收入""科教项目收入"科目核算,医院使用科研、教学项目资金所发生的支出通过"财政项目补助支出""科教项目支出"科目核算,医院留待下期继续使用的科研、教学结转资金和结余资金通过"财政补助结转（余）""科教项目结转（余）"科目核算;明确医院取得的与教学相关的培训收入等通过"其他收入"科目核算;考虑医院的补偿机制,规定医院开展科研、教学项目使用自筹配套资金发生的支出,以及医院开展的不与特定项目相关的医疗辅助科研、教学活动发生的支出,通过"医疗业务成本"科目核算。

3.明确了计提医疗风险基金的会计处理

新制度规定在"专用基金"科目下增设"医疗风险基金"明细科目,核算医院按规定提取的医疗风险基金。计提医疗风险基金时,计入医疗业务成本并增加专用基金中的医疗风险基金;按规定使用医疗风险基金时,冲减专用基金中的医疗风险基金。

4.明确了医疗收入结算差额的会计处理

医院同医疗保险机构结算时,医疗保险机构实际支付金额与医院确认的应收医疗款金额之间存在差额的,对于除医院因违规治疗等管理不善原因被医疗保险机构拒付所产生的差额以外的差额,应当调整医疗收入;医院因违规治疗等管理不善原因被医疗保险机构拒付而不能收回的应收医疗款,应按规定确认为坏账损失。

5.明确了应用软件的会计处理

即对于应用软件,如果其构成相关硬件不可缺少的组成部分,应当将该软件价值包括在所属硬件价值中,一并作为固定资产进行核算;如果其不构成相关硬件不可缺少的组成部分,应当将该软件作为无形资产核算。

(七)改进完善了会计科目体系

新制度按照此次改革要求,对原制度下的科目体系进行了全面梳理和完善,新增、取消了部分科目,对个别科目名称进行了修改,同时全面完善了各科目的确认、计量等核算内容。主要变化包括以下几点。

(1)增设科目:按照国库管理改革要求,增设"零余额账户用款额度""财政应返还额度"科目;按照部门预算管理要求,增设"财政补助结转(余)"科目,并要求"财政补助结转(余)""财政补助收入""财政项目补助支出""医疗业务成本""管理费用"等科目按照或参照政府收支分类科目设置明细科目;适应医院业务核算需要,增设"短期投资""预付账款""固定资产清理""长期待摊费用""应付票据""应付福利费""应交税费"等科目;增设"累计折旧""累计摊销""待冲基金""科教项目结转(余)""科教项目收入""科教项目支出"等科目。

(2)取消、合并科目:因取消药品售价核算而取消了原"药品进销差价"科目,并将原"药品""库存物资"科目合并为"库存物资"科目;取消了原"开办费"科目;取消了原"固定基金"科目、"专用基金"科目中的"修购基金"明细科目;因合并医疗药品收支而将原"医疗收入""药品收入"科目合并为"医疗收入"科目,将原"医疗支出""药品支出"科目合并为"医疗业务成本"科目;因考虑重要性原则取消了原"上级补助收入"科目,而将相关内容转由"其他收入"科目核算。

(3)名称变化科目:因医院业务变化将原"应缴超收款"科目改为"应缴款项"科目;因工资津贴补贴改革将原"应付工资"科目改为"应付职工薪酬"科目;出于合理性、一致性等考虑,将原"现金""应收在院患者医药费""在加工材料""收支结余""财政专项支出"科目分别改为"库存现金""应收在院患者医疗款""在加工物资""本期结余""财政项目补助支出"科目。

(4)对各科目的核算内容、明细科目设置、确认计量原则和主要账务处理作了更为全面、细化的说明。

(八)改进和完善了财务报告体系

与原制度相比较,新制度增加了现金流量表、财政补助收支情况表和报表附注,规定了财务情况说明书至少应包括的内容,提供了作为财务情况说明书附表的成本报表的参考格式,并全面改进了各报表的结构、项目及其排列方式,特别是:为便于对医院进行财务分析,按照流动性和非流动性排列资产负债表项目;为合理反映医院的收支补偿机制,按照多步式结构设计收入费用总表;按照性质分类和功能分类分别列示医疗成本明细项目,等等。一方面使医院的财务报表格式与国际惯例和企业会计更为协调,增强了通用性;另一方面,也兼顾了医院的实际情况,使医院的财务报告体系更为完整,以满足财务管理、预算管理、成本管理等多方面的信息需求。

(九)引入注册会计师审计制度

新制度规定医院对外提供的年度财务报告应按规定经过注册会计师审计。引入注册会计师审计制度,有助于确保医院新会计制度的有效实施,有利于进一步加强对政府卫生投入资金使用情况的监督管理,健全医院会计监督体系,创新监督机制。

(张　赛)

第三节　医院会计核算的基本前提和一般原则

医院会计核算是在一定的前提条件和原则基础上进行的。会计前提是对会计资料的记录、计算、归集、分配和报告进行处理和运用的假设前提和制约条件,如果离开了这些前提及制约条件,会计核算的各种数据便无从产生,也无从解释或运用。同样,医院会计核算的一般原则,是对会计工作及由此产生的会计信息的基本要求,是我国会计核算工作应当遵循的基础性规范。

一、医院会计核算的基本前提

会计核算的基本前提,也称会计假设,它是人们对那些未经确认或无法正面论证的经济事物和会计现象,根据客观的正常情况或趋势所作的合乎事理的推断。医院会计核算的基本前提包括会计主体、持续经营、会计分期、货币计量。

(一)会计主体

会计主体是会计工作为其服务的特定单位和组织,指医院会计确认、计量和报告的空间范围,明确会计主体是组织会计核算的首要前提。

一般来说,凡有经济业务的任何特定的独立实体,如需独立核算盈亏或经营成果及编制独立的会计报表,就可以构成一个会计主体。在会计主体假设前提下,医院会计核算应当以医院自身发生的各项经济业务为对象,记录和反映其自身的各项经济活动。

需要特别指出的是,会计主体与法律主体并不是等同的概念,所有的会计主体不一定都是法律主体,但所有的法律主体都应该是会计主体。例如:一家医院拥有若干分院,为了全面反映各分院的财务状况与经营成果,可以将各分院作为一个会计主体开展会计核算,但分院却不是法律主体。

区别一所医院或医疗机构是否是一个会计主体,主要包括 3 个方面:①是否拥有独立的资金;②是否进行独立的经济活动;③是否实行独立的会计报告。

凡同时符合以上 3 个条件的经济组织,即为一个独立的会计主体。

(二)持续经营

持续经营是指在正常情况下,医院将按照既定的经营方针和预定的经营目标一直无限期的运营下去,而不会存在破产和停业清算的情况。它是会计假设中一个极为重要的内容。有了持续经营的前提,医院在会计信息的收集和处理上所使用的会计处理方法才能保持稳定,会计记录和会计报表才能真实可靠。会计核算上所使用的一系列会计处理方法都是建立在持续经营的前提基础上的。

持续经营假设为许多资产计量和费用分配奠定了理论基础,例如:在持续经营的前提下,医院可以正常使用它所拥有的资产,偿还正常的债务,进行会计记录、按照成本记账、确定折旧方法计提折旧等。同时也为确定各种费用分配方法提供了依据,也建立起了会计确认和计量的原则。如固定资产价值在取得时按成本入账,折旧按使用年限或按工作量分期摊销;无形资产的摊销;预提和待摊费用的分配;资产、负债划分为流动和长期;收益确定和费用分配的应计原则等,都必须在这一前提下才有意义。

但是在市场经济条件下,由于价值规律和竞争而产生优胜劣汰,医院也无法违背这一规律。医院的关、停、并、转,使正常的经营活动无法维持,即持续经营前提已不能成立,建立在此前提之下的各种会计准则将不再适用,而只能用另外一种特殊的会计准则进行会计处理。如对破产清算的单位,历史成本原则已不适用,必须用清算价格来确定其财产价值,其会计处理也就应当遵循清算会计的相关规定。

《事业单位会计准则》中对事业单位持续经营前提规定为:会计核算应当以事业单位各项业务活动持续正常地进行为前提。医院的会计核算也应遵循这一会计假设。

(三)会计分期

会计分期是指人为地把持续不断的医院业务运营活动,划分为一个首尾相接、等间距离的会计期间,以便分期地确定费用、收入和经营成果或收支结余,分期地确定各期初期末的资产、负债和净资产的数量,进行结账和编制会计报表,及时有效地向有关方面提供财务状况和财务成果的会计信息。

有了会计分期,才产生了本期与非本期的区别;有了本期和非本期的区别,才产生了权责发生制和收付实现制;有了会计分期,也就有了预收、预付、应收、应付、预提、待摊等一些特殊的会计方法。由此可见,会计分期规定了会计核算的时间范围,是适时总结业务活动或预算执行情况的重要前提条件之一。只有规定固定的会计期间,才能把各期的财务成果进行比较。我国事业会计准则规定,事业单位会计采用"公历制",即每年1月1日至12月31日为一个会计年度,中间还可分为季度和月份,均按公历制计算。

根据世界各国对预算年度的规定不同,会计年度采用的形式有:公历制(即每年1月1日起至本年12月31日止),如中国、德国、匈牙利、波兰、瑞士、朝鲜等国;四月制(即每年4月1日起至次年3月31日止),如英国、加拿大、印度、日本、新加坡等国;七月制(即每年7月1日起至次年6月30日止),如瑞典、澳大利亚等国;十月制(即每年10月1日起至次年9月30日止),如美国、缅甸、泰国、斯里兰卡等国。

《事业单位会计准则》对会计分期前提的规定是:会计核算应当划分会计期间、分期结算账目和编制会计报表。会计期间分为年度、季度和月份,会计年度、季度和月份的起讫日期采用公历日期。会计期间的划分为财务报告期间和截止日的确定提供了基础,《医院会计制度》规定医院财务报告分为中期财务报告和年度财务报告,以短于一个完整的会计年度的期间(如季度、月度)编制的财务报告为中期财务报告,年度财务报告则是以整个会计年度为基础编制的财务报告。

(四)货币计量

货币计量又称货币计量单位,是指会计主体的业务管理活动及其结果,必须以货币作为计量尺度予以综合反映。会计核算必须选择货币作为会计核算上的计量单位,并以货币形式反映单位的生产、经营的全过程,从而使会计核算的对象统一表现为货币运动,全面反映医院的财务状况和经营成果。由此可见,会计计量之所以以货币为统一计量单位,主要是因为货币是现代经济中一切有价物的共同尺度,是商品交换的媒介物,是债权债务清算的手段。

会计综合反映医院的资产、负债、净资产、收入和费用等方面的信息,货币是最理想的计量单位,其他如实物、劳务计量尺度都不具有这种功能。

货币计价前提包括 3 个方面的内容。

(1)货币计量单位是会计计量的基本计量单位,其他单位是辅助的。

(2)在多种货币同时存在的条件下,或某些业务是用外币折算时,需要确定一种货币为记账本位币,我国会计准则规定以人民币为记账本位币。

(3)货币计量单位是借助价格来完成的,如某些经济业务没有客观形成的市场价格作为计量依据时,应选择合理的评估方法来完成计量工作。

《事业单位会计准则》中对事业单位货币计价前提的规定:会计核算以人民币为记账本位币。发生外币收支的,应当折算为人民币核算。

应当注意的是,货币计量前提是以币值的相对稳定为基础的,在恶性通货膨胀或物价急剧变化的情况下,就需要采用特殊的会计准则来进行处理,如通货膨胀会计。货币计量假设是一种币值不变的会计假设,是指在正常的会计处理过程中,不考虑币值变动的影响,即假定货币价值稳定不变。币值不变假设是历史成本原则的理论基础。假定货币稳定保证了不同时期的会计信息具有可比性。

在医院会计核算中遵循了上述四项基本假设,在会计报表中无需说明;若有违背,则应作为重大事项的揭示予以说明和反映。

上述会计核算的四项基本假设,具有相互依存、相互补充的关系。会计主体确立了会计核算的空间范围,持续经营与会计分期确立了会计核算的时间长度,而货币计量则为会计核算提供了必要手段。没有会计主体,就不会有持续经营;没有持续经营,就不会有会计分期;没有货币计量,就不会有现代会计。

二、医院会计核算的一般原则

医院会计核算的一般原则是指对医院会计核算进行指导的基础性规范,是对会计工作及由此产生的会计信息的基本要求,会计核算的一般原则包括 3 个方面的内容:一是衡量会计信息质量的会计原则,主要有真实性原则、相关性原则、可比性原则、一致性原则、及时性和明晰性原则等;二是确认和计量方面的会计原则,主要有权责发生制原则、配比原则、专款专用原则、历史成本原则、划分收益性支出和资本性支出的原则等;三是修正会计原则,主要有谨慎性原则、重要性原则和实质重于形式原则。

(一)衡量会计信息质量的会计原则

1.真实性原则

真实性原则是指医院会计核算应以实际发生的经济业务和以合法的凭证为依据,进行会计计量、编报财务报告,客观真实地反映医院的财务收支状况及其结果。按照这个要求,会计核算的对象应该是医院实际已经发生的经济业务,并有合法的凭证作为依据,利用符合经济业务特点的方法或标准进行核算。

会计信息的真实性,是保证医院会计核算质量的首要条件,真实性原则要求会计处理必须做到内容真实确切、数字准确无误、项目全面完整、手续齐全完备、资料及时可靠。

2.相关性原则

又称有用性原则,是指医院会计核算所提供的会计信息应当符合国家宏观经济管理的要求,满足利益相关各方的需要,即预算管理和有关各方了解医院财务状况及收支情况的需要,满足医院内部加强管理的需要。会计信息相关性,是随着医院的内外环境的变化而变化的。在计划经济时期,医院的会计工作和会计信息主要是为满足国家对其直接管理而服务的,其信息的主要内容是资金的收、付、存的基本内容。随着社会主义市场经济等外部形势的变化,医院的会计信息也必须随之变动。医院的资产、负债和净资产及其变化情况,已成为最为有用的经济信息,成为加强医院内部、外部管理的必需。因此,医院必须按相关性原则进行会计处理,并提供有用的会计信息。

如果会计信息提供以后,没有满足会计信息使用者的需要,对会计信息使用者的决策没有什么作用,就不具有相关性。

3.可比性原则

又称统一性原则,是指医院会计核算应当按照统一规定的会计处理方法进行,同行业不同单位会计指标应当口径一致,相互可比。这条原则要求的内容:一是会计处理在同一行业内、医院之间应采取统一的方式和方法,统一按行业会计制度进行;二是同一医院在不同地点、不同时间发生的相同类型的经济业务,应采用统一的方式、方法处理,以保证医院内部各类业务事项的可比性。会计信息的可比性是提高会计信息可利用程度的一个很重要的内容。

4.一致性原则

一致性原则是指医院各个会计期间共同所用的会计处理方法、程序和依据应当前后一致,不得随意变更。如确有必要变更,应当将变更的情况、原因和对医院财务收支结果的影响在财务报告中说明。在会计核算中,某些业务往往存在着多种核算方法可供选择使用,如材料的计价方法、累计折旧、坏账准备的计提方法及收支结余确定方法等。为了保证会计报表前后期有关数据的可比性,防止因会计方法变更影响会计数据的客观性,会计处理方法必须前后各期保持一致。

5.及时性原则

及时性原则是指对医院的各项经济业务应当及时进行会计核算。及时性内容包括两个方面:一是医院的会计处理应当及时,即会计事项的账务处理应当在当期内进行,不能延至下一会计期间或提前至上一会计期间;二是会计报表应在会计期间结束后,按规定日期呈报给上级主管部门、财政部门、出资者及其各方利益关系人,不得影响有关各方使用报表。及时性原则是保证会计信息使用者及时利用会计信息的必要条件,但医院不得为满足及时性原则而提前结账和赶制会计报表,否则将违背真实性原则。

6.明晰性原则

又称清晰性原则,可理解性和可辨认性原则,是指医院会计记录和会计报告应当清晰明了,便于理解和运用。提供会计信息的目的在于使用,要使用会计信息就必须理解、明了会计信息所说明的问题。因此,要求医院所提供的会计信息简明、易懂、明了地反映医院的财务状况和业务运营成果。明晰性原则是对会计技术提出的质量要求。

(二)确认和计量方面的会计原则

1.权责发生制原则

又称应计制或应计基础、应收应付制,是指医院会计以收入和支出(费用)是否已经发生为标准来确认本期收入与支出(费用)的处理方式,即以收付应归属期间为标准,确定本期收入和支出

(费用)的处理方法,其主要内容为:凡是当期已经实现的收入和已经发生应当在本期负担的费用,无论款项是否收付,都应当作为本期的收入和支出(费用)处理;凡是不属于本期的收入和支出(费用),即使款项已经在本期收付,也不应作为本期的收入和支出(费用)入账。权责发生制是对收入、支出(费用)确定和计价的一般原则,也是一种记账基础。

与权责发生制相对应的原则为收付实现制,又称现金制。收付实现制,是指以货币资金的实收实付为基础来确认收入和支出(费用)的处理方式。凡是在本期实际收到的款项,或在本期实际支出的款项,无论该项收入、支出(费用)发生在什么时间,是否应归本期,都作为本期的收入和支出(费用)处理。

在医院会计实务中,其交易或者事项的发生时间与相关货币收支时间有时并不完全一致,例如:某些款项已经收到,但医疗服务并未提供,或者某款项已支付,但却并非本期经营活动所发生的,因此为了更加真实地反映特定会计期间的财务状况,按照《医院会计制度》(财会[2010]27号)(以下简称新会计制度)规定:"医院会计采用权责发生制基础"。

医院会计采用权责发生制基础可以合理确定各期结余或亏损,加强经济管理,提高资金使用效益。此外,我国预算会计(含行政单位会计、事业单位会计除经营业务外)要求采用收付实现制,因此医院取得的财政补助收入、科教项目收入以及相应发生的财政项目补助支出、科教项目支出应采用收付实现制进行核算。以拨款的方式从财政部门、主管部门或举办单位取得的经费来源,不需要偿还,但要对支出情况进行严格的考核和监督,保证预算资金的安全。

因此,医院确认各项业务收入,应当以权责发生制为基础;财政补助收入和科教项目收入以收付实现制为补充。

2.配比原则

又称收入与费用相配比原则,是指医院的支出(费用)与取得的收入应当相互配比,以求得合理的结余。配比原则包括3个方面的内容:一是收入必须与取得时付出的成本、费用相配比,这样才能确定取得的某类收入是否可抵偿其耗费;二是某一部门的收入必须与该部门的成本、费用相配比,它可以衡量和考核某一部门的业绩;三是某个会计期间的收入必须与该期间的耗费相配比,即本会计期间内的总收入应与总的成本、费用相配此,从而确定出本期医院的结余情况。

根据收入与成本、支出(费用)之间的关系,配比的方式有直接配比、间接配比和期间配比三种。凡是与各项收入有直接联系的费用、支出,如材料费、人工费,都可以作为直接配比的项目直接处理;对与收入没有直接联系的间接费用,则按一定的标准分摊,确定为某类收入的费用;对会计期间发生的管理费用,则应采用期间配比的方式,作为期间费用直接列入当期的支出。医院会计的配比原则与权责发生制的应用是相互联系的,即会计基础采用权责发生制的单位,支出与相关的收入应当相互配比。在配比原则下,将会发生待摊费用和预提费用等核算内容。

根据配比原则,当医院医疗收入已经实现时,某些资产已被消耗(如药品和卫生材料),以及劳务已经提供(如提供诊察服务),对于已被耗用的这些资产和劳务的成本,应当在确认有关收入的期间确认为费用。医院的各项费用中,医疗业务成本与医疗收入的实现直接相联系,两者的确认应符合配比原则,在某个会计期间确认医疗收入时,应当同时确认与之相关的医疗业务成本。

3.专款专用原则

专款专用原则是指对指定用途的资金,应按规定的用途使用,并单独反映。由于国家对事业单位有专项补助经费,因此这一原则是事业单位会计特有的准则,它只存在于事业单位(包括医院)会计中,而不存在于企业与行政单位会计中。在资金投入主体较多,投入项目较多的医院,必须按资金取得时规定的不同用途使用资金,专款专用并专设账户。会计核算和报表都应单独反映其取得、使用情况,从而保证专用资金的使用效果。例如:医院会计中的财政补助收入、科教项目收入、财政项目补助支出、科教项目支出等会计科目,以及财政补助收支情况表等均是该项原则的具体体现。

4.历史成本原则

又称实际成本计价原则、原始成本原则,是指医院的各项财产物资应当按照取得或购建时的实际价值核算,除国家另有规定者外,一律不得自行调整其账面价值。由于历史成本具有客观性,是交易过程形成的成本,没有随意性;同时,历史成本资料容易取得,历史成本反映财产物资取得时的价值,既有案可查,前后又具有可比性,同时又能反映物价波动情况。

5.划分收益性支出和资本性支出的原则

收益性支出是指该项支出发生是为了取得本期收益,即仅与本期收益的取得有关;资本性支出是指该支出的发生不仅与本期收入的取得有关,而且与其他会计期间的收入有关,或者主要是为以后各会计期间的收入取得所发生的支出。

划分收益性支出和资本性支出,主要目的是为了正确计算医院各个会计期间的结余和亏损。对于以权责发生制为基础确认的费用,如医疗业务成本、管理费用等,应当合理划分应当计入当期费用的支出和应当予以资本化的支出。根据划分应计入当期费用的支出和应予以资本化的支出原则,如果某项支出的效益涵盖几个会计期间,该项支出应予以资本化,如以自筹资金购买固定资产的支出,不能作为当期的费用;如果某项支出的效益仅涉及一个会计期间,则应当确认为当期费用。

(三)修正会计原则

1.谨慎性原则

又称为稳健性,是指医院对交易或者事项进行会计处理时应当保持应有的谨慎,不应当高估资产或者收益、低估负债或者费用。谨慎性要求医院在面临风险或者不确定性时,应当保持应有的谨慎,充分估计各种风险和损失,避免医院在发生风险时正常运营受到严重影响。

2.重要性原则

该原则就是在会计核算过程中对交易或事项应当区别其重要程度,采用不同的核算方式。对资产、负债、净资产等有较大影响,并进而影响财务会计报告使用者据以作出合理判断的重要会计事项,必须按照规定的会计方法和程序进行处理,并在财务会计报告中予以充分、准确地披露;对于次要的会计事项,在不影响会计信息真实性和不至于误导财务会计报告使用者作出正确判断的前提下,可适当简化处理。实行重要性原则,对次要经济业务作适当的简化核算工作,可使会计资料和会计报表突出重点地反映医院的经营情况和财务状况。

区别重要和次要的依据,主要是从考核分析和预测决策的要求来考虑的,也是会计核算本身进行成本/效益权衡的体现。这里需要强调的是,对于某一会计事项是否重要,除了严格参照有关的会计法规的规定之外,更重要的是依赖于会计人员结合本单位具体情况所作出的专业判断。

3.实质重于形式原则

该原则是指医院应当按照交易或事项的经济实质进行会计核算,而不应当仅仅按照它们的法律形式作为会计核算的依据。

在会计核算过程中,可能会碰到一些经济实质与法律形式不吻合的业务或事项,例如:融资租入的固定资产,在租期未满之前,从法律形式上讲,所有权并没有转移给承租人,但是从经济实质上讲,与该项固定资产相关的收益和风险已经转移给承租人,承租人实际上也能行使对该项固定资产的控制权,因此承租人应该将其视同自有的固定资产,一并计提折旧和大修理费用。

遵循实质重于形式原则,在进行会计核算时,会计人员应当根据经济业务的实质来选择会计方法,而不是拘泥于经济业务的法律形式。遵循该原则体现了对经济实质的尊重,能够保证会计核算信息与客观经济事实相符。

(张　赛)

第四节　财务会计内部控制的主要内容和要求

一、预算控制

(一)预算编制控制

根据国家有关规定和医院的实际情况,建立健全预算编制、审批、执行、分析、调整、决算编报、绩效评价等内部预算管理工作机制。单位一切收入、支出必须全部纳入预算管理。

医院的预算编制应当做到程序合理、方法科学、编制及时、数据准确。按规定程序逐级上报,由上级预算管理部门审批。

医院应当指定部门专人负责收集、整理、归档并及时更新与预算编制有关的各类文件,定期开展培训,确保预算编制部门人员及时全面掌握相关规定。

医院应当建立内部预算编制部门与预算执行部门、资产管理部门的沟通协调机制,确保预算编制部门及时取得和有效运用财务信息和其他相关资料,实现对资产的合理配置。应严格按照批复的预算组织收入、安排支出,确保预算严格有效执行。

(二)预算执行控制

1.建立预算执行的适时分析机制

财会部门定期核对内部各部门的预算执行报告和已掌握的动态监控信息,确认各部门的预算执行完成情况。医院根据财会部门核实的情况定期予以通报并召开预算执行分析会议,研究、解决预算执行中存在的问题,提出改进措施。确保年度预算的完成。

2.年度预算一经批复,一般不予调整

因政策变化、突发事件等客观原因影响预算执行的,按规定程序报批。应当建立突发事件应急预案资金保障机制,明确资金报批和使用程序。因突发事件等不可预见因素确需调整预算的,应当按照国家有关规定和医院的应急预案办理。

(三)决算控制

加强决算管理,确保决算真实、完整、准确,建立健全预算与决算相互协调、相互促进的机制。

建立健全预算支出绩效评价机制,按照国家有关规定和本单位具体情况建立绩效评价指标,明确评价项目和评价方法,加强业务或项目成本核算;通过开展支出绩效评价考核,控制成本费用支出,降低运行成本,提高资金使用效率。

二、收入与支出控制

（一）收入控制

1.医院应当建立健全收入管理制度和岗位责任制

根据收入来源和管理方式,合理设置岗位,明确相关岗位的职责权限,确保提供服务与收取费用、价格管理与价格执行、收入票据保管与使用、办理退费与退费审批、收入稽核与收入经办等不相容职务相互分离,合理设置岗位,加强制约和监督。

2.各项收入应符合国家有关法律法规和政策规定

要严格按照国家规定管理各项收入,严格执行收入管理业务流程。①重点控制门诊收入、住院结算收入。加强流程控制,防范收入流失,确保收入的全过程得到有效控制。②加强结算起止时间控制。统一规定门诊收入、住院收入的每天、每月结算起止时间,及时准确核算收入。③建立退费管理制度。各项退费必须提供交费凭证及相关证明,核对原始凭证和原始记录,严格审批权限,完备审批手续,做好相关凭证的保存和归档工作。④各项收入应当由单位财会部门统一收取并进行会计核算,其他部门和个人未经批准不得办理收款业务,严禁设立账外账和"小金库"。严格按照医院财务会计制度规定确认、核算收入。

3.财务部门要及时备案各项收入合同

业务部门应在涉及收入的合同协议签订后及时将合同副本交存财会部门备案,确保各项收入应收尽收,及时入账。财会部门应当定期检查收入金额是否与合同约定相符;对应收未收项目应当查明情况,明确责任主体,落实追缴责任。按照规定项目和标准实现的收入不得以任何形式截留、挪用、私分或者变相私分。

指定专人负责收集、整理、归档并及时更新与收入有关的文件,定期开展培训,确保主管领导和业务人员及时全面掌握相关规定。

4.取得的各项收入必须开具统一规定的票据

各类收入票据由财务部门统一管理。①建立各项收入与票据存根的审查核对制度,确保收入真实完整。建立健全票据管理程序和责任制度。明确票据的购买、印制、保管、领用、核销、遗失处理、清查、归档等环节的职责权限和程序,财政票据等各类票据的申领、启用、核销、销毁均应履行规定手续。②按照规定设置票据专管员,建立票据台账,做好票据的保管和序时登记工作。票据应当按照顺序号使用,不得拆本使用。设立票据登记簿进行详细记录,防止空白票据遗失、盗用。③每位负责保管票据的人员要配置单独的保险柜等保管设备,并做到人走柜锁。不得违反规定转让、出借、代开、买卖财政票据,不得擅自扩大财政票据的适用范围。

5.重点关注一些特殊项目的收入情况

医院内部应当定期和不定期检查、评价收入管理的薄弱环节,如发现问题,应当及时整改。重点关注:长期挂账的往来款项和冲减支出的交易或事项是否真实;挂账多年的应收款项是否及时进行追缴,确实无法追缴的,是否按照规定程序报批后处理;已核销的应收款项是否按照"账销、案存、权在"的要求,保留继续追缴权利,明确责任人追缴义务;与收入相关的其他情形。

（二）支出控制

1.建立健全支出管理制度和岗位责任制

合理设置岗位,明确相关岗位的职责权限,确保支出申请和内部审批、付款审批和付款执行、业务经办和会计核算等不相容岗位相互分离。合理设置岗位,加强制约和监督。

2.完善支出管理的流程

按照支付业务的类型,完善支出管理流程,明确内部审批、审核、支付、核算和归档等支出各关键岗位的职责权限。实行国库集中支付的,应当严格按照财政国库管理制度有关规定执行。

3.加强支出审批控制

明确支出的内部审批权限、程序、责任和相关控制措施。审批人应当在授权范围内审批,不得超越权限审批。

4.建立重大支出集体决策制度和责任追究制度

重大支出应当由单位领导班子集体决策,重大支出标准根据本单位实际情况确定,不得随意变更。

5.加强支出审核控制

全面审核各类付款凭证及其附件的所有要素。主要做到几个方面:①重点审核单据凭证是否真实、合规、完整,审批手续是否齐全,以及是否符合国库集中支付和政府采购等有关规定。②会议费、差旅费、培训费等支出报销凭据应附明细清单,并由经办人员签字或盖章。③超出规定标准的支出事项应由经办人员说明原因并附审批依据,确保单据凭证与真实的经济业务事项相符。

6.加强支付控制

明确报销业务流程,按照规定办理资金支付手续。签发的支票应当进行备查登记。使用公务卡结算的,应当按照公务卡管理有关规定办理业务。

7.加强支出的核算和归档控制

由财会部门根据业务的实质内容及时登记账簿,保证核算的及时性、真实性和完整性。与支出业务相关的经济合同和专项报告应当按照有关规定交存财会部门备案。各项支出要符合国家有关财经法规制度。严格按照医院财务会计制度的规定确认、核算支出。

8.加强成本核算与管理

严格控制成本费用支出,降低运行成本,提高效益。

9.一些项目的支出要重点关注和管理

医院内部应当定期和不定期检查、评价支出管理的薄弱环节,如发现问题,应当及时整改。重点关注内容包括:①是否存在挪用预算资金向无预算项目支付资金或用于对外投资的情形。②是否存在采用虚假或不实事项套取预算资金的情形。③是否存在违规向所属预算单位划转资金的情形。④是否存在将财政预算资金借贷给其他单位的情形。⑤预付款项的转回或冲销是否合理、合规,是否存在协同第三方套取预算资金的情形;与支出相关的其他情形。

三、采购控制

医院应当按照《中华人民共和国政府采购法》以及相关法律法规的规定加强对采购业务的控制。建立健全包括采购预算与计划管理、采购活动管理、验收与合同管理、质疑投诉答复管理和内部监督检查等方面的内部管理制度。对未纳入《中华人民共和国政府采购法》适用范围的采购业务,应当参照政府采购业务制订相应的内部管理制度。

医院应当结合本规范的要求和实际情况,对采购业务的关键环节制订有针对性的内部控制措施。

（一）加强采购业务的预算和计划管理

建立预算管理部门、采购管理部门和资产管理部门之间的沟通机制。采购管理部门根据本单位工程、货物和服务实际需求及经费预算标准和设备配置标准细化部门预算，列明采购项目或货物品目，并根据采购预算及实际采购需求安排编报月度采购计划。

指定专人负责收集、整理、归档并及时更新与政府采购业务有关的政策制度文件，定期开展培训，确保办理政府采购业务的人员及时全面掌握相关规定。

建立采购业务管理岗位责任制，明确相关部门和岗位的职责权限，确保采购需求制订与内部审批、招标文件准备与复核、合同签订与验收、采购活动组织与质疑投诉检查等不相容岗位相互分离。

（二）加强审批审核事项管理

审批审核事项包括采购组织形式变更、采购方式变更、采购进口产品和落实政府采购扶持节能、环保产品政策的审核等。建立采购进口产品或变更采购方式的专家论证制度及严格的内部审核制度以及向上级主管部门报批报备及公告登记管理制度。

（三）加强对采购活动的控制

通过竞争方式择优选择政府采购业务代理机构。在制订采购文件、签订合同及组织重大采购项目的验收过程中应当聘请技术、法律、财务等方面的专家共同参与，确保需求明确、翔实，采购文件和合同条款完备、合法。单位在采购活动中要严格执行对评审专家登记、评审过程记录、专家评价管理规定，要对代理机构直接或代为收取的投标保证金和履约保证金进行严格管理，确保保证金按法律制度规定及时返还供应商或上缴国库。

（四）加强采购项目的验收管理

根据规定的验收制度和采购文件，由独立的验收部门或指定专人对所购物品的品种、规格、数量、质量和其他相关内容进行验收，出具验收证明。对重大采购项目要成立验收小组。对验收过程中发现的异常情况，负责验收的部门或人员应当立即向有关部门报告；有关部门应查明原因，及时处理。

（五）建立采购业务质疑投诉管理制度

采购活动组织部门要与采购需求制订部门建立协调机制，共同负责答复供应商质疑。答复质疑应当采用书面形式，答复及时，内容真实、客观、清晰。

（六）加强采购业务的记录控制

妥善保管采购业务的相关文件，包括采购预算与计划、各类批复文件、招标文件、投标文件、评标文件、合同文本、验收证明、质疑答复文件、投诉处理决定等，完整记录和反映采购业务的全过程。定期对采购业务的信息进行分类统计，并在单位内部进行通报。

对于大宗设备、物资或重大服务采购业务需求，应当由医院领导班子集体研究决定，并成立由医院内部资产、财会、审计、纪检监察等部门人员组成的采购工作小组，形成各部门相互协调、相互制约的机制，加强对采购业务各个环节的控制。

（七）加强涉密采购项目安全保密管理

涉密采购项目应当严格履行安全保密审查程序，并与相关供应商或采购中介机构签订保密协议或者在合同中设定保密条款。

（八）重点关注的项目和内容

医院内部应当定期和不定期检查、评价采购过程中的薄弱环节，如发现问题，应当及时整改。

重点关注内容包括：①是否按照预算和计划组织采购业务；②对于纳入政府集中采购目录的项目，是否按照规定委托集中采购机构实行集中采购；③是否存在拆分政府采购项目逃避公开招标的情形；④采购进口品或变更采购方式的项目是否履行了审批手续；⑤涉及节能、环保、安全产品的项目是否执行了相关政策；⑥是否按时发布了采购信息；⑦对采购限额标准以上公开招标数据标准以下的政府采购项目，是否按照法定要求选择采购方式；⑧是否按照规定履行验收程序；⑨与采购业务相关的其他情形。

四、重要项目控制

（一）资产控制

1.货币资金控制

医院应当按照《行政单位国有资产管理暂行办法》《事业单位国有资产管理暂行办法》以及相关法律法规的规定，建立健全符合本规范要求和医院实际情况的资产管理制度和岗位责任制，强化检查和绩效考核，加强对资产安全和有效使用的控制。

（1）建立健全货币资金管理岗位责任制，合理设置岗位，不得由一人办理货币资金业务的全过程，确保不相容岗位相互分离和定期轮岗规定落实到位。

（2）担任出纳的人员应当具备会计从业资格。出纳不得兼任稽核、票据管理、会计档案保管和收入、支出、债权、债务账目的登记和对账工作。医院不得由一人办理货币资金业务的全过程。办理货币资金业务的人员，要有计划地进行岗位轮换。医院门诊和住院收费人员要具备会计基础知识和熟练操作计算机的能力。

（3）严禁一人保管支付款项所需的全部印章。财务专用章应当由专人保管，个人名章应当由本人或其授权人员保管。每位负责保管印章的人员要配置单独的保险柜等保管设备，并做到人走柜锁。

（4）建立严格的货币资金业务授权批准制度。明确被授权人的审批权限、审批程序、责任和相关控制措施，按规定应当由有关负责人签字或盖章的经济业务与事项，必须严格履行签字或盖章手续，审批人员按照规定在授权范围内进行审批，不得超越权限。使用财务专用章必须履行相关的审批手续并进行登记。

（5）货币资金纳入信息化管理。已实现财务信息化管理的单位，货币资金的收付流程要全面纳入信息系统管理，禁止手工开具资金收付凭证。按照规定的程序办理货币资金收入业务。货币资金收入必须开具收款票据，保证货币资金及时、完整入账。

（6）货币资金支付控制。货币资金必须按规定程序办理。

支付申请：用款时应当提交支付申请，注明款项的用途、金额、预算、支付方式等内容，并附有有效经济合同或相关证明及计算依据。

支付审批：审批人根据其职责、权限和相应程序对支付申请进行审批。对不符合规定的货币资金支付申请，审批人应当拒绝批准。

支付审核：财务审核人员负责对批准的货币资金支付申请进行审核，审核批准范围、权限、程序是否合规；手续及相关单证是否齐备；金额计算是否准确；支付方式、收款单位是否妥当等，经审核无误后签章。

支付结算：出纳人员根据签章齐全的支付申请，按规定办理货币资金支付手续，并及时登记现金日记账和银行存款日记账。签发的支票应进行备查登记。其中：①按照《现金管理暂行条例》的规定办理现金的收支业务。不属于现金开支范围的业务应当通过银行办理转账结算。实行现金库存限额管理,超过限额的部分,必须当日送存银行并及时入账,不得坐支现金。出纳人员每天要登记日记账、核对库存现金、编制货币资金日报表,做到日清月结。加强对现金业务的管理与控制。②按照《支付结算办法》等有关规定加强银行账户的管理。严格按照规定开立账户、办理存款、取款和结算;定期检查、清理银行账户的开立及使用情况;加强对银行结算凭证的填制、传递及保管等环节的管理与控制。严禁出借银行账户。

(7)加强货币资金的核查控制。指定不办理货币资金业务的会计人员不定期抽查盘点库存现金,抽查银行对账单、银行日记账及银行存款余额调节表,核对是否账实相符、账账相符。对调节不符、可能存在重大问题的未达账项应当及时向会计机构负责人报告。

加强与货币资金相关的票据的管理,明确各种票据的购买、保管、领用、背书转让、注销等环节的职责权限和程序,并专设登记簿进行记录,防止空白票据的遗失和被盗用。

(8)货币资金控制重点内容。医院内部应当定期和不定期检查、评价货币资金管理的薄弱环节,如发现问题,应当及时整改。重点关注:①货币资金业务相关岗位设置情况;②是否存在违反《现金管理暂行条例》的情形;③是否存在违规开立、变更、撤销银行账户的情形以及其他违反《人民币银行结算账户管理办法》《支付结算办法》的情形;④对以前检查中发现的违规情况,是否及时进行整改;⑤与货币资金管理相关的其他情形。

2.药品及库存物资控制

(1)建立健全库存物资控制制度。医院应当建立健全物资保管、领用审批、登记记录、盘点清查等专项制度,明确内部相关部门和岗位的职责权限,确保请购与审批、询价与确定供应商、合同订立与审核、采购与验收、采购验收与会计记录、付款审批与付款执行等不相容职务相互分离,合理设置岗位,加强制约和监督。防止物资被盗、过期变质、毁损和流失。医院不得由同一部门或一人办理药品及库存物资业务的全过程。

(2)制订科学规范的药品及库存物资管理流程。明确计划编制、审批、取得、验收入库、付款、仓储保管、领用发出与处置等环节的控制要求,设置相应凭证,完备请购手续、采购合同、验收证明、入库凭证、发票等文件和凭证的核对工作,确保全过程得到有效控制。

(3)加强药品及库存物资采购业务的预算管理。具有请购权的部门按照预算执行进度办理请购手续。

(4)健全药品及库存物资采购管理制度。药品和库存物资由单位统一采购。对采购方式确定、供应商选择、验收程序等做出明确规定。纳入政府采购和药品集中招标采购范围的,必须按照有关规定执行。

根据药品及库存物资的用量和性质,加强安全库存量与储备定额管理,根据供应情况及业务需求,确定批量采购或零星采购计划,具体做到以下几点:①确定安全存量,实行储备定额计划控制;②加强采购量的控制与监督,确定经济采购量;③批量采购由采购部门、归口管理部门、财务部门、审计监督部门、专业委员会及使用部门共同参与,确保采购过程公开透明,切实降低采购成本;④小额零星采购由经授权的部门对价格、质量、供应商等有关内容进行审查、筛选,按规定审批。

(5)加强药品及库存物资验收入库管理。根据验收入库制度和经批准的合同等采购文件,组织验收人员对品种、规格、数量、质量和其他相关内容进行验收并及时入库;所有药品及库存物资必须经过验收入库才能领用;不经验收入库,一律不准办理资金结算。

（6）加强物资保管与领用控制。除物资管理部门及仓储人员外，其他部门和人员接触或领用物资时，应当由授权部门和授权人批准；大批物资和属于贵重物品、危险品或需保密的物资，应当单独制订管理制度，规定严格的审批程序和接触限制条件。

（7）加强物资的记录和核算控制。物资管理部门应当建立物资台账，保持完整的物资动态记录，并定期对物资进行清查盘点，确保账实相符。财会部门要根据审核无误的验收入库手续、批准的计划、合同协议、发票等相关证明及时记账。财会部门的物资明细账与物资台账应当定期进行相互核对，如发现不符，应当及时查明原因。保证账账、账实相符。

药品及库存物资的储存与保管要实行限制接触控制。指定专人负责领用，制订领用限额或定额；建立高值耗材的领、用、存辅助账。

（8）健全药品及库存物资缺损、报废、失效的控制制度和责任追究制度。完善盘点制度，库房每年盘点不得少于一次。药品及库存物资盘点时，财务、审计等相关部门要派人员监督。

3.固定资产控制

（1）建立健全固定资产管理岗位责任制。明确内部相关部门和岗位的职责权限，加强对固定资产的验收、使用、保管和处置等环节的控制。确保购建计划编制与审批、验收取得与款项支付、处置的申请与审批、审批与执行、执行与相关会计记录等不相容职务相互分离，合理设置岗位，加强制约和监督。医院不得由同一部门或一人办理固定资产业务的全过程。

（2）制订固定资产管理业务流程。明确取得、验收、使用、保管、处置等环节的控制要求，设置相应账卡，如实记录。

（3）建立固定资产购建论证制度。按照规模适度、科学决策的原则，加强立项、预算、调整、审批、执行等环节的控制。大型医用设备配置按照准入规定履行报批手续。

（4）加强固定资产购建控制。固定资产购建应由归口管理部门、使用部门、财务部门、审计监督部门及专业人员等共同参与，确保购建过程公开透明，降低购建成本。

（5）固定资产验收控制。取得固定资产要组织有关部门或人员严格验收，验收合格后方可交付使用，并及时办理结算，登记固定资产账卡。验收控制包括以下几个方面：①建立固定资产信息管理系统，及时、全面、准确反映固定资产情况，统计分析固定资产采购预算编制的合理性以及资产使用的效果和效率。②明确固定资产使用和保管责任人，贵重或危险的固定资产，以及有保密等特殊要求的固定资产，应当指定专人保管、专人使用。建立固定资产维修保养制度。归口管理部门应当对固定资产进行定期检查、维修和保养，并做好详细记录。严格控制固定资产维修保养费用。③明确固定资产的调剂、出租、出借、处置以及对外投资的程序、审批权限和责任。固定资产的调剂、出租、出借、对外投资、处置等必须符合国有资产管理规定，进行可行性论证，按照规定的程序和权限报批后执行，并及时进行账务处理。出租、出借、对外投资固定资产的合同副本应当交存财会部门备案。④固定资产管理部门应当建立固定资产台账，保持完整的固定资产动态记录，并定期对固定资产进行清查盘点，确保账实相符。财会部门的固定资产明细账与固定资产台账应当定期进行相互核对，如发现不符，应当及时查明原因。加强固定资产处置管理制度。明确固定资产处置（包括出售、出让、转让、对外捐赠、报损、报废等）的标准和程序，按照管理权限逐级审核报批后执行。

4.对外投资控制

（1）建立健全对外投资业务的管理制度和岗位责任制。明确相关部门和岗位的职责、权限，确保项目可行性研究与评估、决策与执行、处置的审批与执行等不相容职务相互分离。

（2）建立对外投资决策控制制度。加强投资项目立项、评估、决策环节的有效控制，防止国有资产流失。所有对外投资项目必须事先立项，组织由财务、审计、纪检等职能部门和有关专家或由有资质的中介机构进行风险性、收益性论证评估，经领导集体决策，按规定程序逐级上报批准。决策过程应有完整的书面记录及决策人员签字。严禁个人自行决定对外投资或者擅自改变集体决策意见。

（3）加强无形资产的对外投资管理。医院以无形资产对外投资的，必须按照国家有关规定进行资产评估、确认，以确认的价值进行对外投资。

（4）严格对外投资授权审批权限控制，不得超越权限审批。建立对外投资责任追究制度。对出现重大决策失误、未履行集体审批程序和不按规定执行的部门及人员，应当追究相应的责任。

（5）加强对外投资会计核算控制。建立账务控制系统，加强对外投资会计核算核对控制，对其增减变动及投资收益的实现情况进行相关会计核算。

（6）建立对外投资项目的追踪管理制度。对出现的问题和风险及时采取应对措施，保证资产的安全与完整。

（7）加强对外投资的收回、转让和核销等处置控制。对外投资的收回、转让、核销，应当实行集体决策，须履行评估、报批手续，经授权批准机构批准后方可办理。

（8）对外投资应当由单位领导班子集体研究决定，投资活动和投资范围应当符合国家有关投资管理规定。单位应当建立对外投资信息管理系统，及时、全面、准确地反映对外投资的价值变动和投资收益情况，财会部门应当及时进行会计核算。

5.重点关注的内容

医院内部应当定期和不定期检查、评价实物资产管理的薄弱环节，如发现问题，应当及时整改。重点关注内容包括：①不定期抽查盘点报告并实地盘点实物资产，查看是否存在账实不符、核算不实、入账不及时的情形，对已发现的资产盘盈、盘亏、毁损，是否查明原因、落实并追究责任；②结合资产、收支等账簿记录和资产保险记录、资产租赁经济合同等原始凭证，检查是否存在少计资产或账外资产的情形；③是否存在资产配置不当、闲置、擅自借给外单位使用等情形；④与实物资产管理相关的其他情形。

（二）建设项目控制

医院应当建立健全建设项目管理制度和廉政责任制度。通过签订建设项目管理协议、廉政责任书等，明确各方在项目决策程序和执行过程中的责任、权利和义务，以及反腐倡廉的要求和措施等。合理设置岗位，明确相关部门和岗位的职责权限，确保项目建议和可行性研究与项目决策、概预算编制与审核、项目实施与价款支付、竣工决算与竣工审计等不相容职务相互分离。建设项目的控制从以下几方面入手。

1.建设项目立项

建设项目立项、概预算编制和招标等应当严格遵循国家有关法律法规的要求，符合国家政策导向和医院实际需要，经内部职能部门联合审核后，由领导班子集体决策，重大项目还应经过专家论证。

（1）任何部门不能包办建设项目全过程，严禁任何个人单独决策或者擅自改变集体决策意见。

（2）决策过程及各方面意见应当形成书面文件，与相关资料一同妥善归档保管。

（3）建立工程项目相关业务授权批准制度。明确被授权人的批准方式、权限、程序、责任及相关控制措施,规定经办人的职责范围和工作要求。严禁未经授权的机构或人员办理工程项目业务。

(4)按照国家统一的会计制度的规定设置会计账簿,对建设项目进行核算。如实记载业务的开展情况,妥善保管相关记录、文件和凭证,确保建设过程得到全面反映。

(5)国库支持项目的控制:实行国库集中支付的建设项目,应当按照财政国库管理制度相关规定,根据项目支出预算和工程进度办理资金支付等相关事项。

(6)按照审批单位下达的投资计划(预算)专款专用,按规定标准开支,严禁截留、挪用和超批复内容使用资金。

(7)建立工程项目概预算控制制度。严格审查概预算编制依据、项目内容、工程量的计算和定额套用是否真实、完整、准确。

2.建设项目施工

(1)加强工程项目质量控制:工程项目要建立健全法人负责制、项目招投标制、工程建设监理制和工程合同管理制,确保工程质量得到有效控制。

(2)建立工程价款支付控制制度:严格按工程进度或合同约定支付价款。明确价款支付的审批权限、支付条件、支付方式和会计核算程序。对工程变更等原因造成价款支付方式和金额发生变动的,相关部门必须提供完整的书面文件和资料,经财务、审计部门审核并按审批程序报批后支付价款。

3.建设项目竣工

项目竣工后应当按照规定的时限办理竣工决算,并根据批复的竣工决算和有关规定办理建设项目档案和资产移交等工作。

经批准的投资概算是工程投资的最高限额,未经批准,不得突破,单位应当杜绝超规模、超概预算现象的发生。

加强项目竣工决算审计工作。未经竣工决算审计的建设项目,不得办理资产验收和移交手续。

4.建设项目控制重点内容

应当定期和不定期检查、评价建设项目管理的薄弱环节,如发现问题,应当及时整改。重点关注:①是否违反规定超概算投资;②工程物资采购、付款等重要业务的授权批准手续是否健全,是否符合《中华人民共和国招投标法》《中华人民共和国政府采购法》以及相关法规、制度和合同的要求;③是否存在已交付使用的建设项目长期不结转入账的情形;④是否存在建设项目结余资金长期挂账的情形;⑤是否存在与施工方协同操作套取预算资金的情形;⑥是否存在不按照规定保存建设项目相关档案的情形;⑦与建设项目相关的其他情形。

(三)债权和债务控制

严格遵循国家有关规定,根据单位的职能定位和管理要求,建立健全债权和债务管理制度,明确债务管理部门或人员的职责权限。确保业务经办与会计记录、出纳与会计记录、业务经办与审批、总账与明细账核算、审查与记录等不相容职务相互分离。

(1)加强债权控制。明确债权审批权限,健全审批手续,实行责任追究制度,对发生的大额债权必须要有保全措施。建立清欠核对报告制度,定期清理,并进行债权账龄分析,采取函证、对账等形式加强催收管理和会计核算,定期将债权情况编制报表向单位领导报告。

(2)建立健全应收款项、预付款项和备用金的催收、清理制度,严格审批,及时清理。建立健全患者预交住院金、应收在院患者医药费、医疗欠费管理控制制度。主要内容包括：①每天进行住院结算凭证、住院结算日报表和在院患者医药费明细账卡的核对；②每月核对预收医疗款的结算情况；③加强应收医疗款的控制与管理，健全催收款机制，欠费核销按规定报批。

（3）单位大额债务的举借和偿还属于重大经济事项，单位应当进行充分论证，并由单位领导班子集体决策。要充分考虑资产总额及构成、还款能力、对医院可持续发展的影响等因素，严格控制借债规模。

（4）经办人员应当在指定职责范围内，按照单位领导班子的批准意见办理债务的举借、核对、清理和结算。不得由一人办理债务业务的全过程。

（5）按照国家有关规定设置各类账簿，核算债务资金来源、使用及偿还情况，妥善保管相关记录、文件和凭证，按照规定及时向有关部门上报债务情况。

（6）建立债务授权审批、合同、付款和清理结算的控制制度。加强债务的对账和检查控制。定期与债权人核对债务余额，进行债务清理，防范和控制财务风险。医院内部应当定期和不定期检查、评价债务管理的薄弱环节，如发现问题，应当及时整改。防范和控制财务风险。

五、经济合同控制

医院应当指定经济合同归口管理部门，对经济合同实施统一规范管理。

（一）建立经济合同授权制度

（1）建立与经济合同相关的授权批准制度，严禁未经授权擅自以单位名义对外签订经济合同；严禁违反相关规定签订担保、投资和借贷合同。

（2）采购业务应当订立经济合同。医院授权采购代理机构代为签订政府采购业务经济合同的，应当签订授权委托书。

（3）加强经济合同订立控制。合同订立前，单位应当充分了解合同对方的主体资格、信用情况等有关内容，确保对方当事人具备履约能力。

（4）对于影响重大、涉及较高专业技术或法律关系复杂的合同，应当组织法律、技术、财会等专业人员参与谈判，必要时可聘请外部专家参与相关工作。

（5）应当指定相关职能部门或聘请外部专家对合同文本进行严格审核，重点关注合同的主体、内容和形式是否合法，合同双方的权利和义务、违约责任和争议解决条款是否明确等。

医院订立政府采购合同的，应当在中标、成交通知书发出后30日内签订。

（二）加强经济合同履行控制

合同履行过程中，因对方或自身原因导致可能无法按时履行的，应当及时采取应对措施，并向医院有关负责人汇报。

（1）应当建立政府采购合同履行监督审查制度。对政府采购合同履行中签订补充合同，或变更、中止或者终止合同等情形应按政府采购法及相关制度规定的条件进行审查和控制。

（2）财会部门应当根据经济合同条款办理结算业务。未按经济合同条款履约的，或应签订书面经济合同而未签订的，或验收未通过的业务，财会部门有权拒绝付款，并及时向单位有关负责人报告。

（三）加强经济合同登记控制

经济合同要进行登记，经济合同副本应当交存单位财会部门备案；政府采购合同副本还应当于签订之日起七个工作日内交所属主管部门备案。

应当定期对合同进行统计、分类和归档,详细登记合同的订立、履行和变更情况,实行合同的全过程封闭管理。

（四）加强经济合同的安全工作

应当加强经济合同信息安全保密工作,未经批准,不得以任何形式泄露合同订立与履行过程中涉及的国家机密或商业秘密。

（五）经济合同纠纷控制

应当加强经济合同纠纷控制。经济合同发生纠纷的,应当在规定时效内与对方协商谈判并向单位有关负责人报告。经双方协商达成一致意见的纠纷解决方法,应当签订书面协议。纠纷经协商无法解决的,经办人员应向单位有关负责人报告,并依经济合同约定选择仲裁或诉讼方式解决。

六、财务电子信息化控制

（一）建立健全财务电子信息化管理制度和岗位责任制

应用专门的授权模块,明确相关部门和岗位的职责、权限,确保软件开发与系统操作、系统操作与维护、档案保管等不相容职务相互分离,合理设置岗位,加强制约和监督。

财务电子信息系统凡涉及资金管理、物资管理、收入、成本费用等部分,其功能、业务流程、操作授权、数据结构和数据校验等方面必须符合财务会计内部控制的要求。

门诊收费和住院收费系统必须符合卫生部《医院信息系统基本功能规范》的要求,实时监控收款员收款、交款情况;提供至少两种不同的方式统计数据;系统自动生成的日报表不得手工修改;预交款结算校验;开展票据稽核管理、欠费管理、价格管理、退款管理。

（二）加强财务电子信息系统的应用控制

建立用户操作管理、上机守则、操作规程及上机记录制度。加强对操作员的控制,实行操作授权,严禁未经授权操作数据库。监控数据处理过程中各项操作的次序控制、数据防错、纠错有效性控制、修改权限和修改痕迹控制,确保数据输入、处理、输出的真实性、完整性、准确性和安全性。

（三）加强数据、程序及网络安全控制

设置和使用等级口令密码控制,健全加密操作日志管理,操作员口令和操作日志加密存储,加强数据存储、备份与处理等环节的有效控制,做到任何情况下数据不丢失、不损坏、不泄露、不被非法侵入;加强接触控制,定期监测病毒,保证程序不被修改、损坏、不被病毒感染;采用数据保密、访问控制、认证及网络接入口保密等方法,确保信息在内部网络和外部网络传输的安全。

建立财务电子信息档案管理制度,加强文件储存与保管控制。数据要及时双备份,专人保管,并存放在安全可靠的不同地点。

（张　赛）

第十五章 医院财务控制

第一节 财务控制概述

　　财务控制是指财务人员(部门)通过财务法规、财务制度、财务定额、财务计划目标等对资金运动(或日常财务活动、现金流转)进行指导、督促和约束,确保财务计划(目标)实现的管理活动。在医院财务管理工作中,财务控制是财务管理的重要环节或基本职能,与财务预测、财务决策、财务分析与评价一起成为财务管理的系统或全部职能。医院的任何一项财务活动都需要控制。

　　财务控制是通过对财务活动约束、调节、疏通,使个别、分散的财务行动按预定目标运行的过程。财务控制要以消除隐患、防范风险、规范经营、提高效率为宗旨,建立全方位的控制体系、多元的监控措施和循序渐进的多道控制防线。

一、财务控制的目的

　　(1)对理财目标本身进行控制,使它达到先进的水平,进而确定一个优良的财务活动运行轨道。

　　(2)对理财目标的执行情况进行控制,消除财务活动运行结果与既定目标的偏差,以保证整个财务活动按照既定的目标进行。

　　(3)通过财务对经营活动进行控制,使经营活动的发展符合理财目标,并保证理财目标的实现。

二、财务控制的地位与作用

　　财务控制在医院财务管理中具有重要的地位和作用,财务预测、决策、计划、控制、分析、检查构成财务管理的循环体系。从一定意义上说,财务预测、决策、计划是为财务控制指明方向,提供依据,规划措施,财务控制则是对这些规划和设想的具体落实。在医院财务管理中,财务控制是财务管理循环中的关键环节,没有控制,一切预测、决策和计划都是徒劳无益的。财务控制是经济控制系统的重要组成部分。经济控制系统由物质控制系统、技术控制系统、人员控制系统及财务控制系统等多个控制系统构成,而其中的财务控制是借助于货币这一价值尺度所实施的控制。

（一）保证作用

通过控制资金占用规模，保证医院正常业务活动对资金的合理需要；通过控制资金占用结构，保证医院业务活动持续高效地运行；通过控制资金耗费价值的补偿，保证和维护医院业务的顺利进行。

（二）促进作用

通过对资金占用的日常控制，促进医院加速资金周转；通过对基金耗费的控制，促进医院提高经营管理水平，不断增收节支，提高经济效益。

（三）监督作用

通过控制医院各项财务收支，督促医院严格执行党和国家有关方针政策与财经纪律，防止违法乱纪，保护医院资产的安全与完整；通过控制医院财务活动，防止损害国家利益和患者利益，以利于医院的健康发展。

（四）协调作用

通过控制资金运用的结构与规模，控制资金的收入、支出及分配，协调国家、单位、患者及职工个人之间的经济利益关系。

三、财务控制的基础和原则

（一）财务控制的基础

财务控制的目的是为了实现财务预算，而财务预算所包含的各项指标都是以价值形式来反映的，因此财务控制必须借助价值手段来进行。财务控制以价值控制为手段，可以对不同岗位、不同部门、不同类型的经济业务活动进行度量，有利于进行对比、分析和考核。财务控制的基础是进行财务控制所必须具备的基本条件，这主要包括以下几个方面。

1.组织保证

控制必然涉及控制主体和被控制对象。就控制主体而言，应围绕财务控制建立有效的组织保证。如为了确定财务预算，应建立相应的决策和预算编制机构；为了组织和实施日常财务控制，应建立相应的监督、协调、仲裁机构；为了便于考评预算的执行结果，应建立相应的考评机构等等。就被控制的对象而言，应本着有利于将财务预算分解落实到内部各部门、各层次和各岗位的原则，建立各种执行预算的责任中心，使各责任中心对分解的预算指标既能控制，又能承担完成责任。

2.制度保证

财务控制必须以财务控制责任制为基础。实行责任控制，按照职务分管的原则，明确职权，使各个部门既相互联系，又相互制约，便于检查。进行财务控制，要按照各自的职责分工进行，以有效达到控制的目的。内部控制制度包括组织机构的设计和医院内部采取的所有相互协调的方法和措施。这些方法和措施用于保护医院的财产，检查医院会计信息的准确性和可靠性，提高经营效率，促使有关人员遵循既定的管理方针。

3.科学管理

财务控制必须以医疗业务活动过程、管理方法、程序、标准为依据，才能有效实施。财务控制效率的高低，很大程度上与医院管理工作密切相关，要提高资金利用效果，必然要求医院各管理部门对其工作进行科学的管理和有效的控制。因此，必须以科学管理为基础，才能充分发挥财务控制的作用。

4.预算目标

财务控制应以健全的财务预算为依据,面向各个部门的财务预算是控制经济活动的依据。财务预算应分解落实到各责任中心,成为控制各责任中心经济活动的依据。若财务预算所确定的财务标准严重偏离实际,财务控制就无法达到目的。

5.财务信息

无论是财务控制目的的选择和财务控制标准的制订,还是差异揭示和分析,都必须建立在及时掌握并加工和反馈信息的基础上。财务信息是财务控制的指示信号,因此,要搞好医院经营管理的各项工作,应建立健全管理制度和方法,建立医院财务信息网,及时收集、加工、传递、储存、处理信息。财务信息包括两方面内容。

(1)财务预算总目标的执行情况必须通过医院的汇总会计核算资料予以反映,透过这些会计资料可以了解和分析医院财务预算总目标的执行情况,找出存在的差异及其原因,并提出相应的纠正措施。

(2)各责任中心以及各岗位的预算目标的执行情况必须通过各自的会计核算资料予以反映,透过这些会计资料可以了解、分析各责任中心以至各岗位预算目标的完成情况,将其作为各责任以及各岗位改进工作和考核工作业绩的依据。

6.信息反馈系统

财务控制是一个动态的控制过程,要确保财务预算的贯彻实施,必须对各责任中心执行预算的情况进行跟踪监控,不断纠正执行中出现的偏差。这就需要建立一个信息反馈系统。

7.奖罚制度

财务控制的最终效率取决于是否有切实可行的奖罚制度,以及是否严格执行了这一制度,否则,即使有符合实际的财务预算,也会因为财务控制的软化而得不到贯彻落实。

财务控制必须以充分调动职工的积极性为基础。实施财务控制,不能仅靠制度、上级的监督和检查,还应充分发动群众,调动广大干部职工的积极性,想办法,出主意,定措施,把财务控制变成干部职工的自觉行动,只有建立在此基础上的财务控制,才能发挥更大的作用。

(二)财务控制的原则

1.全面控制与重点控制相结合的原则

全面控制也就是对医院资金运动全过程的各个环节及影响财务成果的全部因素,实施全员、全方位的控制。重点控制就是按照例外管理的原则,对医院资金运动过程中出现的重点事项及重大差异实施的控制。重点控制寓于全面控制之中,重点控制使全面控制更为有效,全面控制与重点控制结合在一起才能发挥更大的作用。

2.专业控制与非专业控制相结合的原则

财务人员根据占有的资料,借助专业的方法,对资金运动进行专业控制。为了使专业控制发挥更大效能,还应充分发动广大干部职工参加财务管理,对各部门各环节的经济活动进行控制。只有将专业控制与非专业控制结合起来,才能实施对资金运动的有效控制。

3.责权利相结合的原则

控制本身是一种责任,从某一方面讲也是一种权力。光有责任,没有权力,不能保证责任的完成。有责权,还要与考核奖惩制度相联系,责权利相结合,才能充分调动医院各部门和个人在财务控制中的责任心和主动性。

4.目标控制与追踪控制相结合的原则

控制是对目标进行控制,控制的关键在于确定目标。但只对目标控制还远远不够,在实际资金运动过程中,资金运动不可能完全按既定的目标进行,总会有差异。因此,必须搞好资金的动态追踪控制,查找差异原因,及时采取措施或重新修订目标。只有把两者有效地结合起来,才能保证财务控制的有效性。

5.日常控制与定期控制相结合的原则

日常控制主要与各责任中心、各部门、各科室的正常工作结合进行。为了保证日常控制的有效性,还要定期不定期地检查落实日常控制情况,分析资金利用效果,找出不足,以便采取相应的措施。

6.财务控制与行为控制相结合的原则

要使财务控制有效,必须研究人们对财务控制的行为因素。一般情况下,人们对控制有一种反感情绪,医院是技术密集型单位,技术专业人员荟萃,又是与患者打交道,如果控制标准方法缺乏科学性,更容易使财务控制效果大打折扣,因此,必须把财务控制与行为控制结合起来,讲清财务控制的目的和意义,让广大下部职工认识理解,并变成他们自觉接受的一种管理制度。既要坚持政治思想教育,发动广大干部职工讨论财务控制标准,力求公正合理,又要严格考核制度,实事求是,奖优罚劣。

7.强制性控制与建议性控制相结合的原则

强制性控制是指对违法违纪的经济活动所进行的强制惩罚。建议性控制是指财务控制能引导经济活动更迅速地朝着既定目标前进。把强制性控制与建议性控制有效结合起来,以达到开源节流、增收节支、提高资金使用效益的作用。

(高凤玲)

第二节　财务控制的主要内容

一、财务控制的形式

财务控制可采取多种多样的方式,而且随着客观环境的变化而变化。医院常用的控制形式包括集中控制与分级控制。

(一)集中控制

集中控制是指由一个控制中心对所有子系统的情况进行集中加工、处理,集中指令,操纵所有子系统的财务活动的一种控制形式。集中控制一般适宜于规模较小的医院。控制中心对信息的掌握、传输与处理具有高效率与可靠性,有利于实现整体的最优控制。对于规模较大的医院来说,实行集中控制,不利于调动各方面的积极性,风险集中,信息传递不快,容易使控制失效。

(二)分级控制

分级控制是指在一个最高控制中心的领导下,按照整个系统内在的结构层次,分别设置不同级别的控制中心,层层控制,分级控制,一般适用于规模较大的医院。

二、财务控制的种类

（1）按控制的时间分类，可分为事前控制、事中控制和事后控制。①事前控制是指在活动发生之前所进行的控制活动。如对指标进行分解，将各项指标分解后落实到各归口部门，使各项指标的实现有切实可靠的保证。又如规定计划执行的标准和制度——现金使用范围、费用开支标准等，用以事前加强内部的控制能力。②事中控制是对医院经营过程中实际发生的各项业务活动按照计划和制度的要求进行审查，并采取措施加以控制。如为了控制医院的短期偿债能力，随时分析医院的流动比率，在发现该比率不合理时，采取措施加以调整。又如，为了执行限额制度，在医院内部实行限额发料、限额开支等措施，保证计划目标的执行。③事后控制即在计划执行后，认真分析检查实际与计划之间的差异，采取切实的措施，消除偏差或调整计划，使差异不致扩大。

（2）按控制的依据分类：可分为具有激励性的预算控制和具有防护性的制度控制。

（3）按控制的对象分类：可分为以降低成本、减少支出和实现利润最大化为目的的收支控制和以确保现金流入与流出的基本平衡，避免现金短缺或沉淀为目的的现金控制。

（4）按控制的手段分类：可分为缺乏弹性的定额控制（绝对控制）和具有弹性的定率控制。

三、财务控制的主要方法

（一）组织控制法

医院要实行财务控制，不仅要有控制目标，而且要有实施控制的机构，有些目标还要按照机构设置状况进行分类或分解，以便于贯彻和执行。合理的组织规划是保证经济业务按照医院既定的方针执行，提高经营效率，保护资产，增强会计数据可靠性的重要条件。各个医院所处的环境、规模大小以及业务复杂程度不同，组织机构也应根据各单位的不同实际情况而定。机构设置以后，首先要进行职责划分，明确规定每一层次机构的任务和应负的职责，还要按不相容职务分离的原则，规定相互配合与制约的方法。组织控制法是一种事前控制法。在实施组织控制时，要分清职责，杜绝一个部门或个人控制经济业务的全过程。每类经济业务循环，必须经过不同的部门并保证业务循环有关部门之间互相进行检查，同时，在每项经济业务检查中，检查者不应从属于被检查者。职能责任和职权的分配，应避免重叠、重复和冲突，还要避免职权分工过细，力求机构精干。

（二）授权控制法

授权控制，是指在各项财务活动发生之前，单位的各级人员必须获得批准或授权，才能开展正常的或特殊的业务。授权控制是一种事前控制，能使一切不正确、不合理、不合法的经济行为在其发生之前被制止。授权管理的方法是通过授权通知书来明确授权事项和使用资金的限额。

进行授权控制的注意事项：①要求医院内部要有授权环节并明确各环节的授权者。②授权级别应与授权者地位相适应。③授权人应该是称职的人员，对于不能胜任的人不得授权。④各级人员应严格按所授权权限办事，对在授权范围内的行为给予充分信任，对其超越权限外的行为不予认可。⑤无论采取什么样的授权方式，都应有文件记录。

按授权的性质可分为一般授权和特定授权。一般授权是指对单位内部较低层次的管理人员在正常业务范围内的授权，是根据既定的预算、计划、制度等标准，对正常的经济行为进行的授权。一般授权在单位大量存在。与一般授权不同，特别授权是对某些非经常经济业务进行的专门授权,这些经济业务往往是个别的、特殊的,一般没有既定的预算、计划等标准,需要根据具体情况进行具体分析和研究。例如:授权购买一件重要医疗设备就是特别授权的事例。

授权控制对于保护医院财产安全与完整,防止出现弊端是一项重要措施。一个医院的授权控制应做到以下几点:①医院所有人员不经合法授权,不能行使相应权力。这是最起码的要求,不经合法授权,任何人不能审批。有权授权的人则应在规定的范围内行事,不得越权授权。②医院的所有业务不经授权不能执行。③财务业务一经授权必须予以执行。按照责权利相结合的原则,在合理分工的基础上,授予各层次管理人员以相应的权限并赋予相应的责任,各级领导授权后应按规定执行,以身作则,不能越权办事。

(三)目标控制法

目标控制法是指一个单位内部的管理工作应遵循其创建的目标,分期对经济业务活动制订切实可行的计划并对其执行情况进行控制的方法。目标控制是一种事前控制。

实行目标控制的注意事项:①应根据财务控制的对象与要求,制订控制目标。②根据财务指标的组成因素,分解目标,落实到责任单位,做到层层把关。③规定财务指标责任单位的权责利,并制订相应的奖惩办法。④连续不断地检查财务目标的实现情况,并与计划进行比较,揭示差距,查明原因,及时采取相应措施。⑤对财务目标达到的情况进行考核,做到奖惩兑现。

为了进行目标控制,医院要编制计划,实行分级分口管理,推行全面经济责任制,对医院内部职能目标任务的完成情况进行严格考核。

(四)预算控制法

预算控制法是以预先编制的财务预算为标准来实施控制的方法。实际上,预算控制是在年度经济业务开始之前,根据预算期的结果,对全年经济业务的授权批准控制。医院预算按其内容可分为财务收入预算、财务支出预算、财务收支综合预算等;按时间则可分为长期预算、短期预算、临时预算;按形式分为固定预算、滚动预算和弹性预算。医院预算是由多个相互联系的预算组合而成的严密的体系。

预算控制能够最大限度地保证预算得以实现,通过对预算目标与实际执行情况的比较,可以及时了解实际进展情况,找出存在差异的原因,反映原始预算的现实性和可行性,据此决定是否修改原始预算,使之更有利于目标的科学性与合理性。预算控制的方法包括制订预算、指标分解、指标落实、检查考核与奖惩兑现等,与目标控制法相似。

(五)措施控制法

措施控制法主要指政策制度控制措施、文件记录控制措施和实物控制措施。

1.政策制度控制

政策制度控制主要指以国家有关方针政策及医院的计划预算、制度作为控制手段。现代医院财务管理决不能在基础工作不扎实、管理制度不健全的环境中进行。因此,医院内部要建立健全财务管理制度及各项制度,按照国家有关法律、法规、规章、制度,结合医院的实际情况,使医院的财务管理做到有章可循。

2.文件记录控制

文件记录在医院财务控制中有着重要的地位,要使文件记录有效,必须进行可靠性控制。各种文件记录资料的可靠性主要来源于经济业务的真实性及反映的正确性,各种资料的记录应符合其内在联系的规律,按文件记录的性质可分为管理文件和会计记录。管理文件是以书面方式明确单位、各部门、各级管理人员的任务、职权和责任等的方针程序,以便单位有关人员全面了解内部控制的文件,一般包括组织结构图、岗位工作说明、方针和程序手册、系统流程图等。会计记录反映经济业务的发生、处理及其结果。会计记录制度要求保证会计信息反映及时、完整和正确。会计记录制度的主要内容有:会计凭证的审核、复式记账、账账核对、复核、稽核、科目控制、凭证控制、账簿控制、权责控制、核算形式控制及电算化控制等。

3.实物控制

实物包括医院的资产、物资及会计账表等,实物控制是指为保护各种实物的安全与完整,防止舞弊行为所进行的控制。实物控制的主要内容包括:实物的限制接近(根据医院的实际情况,一般情况下限制接近现金,限制接近库存物资及其他容易转作个人使用的实物,以及会计账单、账册、账簿),实物的保护和实物的定期盘点清查。

(六)责任控制法

科学的组织结构、合理的分工、建立适合医院特点的责任制度是财务控制的又一种形式。责任控制是以明确经济责任,检查和考核责任履行情况为主要内容的控制,要求把职责和权利结合起来,把工作任务和工作方法结合起来,把上下左右的工作结合起来。责任控制的具体形式有两种。

1.部门责任制

医院由许多部门组成,各部门之间存在着密切的联系,部门责任制就是按照单位各部门各自具有的职能来明确责任,考核责任的制度。目的就是理顺各部门之间的联系,督促各职能部门互相配合、协调同步,防止扯皮现象的发生。实行部门责任制,首先要确定各部门的工作内容、责任范围以及部门之间的联系,其次制订各部门工作标准,并经常检查执行情况。

2.岗位责任制

岗位责任制是在合理分工的基础上,按照岗位明确责任、考核责任的制度,目的是使单位内部有关人员都有明确而具体的职权范围和工作责任。

(高凤玲)

第三节　责任中心及其绩效考核

一、责任中心概述

(一)责任中心的概念

责任中心是医院实行责任会计制度的基础,是指医院内部按照责权统一的原则划分的、相对独立的、根据其管理权限承担一定经济责任并能反映其经济责任履行情况的核算单位。

医院在进行医疗服务的过程中,为了有效地进行内部经济管理和控制,在统一领导、分级管理的原则下,根据本院的具体情况,将整个医院的经济管理逐级划分为若干个责任领域或范围,即责任中心。让其主管负责人员在其职责范围以内,尽其职,负其责,努力工作,并定期就其经济责任进行绩效考核,实行奖惩,将权、责、利有机地结合起来,围绕各责任中心的经营活动实行自我控制。实行责任中心制,可以真实反映医院各部门、各科室自身经济责任的完成情况,进一步规范科室成本计算办法,加强成本控制,有利于激励各部门、科室和全体人员的工作热情,有利于医院总体经济管理目标的实现,从而推动医院逐步形成集约化的经营管理模式。其目的是加强医院内部管理,保证社会效益和经济效益的不断提高。

（二）医院责任中心的划分

医院划分责任中心前,必须明确每个责任单位的权责范围,做到权小责小,权大责大,权责紧密结合。医院责任中心的划分原则如下。

（1）医院在运营过程中,各部门、科室、班组应具有相对独立的地位,能独立承担一定的经济责任。

（2）作为责任中心的部门、科室、班组应有一定的管理权、控制权和责任范围。

（3）作为责任中心的部门、科室、班组均能制订明确的控制目标,并具有实现控制目标的能力。

（4）在医院运营活动过程中,各责任中心都必须能独立地执行和完成目标规定的任务。

责任中心无论其级次与大小,凡在经济管理上的责任可以辨认者,都可以作为单独的考核单位。从门诊部、药械科、制剂室、药房,到临床科室、医技科室、洗衣室、技工室、锅炉房、电工班组,甚至医院或某科室的某项设备,都可以划分为责任中心。医院内部的责任层次一般分为院、科两级,以一个科室为一个责任中心为宜。后勤保障部门少数科室所属的室（组）,其责任范围易于区分并能够独立核算的,也可划分为责任中心。

二、责任中心的分类

责任中心按其责任范围所控制的区域大小,一般分为医疗成本中心、收益中心和投资中心三类。

（一）医疗成本中心

1.医疗成本中心的范围

医疗成本中心又称医疗费用中心,是指医院在运营过程中医疗成本发生的区域。医疗成本中心在一般情况下,只能控制医疗成本。即医疗成本中心的主管负责人,对责任范围内发生的医疗成本应负责任,并能对其中的若干个医疗成本项目加以控制,但无法控制医疗收入和盈亏。

医疗成本中心在医院各种形式的责任中心中应用范围较广,凡在医院内部对成本负有责任的部门、科室、班组都可视为医疗成本中心。例如:医院的挂号室、普通制剂室、无菌制剂室、药品室、输血室、输氧室等都是医疗成本中心。有条件的或分工较细的科室,也可以将若干班组、员工个人或某一项设备,如 CT 机、B超机、动态心电图机划为医疗成本中心,在一个医院内部,只要有需要和可能,各级组织都可成为成本中心。

2.责任成本

责任成本是指医院将成本支出按部门、科室、班组等责任者进行归类,并由责任者负责和进行核算的可控成本。计算责任成本,要求把能够分清责任的成本数据,分解到医院各部门、科室、班组或个人,做到干什么、管什么,干与管一致,干的要对一定的成本负责,经济责任清楚。责任成本是考核各成本中心工作业绩的依据,但应和奖惩制度挂钩。

责任成本有可控成本和不可控成本两类。可控成本是指可由医院一个部门、科室、班组或个人对其发生额施加影响并控制的成本。不可控成本是指不能由医院某一个部门、科室、班组或个人施加影响并控制的成本。可控成本与不可控成本的划分标准如下。

（1）成本中心在运行过程中,是否有办法知道将要发生什么性质的耗费。

（2）成本中心是否有办法计量此种耗费。

（3）成本中心在运行过程中，当耗费发生偏差时，是否有能力控制并调节此种耗费。

责任成本的可控与不可控是相对的，一项成本对某责任中心来说是可控的，而对另一责任中心来说则可能是不可控的；对上级责任中心是可控的，而对下级责任中心则可能是不可控的。例如：医院总收入的成本，对药品责任中心来说是不可控成本，药品责任中心对其不可控成本也就不能负责。

如果成本中心对于某项成本，能够按以上3个要求进行管理，那么这项成本便称作该成本中心的可控成本；否则，就是不可控成本。成本中心的各项可控成本之和，即构成该成本中心的责任成本。例如：各医技科室，作为成本中心来说，对人工、水、电、医用材料、设备维修、折旧的提取，都有一定的方法计量，在实际工作中既有办法知道其耗费中活劳动与物化劳动各占的比重，又有能力控制、调节其耗费量，但对间接费用则不能控制和调节。

由于成本中心只对其可控成本负责，因此，每个成本中心在月、季、年计划开始以前，应根据上级下达的工作任务先编制责任预算，平时应根据本中心的可控成本，对责任成本的实际发生数进行记录，定期编制该成本中心的责任成本实绩报告，其工作实绩也以它的可控成本作为效绩评估和考核的依据；对不可控成本，由于成本中心无能为力，在定期的实绩报告中不予反映，最多只能作为补充资料上报，供上级参考。

成本中心的负责人，只能对其可以直接影响和控制的责任成本负责，对其不能影响和控制的不可控成本就不能负责。可见，只有可控成本才能构成该成本中心的责任成本。通过经济责任制的实施，医院根据需要和可能可以将本院所属各部门、科室、班组或个人都划分为成本中心，分别编制责任预算，记录、分析和考核各成本中心的责任成本，并据其绩效实行奖惩，促进各成本中心积极努力抓成本管理，这是医院控制成本，增加效益的必要途径。

在实际工作中，一个医疗成本中心的不可控成本，往往是另一个医疗成本中心的可控成本。如医院实行医疗项目成本核算后，各医疗项目成本的间接费用和行政管理费，对辅助科室和行政部门来说是可控成本，而对各医疗项目的成本中心则是不可控成本；又如直接用于制剂室生产的原材料、燃料、动力、人工工资等，对于制剂室成本中心是可控成本，而制剂室应摊的医院行政管理费等间接费用则是不可控成本。

在通常情况下，小规模的部门、班组、某项设备的成本中心，与较大规模的科室成本中心相比，其所计算的成本指标范围不尽相同。前者涉及的成本项目较少，后者可能要涉及全部成本项目，但都是责任成本。

（二）收益中心

1.医院收益中心概述

收益中心是指既对医疗成本负责，又对医疗收入和盈亏负责的医院内部单位。该单位既要控制成本的发生，又要对应取得的收入和收益进行控制，即它能通过对运营决策的调整来对该单位的盈亏产生影响，为医院增加经济效益。

2.医院收益中心分类

医院的收益中心可以是自然形成的，也可以是人为划分的。自然的收益中心一般是指医院内部的独立单位，如所属分院、门诊部（所）、独立的药品零售店、服务中心等，这些单位一般可以直接与外部市场发生业务上的联系，提供劳务或销售最终产品，既有收入，又有成本，可以计算盈亏，并且直接以完成的财务成果与其责任预算对比，即可评价和考核其工作业绩。人为划分的收益中心,一般不与外部市场发生业务上的联系,它适用于医院内部具有独立收入来源的药房、医技科室、在加工材料等部门。采用收益中心的管理办法,可以充分调动这些部门的积极性,达到节约挖潜、增加收入、提高经济效益的目的。

3.医院收益中心的管理

医院在实行收益中心管理时,既可以对其进行完整的、独立的全部成本核算,也可以采取不分摊不可控成本,如间接费用和管理费用的办法,只计算收益中心的毛收益,让收益中心由净收益中心变为毛收益中心。

4.医院收益中心应实行等价交换

应当指出的是,医院的收益有自然形成的,也有人为的。如供给患者的药品实现的收益是自然形成的。人为的收益是指在医院内部各责任中心之间,采用"内部货币"的结算办法,按照"内部转移价格"或称"内部费用转移"的办法,实行等价交换所实现的收益。例如:汽车班按照内定价格收取使用车辆的费用;维修班、洗衣房、供应室、药库等按照内定价格向有关科室收取的费用。由于将成本中心作为收益中心来运营管理,能够加强工作人员的责任心,做到人人既关心成本,又关心收益,因此,人为的收益中心随着市场经济的发展和医院经济管理的深化,逐渐被一些医院采用。

(三)投资中心

投资中心是指既对成本、收入、利润负责,又对投入的资金的使用效果负责的医院所属内部单位。投资中心不但能控制成本、收入与收益,同时也能控制所占用的全部资金,包括流动资产和固定资产。投资中心一般适用于运营规模和经营管理权限较大的内部单位。如医院后勤体制改革后,服务公司对某医院的后勤部门——洗衣、食堂、运输、维修、小卖部等实行统一管理,由于在保证优质服务的前提下要对投资的经济效益负责,所以,服务公司有充分的运营决策权和投资决策权。各投资中心共同使用的资产必须划分清楚,共同发生的成本应按适当标准进行分摊,这样才能比较准确地算出各投资中心的经济效益。投资中心比医院其他责任中心的权力更大、责任更重。医院的投资中心是在医院规模不断扩大、市场竞争加剧以后医院获得较大运营投资权的产物。

三、责任中心的绩效考核

绩效考核是指以责任报告为依据,分析、评价各责任中心责任预算的实际执行情况,找出差距,查明原因,借以考核各责任中心工作成果,实施奖罚,促使各责任中心积极纠正行为偏差,完成责任预算的过程。

从考核的指标口径看,绩效考核包括狭义和广义两种。前者仅考核责任中心的价值指标(如成本、收入、利润以及资产占用额等责任指标)的完成情况;后者则还包括非价值责任指标的完成情况。

(一)成本中心的绩效考核

由于医疗成本中心没有收入,只对医疗成本负责,因而对医疗成本中心的绩效考核应以责任成本为重点,即以其责任报告为依据,来衡量责任成本发生的实际数与预算数的差异,并分析研究其产生的原因。

医疗成本中心编制的责任报告,也称作实绩报告,通常只需按该中心可控成本的各明细项目列示其预算数、实际数和差异数三栏。实绩报告中的"成本差异"是评价和考核医疗成本中心工作实绩好坏的重要指标。

（二）收益中心的绩效考核

对医院收益中心的绩效考核,应以贡献毛益与税前净利为重点,也就是应以责任报告为依据,来衡量其实际收入与成本是否达到目标收入和成本水平。

医院收益中心编制的责任报告,又称为成果报告。在这报告中需分别列出总收入、变动成本、贡献毛益、期间成本和税前净利等五项指标的预算数、实际数和差异数。

（三）投资中心的绩效评估

投资中心实质上也是利润中心,对投资中心的效绩评估,不但要计算收益,而且要考虑投资,除考核成本、收入、利润等指标外,要重点考核"投资报酬回收率",又称投资的"获利能力",它是全面反映投资中心运营管理活动的综合质量指标,可以综合考核投资中心的运营成果。投资报酬回收率的计算公式是:

投资报酬回收率＝投资中心收益额÷投资中心平均占有资产额×100%

上述公式中的"收益",是指减去成本后的收益;"资产额"是指运营业务所用的全部资产的平均占用额。计算时应以期初和期末的平均占用额为准。根据以上公式,提高投资报酬回收率的主要途径如下。

1.增加服务收入

（1）设法使服务收入增长的比例高于服务成本增长的比例。

（2）设法在服务用资产额相对稳定的情况下,增加服务收入。

（3）设法使收益增加的幅度高于服务用资产额增加的幅度。

2.降低成本数额

设法在服务收入稳定的情况下,逐步降低服务成本。

3.减少服务用资产额

（1）压缩库存,减少外欠,减少资金占用,加速资金周转。

（2）设法在收益不变或增加的情况下,减少服务用资产额。

（3）设法使服务用资产额减少的幅度,大于收益减少的幅度。

（4）提高设备完好率和使用率,出售或调出多余的固定资产。

综上所述,在实际工作中采用什么模式,建立何种责任会计制度,如何划分责任中心的层次和如何将医院的全面预算从最高层逐级向下分解,形成责任预算,都要同医院的具体情况,如组织结构等相适应。将各责任单位对应的责、权、利紧密结合,使相关制度同时兼顾国家、集体和个人三方面的需要。同时应注意促使各个责任单位为了医院总体目标的实现而协调工作,使各个责任单位的目标和利益同企业的总体目标和利益保持一致。

（高凤玲）

第十六章　医院感染管理

第一节　手　卫　生

　　洗手作为一种简单而经济的操作方法,在控制医源性感染和耐药性细菌方面起着重要的作用。保持良好卫生习惯,避免经手造成环境、医疗器具、患者用品等污染,防止直接或间接造成患者或医护人员的感染,是提高医疗质量、保障患者和医护人员安全等工作的一项重要内容。

一、手卫生的定义

　　手卫生为医护人员洗手、卫生手消毒和外科手消毒的总称。

　　(1)洗手:医护人员用肥皂(皂液)和流动水洗手,祛除手部皮肤污垢、碎屑和部分致病菌的过程。

　　(2)卫生手消毒:医护人员用速干手消毒剂揉搓双手,以减少手部暂居菌的过程。

　　(3)外科手消毒:外科手术前医护人员用肥皂(皂液)和流动水洗手,再用手消毒剂清除或者杀灭手部暂居菌和减少常居菌的过程。使用的手消毒剂可具有持续抗菌活性。

二、洗手与卫生手消毒设施

　　(1)设置流动水洗手设施。

　　(2)手术部、产房、导管室、层流洁净病房、骨髓移植病房、器官移植病房、重症监护病房、新生儿室、母婴室、血液透析病房、烧伤病房、感染疾病科、口腔科、消毒供应中心等重点部门应配备非接触式洗手设施。有条件的医疗机构在诊疗区域均宜配备非接触式洗手设施。

　　(3)应配备清洁剂,宜为一次性包装。重复使用的容器应每周清洁与消毒。

　　(4)应配备干手物品或者设施,避免二次污染。

　　(5)应配备合格的速干手消毒剂,并符合下列要求:①应符合国家有关规定。②宜使用一次性包装。③医护人员对选用的手消毒剂应有良好的接受性,手消毒剂无异味、无刺激性等。④易挥发的醇类产品开瓶后使用有效期不超过 30 天;不易挥发的产品开瓶后使用有效期不超过 60 天。

(6)手卫生设施的设置位置应方便医护人员、患者和陪护人员使用,应有醒目、正确的手卫生标识,包括洗手流程图或洗手图示等。

三、手卫生应遵循的原则

(一)基本要求

(1)手部指甲长度不应超过指尖。

(2)手部不应戴戒指等装饰物。

(3)手部不应戴人工指甲、涂抹指甲油等指甲装饰物。

(二)洗手、卫生手消毒应遵循的原则

(1)当手部有血液或其他体液等肉眼可见的污染时,应用肥皂(皂液)和流动水洗手。

(2)手部没有肉眼可见污染时,宜使用速干手消毒剂消毒双手代替洗手。

(3)接触患者的血液、体液、分泌物、排泄物以及被传染性致病微生物污染的物品后,或直接为传染病患者进行检查、治疗、护理或处理传染患者污物之后,应先洗手,然后进行卫生手消毒。

四、洗手指征

(1)直接接触每个患者前后,从同一患者身体的污染部位移动到清洁部位时。

(2)接触患者黏膜、破损皮肤或伤口前后,接触患者的血液、体液、分泌物、排泄物、伤口敷料等之后。

(3)穿脱隔离衣前后,摘手套后。

(4)进行无菌操作、接触清洁、无菌物品之前。

(5)接触患者周围环境及物品后。

(6)处理药物或配餐前。

五、洗手方法

(1)在流动水下,使双手充分淋湿。

(2)取适量肥皂(皂液),均匀涂抹至整个手掌、手背、手指和指缝。

(3)认真揉搓双手至少 15 秒,应注意清洗双手所有皮肤,包括指背、指尖和指缝,按六步洗手步骤认真揉搓,具体揉搓步骤如下(图 16-1):①掌心相对,手指并拢,相互揉搓。②手心对手背沿指缝相互揉搓,交换进行。③掌心相对,双手交叉指缝相互揉搓。④弯曲手指使关节在另一手掌心旋转揉搓,交换进行。⑤右手握住左手大拇指旋转揉搓,交换进行。⑥将五个手指尖并拢放在另一手掌心旋转揉搓,交换进行。

(4)在流动水下彻底冲净双手,擦干,取适量护手液护肤。

(5)如为手拧式水龙头,则应采用防止手部再污染的方法关闭水龙头。

六、卫生手消毒方法

医护人员卫生手消毒应遵循以下方法。

(1)取适量的速干手消毒剂于掌心。

（2）严格按照六步洗手法的揉搓步骤进行揉搓,作用时间 1 分钟。

（3）揉搓时保证手消毒剂完全覆盖手部皮肤,直至手部干燥。

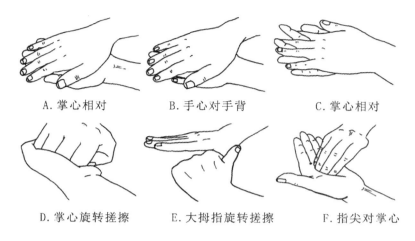

A. 掌心相对	B. 手心对手背	C. 掌心相对
D. 掌心旋转搓擦	E. 大拇指旋转搓擦	F. 指尖对掌心

图 16-1　六步洗手步骤

七、外科手消毒方法

应遵循先洗手后消毒的原则,不同患者手术之间、手套破损或手被污染时、术中更换手术衣时应重新进行外科手消毒。方法如下。

（1）修剪指甲,挫平甲缘,清除指甲下的污垢。

（2）流动水下冲洗双手、前臂和上臂下 1/3。

（3）取适量的皂液或其他清洗剂按六步洗手法清洗双手、前臂和上臂下 1/3,用无菌巾擦干。

（4）取适量的手消毒剂按六步洗手法揉搓双手、前臂和上臂下 1/3,至消毒剂干燥。

（吕学信）

第二节　医院隔离技术

一、概念

（一）隔离

采用各种方法、技术,防止病原体从患者及携带者传播给他人的措施。

（二）标准预防

针对医院所有患者和医护人员采取的一组预防感染措施,包括手卫生,根据预期可能的暴露选用手套、隔离衣、口罩、护目镜或防护面罩,以及安全注射,也包括穿戴合适的防护用品处理患者环境中污染的物品与医疗器械。标准预防是基于患者的血液、体液、分泌物(不包括汗液)、排泄物、非完整皮肤和黏膜均可能含有感染性因子的原则。

（三）个人防护用品

用于保护医护人员避免接触感染性因子的各种屏障用品，包括医用外科口罩、手套、护目镜、防护面罩、防水围裙、隔离衣、防护服、防水胶鞋、呼吸保护器等。

二、不同传播途径疾病的隔离与预防

（一）隔离原则

（1）在标准预防的基础上，医院应根据疾病的传播途径（接触传播、飞沫传播、空气传播和其他途径传播），依据《医院隔离技术规范》采取相应传播途径的隔离与预防措施。

（2）隔离病室应有正确、醒目的隔离标识，并限制人员的出入。黄色为空气隔离，粉色为飞沫隔离，蓝色为接触隔离。

（3）传染病患者或可疑传染病患者应安置在单人隔离房间。受条件限制的医院，同种病原体感染的患者可安置于一室。

（4）隔离患者的物品应专人专用，定期清洁与消毒。日常工作随时做好消毒，患者出院、转院和死亡后应进行终末消毒。

（5）接触隔离患者的工作人员应按照隔离要求穿戴相应的隔离防护用品，如穿隔离衣、戴医用外科口罩、手套等，并进行手消毒。

（二）接触传播疾病的隔离与预防

经直接或间接接触传播疾病如消化道感染、多重耐药菌感染、皮肤感染等患者，在标准预防的基础上，还应采用接触传播的隔离与预防措施。

1.患者的隔离

应限制患者的活动范围，减少转运。如需要转运时，应采取有效措施，减少对其他患者、医护人员和环境表面的污染。

2.医护人员的防护

（1）接触隔离患者的血液、体液、分泌物、排泄物等物质时，应戴手套；离开隔离病室前，接触污染物品后应摘除手套，洗手和（或）手消毒。手上有伤口时应戴双层手套。

（2）进入隔离病室，从事可能污染工作服的操作时，应穿隔离衣；离开病室前，脱下隔离衣，按要求悬挂，每天更换清洗与消毒，或使用一次性隔离衣，用后按医疗废物管理要求进行处置。接触甲类传染病应按要求穿防护服，离开病室前，脱去防护服，应确保工作服及皮肤不接触污染的环境表面，脱去的防护服应按医疗废物管理要求进行处置。

（三）空气传播的隔离与预防

接触经空气传播的疾病，如开放性肺结核、麻疹、水痘、流行性出血热等，在标准预防的基础上，还应采用空气传播的隔离与预防。

1.患者的隔离

（1）疑似或确诊患者宜安置在负压病房中。疑似患者应单人间安置，确诊同种病原体感染的患者可安置在同一病室，床间距不＜1.2 m。

（2）当患者病情允许时，应戴医用外科口罩，定期更换，其活动宜限制在隔离病室内。

（3）应严格空气消毒。

（4）无条件收治时，应尽快转送至有条件收治经空气传播疾病的医疗机构。暂不能转出的患者，应安置在通风良好的临时留观室或空气隔离病室。

2.患者的转运

(1)应制订经空气传播疾病患者院内转运与院外转运的制度与流程。

(2)转运时工作人员应做好经空气传播疾病的个人防护,转运中避免进行产生气溶胶的操作。患者病情容许时应戴医用外科口罩。

(3)转运过程中若使用车辆,应通风良好,有条件的医院可采用负压转运车。转运完成后,及时对转运车进行终末消毒。

3.医护人员的防护

(1)应严格按照区域流程,在不同的区域,穿戴不同的防护用品,离开时按要求摘脱,并正确处理使用后物品。

(2)进入确诊或可疑传染病患者房间时,应戴帽子、医用防护口罩;进行可能产生喷溅的诊疗操作时,应戴护目镜或防护面罩,穿防护服,当接触患者及其血液、体液、分泌物、排泄物等物质时应戴手套。

(四)飞沫传播的隔离与预防

接触经飞沫传播的疾病,如开放性肺结核、麻疹、手足口病、百日咳、白喉、流行性感冒(H1N1、H2N3等)、病毒性腮腺炎、流行性脑脊髓膜炎、炭疽、肺鼠疫、猩红热、脊髓灰质炎等,在标准预防的基础上,还应采用飞沫传播的隔离预防。

1.患者的隔离

(1)患者应安置在单人隔离房间,当条件受限时同种病原体感染的患者可安置于一室,床间距应≥1.1 m。

(2)患者病情允许时,应戴外科口罩,并定期更换。应限制患者的活动范围。

(3)患者之间、患者与探视者之间相隔距离在1 m以上,探视者应戴外科口罩。

(4)加强通风,或进行空气消毒。

(5)应减少转运,无条件收治时应尽快转送至有条件收治呼吸道传染病的医疗机构进行收治,并注意转运过程中医护人员的防护。

2.医护人员的防护

(1)应严格按照区域流程,在不同的区域,穿戴不同的防护用品,离开时按要求摘脱,并正确处理使用后物品。

(2)与患者近距离(1 m以内)接触,应戴帽子、医用防护口罩;进行可能产生喷溅的诊疗操作时,应戴护目镜或防护面罩,穿防护服;当接触患者及其血液、体液、分泌物、排泄物等物质时应戴手套。

(五)其他传播途径疾病的隔离与预防

应根据疾病的特性,采取相应的隔离与防护措施。

1.患者的隔离

(1)将患者安置于有效通风的隔离病房或隔离区域内,必要时置于负压病房隔离。

(2)严格限制探视者,如需探视,探视者应正确穿戴个人防护用品,并遵守手卫生规定。

(3)限制患者活动范围,离开隔离病房或隔离区域时,应戴外科口罩。

(4)应减少转运,当需要转运时,医护人员应注意防护。

2.医护人员防护

(1)医护人员应经过专门的培训,掌握正确的防护技术,方可进入隔离病区工作。

（2）应严格按防护规定着装。不同区域应穿不同服装，且服装颜色应有区别或有明显标识。

（3）隔离区工作的医护人员应每日监测体温两次，体温超过 37.5 ℃及时就诊。

（4）医护人员应严格执行区域划分的流程，按程序做好个人防护，方可进入病区，下班前应沐浴、更衣后，方可离开隔离区。

（吕学信）

第三节　医院卫生学监测

一、环境卫生学监测时间

Ⅰ、Ⅱ类环境区域每月一次，Ⅲ类环境区域每季度一次，但Ⅲ类环境区域中的普通住院病区不做常规监测。当怀疑医院感染暴发与空气、物体表面、医护人员手、消毒剂等污染有关时，应对空气、物体表面、医护人员手、消毒剂等进行监测，并针对目标微生物进行检测。

手术部空气卫生学效果监测：每季度抽测≥25％；采用洁净技术净化手术部，不同净化级别手术间，每月抽测，每季度抽测总数≥25％；并保证每一手术间及洁净辅助用房每年至少监测一次。手术人员手卫生效果监测：每月抽测人数应不少于日平均手术量医护人员总数的 1/10。

二、采样和监测原则

（1）采样后应尽快对样品进行相应指标的检测，送检时间不得超过 4 小时；若样品保存于 0～4 ℃时，送检时间不得超过 24 小时。

（2）监测结果如不符合卫生学标准，应查找原因，重新消毒后采样复验，直到达到卫生学标准。

（3）若在疑似暴发流行时，则尽可能对未消毒处理的现场进行采样，并增加采样点。

三、环境卫生学监测方法

（一）空气微生物污染检查方法

1.采样时间

Ⅰ类环境在洁净系统自净后与从事医疗活动前采样；Ⅱ、Ⅲ、Ⅳ类环境在消毒或规定的通风换气后与从事医疗活动前采样。采样前关闭门窗，在无人走动的情况下，静止 10 分钟后进行采样。

2.检测方法

（1）Ⅰ类环境可选择平板暴露法和（或）空气采样器法。空气采样器法可选择六级撞击式空气采样器或其他经验证的空气采样器。检测时将采样器置于室内中央 0.8～1.5 m 高度，按采样器使用说明书操作，每次采样时间不应超过 30 分钟。房间>10 m² 者，每增加 10 m² 增设一个采样点。

（2）Ⅱ、Ⅲ、Ⅳ类环境采用平板暴露法：室内面积≤30 m²，设内、中、外对角线 3 点，内、外点的布点位置应距墙壁 1 m 处；室内面积＞30 m²，设 4 角及中央 5 点，4 角的布点位置应距墙壁 1 m 处（图 16-2，图 16-3）；将普通营养琼脂平皿（θ90 mm）放置各采样点，采样高度为距地面 0.8～1.5 m；采样时将平皿盖打开，扣放于平皿旁，暴露规定时间（Ⅱ类环境暴露 15 分钟，Ⅲ、Ⅳ类环境暴露 5 分钟）后盖上平皿盖及时送检。

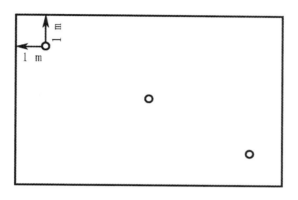

图 16-2　Ⅱ、Ⅲ、Ⅳ类环境面积≤30 m²：3 点

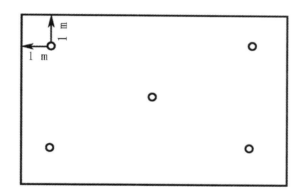

图 16-3　Ⅱ、Ⅲ、Ⅳ类环境面积＞30 m²：5 点

（3）用记号笔在平皿底部记录所在采样点的位置。

3.化验单填写要求

应注明采样时间、标本名称、地点、暴露时间。

（二）物体表面微生物污染检查方法

1.采样时间

潜在污染区、污染区消毒后采样。清洁区根据现场情况确定。

2.采样面积

被采表面＜100 cm²，取全部表面；被采表面≥100 cm²，取 100 cm²。

3.采样方法

用 5 cm×5 cm 灭菌规格板放在被检物体表面，用浸有无菌 0.03 mol/L 磷酸盐缓冲液或生理盐水采样液的棉拭子一支，在规格板内横竖往返各涂抹 5 次，并随之转动棉拭子，连续采样 1～4 个规格板面积，剪去手接触部分，将棉拭子投入装有 10 mL 采样液的试管中送检。门把手等小型物体则采用棉拭子直接涂抹物体采样。若采样物体表面有消毒剂残留时,采样液应含相应中和剂。

4.采样内容

应根据科室工作特点,重点监测与患者皮肤、黏膜密切接触易造成医院感染的医疗、护理用品,如治疗台、雾化器、氧气湿化瓶、呼吸机用具、治疗用水、体温计、新生儿保温箱、奶瓶、新生儿磅秤、眼科受水器、病床、床旁桌椅等,原则上是根据科室的特点选择监测对象。

5.化验单填写要求

应注明采样时间、地点、被采样物品的名称及采样面积(被采样品面积不足 4 个规格板,可采 1~3 个规格板,但应注明采样面积,以便于微生物室计算物体表面菌落数)。

(三)医护人员手卫生检查方法

1.采样时间

应在手卫生后,接触患者或从事医疗活动前采样。每月对手术部,每季度对产房、导管介入室、层流洁净病房、骨髓移植病房、器官移植病房、重症监护病房、新生儿室、母婴室、血液透析病房、烧伤病房、感染疾病科、口腔科等部门工作的医护人员手进行消毒效果的监测;当怀疑医院感染暴发与医护人员手卫生有关时,应及时进行监测,并进行相应致病性微生物的检测。

2.采样方法

被检者采用六步洗手法清洁双手后五指并拢,将浸有无菌 0.03 mol/L 磷酸盐缓冲液或生理盐水采样液的棉拭子一支在双手指曲面从指跟到指端来回涂擦各 2 次(一只手涂擦面积约 30 cm²),并随之转动采样棉拭子,剪去手接触部位,将棉拭子放入装有 10 mL 采样液的试管内送检。采样面积按平方厘米(cm²)计算。若采样时手上有消毒剂残留,采样液应含相应中和剂。如使用棉拭子与试管一体的则应遵循无菌技术操作原则,避免污染,立即送检。

3.化验单填写

应注明采样时间、被检者姓名。

4.卫生学监测标准

洗手及手消毒后≤10 CFU/cm²,外科手消毒后≤5 CFU/cm²。

四、紫外线灯监测

(一)监测方法

1.紫外线辐射强度监测

新灯管功率为 30 W、40 W 时辐射强度必须≥90 μW/cm²,每年监测一次;辐射强度 80~89 μW/cm²,每半年监测一次;辐射强度 70~79 μW/cm²,每季度监测一次;当辐射强度<70 μW/cm²,应更换紫外线灯管。

2.紫外线灯时间监测

使用紫外线进行空气消毒时,如没有紫外线辐射强度监测设备,应登记每支紫外线灯的起始及累计使用时间,超过时限(累计 1 000 小时)应及时更换。

(二)注意事项

(1)紫外线灯管的购置应符合国家规范要求。

(2)应保持紫外线灯管表面的清洁,每周及监测前用 75%乙醇擦拭灯管。

(3)紫外线辐射强度监测应由专人进行。紫外线辐照计应在计量部门检定的有效期内使用;

紫外线监测指示卡应取得国家卫生行政部门的许可批件,并在产品有效期内使用。

(4)每次监测后记录监测时间及强度。

(5)更换紫外线灯管应记录更换时间。

(吕学信)

第四节　医院环境管理

医院环境卫生管理是医院管理的重要部分,其作用是减少或控制污染源的扩散,保障医院患者、工作人员、社会人群免受有害因素的侵袭和影响,保证医院安全。

一、医院环境感染危险度分类及管理

医院内部环境感染危险度分区,应依据是否有患者存在以及是否存在潜在的被患者血液、体液、分泌物、排泄物等污染的可能而进行划分,并针对不同环境感染危险度采取相应的环境清洁卫生等级管理。一般按风险等级划分为低度风险区域、中度风险区域和高度风险区域。不同风险区域相应等级的环境清洁与消毒管理具体要求如下。

(一)低度风险区域

1.环境清洁等级分类

清洁级。

2.定义及范围

基本没有患者或患者只作短暂停留的区域。患者血液、排泄物、分泌物等体液对环境或物表的污染主要以点污染为主。如行政管理部门、图书馆、会议室、病案室等。

3.方式

湿式卫生。

4.频率

1~2次/天。

5.标准

要求达到区域内环境干净、干燥、无尘、无污垢、无碎屑、无异味等。

(二)中度风险区域

1.环境清洁等级分类

卫生级。

2.定义及范围

有普通患者居住,患者体液、血液、分泌物、排泄物对环境表面存在潜在污染可能性的区域。如普通住院患者、门诊科室、功能检查室等。

3.方式

湿式卫生,可采用清洁剂辅助清洁。

4.频率

2次/天。

5.标准

要求达到区域内环境表面菌落总数≤10 CFU/cm²,或自然菌减少一个对数值以上。

(三)高度风险区域

1.环境清洁等级分类

消毒级。

2.定义及范围

有感染或定植患者居住的区域以及高度易感患者采取保护性隔离措施的区域,如感染性疾病病房、手术室、产房、重症监护病房、器官移植病房、烧伤科病房、新生儿病房、导管室、腔镜室、血液透析室及普通病房的隔离病房等。

3.方式

湿式卫生,可采用清洁剂辅助清洁;高频接触的环境表面,实施中、低水平消毒。

4.频率

≥2次/天。

5.标准

要求达到区域内环境表面菌落总数Ⅰ、Ⅱ类环境≤5 CFU/cm²,Ⅲ、Ⅳ、类环境≤10 CFU/cm²。

二、医院治疗环境类别及管理

医院治疗环境分为 4 个类别,对不同类别的治疗环境应制订相应的管理方法及卫生学标准,以达到医院感染控制管理的要求。

(一)Ⅰ类环境管理要求

1.Ⅰ类环境

采用空气洁净技术的诊疗场所,分洁净手术部和其他洁净场所。

2.Ⅰ类环境卫生标准

空气平均菌落数空气采样器法检测≤150 CFU/m³,平板暴露法检测≤4 CFU/(皿·30 分钟),物体表面平均菌落数≤5 CFU/cm²。

3.Ⅰ类环境的空气消毒方法

采用空气净化技术,把手术环境空气中的微生物粒子及微粒总量降到允许水平,达到Ⅳ级及以上洁净度要求。

(二)Ⅱ类环境管理要求

1.Ⅱ类环境

包括非洁净手术室,产房,导管室,血液病病区、烧伤病区等保护性隔离病区,重症监护病区,新生儿室等。

2.Ⅱ类环境卫生标准

要求空气平均菌落数≤4 CFU/(皿·15 分钟),物体表面平均菌落数≤5 CFU/cm²。

3.Ⅱ类环境的空气消毒方法

室内应定时清洁、通风换气,必要时可采用下述空气消毒方法。

(1)循环风紫外线空气消毒器:适用于有人状态下室内空气的消毒。这种消毒器由高强度紫外线灯和过滤系统组成,可有效地杀灭进入消毒器空气中的微生物,并有效地滤除空气中的尘埃粒子。使用方法应遵循产品的使用说明,在规定的空间内正确安装使用。消毒时应关闭门窗,进风口、出风口不应有物品覆盖或遮挡。

(2)静电吸附式空气消毒器:适用于有人状态下室内空气的净化。这类消毒器采用静电吸附和过滤材料,消除空气中的尘埃和微生物。使用方法应遵循产品的使用说明,在规定的空间内正确安装使用。消毒时应关闭门窗,进风口、出风口不应有物品覆盖或遮挡,消毒器的循环风量(m³/h)要大于房间体积的 8 倍以上。

(3)紫外线空气消毒:适用于无人状态下的室内空气消毒。紫外线灯采用悬吊式或移动式直接照射。安装时紫外线灯(30 W 紫外线灯,在 1 m 处的强调应＞70 μW/cm²)应≥1.5 W/m³,照射时间≥30 分钟,室内温度＜20 ℃或＞40 ℃时,或相对湿度＞60％时,应适当延长照射时间。应保持紫外线灯表面清洁,每周用 75％(体积比)的乙醇纱布擦拭一次,发现灯管表面有灰尘、油污应及时清除。

(4)化学消毒方法。

超低容量喷雾法:适用于无人状态下的室内空气消毒。将消毒液雾化成 20 μm 以下的微小粒子,在空气中均匀喷雾,使之与空气中微生物颗粒充分接触,以杀灭空气中微生物。采用 3％过氧化氢、5 000 mg/L 过氧乙酸、500 mg/L 二氧化氯等消毒液,按照 20～30 mL/m³ 的用量加入电动超低容量喷雾器中,接通电源,即可进行喷雾消毒。消毒前关好门窗,喷雾时按先上后下、先左后右、由里向外,先表面后空间,循序渐进的顺序依次均匀喷雾。作用时间:过氧化氢、二氧化氯为 30～60 分钟,过氧乙酸为 60 分钟。消毒完毕,打开门窗彻底通风。喷雾时消毒人员应做好个人防护,佩戴防护手套、口罩,必要时戴防毒面具,穿防护服。喷雾前应将室内易腐蚀的仪器设备,如监护仪、显示器等物品盖好。

熏蒸法:适用于无人状态下的室内空气消毒。利用化学消毒剂具有的挥发性,在一定空间内通过加热或其他方法使其挥发达到空气消毒。采用 0.5％～1％(5 000～10 000 mg/L)过氧乙酸水溶液(1 g/m³)或二氧化氯(10～20 mg/m³)加热蒸发或加激活剂;或采用臭氧(20 mg/m³)熏蒸消毒。消毒剂用量、消毒时间、操作方法和注意事项等应遵循产品的使用说明。消毒前应关闭门窗,消毒完毕,打开门窗彻底通风。消毒时房间内温度和湿度应适宜,盛放消毒液的容器应耐腐蚀,大小适宜。

(三)Ⅲ类环境管理要求

1.Ⅲ类环境

包括母婴同室,消毒供应中心的检查包装灭菌区和无菌物品存放区,血液透析中心(室),其他普通住院病区等。

2.Ⅲ类环境卫生标准

要求空气平均菌落数≤4 CFU/(皿·5 分钟),物体表面平均菌落数≤10 CFU/cm²。

3.Ⅲ类环境的空气消毒方法

室内应定时清洁、通风换气,必要时可采用上述空气消毒方法。

(四)Ⅳ类环境管理要求

1.Ⅳ类环境

包括普通门(急)诊及其检查、治疗室,感染性疾病科门诊和病区。感染性疾病科的设置要相对独立,内部结构做到布局合理,分区清楚,便于患者就诊,并符合医院感染预防与控制要求。二级综合医院感染性疾病科门诊应设置独立的挂号收费室、呼吸道(发热)和肠道疾病患者的各自候诊区和诊室、治疗室、隔离观察室、检验室、放射检查室、药房(或药柜)、专用卫生间;三级综合医院感染性疾病科门诊还应设置处置室和抢救室等。感染性疾病科门诊应配备必要的医疗、防护设备和设施。设有感染性疾病病房的,其建筑规范、医疗设备和设施应符合国家有关规定。

2.Ⅳ类环境卫生标准

要求空气平均菌落数≤4 CFU/(皿·5分钟),物体表面平均菌落数≤10 CFU/cm²。

3.Ⅳ类环境的空气消毒方法

加强环境的卫生清洁和通风换气,必要时可采用上述空气消毒方法。呼吸道传染病患者所处场所宜采用负压隔离病房。条件受限制的医院可采用通风包括自然通风和机械通风,宜采用机械排风。或选用安装空气净化消毒装置的集中空调通风系统。

三、医院环境感染与控制管理要求

医院环境、物体表面污染已成为各种病原体储存的空间。人们可以通过诊疗、生活接触等方式成为感染的传播来源,因此,医院环境、物体表面的清洁与消毒应作为医院感染预防与控制的重要环节。地面和物体表面应保持清洁,当遇到明显污染时,应及时进行消毒处理,所用消毒剂应符合国家相关要求。

(一)地面的清洁与消毒

地面无明显污染时,采用湿式清洁。当地面受到患者血液、体液等明显污染时,先用吸湿材料祛除可见的污染物,再清洁和消毒。

(二)物体表面的清洁与消毒

室内用品如桌、椅、床旁桌等的表面无明显污染时,采用湿式清洁。当地面受到明显污染时,先用吸湿材料祛除可见的污染物,然后再清洁和消毒。

(1)环境物体表面根据手的接触频率分为手低频率接触表面和手高频率接触表面。对于高频率接触的物体表面如门把手、床栏、床旁桌椅、遥控器、设备开关、调节按钮和卫生间的环境表面等,应更加频繁地进行清洁与消毒。对高频接触、易污染、难清洁与消毒的表面,可采取屏障保护措施,如使用塑料薄膜、铝箔等覆盖物,并实行一用一更换。邻近患者诊疗区域手高频接触的物体表面,建议采用目测法、化学法(荧光标记法、荧光粉剂法、ATP法)、微生物法等清洁质量监测方法,确保环境控制持续有效。

(2)实施环境表面清洁单元化,指在终末及日常清洁时,以邻近患者区域内所有高频接触的环境物体表面作为独立区域进行清洁,要求湿式打扫避免扬尘,擦拭物体表面的布巾不同患者之间和洁污区域之间应更换,擦拭地面的地巾不同病房及区域之间应更换。用后集中清洗、消毒、干燥保存。清洁剂/消毒剂应按单元使用,现用现配,使用后立即更换。对于接触隔离的患者,宜每一位患者为清洁单元,若接触隔离预防的患者处于同一病区,视该病区为清洁单元。

推荐使用一次性消毒湿巾,避免交叉传播。一次性使用消毒湿巾用后按医疗废物处置。

(3)清洁病房或诊疗区域时,应有序进行,由上而下,由里到外,由轻度污染到重度污染;有多名患者共同居住的病房。应遵循清洁单元化操作。

(4)环境物体表面如有少量血液、体液、分泌物、排泄物等感染性物质小范围污染时,应立即进行清洁和消毒处理,避免污染物因干燥而凝固在物体表面而形成生物膜。如污染量较大时,应使用吸湿材料进行清理后,再行清洁与消毒,以此减少清洁过程被感染的危险,使用后按医疗废物处置。

(5)医疗设备表面清洁与消毒:是指各种医疗仪器、设备,如血液净化机、X线机、仪器车和牙科治疗椅等的手柄、监护仪、呼吸机、麻醉机、血压计袖带、听诊器等物体表面,这些仪器通常直接或间接地与健康完整的皮肤相接触,因此属于低度危险性物品,使用后立即清洁或低水平消毒。接触隔离患者的低度危险设备宜专人专用。

(6)使用中的新生儿床和保温箱内表面,日常清洁应以清水为主,不应使用任何消毒剂。若需进行终末消毒后应用清水彻底冲净,干燥备用。

(7)患者出院、转出、死亡后,应对环境、物体表面实施终末清洁与消毒,彻底清除传染性病原体,如多重耐药菌。

(8)不要使用高水平消毒剂或灭菌剂对环境进行消毒,不得在患者诊疗区域采用消毒剂进行环境喷雾消毒。

(三)感染高风险的部门其地面和物体表面的清洁与消毒

感染高风险的部门如手术部、产房、导管室、洁净病房、骨髓移植病房、器官移植病房、重症监护病房、新生儿室、血液透析病房、烧伤病房、感染疾病科、口腔科、检验科等病房与部门的地面与物体表面,应保持清洁、干燥,每天进行消毒,遇明显污染时去污、清洁与消毒。地面消毒采用含有效氯 500 mg/L 的消毒液擦拭,作用 30 分钟。物体表面消毒方法同地面或采用 1 000～2 000 mg/L 季铵盐消毒液擦拭。

避免在重点区域如烧伤病房、手术部、重症监护室和实验室等使用地垫,以防发生血液、体液等污染,不宜清洁与消毒。

(四)清洁工具的消毒

应分区使用,实行颜色标记。擦拭布巾用后清洗干净,在含有效氯 250 mg/L 的消毒液(或其他有效消毒液)中浸泡 30 分钟,冲净消毒液,干燥备用。地巾用后清洗干净,在含有效氯 500 mg/L 的消毒液中浸泡 30 分钟,冲净消毒液,干燥备用。或采用自动清洗与消毒,将使用后的布巾、地巾等物品放入清洗机内,按照清洗器产品的使用说明进行清洗与消毒,一般程序包括水洗、洗涤剂洗、清洗、消毒、烘干,取出备用。

(吕学信)

第五节　医疗用品管理

一、概念

(1)清洁:祛除物体表面的有机物、无机物和可见污染物的过程。

(2)清洗:祛除诊疗器械、器具和物品上污物的全过程,流程包括冲洗、洗涤、漂洗和终末漂洗。

(3)消毒:清除或杀灭传播媒介上病原微生物,使其达到无害化的处理。

(4)灭菌:杀灭或清除医疗器械、器具和物品上一切微生物的处理。

二、消毒灭菌作用水平及方法

根据消毒因子的适当剂量(浓度)或强度和作用时间对微生物的杀灭能力,可将其分为 4 个作用水平的消毒方法。

(一)灭菌法

可杀灭一切微生物(包括细菌芽孢)达到灭菌保证水平的方法。耐高温、耐湿的物品和器材首选高压蒸汽灭菌法或干热灭菌。怕热、忌湿物品和器材,应选择低温灭菌法消毒灭菌。

(二)高水平消毒

杀灭一切细菌繁殖体包括分枝杆菌、病毒、真菌及其孢子和绝大多数细菌芽孢,达到高水平消毒的方法。

物理方法:热力、电离辐射、微波、紫外线等。

化学方法:含氯消毒剂、戊二醛、过氧乙酸、臭氧、过氧化氢等。

(三)中水平消毒

杀灭除细菌芽孢以外的各种病原微生物,包括分枝杆菌,达到消毒要求的方法。

物理方法:超声波。

化学方法:碘类、醇类、酚类。

(四)低水平消毒

能杀灭细菌繁殖体(分枝杆菌除外)和亲脂病毒,达到消毒要求的方法。

物理方法:通风换气、冲洗。

化学方法:单链季铵盐类(苯扎溴铵等)、双胍类、中草药消毒剂及金属离子消毒剂等。

三、医疗用品危险度分类及管理

根据物品污染后导致感染的风险高低及在患者使用之前的消毒和灭菌要求而进行医疗物品危险度分类。

(一)高度危险性物品

进入人体无菌组织、器官、脉管系统,或有无菌体液从中流过的物品或接触破损皮肤、破损黏膜的物品。如手术器材、穿刺针、腹腔镜、心脏导管、植入物、活检钳、输液(血)器材、注射药物和液体、透析器、血制品、导尿管、膀胱镜等采用灭菌方法,达到灭菌水平。

(二)中度危险性物品

与完整黏膜相接触,而不进入人体无菌组织、器官和血流,也不接触破损皮肤、破损黏膜的物品。如呼吸机管道、胃肠道内镜、麻醉机管道、肛门直肠压力测量导管等。可选用中水平消毒法。但消毒要求并不相同,如气管镜、喉镜、口表、肛表、压舌板等必须达到高水平消毒。

(三)低度危险性物品

与完整皮肤接触而不与黏膜接触的器材。如毛巾、脸盆、便器、痰盂(杯)、地面;餐具、茶具;墙面、床旁桌、病床及围栏、床面、被褥;听诊器、血压计袖带等。可用低水平消毒法或只作一般清洁处理,仅在特殊情况下,才需做特殊的消毒要求。

四、无菌物品管理和使用要求

(一)无菌物品管理要求

(1)无菌物品存放间应保持环境清洁,有独立的储备空间,温度≤24 ℃,相对湿度≤70%。

(2)无菌物品应分类放置,固定位置,标识清楚。

(3)无菌物品存放柜应距地面高度≥20 cm,距离墙≥5 cm,距离天花板≥50 cm。

(4)接触无菌物品前应洗手或手消毒。

(5)无菌物品存放有效期:储存环境的室温低于24 ℃,且湿度低于70%时,使用纺织品包装的无菌物品有效期宜为14天,未达到此标准时,有效期宜为7天。医用一次性纸袋包装的无菌物品,有效期宜为1个月;使用一次性医用皱纹纸、一次性纸塑袋、医用无纺布、硬质容器包装的无菌物品,有效期宜为6个月。

(6)无菌物品应遵循先进先出的使用原则。

(二)无菌物品使用要求

(1)无菌物品按灭菌日期依次放入专柜,过期应重新进入标准清洗、消毒、灭菌程序。

(2)无菌物品必须一人一用一灭菌。

(3)无菌持物钳在干燥的无菌持物钳罐内保存,每4小时更换1次,或采用一次性单包装镊子备用;无菌干燥敷料罐、无菌治疗巾包、器械盒开启后应注明开启时间,并在24小时内更换,进行消毒灭菌。如内置消毒液的无菌敷料罐(乙醇棉球、碘伏棉球)应每周消毒2次。

(4)抽吸的药液(放置在无菌环境下)及配制好的静脉输注用无菌液体,超过两小时后不得使用。启封抽吸的各种溶媒超过24小时不得使用,宜采用小包装。

(5)一次性小包装的皮肤消毒剂应注明开启日期或失效日期,有效期1周,使用后立即加盖,保持密闭;重复使用的盛放消毒剂的容器,应每周清洁、消毒1次,并达到相应的消毒与灭菌水平。对于性能不稳定的消毒剂如含氯消毒剂,配制后使用时间不应超过24小时。

(6)无菌棉签宜使用小包装。打开小包装后注明开启时间,不得超过4小时。

(7)任何种类的无菌物品及化学消毒剂均在有效期内使用。

(8)一次性物品必须一次性使用,不得复用。

五、重复使用后的诊疗器械、器具及物品处理管理要求

(1)病房使用后的器械、器具及物品不得在病区内清点。无明显污染的器械、器具及物品直接置于封闭的容器中,对沾染血液、脓液及污染严重的器械,使用者立即进行初步冲洗处理并密闭放置。不能及时回收者应采用多酶或保湿清洗液(按厂家说明书要求配制)喷洒在器械表面并放置密闭容器中,防止干燥,由消毒供应中心集中回收处理。

(2)被朊病毒、气性坏疽、破伤风及突发原因不明的传染病病原体污染的可重复使用的诊疗器械、器具和物品,应使用双层黄色医疗废物包装袋封闭包装并标明感染性疾病的名称,由消毒供应中心单独回收处理。原因不明的传染病病原体污染的手术器械、器具与物品其消毒的原则为:在传播途径不明时,应按照多种传播途径,确定消毒的范围和物品;按病原体所属类别中抵抗力最强的微生物,确定消毒的剂量(可按杀灭芽孢的剂量或浓度确定,如含有效氯2 000~5 000 mg/L的消毒液浸泡30分钟可杀灭细菌芽孢);医护人员做好职业防护。

(3)氧气吸入装置及湿化瓶处置:①湿化液应采用新制备的冷开水/新制备的蒸馏水,24 小

时更换 1 次,储存容器每周消毒 1 次。②采用鼻导管持续吸氧患者应每日更换鼻导管 1 次,鼻塞导管吸氧患者每 3 天更换 1 次。③非一次性湿化瓶清洗干净后,首选湿热消毒或采用含有效氯 500 mg/L 的消毒液浸泡 30 分钟,用新制备的白开水或无菌水冲净晾干备用,每周消毒 2 次。如停止吸氧时应及时消毒,干燥保存。一次性湿化瓶每 3 天更换 1 次并注明更换时间。④连续使用面罩吸氧,吸氧面罩每日更换 1 次。

(4)超声雾化器具处置:面罩与螺纹管一人一用一消毒,用后清洗干净,首选湿热消毒,化学消毒可选用含有效氯 500 mg/L 的消毒液浸泡 30 分钟(感染患者应采用含有效氯 1 000 mg/L 的消毒液),清水洗净晾干,清洁保存备用;或使用 75%乙醇作用 5 分钟,晾干清洁保存备用。氧气雾化器药杯专人专用,用后清洗干净,干燥保存。

(5)简易呼吸器用后处理:简易呼吸器使用后可放至盒内,送消毒供应中心处理。无条件者可在病房处置室处理,其方法如下:操作者戴一次性手套在流动水下冲净分泌物,松解各部件,并充分浸泡于含有效氯 500~1 000 mg/L 的消毒液中 30 分钟,取出后在流动水下反复冲洗;储氧袋采用含有效氯 500~1 000 mg/L 的消毒液擦拭消毒,然后在流动水下冲净,各部件均干燥后保存于清洁盒内。

(6)吸引器瓶用后处理:用后冲洗干净,浸泡于含有效氯 500~1 000 mg/L 的消毒液中 30 分钟,取出后在流动水下反复冲洗,干燥备用。

(7)体温计消毒及检查方法:体温计应一人一用,用后消毒。凡接触黏膜的口表、肛表应采用高水平消毒,用后浸泡于含有效氯 1 000~1 500 mg/L 的消毒液中 30 分钟,取出后在流动水下反复冲洗,干燥备用;腋下使用的体温计只接触皮肤可采用中水平消毒,用后完全浸泡于 75%乙醇中 30 分钟,取出后干燥备用。乙醇应每周更换 1 次,容器每周清洁、消毒 1 次。

在使用新的体温计前及每周消毒体温计后,应校对其准确性,其方法为:将全部体温计甩至 35 ℃以下,于同一时间放入已测好的 35~40 ℃以下的水中,3 分钟后取出检视,凡误差在 0.2 ℃以上或玻璃管有裂痕者,不能再使用;合格的体温计干燥后放入容器内备用。体温计数量较多时应分批次检查,保证检查的准确性。

(8)止血带应保持洁净,每日用后集中清洁处置,干燥保存。隔离患者必须专用,每次用后采用含有效氯 1 000 mg/L 的消毒液浸泡 30 分钟后用清水冲净晾干,干燥保存。

(9)接触完整皮肤的医疗器械、器具及物品,如听诊器、监护仪导联、血压计袖带等,应保持洁净,被污染时应及时清洁与消毒。隔离患者必须专用,出院或转科后采用含有效氯 1 000 mg/L 的消毒液浸泡 30 分钟,清水洗后晾干。

(10)治疗车上物品应摆放有序,上层放置清洁与无菌物品,下层放置使用后物品;治疗车应配备速干手消毒剂,每天进行清洁与消毒,遇污染随时进行清洁与消毒。

(11)床单位的消毒要求:①患者住院期间地面及床单位的床体、床旁桌、床旁椅(凳)等表面无明显污染时,每日采用湿式清洁;当受到血液、体液等明显污染时,先用吸湿材料祛除可见污染物,再清洁和消毒。出院时进行终末消毒,消毒方法采用含有效氯 500 mg/L 的消毒液或季铵盐类物体表面消毒剂擦拭,并用床单位消毒器进行消毒。感染高风险的部门,如重症监护病房、新生儿室、血液净化病房、产房、手术部等,地面与物体表面应保持清洁、干燥,每天进行消毒,遇明显污染物时随时去污、清洁与消毒。地面采用含有效氯 500 mg/L 的消毒液擦拭,作用 30 分钟。物体表面消毒方法和地面或采用 1 000~2 000 mg/L 季铵盐类消毒液擦拭。使用清洁或消毒布巾擦拭时,不同患者床单位的物品之间应更换布巾。各种擦拭布巾应分区域使用,用后统一清洗消毒,干燥备用。②患者的床上用品如床单、被套、枕套等,应一人一更换;住院时间超过1周时应每周更换;遇污染时及时更换。更换后的用品应及时清洗与消毒。③床单位使用的被芯、枕芯、床垫、床褥等每年定期清洗与消毒;遇污染及时更换,清洗与消毒。④病床隔帘根据使用频率每3～6个月清洗消毒一次,遇污染及时清洗消毒。

（12）患者生活卫生用品清洁与消毒:生活卫生用品如毛巾、面盆、痰盂(杯)、便器、餐饮具等,应保持清洁,个人专用,定期消毒;患者出院、转院或死亡后应对其使用过的生活卫生用品进行终末消毒。有条件的病区污染间可配置便器清洗消毒器。

（吕学信）

第十七章　医院科研管理

第一节　医院科研工作管理内容与实施

一、医院科研的组织管理

（一）组织机构

要根据医院的规模、任务、特点，设立科研科（处）或科教科（处）。医院应建立学术委员会，负责审议科学研究规划，年度计划，组织学术活动，参加科研成果评价和科技人员晋升、奖惩的评议。学术委员会应以学术水平较高的专家教授为主并吸收适当比例的优秀中青年科技人员参加，学术委员会的办公室一般设在科研处。

（二）管理机构职能

（1）在院长或分管科研工作的副院长的领导下，在学术委员会的指导下，负责编制全院科研工作规划和年度实施计划。

（2）按职能分级的原则，监督各学科实施研究计划，包括立题、进度，规章制度落实，设备与经费管理等，进行定期检查。

（3）对承担国家任务的跨学科研究项目或研究课题，进行组织协调工作。

（4）定期向医院领导和学术委员会报告工作进度，总结经验，对存在的问题提出改进措施。

（5）组织科研成果鉴定与新技术的应用、开发管理工作。

（6）适应科研管理发展的趋势，传达国家科技政策和动态，扩大投标渠道，组织综合优势，加强科研竞争实力。

（7）对科研附属机构，加强组织管理工作，提高科研工作运行效率。

（8）组织与协调全院与各学科开展科学技术交流。

（9）加强院外合作，开发技术市场专利的合同管理。

二、课题管理

（一）科研选题的原则

1.需要性原则

选题必须根据国家经济建设和社会实践的需要以及科学发展的需要，选择在医疗卫生保健事业中有重大或迫切需要解决的关键问题。社会发展的需要对医药卫生部门来说就是防病治病和保护人民健康。医学科研选题必须把防病治病和保护人民健康的关键性科学技术问题列为重点。选题要与我国的具体情况和社会条件相结合。

2.目的性原则

科研选题必须要有明确的目的。所谓目的明确就是目标集中,不含糊,不笼统。

3.创新性原则

创新性是科研劳动最主要的特征,没有创造性的劳动不能算是真正的科研劳动。科研选题必须具有创造性,要选择前人没有解决或没有完全解决的问题。创新性包含探索和创造两个连续的过程,探索是创造的前提,创造是探索中的发现和发明,是探索目的的结果和实现,是探索质变的新发展。

4.先进性原则

创新性和先进性是密切相关的。凡是创新的课题必然先进,先进性表示创新的程度,在科研选题时,特别是应用研究和开发研究的课题,要求其具备先进性是非常必要的。

5.科学性原则

科研选题的科学性原则包含3个方面的含义:其一要求选题必须有依据,其中包括前人的经验总结和个人研究工作的实践,这就是选题的理论基础;其二科研选题要符合客观规律,违背客观规律的课题就不是实事求是,就没有科学性;其三科研设计必须科学,符合逻辑性,对整个研究工作做科学的安排,合理运用人、财、物,才能收到事半功倍的效果。

6.可行性原则

可行性是指研究课题的主要技术指标实现的可能性。这就需要对完成本课题所必须具备的客观条件、主观因素和主要的技术路线,进行详细的分析研究,有的要进行模拟实验,这样对实现考核目标的可能性才能做出准确的判断。进行任何研究都离不开一定的条件,而条件又往往是不可能无限满足的。因此,选题的可行性原则除了要求科研设计方案和技术路线科学可行外,还必须具备一定的条件。

7.效能性原则

效能性是指科研的投入与预期研究成果的综合效能是否相当。这就需要把在研究过程中所消耗的人财物力,同预期成果的科学意义、学术水平、社会效益、经济效益、使用价值等进行综合衡量。

(二)投标

投标是申请投标者填写标书,申请单位及其上级主管部门和学术组织审核上报的过程。

投标的程序:本单位的科研管理机构应对本单位的技术优势和科研条件有充分的了解,而且对本单位的科研计划管理有一个总体考虑。申请投标者首先要认真查看和理解招标通知的内容和要求,在准确理解的基础上,根据自己的实力和优势,本单位和协作单位可能获得的支持条件,选择好投标的专题,填写申请书,送本单位领导和学术组织审核。

(三)课题实施的管理

科技管理体系包括科技管理制度和科研组织体系两部分。课题实施过程中的管理体系仅指为保证课题实施,而建立的科研组织体系,包括课题的组织协调部门、主持部门、承担部门、课题组和为保证课题实施建立的科研制度和规章。

三、科研经费管理

（一）经费的来源和构成

1.科学技术三项费用

它是由国家设立的新产品试制费、中间实验费和重要科学研究补助费等三项专用款项的合称。三项费用中，属于全国性项目所需的资金，由国家预算拨款解决；属于地方安排的项目所需的资金，由地方资金和更新改造资金解决；实行利润留成制度的单位，新产品试制和中间实验费由该单位留成的利润解决。

2.科技重点项目费

如国家医学科技攻关项目中的医学科技项目、国家高技术发展计划项目、与医学直接有关的生物技术。

3.自筹资金

医院自身按收入规定一定比例作为科研经费。

4.科学技术资金

包括：①自然科学基金。②国家卫生计生委医学科研基金。③国家中医药管理局青年中医科研基金。④国家教育委员会资助优秀年轻教师基金。⑤国家教委博士点基金。

5.其他

其他专项基金。

（二）科研经费的使用

1.科研经费使用范围

直接费用包括仪器设备费、实验材料费、测试化验加工费、燃料动力费、科研业务费、实验室改装费、协作费、差旅费、会议费、国际协作与交流费、出版/文献/信息传播/知识产权事务费、劳务费、专家咨询费、其他费用等，及间接费用、管理费、其他费用。

2.不属于科研经费的使用范围

（1）非本课题需要的其他固定资产的维修和折旧费。

（2）非科研的公用水电燃料费。

（3）研究室和职能科室的管理人员，离退休科研人员的办公费、差旅费及其他津贴。

（4）上缴税金，指科研单位从科研经费中上缴国家财政的各项税金。

（5）不宜由科研经费开支的项目。

（三）课题经费管理程序

随着科技体制改革的不断深入，医学科研经费的管理将逐步走向科学化、程序化。项目负责人是项目资金使用的直接责任人，对资金使用的合规性、合理性、真实性和相关性承担法律责任。项目负责人应当依法据实编制项目预算和决算，并按照项目批复预算、计划书和相关管理制度使用资金，接受上级和本级相关部门的监督检查。课题经费管理程序，通常可以分为预算、核算、决算等。

1.预算

医学科研课题预算，是课题经济活动过程正式计划的数量形式的反映。它包括课题全部所需投资的总预算和课题年度所需投资的年度预算。

2.核算

课题核算是以货币为主要量度，依据价值规律的要求和事先规定的程序，对课题研究中财务收支和预算执行情况,以及一切经济活动进行连续系统的管理,使科研人员和科技管理人员树立经济观念,从而对课题经费的使用做到合理节约。

3.决算

主要检查课题在执行科研计划过程中,课题经费的使用是否按批准的预算开支。科研财会人员与科研管理人员,应把决算视为检查财务计划执行情况的过程,总结经费管理工作及探讨如何提高课题经费使用效率的过程。

四、科技成果管理

(一)科技成果鉴定

1.申请鉴定的基本条件

(1)全面完成科研合同、任务书或计划的各项内容,达到规定的技术要求。

(2)学术或技术资料齐全,符合科技档案管理部门的要求。

(3)应用技术成果应经过实践证明其成熟,并具备应用推广的条件。

(4)软科学成果应经有关单位采纳或应用于决策管理实践,并且取得实际效果。

2.申请鉴定的具体条件

(1)科学理论成果的学术资料主要包括:学术论文、在国内外学术刊物或学术会议发表的情况说明、国内外学术情况对比材料、论文发表后被引用情况报告等。

(2)应用技术成果的技术资料主要包括:技术合同书或计划任务书、研究报告、技术指标测试报告、实验报告、有关设计技术图表、质量标准、国内外技术情况对比材料、经济效益与社会效益分析等。

(3)软科学成果的学术资料主要包括:技术合同和计划任务书、总体研究报告、专题论证报告、调研报告及有关背景材料、模型运动报告、国内外研究情况对比材料等。

(4)推广已有科技成果应达到或超过原成果水平,并具有相应范围的证明材料。

(5)引用国外先进科技成果,应在消化吸收的基础上,结合我国实际有重大改进,并出具一定推广面积和推广效益的证明材料。

(6)卫生标准需经过全国卫生标准技术委员会有关委员审定合格并出具证明。

(7)实验动物应属合格动物,并取得医学实验动物管理委员会颁发的合格证。

(8)项目的主要完成单位,协作单位及研究者的资格无异议,名次排列上已达成一致意见,并有参加单位加盖公章表示认可。

(二)鉴定的主要内容

1.科学理论成果鉴定的主要内容

所需文件是否齐全并符合要求,发表后被引用情况报告;对项目研究目的和意义的评价;该成果论点和论据是否明确;成果的学术价值,与国内外同学科比较,其成果的创造点、学术意义及所达到国内外的实际水平;存在的缺点及改进的建议。

2.应用技术成果鉴定的主要内容

成果鉴定所需技术资料文件是否齐全并符合要求;是否达到计划任务书规定的技术指标;有关技术文件中的技术数据、图表是否准确、完整;与国内外同行技术比较其特点、独创性水平;实践检验的效果、应用范围和推广方案的可行性;社会效益和经济效益预算、分析的可靠性;存在问题及改进的建议。

3.软科学成果鉴定的主要内容

成果鉴定所需文件是否齐全并符合要求;是否达到课题要求的标准和目的;应用情况和实践检验的效果;成果所达到的实际水平;存在的问题及改进的建议。

(三)科技成果评价

1.科学性

科学性指科技成果的客观真实和严密系统的程度。它是由研究开发活动中科学方法的运用和系统性特点决定的,是成果成立的先决条件和前提要素。

(1)设计的严密性:指假说有据,研究方案和实验设计合理,方法科学。

(2)资料的完整性:指科技文件材料齐全,文件格式填报内容符合成果申报和归档要求。

(3)结果的可靠性:指实验动物和试剂合格,数据真实,结果可重复,统计处理正确。

(4)结论的合理性:分析有据,论证合理,结论恰当。

2.创新性

创新性指科技成果中前人没有做过的创新内容的比重。由研究开发活动的创造性和新颖性决定的,是成果最基本的特性。

(1)新颖程度:指成果内容是否前人没有做过,或虽有但保密,或虽有报道但详细程度不同。

(2)创造改进程度:指成果核心内容与相关工作比较有无本质区别及区别程度。

3.先进性

先进性指科技成果在当代科学技术发展过程中所达到的高度。

4.难度和复杂性

难度和复杂性指成果研究过程中的技术深度和广度。它反映研究过程中,科技人员的智力投入和贡献,也从一个侧面反映成果的水平。研究难度和成果的应用技术难度是两个不同性质的指标,在成果评价中的作用不同,应注意区别。

(四)医学科技成果推广的主要方式和途径

1.基础理论研究成果(包括应用基础)

通过公开发表论文、参加国内外各种学术会议报告、专题讲座和出版专著等方式进行推广。

2.软科学研究成果

通过咨询、报告、发表文章和提供有关部门进行使用等方式进行推广。

3.应用研究成果(包括发展研究)

(1)在开题时即列入研究计划,确定推广应用目标,在组织形式上保证成果进入推广应用。归纳起来大致分为以下4种。①对口挂钩,个别采用:这种研究的针对性强,一开始就针对生产特定的问题,科研成果很自然地与生产对口挂钩。②分头研究,集中采用:这主要是指某些规模大的项目研究和大型成套设备的研制,只能采用分散课题进行研究和研制。③集中研究,分散采用:这类成果常常是指通用性较强的应用研究成果,和发展研究的新工艺新技术和新材料的研究。④布点生产,广泛应用:例如某些新型元器件、新型通用产品以及新型的工具和新型装置,本身便具有多种用途,社会需要量也较大。

(2)科研成果是由实验室到生产应用的过程 实验室所取得的成果,能否直接被推广应用,实际上有两种情况:一种必须经过中间实验即发展研究阶段,因为实验室的条件和生产条件的要求常有较大的差别。另一种是不再经过实验,能够直接应用于生产的。

总之,科技成果推广应用是管理的重要环节,整个医药卫生系统应该高度重视科技成果的推广应用工作,了解和疏通各种渠道,积极利用我国自己的先进科技成果,为提高防病治病水平和保障人民身心健康做出积极贡献。各级医药卫生主管部门应制订相应的政策,鼓励并督促各医药卫生单位采取切实可行的措施,动员各方力量,多层次、多种方式与途径,推广应用先进的科技成果。

五、医院科技档案管理

（一）医院科技档案的概念

医学科技档案,是指医学科学研究、科学管理、生产技术和基本建设活动中形成的,具有保存价值的文字、材料、图纸、照片、报表、录音带、录像、影片、计算机数据等科技文献材料。科技档案是本单位在科技活动中形成的,是科技活动的真实记述。它具有永久或一定时期保存价值,是经过整理、加工,按照一定的格式和制度归档的信息资料。

（二）医院科技档案的分类

医院科技档案的分类要根据科技档案的性质、内容、特点和相互之间的联系,把科技档案划分成一定的类别,使之能正确反映产生这些档案的历史条件和工作活动的真实面貌,达到便于保管和充分利用的目的。一般情况下,医院的科技档案可分为科学研究、病案、药品、试剂、材料、基建等几大类,然后根据实际情况,在大类的基础上进行小分类。如科学研究部分可进一步以独立的研究课题为分类单元,也可按专业、按时间、按产品型号、按工程项目进行分类。为便于档案的查找、存取和利用,还应对每一保管单元编制总目录,其内容包括登记号、档案号、移交单位及时间、案卷标题、题目、负责人、页数、密级、保留期限、移出时间、备注等。

（三）科技档案的管理和利用

(1)科技档案部门应对科技档案进行登记、编目、统计、分类和必要的加工整理。绝密级的科技档案应单独登记,专柜保存。

(2)科技档案部门应督促和协助本单位的有关部门,按立卷要求正确整理科技文件材料并及时归档。

(3)科技档案管理人员应该熟悉科技档案的库存情况,经常了解科研技术部门的需要,编制必要的卡片、目录、索引等工具及参考资料,提供利用。

(4)借阅科技档案要根据档案的机密等级,履行不同的批准手续。借阅人员应爱护档案,注意安全和保密,严禁涂改、翻印、抄录、拆散及转借。

(5)科技档案的鉴定工作应由科技档案管理部门会同有关科技部门组成鉴定小组负责进行。鉴定小组的组成人员,应是科技领导干部或熟悉有关专业的科技人员。鉴定小组的任务是对尚未划定保管期限的案卷确定保管期限;对已过保管期限的案卷重新分期;对失去保存价值的科技档案剔除造册。

(6)凡需销毁的科技档案,应将清册报经主管科技档案的领导同志审核批准,同时报送上级主管单位和有业务领导关系的当地档案管理机关备案后,方可销毁。销毁档案时,应指定专人负责和监销,销毁人和监销人应在销毁清册上签字。

(7)各单位在安排基建任务时,必须考虑存放科技档案的库房,并考虑库房应该是门窗坚固、保持通风,并有必要的防火、防晒、防潮、防虫、防盗等安全设施。

(8)为了保证科技档案的完整和准确,科技档案部门应对已归档的科技档案文件材料的审批程序是否符合规定的问题进行监督和检查,如发现审批程序不符合规定的,应及时补办。如科技档案已经作废或停止使用,有关部门必须及时通知科技档案部门予以注明。

（9）科技单位撤销或变动时，其档案应根据新的工作需要和保持科技档案完整的原则，办理移交，同时报告上一级主管单位和当地档案管理机关备案。

（10）科研技术单位需要调阅档案时，应填写调阅单，必要时可根据情况规定归还期限。归还案卷时，应将内容清点清楚。

（11）外单位借用科技档案，应持借阅机关盖章的介绍信，写明借阅原因和借阅期限，并经主管科技档案工作的负责人批准。对绝密和贵重的科技档案材料，除领导人特许并严格办理借阅手续外，一般不得提供阅览或外借。

（12）科技档案部门应对重要的科技档案复制副本，分地保存，以保证在非常情况下科技档案的安全和提供利用。

六、医学科研与医学伦理

（一）科研伦理学的原则

以人为研究对象的伦理学以 3 条原则为基础：尊重个人，受益，公平。这 3 条原则是科研伦理学的所有规则或指南的基础，超越了地理、文化、经济、法律和政治界限，被全世界普遍接受。科研人员、科研机构和整个人类社会都有责任保证，无论何时，开展以人为研究对象的科学研究时，都应遵循这些原则。

（二）实施医学研究的责任

1.在以人为对象的研究开展前，获得研究对象的知情同意是必需的

实现研究对象的知情同意权通常需要书面知情同意。然而，知情同意的本质是要潜在的研究对象理解提供的信息。研究对象的文化程度、是否成年和文化背景都会强烈影响其理解信息的能力。

知情同意必须在非强迫的情况下获得。研究人员的特殊文化背景或知识分子身份不能对研究对象做决定产生诱导作用。某些环境中，知情同意最好由某一与研究无直接关系的中立组织获得。弱势研究对象需要更特殊的保护。

2.研究者的责任

研究者有责任保证参加研究的人员受到保护。这些职责是法律所要求的，同时，它们也是科学家和卫生专业人士必须遵守的基本职业道德。研究者有时或许会委派其他工作人员去开展一些研究工作，然而，委派并不意味着研究者不承担任何责任。这些责任包括以下主要内容：①保护研究对象；②根据研究协议开展研究；③研究者应确保为了能正确地开展研究，所有参与研究的工作人员都要接受了正确的培训；④遵守伦理委员会的要求；⑤后续研究。

（三）研究者的人道主义素质

科学研究要求在一个诚实、信任的环境中讲究策略地和客观地探索真理。研究人员向研究对象展示的素质包括：诚实、尊重、热心、事业心、谦虚、敏感。

（四）研究的监督

1.研究监督——伦理委员会

开展研究时的一个必不可少的组成部分是对研究进行监督。伦理委员会的职责在于对研究进行审查以确保对研究对象的保护。

2.伦理委员会及其功能

以人类为研究对象的机构有责任对研究进行伦理审查。为有效做到这点，机构需要制订一

系列可操作的指南来引导伦理委员会的工作。

3.不利事件的报告

(1)不利事件:是指任何发生在研究对象身上与研究干预没有必然因果关系的不良的医疗事件。

(2)严重不利事件:任何下列一种不良医疗事件:引起死亡、威胁生命、需要住院治疗或延长住院治疗时间、引起持续严重的残疾/丧失功能、先天性异常/出生缺陷。

严重不利事件分为与研究有关与无关的两类。与研究有关的严重不利事件需要更充分的调查。同样,许多医疗过程中存在人所共知的危险,换句话说,某些医疗过程可能会导致严重不利事件,但它是可预料的。研究者需要对无法预料的严重不利事件做出准备。

许多伦理委员会对报告不利事件做出了特殊的要求。无法预料的或有相关的严重不利事件将导致伦理委员会暂缓一项研究,以便能进行审查。绝大多数研究协议应包括记录和报告不利事件的指南。

4.著作权

研究的目的之一是为了获得可推广的知识。传播知识的方法之一是发表论文。

当研究结束时,收集到了所有数据并对它们进行了适当的分析,研究结果可以投稿并发表。研究者可能会因为个人目的或单位需要而不得不发表文章。但是,研究者应避免研究成果的丢失并避免任何不必要的抄袭,避免任何形式的学术不端行为。

在任何出版物中,所有被指定为作者的人应具备著作者的资格。根据国际医学期刊编辑委员会的规定,著作者应是有以下贡献者:①对研究提出构思和设计,或对数据进行分析和说明。②起草论文或对其内容做出重要修订。③负责出版前的定稿工作。

七、学术道德规范建设与学术不端行为的管理

(一)学术道德规范要求

(1)在课题申报、项目设计、数据资料的采集与分析、公布科研成果、确认科研工作参与人员的贡献等方面,遵守诚实客观原则。对已发表研究成果中出现的错误和失误,应以适当的方式予以公开和承认。

(2)尊重研究对象(包括人类和非人类研究对象)。在涉及人体的研究中,必须保护受试者合法权益和个人隐私并保障知情同意权。

(3)诚实严谨地与他人合作,耐心诚恳地对待学术批评和质疑。

(4)进行学术研究应检索相关文献或了解相关研究成果,在发表论文或以其他形式报告科研成果中引用他人论点时必须尊重知识产权,如实标出。

(5)搜集、发表数据要确保有效性和准确性,保证实验记录和数据的完整、真实和安全,以备考查。

(6)公开研究成果、统计数据等,必须实事求是、完整准确。

(7)合作完成成果,应按照对研究成果的贡献大小的顺序署名(有署名惯例除外)。署名人应对本人作出贡献的部分负责,发表前应由本人审阅并署名。

(8)不得利用科研活动谋取不正当利益。正确对待科研活动中存在的直接、间接或潜在的利益关系。

(9)科技工作者有义务负责任地普及科学技术知识,传播科学思想、科学方法,反对捏造与事

实不符的科技事件及对科技事件进行新闻炒作。

(10)抵制一切违反科学道德的研究活动。如发现该工作存在弊端或危害,应自觉暂缓或调整甚至终止,并向相关部门通报。

(11)在研究生和青年研究人员的培养中,应传授科学道德准则和行为规范。选拔学术带头人和有关科技人才,应将科学道德与学术作风作为重要依据之一。

(二)学术不端行为的定义与分类

(1)学术不端行为是指在学术研究过程中出现的违背科学共同体行为规范、弄虚作假、抄袭剽窃或其他违背公共行为准则的行为。

(2)学术不端行为分为4类:抄袭、伪造、篡改及其他。"其他"主要包括不当署名、一稿多投、一个学术成果多篇发表等不端行为。

(三)学术不端行为的管理与裁定

(1)科教处(科)、监察处联合牵头设立医院学术道德规范与诚信建设管理工作小组,负责相关的宣传教育与学术诚信体系建设工作,并负责受理与调查学术不端行为的投诉与举报;院学术委员会负责医院学术不端行为的裁定。

(2)科教处(科)、监察处等职能部门依据院学术委员会裁定结果,根据相关的惩处条例规定进行处理。

(3)学术不端行为的处理:采取书面警告、通报批评、行政处分等处罚;对于其所从事的学术工作,将采取暂停、终止科研项目并追缴项目经费与奖励经费、不予承认或取消其获得的学历学位、学术荣誉,以及在一定期限内取消其申请科研项目和学术奖励资格等。对学生不端行为的处理将遵照其学籍所在学校的相关管理规定执行。

(张　云)

第二节　医学科研选题与申报

医学科学科研工作必须面向我国医药卫生事业的发展,为防病、治病和提高人民的健康水平服务。基本战略任务是防病治病,特别是严重危害人民生命与健康的重大疾病;为控制人口的增长提供先进的科学技术;不断提高人口素质、健康水平;做好老年保健工作,与老龄化这一重大社会问题相适应。按照江泽民主席提出的"有所为,有所不为"的方针,从我国的实际情况出发,围绕我国或地方经济、社会发展的需要,发挥自身优势和特色,确立科研发展方向,选择与申报科研项目(课题)。以应用研究(含应用基础研究)为主,加强基础研究,重视开发研究。

一、选题原则、方法技巧

(一)基本概念

我们经常谈及科学与技术,那么,什么是科学?什么是技术呢?科学是人类特有的活动形式,是探索未知、从事知识生产的人类活动领域;是正确反映客观世界的现象、内部结构和运动的系统理论知识,并提供认识世界和改造世界的态度和方法;科学的首要目标是增加知识,科学研究的主要方向是探索未知世界,研究成果在很大程度上是无法预见的。科学是无止境的,是不断发展的,其核心在于探索,具有很强的创新性。技术是在科学的指导下,总结实践经验,从生产过程和其他实践过程中得到的系统知识,它直接指导生产实践,是现实的生产力。科学产生技术,技术推动科学。

按照科学研究活动的性质分为 3 个类型,即:基础研究、应用研究和开发研究。

1.基础研究

基础研究指以探索未知、认识自然现象、揭示客观规律为主要目的的科学活动,它不具有特定的商业目的;基础研究是造就高级科技人才,发展科学、文化,推动社会进步的巨大力量;是新技术、新发明的源泉和先导;它帮助人们认识世界,一旦有重大突破,会对社会和经济产生巨大的带动作用。基础研究只讲世界第一,不讲国内第一。研究目标必须瞄准国际前沿,在学科前沿上争第一,以发表论文水平和被同行引用的次数作为评价的标准。基础性研究特别需要科学家之间、不同学科之间的交叉、讨论与融合。

2.应用研究

应用研究可以分为应用基础研究和应用研究 2 种类型。

(1)应用基础研究:是应用研究中基础性研究工作,是指围绕重大或广泛的应用目标,探索新原理、新方法,开拓新领域的定向研究;是对基本科学数据系统地进行考察、采集、评价、鉴定,并进行综合、分析、探索基本规律地研究工作。它帮助人们改造世界,医学科研项目(课题)很多都属于这一类。科研选题应该有应用目标,为防病治病、优生优育、人类健康服务。

(2)应用研究:指有明确的应用目的,为了进一步发展某门技术、提高生产率、拓宽应用领域、开辟新的生产力和生产方向所进行的研究活动。医学研究主要是以解决临床上诊断和治疗的问题为目的,诊断试剂、诊断方法和治疗仪器的研究,药物、药剂和保健品的研究大都归于这一类。

3.开发研究

开发研究指从事生产的技术改造、工艺革新、产品更新等科学活动,是科学知识转化为生产力的主要环节。将科研成果转化为生产力,将样品转化为产品、商品的研究。要特别重视开发研究,将科研成果尽快应用到医疗服务中去,使之产生经济和社会效益。积极缩短科研成果转化为生产力的周期,实现科学是第一生产力的目标。

医学科学领域的科学研究的重点在于具有应用前景的"应用基础研究",还要加强"基础研究",加强源头创新,江泽民主席在全国科技大会的讲话中指出:"创新是一个民族的灵魂,是一个国家兴旺发达的不竭动力""一个没有创新能力的民族,难以屹立于世界先进民族之林"。与此同时,也要重视"开发研究",应紧紧围绕国家目标,为我国的经济建设和社会发展服务,与企业联合,吸引企业投入,实现科研的经济效益和社会效益。

(二)医学科研选题的基本原则

医学科研选题应遵循 6 个基本原则,即:需要性原则、目的性原则、创新性原则、科学性原则、可行性原则、效益性原则。

1.需要性原则

选题必须根据我国或地方经济建设和社会发展的需要以及科学发展的需要来选择。我国医药卫生科技工作的方针是:"医药卫生事业的发展必须依靠医学科学技术的进步,医学科学技术必须为防病治病、保护人民健康服务"。医学科研选题必须贯彻这个方针,选择在医疗卫生保健事业中有重大意义或迫切需要解决的重大问题。申请哪个渠道的课题必须首先了解那个渠道资助的重点和范围,按照项目指南去申请,不能盲目去选题。选题时还要善于把客观需要同本学科、本专业的发展有机地结合起来,积极开拓新的领域,形成新的学科优势和技术优势。

2.目的性原则

科研选题必须要有明确的研究目标,研究内容要具体,研究目标要集中。按照投入的科研经费的强度,在要求的时间范围内锁定:要完成哪些研究内容,解决哪些具体问题,达到什么目的,预期取得什么成果。这些问题在申请项目时就应该很明确,不能含糊、笼统,要有可操作性和可检查性。它与确定的学科发展方向不同,课题要一项一项地去做,有限的资助,完成有限的目标。学科方向则在完成科研课题中不断深入发展。

3.创新性原则

科学研究的灵魂是创新,科研选题必须具有创新性。在前人(包括国内外科学家,也包括自己)科研发展的基础上,解决前人没解决或没有完全解决的问题。选题前要特别清楚本课题研究领域国内外研究状况、研究方法及研究水平,发表的论文要了解,没有发表的论文也要了解,这是选题的首要前提。创新包括理论创新和技术创新,如提出新的概念、新的理论、新的原理、新的设计思想和新的工艺方法等等。

4.科学性原则

科研选题的科学性原则包含3个方面的含义:其一,选题必须要有依据,一切科研发展都以前人的科研结果作为基础的,立论要立得住,不是凭空的遐想;其二,选题要符合客观规律,实事求是;其三,科研设计必须科学,符合逻辑性。科研设计包括实验设计和统计学设计2个方面,保证科研的先进性、科学性、可重复性。

5.可行性原则

可行性是指研究课题的主要技术指标实现的可能性。首先,要求科研设计方案和技术路线的科学性、可行性,对技术关键、技术难点要有充分的估计和准备,有研究工作积累,有的技术需要做预实验;其次,要求申请者具备完成课题的研究能力和组织能力,有一定的研究工作经历;再次,具有与之相适应的专业结构、知识结构、年龄结构合理的学术团队及实验技术队伍;最后,具备完成课题的仪器设备、实验室条件、合格的动物实验设施、合格的实验动物和科研试剂等。

6.效益性原则

以最小的科研投入获取最大的经济效益或社会效益是科研工作的目标。基础研究选题必须选择有重要科学意义的;应用基础研究课题必须有重要的应用前景;应用课题必须围绕解决我国经济发展或社会发展中的重要科技问题,有明确的应用目的,为解决危害人民健康的防治问题服务;开发研究出的产品能够用于临床,能在市场推广。

(三)科研选题的方法与技巧

作为一个科技战线的新兵,在科研立项和申请科研经费时,首先要考虑以下几个方面的问题。

(1)首先要了解申请科研课题有哪些渠道,这些渠道的重点资助范围,资助的对象,资助的强度;对申请人的具体要求,申请课题的程序及管理办法等。

(2)充分利用我国特有的资源优势,选择好研究领域和研究方向。在十分熟悉、了解本学科领域国内外研究状况的基础上,结合自身的优势、特色和基础,扬长避短,选择好研究方向。注意研究工作的积累,在长期发展中形成自己的研究特色,能够做到围绕1个中心进行系统的研究,并将其引向前沿,扎扎实实做学问,不要急功近利,切忌盲目追赶潮流、跟踪他人、重复他人的研究。申请任何渠道选择科研项目都要考虑申请人的研究工作基础和研究工作能力。尤其是基础研究和应用基础研究课题,强调科学研究与人才培养挂钩。

（3）转变观念,拓宽科研思路,拓宽知识面,注意学科交叉,注意科研新技术新方法的运用。不同学科交叉研究项目,尤其在学术思想上相互交融的创新项目应受到各种基金足够的重视和大力的支持。广大科技人员平时要积极参与各有关学科的学术交流,广交各学科的朋友,利用别人的优势充实和发展自己。充分利用开放型实验室的条件,加强与国内外学科之间、实验室之间、单位之间、企业之间的科研交流与合作。国家和地方自然科学基金委员会特别重视国际合作研究项目,尤其是高层次的国际合作项目,随着科研项目的立项,还有一些国际合作的优惠政策。能够组织多学科联合与合作项目,是当代科研飞速发展的需要,也是科学家应具备的能力和素质。

（4）运用正确的思维方法指导自己的科研设计,如辩证法、反向思维法、类比法、比较法、假说法、机遇法、联想法等思维方法。

（5）根据不同类型的科研项目,选择不同的申请渠道。基础研究、应用基础研究,应申请各个层次的基金项目;应用研究应围绕国家或地方应用目标,确定的科技攻关项目,或者企业的招标项目,按照招标内容选择申请科研项目;开发研究是以已有科研成果为基础,联合企业共同研究,合作申请。

二、选题来源及基本程序

（一）选题来源（申请渠道）

科研项目的选题来源分为纵向课题与横向课题2种。纵向课题大致分为4个级别,即:国家级、省(直辖市)部级、局级、单位自选;横向课题指国内外企、事业单位委托项目或合作项目。另外还有名人基金等。

1.国家级

（1）国家科技部项目:国家财政拨款,按研究领域和层次组织项目。

国家攻关项目:医学领域的项目由卫生部组织论证、评审、选项、管理和验收。5年制订1次"五年计划",这些规划是以我国经济发展和社会发展的需要为目标,依靠国内一流的专家反复研讨确定的,都是围绕解决危害人们健康的重大疾病的防治问题、解决提高人民健康素质、优生优育问题为中心。具有明确的研究目标和应用目标,面向全国公开招标,是跨单位跨地区的联合课题,资助强度较大。

高新技术发展规划("863"计划):主要结合功能基因组计划的实施,以基因组研究为基础和源头,瞄准国际最新前沿,抢占技术制高点,快速发展我国的生物信息技术。按照公布的研究目标招标。申请条件:申请者应具有从事蛋白质组、结构基因组学研究的实验条件和研究经历,并有相应的科研人才队伍。

重大基础研究项目("973"计划):该类项目是对国家的发展和科学进步具有全局性和带动性,需要国家大力组织和实施的重大基础研究项目。科技部结合我国经济、社会和科技发展的需要,统一部署,分年度实施。项目研究周期一般为5年。强调国家需求与重大科学问题的结合,项目采取"指南引导,定向申报"的方式组织。

重大基础研究项目应符合以下3个条件之一:①紧密围绕我国社会、经济和科技自身发展的重大需求,解决国家中长期发展中面临的重大关键问题的基础研究;②瞄准科学前沿重大问题,体现学科交叉、综合、探索科学基本规律基础性研究;③发挥我国的优势与特色,体现我国自然、地理与人文资源特点,能在国际学科前沿占有一席之地的基础性研究。

重大基础研究项目还应具备以下 4 个条件:①有创新的学术思想,科学、可行的研究路线;②有明确、先进的研究目标,研究重点突出,能针对关键性科学问题,组织多学科科学家合作、开展交叉综合研究;③有高水平的学术带头人和一支学术思想活跃、科研业绩优秀、团结协作、结构合理的科学研究队伍;④具备良好的研究条件,能充分利用现有的工作基地和研究基础开展工作。

(2)国家自然科学基金项目:国家财政拨款,主要资助基础研究和部分应用研究(应用基础研究)。面向全国,各部门、各地区、各单位的科技工作者均可按规定申请,强调支持以中央所属研究机构和重点高等院校为主。具有高级专业职称的科研人员可以自由申请。但应注意管理规定,具有高级专业职称的科研人员承担和参加的项目最多能有 2 项,不含重大、重点项目;中级职称的科技人员须有正高级职称的专家推荐。

国家自然科学基金项目具有 3 个层次,包括 7 种基本类型和若干专项基金。3 个层次为:面上项目、重点项目、重大项目;专项基金有:主任基金项目、新概念新构思探索研究项目、国家杰出青年科学基金、国家基础科等人才建设基金等。

3 个层次具体叙述如下。

面上项目:包含自由申请、高技术探索、青年基金、地区基金 4 种类型,这是国家自然科学基金资助的主体项目类型。资助的研究涵盖了所有自然科学的基础研究和应用基础研究,申请者可以按照当年国家自然科学基金委员会发布的"项目指南"自由选择研究课题申请资助。由 1 个单位的 1 个主持人承担,其中可以有协作单位的人参加。3 个层次基本要求如下。①自由申请项目的基本要求:根据科学基金委员会每年发布的《国家自然科学基金项目指南》提出的资助范围、鼓励研究领域和定向研究课题,结合自己的研究工作积累和所在单位的优势,自由选题。优先资助创新性强、交叉领域的项目。资助年限,一般为 3 年,目前,平均资助强度为每项 20 万余元。②高技术探索项目的基本要求同"自由申请项目",资金来源于国家"863"项目,属于小额资助的高技术探索项目,由国家自然科学基金委员会代管,按照当年"项目指南"中公布的招标项目申请。③青年科学基金项目的基本要求同"自由申请项目",只是年龄限制在 35 岁以下。年龄在 35 岁以下的青年科技工作者应利用自己的年龄优势,积极申请这类基金。④地区科学基金项目的基本要求同"自由申请项目",仅接受内蒙古、宁夏、青海、新疆、西藏、广西、海南、云南、贵州、江西等 10 个省、自治区和延边朝鲜自治州所属单位的科技工作者的申请;优先资助结合当地自然条件和具有地区特色的研究项目。

重点项目:瞄准国家目标,把握国际科学前沿,针对我国已有较好基础、达到或接近国际先进水平的研究领域或新学科生长点开展研究。对某一个学科和研究领域的关键科学问题或新的生长点开展的深入研究。根据我国基础科学的学科发展布局的调整和进展,在科学家提出建议的基础上,按《国家自然科学基金项目指南》发布每年特定的重点项目招标资助内容申请。原则上不设子课题,由 1 个单位的 1 个主持人承担,如果遇到特殊情况(研究内容的互补,不同优势的结合,主管部门给予匹配资助)可考虑 2 个或 3 个单位共同承担;重点项目申请基本要求同"自由申请项目";具有高级专业职称的科技人员只允许参加或申请 1 项重点项目(含重大项目,不含面上基金和专项基金项目);根据年度重点项目申请指南要求,定向申请;研究周期,一般为 3~5 年,资助强度,目前为 150 万元左右。

申请条件:有高水平的、活跃在科学前沿的学术带头人和精干的研究队伍;有国内领先的研究工作基础;合理的研究方案和实验研究条件。

重大项目:瞄准国家目标,把握国际科学前沿,根据国家经济、社会和科技发展的需要,资助具有重大战略意义的科学和技术问题的研究。具有统一规划、分批立项、定向招标和多学科交叉、融合的特点。要求是跨学科跨部门的合作,下设子课题,参与单位必须为2个以上。

重大项目申请基本要求:申请者填写"国家自然科学基金重大项目联合研究申请书"和子课题的申请书"国家自然科学基金申请书";资助特点是鼓励各申请单位联合提出申请;资助年限不超过5年;资助强度目前为500万元左右;其他要求同重点项目。

申请条件:有学术造诣高、组织能力强、能率领研究队伍开拓创新的学术带头人和相应的研究梯队;有国内领先的研究工作基础和研究条件。

专项基金有如下。①主任基金项目:含国家自然科学基金委员会(NSFC)主任基金项目、科学部主任基金项目2种类型。基本要求同"自由申请项目"。NSFC主任基金项目用于资助需要及时支持并具有重大科学意义的创新性项目和其他特殊需要;科学部主任基金项目用于2个年度之间错过申请时间,且需要紧急资助的创新性项目;资助可能取得突破性进展或取得重大效益且急需要经费的项目,为科学基金工作的自身发展,需要科学部委托和安排的项目。受理时间:原则上只在正常受理时间之外(以秋、冬季为主)接收申请科学部主任基金。研究周期一般为1~3年。②新概念新构思探索研究项目:基本要求、申请条件、受理时间、资助年限与"自由申请项目"相同。分为高技术探索项目和高技术探索重点项目2个层次。资助范围依据每年发布的《国家高新技术发展计划纲要新概念新构思探索课题项目指南》的要求受理申请;重点项目按指南要求接受定向申请;资助特点是优先资助与"863"总体计划衔接的、具有创新性、探索性的项目;其研究经费来源于国家"863"计划,不同于其他国家自然科学基金项目。③国家杰出青年科学基金:持续稳定地造就和培养一批高素质、高水平的科学研究人才队伍。非常强调已有的工作成绩,以评人为主,是一种很高的荣誉。基本条件:热爱社会主义祖国,学风端正;年龄在45岁以下;具有博士学位或具有副高级以上(含副高)高级专业技术职称;在自然科学基础研究中,已取得国内外同行公认的突出的创新性成绩;海外留学人员也可以申请,但是在批准后必须成为在编的国内工作单位成员,每年至少在国内工作6个月以上。资助范围:根据申请人的优势和基础自行决定研究方向和课题,强调创新性构思的基础研究。基本要求:填写"国家杰出青年科学基金申请书",个人申请、申请单位推荐。申请者只能获得一次本基金申请。资助年限为3年,资助强度目前为60万元。④还有海外青年学者合作研究基金和香港、澳门青年学者合作基金、国家基础科学人才建设基金、创新研究集体研究基金、国家重点实验室研究项目基金、优秀研究成果专著出版基金。具备这些基金申请条件均可以按照这些基金的申请办法申请,这里不再赘述。

2.省(含直辖市)、部级科研项目

(1)省、市(直辖市)级科研项目:各省、市的投入的科技3项费(中间试验、新产品试制、重大科研项目补助费)安排的基金项目和各种攻关项目,强调为本地区经济、社会发展服务,强调应用目标,产生经济和社会效益,资助应用研究(含应用基础研究项目)、开发研究项目。

比如天津市,面向全市各单位、科研院、所及驻津单位、高等院校申请的天津市自然科学基金项目(分为面上和重点2个层次)、天津市重大科技攻关项目、重大科技攻关培育项目、天津市社会发展重点科研项目;要按照天津市科委每年发布的"申请指南"和具体要求填写相应的申请书,按照项目的研究目标、研究性质、需要经费额度选择申请的种类。

（2）部委级科研项目：比如卫生部科研基金；教育部重点科研基金、优秀年轻教师基金；国家计划生育委员会的项目、国家中医药管理局基金项目等等。

3.局级科研项目

省、市（直辖市）所属行业科研项目：比如面对天津市高等院校的天津市教委科学研究基金、天津市卫生局科研基金（含中医、中药、中西医结合）、各医科大学科研基金。

4.各单位自行安排的基全（自选项目）

各学院自筹资金安排的课题基金。一般作为本单位的"苗圃课题"，重点资助青年人和有苗头的课题，做项目预实验，为申请省、部级及国家级的项目打下基础。

横向联合项目（课题）：接受企、事业单位委托项目；与国内外企、事业单位合作研究项目等。随着经济的不断发展，企业的科技投入会越来越多，企业将会成为应用、开发项目科研经费的重要来源，逐渐成为应用研究和开发研究经费资助的主渠道。应受到科研单位和高校的高度重视。

其他各种基金。比如名人基金：霍英东青年教师基金（教育部代管）、吴阶平基金（卫生部代管）、默沙东基金（卫生部代管）；国际儿童福利基金会基金、世界卫生组织基金等。

（二）科研基金的申请程序

申请科研经费的渠道很多，主要是依靠项目申请书来进行投标争取。各渠道资助的范围、资助的重点、资助的强度、资助的对象有所不同，各渠道的申请程序、管理要求等也有所不同。在提出申请前必须很好地了解这些渠道申请基金的各种要求。按照自己的课题的性质、经费的需要、自己的优势条件来选择申请渠道。

1.按照研究性质选择申请渠道

比如基础研究和应用基础项目，能申请国家自然科学基金项目和省部委基金项目，资助的范围较宽，自由度较大，鼓励创新，每年均可集中申报1次；国家攻关项目则5年面向全国招标1次，定向申请，是为解决严重危害人民健康的重大疾病的防治的重大问题，是应用目标非常明确的应用项目，多数是几个单位合作完成，特别强调已有的工作基础在国内处于领先或先进水平，强调申请人是高水平的学术带头人。

2.按照课题所需要的经费额度选择申请渠道

项目经费有的几百万元或上千万元，有的几十万元，有的只有几万元甚至几千元，要根据课题的需要选择申请渠道。只需要几万元的课题，就申请省、部级基金课题，需要几十万元的课题，就要申请国家级课题。反之，只需要几万元的小课题，就不要申请国家级项目。也应根据可资助的强度来设计自己的课题。

3.利用自己的优势选择申请渠道

对青年申请者适当做一些政策倾斜的青年基金一般限制在35岁以下，不满35岁的青年应利用年龄优势，申请各级青年科学基金；国家杰出青年基金年龄在45岁以下，如果已有非常优秀的成绩，年龄在45岁以下，可以申请这个基金，能够获得这项基金资助的人才，不仅是得到经费的资助，而且是很高的荣誉，得到的是科技界的认可，还会得到方方面面支持。

4.根据研究目标选择申请渠道

研究目标是为了解决我们国家的问题，覆盖面较大项目可以申请国家级项目，如果是解决本地区的问题（已列入国家资助重点的除外），有明显的地域性，就申请本省（市）的课题。

5.根据研究工作基础选择申请渠道

没有研究工作基础的或没有研究工作经历的，先申请本单位的和本地区的基金，有了一定的基础后再申请国家等更高层次的基金。

一般申请程序如下。

(1)首先要了解申请渠道的管理办法和当年的申请项目指南及申报项目的具体要求,按照要求认真填写专用的项目申请书。

(2)按照该申请渠道的要求和资助重点,根据自己的研究方向、已有的工作基础和兴趣构思拟报项目的主要研究内容和预期成果。

(3)进一步查阅文献,了解学科前沿发展趋势、国内外研究状况和水平,了解信息是科技工作者的生命线。了解最新信息靠查阅文献是不够的,更重要的是在与同行的交往中了解,不仅了解人家做了什么,还要了解人家正在做什么。因此科技工作者要积极参加国内外学术会议,参加社会活动,与一流科学家交朋友。对本学科领域的研究状况应了如指掌,对自己的优势、特色及所处的学术地位要有正确的估价。立项要以已有的成果为依据,知己知彼,扬长避短,避免重复他人的研究内容。

(4)根据研究内容来设计研究实施方案,应尽可能采用新的先进的实验技术和方法或创造新方法,要注重创新,创新是科研的核心。可行的研究路线是能完成研究内容实现预期目标的关键,一般应有较好的科研工作基础。

(5)从研究工作的实际需要出发,组织一支精干、团结协作、结构合理的科学研究队伍,为完成研究内容提供学术、人力及实验技术保证,课题组成员应有合理的分工。

(6)落实实验室条件,本实验室和本单位实验室条件不够的,可以用国家及部级开放实验室,也可以同有条件的单位合作或协作,落实科研实验的实施办法。

(7)经费预算,一是根据申请渠道的资助强度,二是根据科研的实际需要,实事求是,三是要依据科研经费允许支出的范围做预算。支出范围不允许支出的,要通过其他途径去解决。

三、申报书的撰写与申报

(一)申报书的填写

科研项目申请书是参与科研竞争的媒体,是择优获得资助的关键。申请者必须按照申请书的各项要求认真仔细地填写。一份好的申请书要充分表达出研究项目的必要性、先进性、可行性,还能反映出申请者的学术水平、严谨的科研作风、科研能力、综合分析能力。填写申请书就像高考答卷一样,必须很好地审题,正确填写好每一项内容,不能所答非所问,避免出现漏洞,填写内容应力求完整、精练,力求做到完美无缺。申请者对申请书中的任何一个环节的疏忽都可能导致竞争的失败。在申请项目书上主要回答以下4个方面的问题。

(1)想要做什么? 即研究的具体内容和研究目标是什么。

(2)为什么要做? 即立项依据,研究的目的和意义。

(3)如何去做? 即研究路线和具体实施方案。

(4)为什么能做? 即研究工作基础和已具备的科研能力和研究工作条件。

申请书填写的具体要求是什么呢?

1.如何填写"简表"

简表虽然比较简单,但是非常重要,简表反映申请课题的全貌,反映申请者对申请渠道了解的程度,也反映出申请者严谨的科研作风,是给评审专家的第一印象,必须仔细填写正确。

(1)项目名称:项目名称非常重要,要反复推敲,字斟句酌;要紧扣项目研究内容、研究目标,切忌戴大帽子;还要体现研究项目的研究方法,创新性、先进性,能够引起评审专家的兴趣和共鸣,就像电影、小说等文学作品的名称一样引人入胜,产生欲知下一页内容的愿望。按照申请表的要求限制字数,有的申请书还要求写英文题目,英文一定要准确。

(2)申请金额:首先是要特别注意申请渠道可能资助的强度,要在可能资助的额度内,确定申请经费金额;其次是遵循实事求是的原则,要按照项目研究的实际开支而定。反之也应该按照有限的资助,有限的研究目标,设计项目的研究内容和研究目标。比如目前国家自然科学基金委生命科学部面上项目平均资助强度为20万余元,个别项目也有40万~50万元的,申请该渠道的项目金额就应围绕可能资助的数字来申请。

(3)研究起始年月:一般课题为3年,重点攻关项目为3~5年。起始年月要严格按照要求填写。比如:国家自然科学基金委都是从次年1月开始,天津市自然基金从次年4月开始。

(4)报审学科:一般可允许报2个,但是应该重点选好第1个。主要是根据申请内容选报学科,评审项目时,是按照填报的第1个学科选送评审专家。但是遇到相近学科、交叉学科时,选报第1个学科也有技巧问题,主要看在哪个学科更能体现创新,更能引起哪方面专家的兴趣。也要考虑避开竞争集中的学科,尤其本单位申报的课题应避免扎堆,造成自己和自己竞争。

(5)项目组主要成员:项目组主要成员的构成必须从科研项目的实际需要出发,知识结构,实验技能人员结构合理搭配。组织1支精干的队伍,不要拼凑,无需挂名,避免"拉郎配",一般项目有5~6人比较适宜;重点、重大项目人员要多一些,合作项目人员更要多一些。国家自然科学基金限定高级职称人员,无论是主持还是参加研究项目,均不能超过2项。如果有超项的,在项目初筛时就被淘汰了,组织课题时千万注意。

(6)签章:必须由参加人亲笔签名,课题组的人员必须是自愿参加的,并有时间的保证。有时因为冒名代签导致被冒签者申请项目超项而被初筛掉,而且影响了相互之间的团结。每年参加研究的月数,不要写得太满,有的人参加了2个项目,加起来超过了每年12个月,要实事求是。

(7)身份证号:国家自然基金项目申请需要填写身份证号码,目的为了检查超项时解决重名重姓问题。没有身份证号的,按如下要求填写:前1~6位数,填写军官证、文职干部证、护照等前6位号码,不足6位的空位填0;7~12位数,填写出生年月日,如:1968年8月18日,填为680818;13~15位数,男性填写881,女性填写882。

(8)研究内容和意义摘要:为录入软盘而备。字数有限,却集中反映项目的核心与精华,也是给评审专家的第一印象,起到引人入胜的作用,应该认真提炼,反复推敲。主要写研究内容和研究意义2项内容,其他内容不涉及。

2.如何填写"立论依据"

立论依据包含4个方面的内容:项目的研究意义、国内外研究状况的分析、研究目标、参考文献。

(1)项目的研究意义:对研究意义的叙述要简明扼要。对基础研究,结合国际前沿科学发展趋势,着重论述项目的科学意义;对应用基础研究,结合学科前沿、围绕国民经济和国民经济发展中的重要科技问题,着重论述其应用前景;对应用研究项目,围绕解决国民经济和国民经济发展中的重要科技问题,着重论述预期可产生的重大经济效益或重大的社会效益。在申请课题动笔之前,就必须掌握最新的文献资料,熟悉本研究领域的国内外最新进展,并结合自身的优势特色、工作基础,提出研究目标,要特别重视提出问题的创新性,对应用基础研究要特别对它在国民经济建设或社会发展中潜在的经济效益或社会效益有充分的分析。

（2）国内外研究状况的分析：对国内外研究状况的了解应十分清楚，分析要全面透彻，回答问题十分肯定，切忌含糊不清；对国内外研究状况的了解的程度反映申请者的科研阅历和能力，也是申请本项目的前提。

（3）研究目标：提出的研究目标要合理、适当，避免分散，突出有限的目标，对提出问题的理论依据，推测和假设必须严谨、科学，对创新内容的分析必须理由充分、合理。

（4）参考文献：一般列出10篇左右，20篇以内为宜，紧密结合研究内容，注意从时间上一般要近3年的。

3.如何填写"研究方案"

研究方案一般包括5个方面的内容：研究目标、研究内容和拟解决的关键问题；拟采取的研究方法、技术路线、实验方案及可行性分析；项目创新之处；年度研究计划及预期进展；预期研究成果。

（1）研究目标、研究内容和拟解决的关键问题：一般课题研究内容不要过多，要有适度的难度，突出创新。研究目标要集中，必须具体、明确，它是研究的目的，是申请项目的精髓，申请者要准确地告诉评审专家你要做什么，要解决什么问题？有限的资助解决有限的目标，要依据可资助的经费额度，设计项目研究目标。研究内容要紧紧围绕研究目标，内容要具体，切忌内容分散、涉及面大而庞杂，要重点突出，不要面面俱到；拟解决关键问题选择得要恰如其分，应有所突破。

（2）拟采取的研究方法、技术路线、实验方案及可行性分析：项目的研究目标很好，但有多大的把握实现这些目标？如何实现研究目标？实施方案可不可行？这方面的问题是不是写得清楚，在评审中占有很重要的位置，50％以上的申请者是因这项内容填写不好而被淘汰。有的申请者因不愿意泄露自己的秘密而写得含糊不清，这个度只能由申请者自己掌握。如果是做得差不多了再去申请，用上1个课题费做这个项目，用申请到的经费做下一个项目，这是最好的保密办法。要评审人相信你能够实现研究目标，就必须写清楚你的实施方案，特别是创新之处，新的思路和新研究方法的使用，应清楚地写具体，可采用流程图或示意图。对自己的创新或对已有的研究方法、研究手段的变动，一定要详细叙述，说明变动的原因，或采取新方法的理由和优势。得让评审人信任你，不要让评审人去揣摩你的意图，也不能让评审人怀疑你是否有一个清醒的头脑。对研究中可能遇到的难点要有充分的估计，并有拟解决的办法，进行可行性分析论证。

（3）本项目的特色与创新之处：科学研究的核心是创新，要简明扼要、表达准确，起到画龙点睛的作用。特别与国内外研究的现状对比着写，突出自己特色和创新之处。

（4）年度研究计划及预期的研究进展：应包括每年的研究进度和每年的主要研究内容，可能产生的阶段性成果；凡正式立项的科研项目每年都要检查科研完成情况，是否按计划进度完成。所填写的年度研究计划要具体、量化，具有可检查性。

（5）预期研究成果：对预期研究成果应有明确的预测，客观实际与研究内容、研究目标要相对应。如果是应用研究应该有研究成果的技术指标，作为项目完成后的验收指标；如果是应用基础研究成果，应预测发表几篇论文，甚至将论文名称都能拟定出来。

4.如何填写"研究工作基础"

科研评审强调选择创新性强的项目，同时还特别注重项目可行性，已有的研究工作基础显得十分重要。要求提供项目组主要成员以往的、主要相关的研究基础和实验室支撑条件的背景材料，并进行客观的自我评价。研究工作基础分为3个方面。工作积累和工作成绩：要写出与申请项目密切相关的前期研究工作基础、已有的研究成果或预实验结果；已具备的实验条件：科研设计中所需要的大型主要仪器设备应列出来,如果本单位缺少某种仪器设备,一定写出解决的办法,提倡利用国家重点或部门开放实验室已有的实验条件,鼓励跨学科的合作;项目组主要成员的学历及工作简历;用这些客观实际情况,反映课题组的基本科研素质,应准确明了地写出来,不要嫌麻烦。还要把近3年发表的论著目录列出来,如果过多,就列与申请项目关系密切的。如果太少,就多写几年的。要把论著中全部作者名单和顺序、题目、发表年月、期刊名称、卷号期号都写清楚,用写实的方法来证明项目组成员的科研能力和客观地反映已有的工作基础,使评审专家正确判断该项目组对完成申请的项目有无成功的把握。

5.如何填写"经费预算"

项目的经费预算是否合理,直接影响项目的同行评议结果。漫天要价将导致项目被否决。要根据可能资助的强度来设计研究项目内容。研究内容不要太多,研究内容如果太多,会被评审专家认为研究目标难以实现而淘汰。研究内容也不能太少,总之要与申请渠道可能资助的经费额度相匹配。经费预算包括以下6个方面。

(1)科研业务费:测试费、计算费、分析费、国内调研和参加学术会议;业务资料费;论文印刷费、出版费;仪器有偿使用费;水、电、气费。

(2)实验材料费:原料、试剂、药品、消费品等购置费;实验动物饲养费;标本样品采集费。

(3)仪器设备费:申请项目专用仪器设备(一定要慎重)购置费、运输、安装费,自制专用仪器设备的材料、配件购置和加工费;大型仪器和办公设备不能申请科研费,这是申请单位应具备的条件,本单位不具备某些条件的,提倡利用国家重点实验室和部门开放实验室的条件。

(4)实验室改装费:为了完成申请项目对实验室进行简易的改装,不能把实验室扩建、土建、维修费列入其中。该条一般应严格掌握。

(5)协作费:专指外单位协作承担资助项目的研究在实验工作中开支的费用。

(6)项目组织实施费(管理费):这项开支不是每个渠道都能列支的。国家自然科学基金委文件规定,受资助的单位可按每个项目(或课题)当年获得的实际拨款额度提取10%作为项目组织实施费(管理费),不得超前提取,更不能层层重复提取。

(二)申请书中常出现的问题

(1)科学意义不十分重要,学术思想缺乏创新,属于跟踪性研究或低水平重复课题。缺乏立论依据或有某些错误,对国内外研究状况掌握得不全,不了解最新进展(对正在研究的情况不了解)。

(2)拟解决的关键问题,提出的不恰当或不完整,研究方法不解决提出的问题,缺乏科学性。实验设计有缺陷,或不具体。

(3)研究目标不明确,分散而庞杂,往往因为研究内容过多,在有限的资助和有限的时间内难以完成而被淘汰。

(4)工作积累不够,缺少相应的研究工作基础。

(5)研究条件较差,缺少必要的仪器设备或必需的实验材料。

(6)研究人员力量不够,缺少工作时间的保证,项目组成员组成不合理。

四、实例

下面是一份获得国家自然科学基金委资助的课题申请书。该申请书撰写得非常好,每项要求都回答得很全面、简明扼要,表达准确,逻辑性强,一目了然。因此,摘录出其中主要内容,供大家参考学习。

项目名称:连接蛋白基因与胶质瘤

(一)研究内容和意义

研究连接蛋白(CX)基因作为抑癌基因在人胶质瘤的表达规律,转染 CX 基因于细胞间隙连接通信缺陷的胶质瘤细胞,检测其恶性表型及致瘤性改变,观察转染细胞及其条件培养液与未转染细胞共同培养对后者增质的抑制作用,从生长因子及其受体基因表达探讨,到 CX 基因抑制细胞增殖机制,为从细胞社会学研究胶质瘤的发病机制及其基因治疗优选靶基因提供新线索。

(二)立论依据

对基础研究,着重结合国际科学发展趋势,论述项目的科学意义;对应用基础研究,着重结合学科前沿、围绕国民经济和社会发展中的重要科技问题,论述其应用前景。

每个细胞虽各有独立的细胞器及其他亚细胞结构维持其本身的功能活动。但其正常生长及代谢尚有赖于与细胞群体及细胞社会的沟通。细胞间交通的重要方式之一是邻近细胞的直接接触,通过间隙连接相互交通即所谓细胞间隙连接通信。现已查明除成熟的骨骼肌细胞,红细胞及精子外,机体其他组织中均存在细胞间隙连接细胞(GJIC),信息离子及小分子物质包括一些次级信使等均可经 GJIC 进行细胞间转运。

不同组织中细胞间隙连接的基本结构相似,由二个邻近细胞膜上的连接子组合成膜通道结构。每个连接子则由连接蛋白(connexm,CX)分子的六聚体构成。

连接蛋白是一个蛋白家族,目前发现至少已有 12 种。它们在组织中的表达既有交叉性,又有特异性。成人脑组织中主要表达 CX43 及 CX32。其中星形细胞表达 CX43,少支胶质细胞及某些神经元表达 CX32。少数细胞如松果体细胞表达 CX26,软膜细胞及室管膜细胞除表达 CX43 外也可表达 CX26。

目前认为 GJIC 在调节细胞生长分化及功能整合方面起重要作用。GJIC 间通信的阻断可导致细胞生长分化失控。越来越多的证据表明许多促癌剂可阻抑 GJIC,多数肿瘤及转化细胞存在 GJIC 的缺陷,CX 基因表达水平降低。转染某些活化的癌基因于细胞如 us 基因可使 CX 基因表达减少,下调 GJIC。而且发现 CX43 基因转染于 C6 鼠胶质瘤细胞,CX32 基因转染于人肝癌细胞系,CX26 基因转染于海拉细胞可抑制细胞生长。从这些结果看来 CX 基因起抑癌基因作用,近年则认为 CX 基因家族就是抑癌基因。但 CX 基因与细胞癌变之间的关系尚不完全清楚。某些肿瘤及转化细胞 GJIC 并无明显改变。近年也报告同为大鼠恶性胶质瘤的9L 及 C6 细胞,9L 细胞的 CX 表达水平及 GJIC 明显高于 C6 细胞,但二者生长速度无差异,至今所研究的几种人类肿瘤尚未发现 CX 基因突变。因此研究 CX 基因在人脑胶质瘤的表达模式及表达规律,观察存在 GJIC 缺陷的胶质瘤细胞在转染 CX 基因,肿瘤细胞之间同源性交通恢复以后对其恶性型的逆转,将有助于阐明 CX 基因在人脑胶质瘤发生,发展过程及细胞社会对细胞正常生长分化的作用,并可能为评估胶质瘤的细胞生物学特征及其基因治疗提供新指标与优选靶基因。

此外,关于 GJIC 阻遏肿瘤细胞增殖的机制目前也不清楚。Radshaw 等人的研究结果值得注意,他们发现 C6 胶质瘤细胞转染 CX43 cDNA 以后,生长速度减慢,同时伴有胰岛素样生长因子(insulin like Growth Factor,IGF1)基因表达及其结合蛋白谱(IGF BP9)的变化。即 ICF-I 的基因表达水平明显下降,而其中表达 CX43 最高的克隆中起抑制 1GF-1 表达作用的 IGFBP-4 水平增高,而起促分裂及代谢作用的 IGFBP-3 不能检出,这个结果正与未转染 CX 基因 C6 细胞检出者相反,故认为 CX 基因是通过抑制 IGF-1 的表达来实现抑制细胞增殖的。

我们先前对脑胶质瘤生长因子及其受体基因表达的研究发现许多生长因子及其受体均出现不同程度的过表达,其中尤以 EGFR,bFGF,PDGF,ICF 最为突出。可以设想其上游尚可能有相关调控因子启动这些生长因子的基因过表达,因此 CX 基因既可能是抑癌基因,而且已发现其可抑制 IGF-1 的基因表达,那么这是一个局限地特异地抑制某个生长因子表达的结果,还是其他许多生长因子基因表达普遍受抑制的结果,而导致细胞增殖的抑制是值得进一步研究的。在这方面目前国内外尚未见有研究报道。后者如获证实,无疑将为胶质瘤的基因治疗开辟新的途径提供新的弹头基因。

(三)研究方案

包括研究目标、研究内容和拟解决的关键问题;拟采取的研究方法、技术路线、实验方案及可行性分析;本项目创新之处;年度研究计划及预测进展;预期研究成果

1.研究目标、研究内容和拟解决的关键问题

(1)研究目标:阐明 CX 基因在人脑胶质瘤中的表达模式和规律及其与胶质瘤病理组织学检测结果的相关性,以期了解 CX 基因在胶质瘤发生发展过程中的作用以及作为胶质瘤恶性进展的分子指标和基因治疗候选基因的可能性。根据有 GJIC 缺陷的胶质瘤细胞转染 CX 基因后恶性表型的逆转及致瘤性的变化,进一步明确 CX 基因的抑癌作用及其可能的机制并成为基因治疗的新的弹头基因的可能。

(2)研究内容:①50 例各种类型人脑胶质瘤的 CX 基因表达模式和水平,以及与病理组织学检查结果的相关性。②对本室建立的先前检测已证实 GJIC 缺陷的人脑胶质瘤母细胞瘤体外细胞系 TJ905 及C6 鼠胶质瘤细胞转染 CX43 基因后对细胞增殖和诱导凋亡的体外研究。③已转染 CX43 基因的 C6 胶质瘤细胞的体内致瘤性,细胞生物学及病理组织学变化的观察。④已转染 CX43 基因的 TJ905 与 C6 胶质瘤细胞及其培养液与未转染细胞共培养,观察其是否抑制未转染细胞的增殖。是通过细胞间直接接触抑或可溶性生长调节因子。⑤检测 TJ905 及 C6 胶质瘤细胞转染 CX43 基因前后 IGF、bFOF、PDGF、EGFR 等生长因子及其受体,表达观察转染 CX 基因细胞增殖受抑的机制之一是否通过抑制生长因子及其受体的表达。

(3)拟解决的关键问题:①研究 CX 基因在介导胶质瘤细胞恶性转化中的作用及其可能的机制;②为 CX 基因成为胶质瘤基因治疗靶基因的可能性提供实验依据。

2.拟采取的研究方法、技术路线、实验方案及可行性分析

(1)研究方法:①采用 Northem blot、Westem blot 和免疫组化法检测 50 例不同类型人脑胶质瘤 CX43 基因及 CX32 基因表达,分析其与肿瘤病理类型及恶性程度的相关性。②对本室建立的先前检测证实 GJIC 缺如的人脑胶质母细胞瘤体外细胞系 TJ905 细胞及 C6 鼠胶质瘤细胞以脂质体介导转染CX42 基因(质粒由美国 Minnesota 大学 David Kiang 教授惠赠),筛选阳性克隆采用 southem blot,原位杂交及免疫组化法鉴定 CX43 基因的整合和表达,采用 SLDT 法(scrape 10adingdye trailsfer,划痕标记染料示踪法)观察其 GJIC MTT 法检测细胞增殖动力学,TUNEL 法及透射电镜检测细胞凋亡等变化。③将未转染 TJ905 及 C6 细胞的 PKH26-GL 染料标记,以不同比例与已转染 CX43 基因的细胞共培养,高倍镜下计数观察未转染细胞增殖情况。④将未转染 TJ905 及 C6 细胞用已转染 CX 基因 TJ905 及 C6 细胞的条件培养液与新鲜培养液以不同比例混合后培养用 MTT 法观察其增殖情况。⑤对先前实验已鉴定有多种生长因子及其受体基因过表达的 TJ905 及 C6 细胞采用。Northem blot、Westsm blot 及免疫组化法观察其转

染 CX 基因后,IGFI、EGFR、BFGF、PDGF 基因表达水平的变化。⑥将已转染 CX 基因的 C6 细胞运用立体定向术接种于大鼠脑内尾状核采用一般情况及生存期观察,MRI 监测,病理组织学检查和增殖活性等检测其致瘤性变化,以未转染 C6 细胞为对照。

(2)技术路线及实验方案:CX43.CX32cDNA 探针及抗体。①人脑胶质瘤标本-Northern blot、Western blot、免疫组化-CX43、CX32 基因表达水平——与病理类型,恶性程度相关性。②TJ905 细胞,C6 细胞——脂质体介导转染 CX43 基因——筛选阳性克隆——Southern blot,原位杂交,免疫组化——鉴定转染细胞中 CX 基因的整合及表达。③检测被转染细胞:GJIC-SLDT 法;生长速度:MTT 法;增殖活性:MIBU,PCNALI;细胞凋亡;原位细胞死亡检测(TUNEL 法),电镜检测;IGF-1,bFGF,PDGF,EGF 基因表达:Northern blot,Western blot,免疫组化法。以未转染的 TJ905,C6 细胞为对照。④未转染的 T1905 细胞以 PKH26-GI 染料标记——加入不同比例的已转染 CX 基因的 TJ905 细胞——每天随机选取 10 个高倍视野计数未转染细胞数,画出生长曲线;以常规培养的未转染细胞为对照。⑤未转染的 T1905 细胞——加入已转染 CX 基因的 TJ905 细胞的条件培养液与新鲜培养液以不同比例混合的培养液——MTT 法,MIBLI 观察其增殖活性。以常规培养的未转染细胞为对照。⑥将野生型及已转染 CX 基因的 C6 细胞——脂质体介导立体定向注射于大鼠脑内尾状核,每组 10 只——生存期,MRI,病理组织学,增殖活性检测——致瘤性变化。

(3)可行性分析:本课题所拟研究内容及技术路线具体可操作,针对预期研究目标所采取的研究方法,实验技术如细胞培养 MTT 法,免疫组化核酸提取分子杂交基因转移等已熟练掌握及运用,材料来源有保证,课题组成员研究素养较高,故本课题涉及方案切实可行。

3.本项目创新之处

(1)本课题旨在研究以沟通细胞群体及细胞社会为主要功能的连接蛋白基因表达在胶质瘤恶性进展中的作用,并探讨其成为基因治疗新靶的可能性,这是从细胞社会学方面来研究胶质瘤发病机制及治疗的新思路。

(2)有关连接蛋白基因表达水平降低导致 GJIC 缺陷细胞生长失控的机理尚不清楚。本课题根据现有线索 CX 基因抑制 ICF-1 表达以及申请者先前研究发现胶质瘤许多生长因子及其受体过表达提出研究 CX 基因与生长因子相关性的新设想。

4.预期研究成果

(1)阐明 CX 基因在各种人脑胶质瘤中的表达规律及其与肿瘤病理类型和恶性程度的相关性。阐明 CX 基因在胶质瘤恶性进展中的作用及细胞群体交通在抑制细胞恶性转化中的重要性。

(2)寻找到 CX 基因抑制细胞增殖研制的有关线索。为进一步深入研究其作用机制并为 CX 基因作为胶质瘤基因治疗靶基因提供实验依据。

(3)研究成果以论文形式发表 7~8 篇。

(四)研究工作基础

本课题成员多年来一直从事脑胶质瘤的临床及应用基础研究,在胶质瘤的细胞培养方面,积累了丰富经验,已建立了 5 个不同类型的恶性胶质瘤体外细胞系作为体外模型,并建立了 C6 鼠胶质瘤体内模型,开展了胶质瘤的细胞生物学、免疫生物学、放射生物学、代谢谱、药物治疗筛选等系列研究。近几年开展分子生物学研究,现已完成了"恶性胶质瘤加热治疗应激蛋白基因表达及调控""胶质瘤 P53 基因突变与 P52 基因对胶质瘤治疗意义的研究""胶质瘤 P53 基因突变与微卫星分析""逆转录病毒介导的恶性胶质瘤自杀基因治疗""胶质瘤系列生长因子及其受体基因（包括 EGF、TGF、EGFR、IGF、PDGF、bFGF 等）表达""EGFR 反应 RNA 对 C6 鼠胶质瘤体内治疗的研究"等课题研究,熟练掌握有关细胞生物学及分子生物学技术和核酸提取 DNA 测序、PCR 扩增、分子杂交、基因转染、基因重组等。已发表有关胶质瘤基础研究的论文 90 余篇,待发表 10 余篇,多次参加国际学术会议交流,鉴定科研成果 5 项,获国家教委科技进步奖和天津市科技进步奖 3 项。

（张　云）

第三节　临床科研选题与申报

一、临床科研选题的技巧

著名哲学家培根说过,"如果目标本身没有摆对,就不可能把路跑对。一个能保持着正确道路的瘸子总会把走错了路的善跑的人赶过去。不但如此,很显然,如果一个人跑错了路的话,那么愈是活动,愈是跑得快,就会愈加迷失得厉害"。培根所说的这句话充分表明了选题的重要性。那么如何选题呢? 这里面有个选题技巧问题,归纳起来主要有以下几点。

（一）从临床实践中选题

临床实践是医学知识与医疗技术不断丰富、发展的基础,也是临床医学产生和发展的基本源泉和动力。在临床实践中,人们会发现各种各样的问题,有的迫切需要去解决,去探索,去研究,以寻求其正确的解决办法,因此临床科研工作者可从临床实践的需要去发现问题和选定课题。如在 18 世纪,由于当时产妇死于分娩后大出血的屡见不鲜,英国妇产科医师简·勃兰台首先采用了人与人输血法,虽然救治了不少患者,但也常出现输血严重反应而加速产妇死亡,这个问题引起了很多医学家的关注。奥地利生理学家兰特斯坦纳于 1900 年开始观察 2 个人血液混合以后的变化,结果发现了人的血型,这一发现恢复了人对人的输血,挽救了不知多少人的生命。后来又陆续发现 MN、P、RH 等 10 多种血型,从此输血就更加安全可靠了。兰特斯坦纳因此获得了 1930 年诺贝尔生理和医学奖。

（二）结合个人兴趣,紧扣自己的研究方向选题

临床医学范围很广,每一位医学工作者一般从事其中某一专业的工作,而在自己从事的这一专业中,又常常形成最感兴趣、最钟爱的某一方面,亦即是某一专长。如从事内科心血管病工作的人,有的对高血压病的防治兴趣浓厚,有的对心功能不全研究特别钟爱,有的则对用于心血管系统药物的研究较感兴趣。由于平时的学习与工作的积累,在理论知识、临床技能方面有较好的基础,并占有丰富的相关资料,熟悉了解研究进展和发展趋势等,从中发现与选择研究课题,应该说是一个很好的方法,选出的课题会有一定的意义与深度。19 世纪下半叶,电在照明上得到应用,人们开始研究真空放电技术。在一个具有真空的玻璃管两端,分别封入正负 2 个电极,将高压电加在两端的电极上时,在装置阳极的玻璃管壁上会出现美丽的荧光,这种放电管叫阴极射线管。德国人伦琴是位物理学教授,他对阴极射线管内的荧光很感兴趣,并选作课题开始研究,最后,他发现了一种新的射线,起名为 X 射线。此成果很快被应用于医学,为临床提供了一种行之

有效的新的诊断方法。X 射线的发现被誉为 19 世纪末物理学三大发现之一。

（三）从学术交流与争鸣中选题

学术交流是人们把自己对某学术问题的研究包括研究方法、结果与存在的问题向同行介绍，互相取长补短。而学术争鸣则是研究人员从不同角度根据自身研究体会与结果对某学术问题看法的争辩。学术交流与争鸣对选择研究课题有重要作用，研究人员可根据交流中提出的问题或争鸣中谈及的某些事实与理由，抓住问题，发现问题，并从中选定自己的科研题目。许多科学家的研究多是从有争议的问题开始的，如美国芝加哥大学生物系毕业的沃森开始从事噬菌体遗传学的研究。1951 年 5 月他在意大利那不勒斯的一次生物大分子学术会上，听到了威金斯关于 DNA 的射线衍射分析报告，从此对 DNA 产生了兴趣。后来他与克里克在英国剑桥大学卡文迪实验室共同研究，在参考了诸多科学家的研究成果后，合理地解决了碱基配对难题，建立了 DNA 双螺旋结构模型。DNA 结构的揭示，标志着分子生物学的诞生。因此经常参加学术会议与讨论，聆听各方面的意见与观点，对课题的选择非常有益。

（四）从文献记载中选择课题

一些科研工作者在研究过程中发现的问题，限于当时的科学技术水平、理论知识，或限于其所处环境、研究条件，或限于其专业结构知识，而无法解决，于是就记载在其论文或专著中公之于众，以供他人包括后人参考研究。也有的通过研究提出了关于某现象的各种假说，并记载下来以求他人继续研究证明。如关于经络组织形态学说就有周围神经说，经络与结缔组织相关说，经络与肌肉相关说，经络特殊结构论，经络板块结构说等；关于经络功能现象假说有：经络-皮质-内脏相关论，神经内分泌与第三平衡系统神经体液相关论，经络实质二重反射假说，经络-神经、循环、综合功能系统论，细胞间的信息传递假说等。研究者应根据自身研究的主攻方向和研究基础，从文献记载中选择课题，这是个很好的途径，选择的课题往往具有一定的研究水平和研究价值。

（五）从项目指南中选择课题

项目指南是科学基金为课题申请资助限定范围，以便更好地引导科研选题，把有限的基金用到迫切需要解决的重大问题的研究上。项目指南常是众多科技工作者包括科技管理者通过反复研究论证，结合科学研究发展趋势和生产实践中出现的问题最终制订的，因此，研究人员可以从科学基金会颁布的项目指南中，研究论证选择适合于研究的课题。由于项目指南上所列内容主要是起到引导限定范围的作用，其列出的项目与课题常比较宏观和笼统，据此选择课题时还应进一步缩小研究范围，并具体化。

（六）从学科交叉点或新兴学科中选择课题

随着科学技术的飞速发展，学科分支越来越多，这是学科高度分化、综合与交叉的结果。如定量药理学就是数学与药理学 2 个学科交叉综合的结果，时间生物医学就是时间生物学与医学交叉综合的结果，而男性学又是从泌尿生殖科学中独立出来的一门新学科。这些新学科，由于兴起时间不长，有着大量待研究的问题，从中选择适宜的课题不仅可能，一般讲意义价值也较大。一些学科交叉点也蕴藏着大量的研究课题可供选择，如性病，其社会科学、心理行为科学与医学交叉，寻找其病因与发病机制就要从医学、社会科学、心理行为科学着手。可以说从新学科或学科交叉点选择课题，实际上是在选择那些将要成为热门的冷门。一旦冷门成为热门，你就已经走到前沿，走在别人前面了。

（七）运用借鉴移植方法选定课题

借鉴与移植是科学研究的重要方法，该方法主要是借鉴应用于某学科专业的先进技术方法，有效地移植到另一学科专业。借鉴移植方法的可应用性,主要在于各学科之间相互渗透与交叉日益明显,特别是相关学科专业之间,新的成果、新的思路与方法、新的技术的移植应用,已成为科研选题的重要方面。打破学科专业限制,冲破固有观念,开阔选题视野,往往有创新成就。如在我国古代发明了一种同身寸法作为取穴的度量标准,该法以本人之某手指长固定为长度单位,度量自身穴位。由于该法采用的是自身标准,消除了用度量尺度量人体时的个体差异的影响,被现代心血管诊断研究者选择为研究课题,其研究结果使该法科学合理地应用到内科心血管的食管调搏中,对确定调搏器探头在食管中的位置,该法显现出定位快速准确的优势。又如现代医学应用人体激素进行人工月经周期替代疗法对一些妇科病变有较好的效果,20 世纪 60 年代我国就有人对此开展应用中药取代西药进行人工月经周期疗法的研究,并最终形成了中药人工月经周期疗法,不仅提高了疗效,同时也减免了药物的不良反应。

(八)从研究中出现的特殊现象再定新课题

科研工作者几乎都有体会,在研究过程中,常常有预想不到的新现象、怪现象出现,有的显然毫无价值,有的却值得深思与探索,从而可确定为新的研究课题。如科霍是位德国微生物学家,他研究细菌,开始时把肉汤作为培养基,但用肉汤培养出的细菌好多种混杂在一起,难以分离单纯的菌种。在一次偶然的事件中,他发现了熟土豆切口处有许多彩色的斑点,在显微镜下发现每一个斑点都由相同的细菌组成,他终于明白了肉汤里的细菌可以游动,如细菌固定长在固体物质上,便不移动。据此他研究出动物胶平碟细菌培养法。后来其学生赫斯改用海藻中的多糖提取物——琼脂代替动物胶,迄今琼脂固体培养基仍是细菌学实验中广泛采用的技术之一。当然,据此选题时,首先应对那些现象出现的可能原因予以初探,并应重复现象,最后才能作为选题,深入研究。

(九)对偶然的灵感追寻深究以选题

偶然灵感的产生有众多的因素,长期从事某一专业,掌握相关的专业知识,并正在深入思考与灵感相关的问题,应是主要因素。可以说,偶然的灵感是长期思考、"一朝醒悟"的结果。对偶然的灵感应紧紧抓住,追寻深究,有时有很好的收获,解决一些难以解决的问题。如胡剑北在研究穴位时发现很多穴位位于经络的曲折拐弯处,就突发奇想:是否凡是经络曲折拐弯处应该有穴位,而目前还没有被发现呢?继而想到是否可以用预测的方法,根据经络分布特点和已知穴位分布规律来预测新的穴位?结果他据此选题,经过多年研究,从经络循行规律和穴位分布特点着手,预测发现了至少 27 个新的经穴,并据经穴主治规律对新的 27 个穴位的主治功能进行了预测,完善了对新的穴位及其主治的预测。

以上介绍的几个科研选题方法,是人们一般常用的几种,这些方法可单独应用,也可综合应用。实际上在临床科研中还有更多的方法,研究人员可根据自身的具体情况,选择合适的方法选题。

二、临床科研选题的要求

(一)科学性

在社会实践的基础上,由社会的特殊活动所获得的关于自然界、社会、思维及其他客观现实的规律及本质联系的动态的知识体系,称之为科学。选题时要符合科学的这种性质,即所选课题是为了研究自然界、社会、思维及其他客观现实的规律和本质联系。临床科研属研究客观世界发展过程中的人体生命现象及其病变的运动形式范畴,因此选题要客观,有理有据。研究的目的与结论,要对客观存在的人体生命现象及其病变的运动形式能进行揭示,解释说明,总结利用等。切不可主观臆想,凭空捏造,想当然地违反科学与实际选题。更不可从封建迷信及与科学理论大相径庭的内容与现象中选题,其现象虽存在于社会上,但其扭曲了客观现实和本质。现在社会上有人称可远距离发气功治病,有人称耳可识字,也有人称其眼可透视人体等,种种奇怪现象,不一而足,然而从人体生命现象的客观现实来看,这些奇怪现象是不可能发生的。选择这类现象作为研究内容,其选题不仅不科学,更是荒诞不经,永远也不会研究出符合客观实际的成果。如1668年的一天,法国医师巴黎大学教授丹尼斯给一个性格暴戾的男子输羊血,希望以此改变他的性格,因为羊的性格温顺。丹尼斯在患者的要求下用一根细金属管子将羊的腿部动脉血输入男子大腿血管中,在输入150 mL后,这男人竟安然无恙,后来采用同样方法又输了两次,第3次患者在痛苦中死去。丹尼斯研究通过输入温顺动物的血给暴躁的人,以改变人性格的这种做法显然违背了科学,注定要失败。

（二）新颖性

新颖指的是新奇,与一般的不同,是从来没有的,又是非常奇特的,故又称之为创新。创新多指学术思想而言。选题具有新颖性,就是要求所选课题是从来没有研究过的,是最新的问题。凡具有新颖性的课题,其研究结果属基础理论的,则常有新发现、新理论,发现新规律、新机制、新观点、新解释等;属应用研究的,则为新发明、新技术,以临床医学为例,则对于疾病有新的诊断方法、治疗方法、预防方法、康复方法、新药品、新器械等;属开发研究的,则增加了新品种、新剂型、新用途。创新性的大小常可用国际、国内、省内或行业部门首创等来表示。

（三）先进性

先进性与创新性是密切相关的,创新必然先进,先进则表示创新的程度。先进性多指技术、方法而言,具有先进性的课题多指他人虽有研究,但尚未解决,有待深入探讨,以修改补充;或对原有技术方法、产品等在水平、档次上提高等。先进性往往从一定地区、一定范围、一定时限来评价。如国际先进、国内先进、省内先进等。选择的课题要有一定的先进性。

（四）可行性

可行性是指提出的课题在开展研究时,可否顺利执行与完成,所需要的设备条件、课题组组成人员的科研水平与能力能否胜任此项课题,课题是否已具备研究基础等。选择课题应充分考虑其可行性,如开展某疑难病症的研究,需要数百例患者的合作,但该病的发病率很低,课题研究者单位每年只能接诊数例,又未联系其他单位合作,这就是可行性不够了。又如某研究者选择1~3岁小儿隐睾发育研究,为了了解隐睾发育的组织变化,其研究方案中设计在治疗期间,对下降过程中不同时期的隐睾进行活检,但是家长不会同意在其儿子隐睾上反复活检,所以实属不可行。可见,选题不仅要注重科学性、新颖性、先进性,还应考虑可行性,否则即便课题特别创新,也难以完成。

（五）需要性

科学研究应当为社会、生产和科学发展做出贡献,解决存在的问题,提高科学、生产水平、创建新的领域等,因此科学研究选题时必须考虑社会生产实际的需要,人类生活实际的需要与科学发展的需要,以便选题研究成功后能产生经济效益、社会效益或能推动学科建设和发展。临床科研的选题首先应当从人们防病治病、保持身体健康的需要出发,重在疾病的诊断、治疗、预防、康复和保健,发明创造新的诊治方法和药品。对人体生命现象的探索,从临床科研角度论也应以揭示健康与疾病的关系为主,以满足医学学科发展的需要。如对治疗恶性肿瘤药物的研究和研制就是当前临床迫切需要做的事。我国北京第四制药厂根据南宋景定甲子年(1264)对一种昆虫——斑蝥可治疗癌症的记载,对斑蝥进行研究,从斑蝥中提炼斑蝥素,经水解后得到了斑蝥酸钠,经临床证明对肿瘤抑制作用明显,不良反应小,尤其适合治疗原发性肝癌,对食管癌、贲门癌、肺癌等亦有效,这是世界上第一种昆虫抗癌药。后经药学家王广生改造了斑蝥酸钠的结构,创制了用合成方法制造的去甲斑蝥素,不仅抗癌作用未变,还有升高白细胞作用,可协同化疗、放疗、抗癌。这类科研选题就满足了临床需要。

三、临床科研选题的程序

临床科学研究选题从发现问题到确定选题,有一个过程,这个过程经不断总结已发现有其相对固定内容和孰先孰后的进行次序,此即临床科研选题的程序。选题过程的长短,选题的正确与否等,均与选题程序密切相关。因此,了解选题程序,掌握选题程序,就是科研人员必不可少的知识了。

（一）初始念头与联想

选定一个课题并非是心血来潮或随心所欲,而是经过一段时间的思考、酝酿的结果。科研总是从对某现象产生好奇、疑问中出现萌芽的。人们在实际工作生活中,总会遇到一些问题或现象,对有准备的头脑来说,必然会引发_些念头,经过其已有知识的联想加工,就会产生思维的飞跃,形成要追根刨底的想法,由此而有意识地进行下一步的主动活动。如在听诊器发明之前,医师听诊的方法是把耳朵贴在患者的胸膛上听,既不方便,又不容易听清楚,且难以诊断疾病。1816年法国病理学家、临床医学家和巴黎医学院教授雷奈克无意中看到4个男孩围着一块跷跷板玩,其中一个男孩从地上捡起了一枚别针,在跷跷板的一端用手划着别针玩,另3个孩子则把耳朵贴在另外一端听着通过木头传来的声音,声音很清楚。雷奈克发现了这个现象,很好奇,并由此试用硬纸筒放在患者胸部听,结果世界第一只听诊器发明了。雷奈克从孩子们的游戏中想到了利用其原理去发明听诊器并非是凭空产生的意念,他在巴黎医学院进修时,就因没有一个适用的诊断技术,曾在病房与另一位医师为诊断患者究竟是肺炎还是肺脓肿而争论不休,为此,他把精力开始用到临床诊断用的器械研究上。由于雷奈克一直在苦苦思索这个问题,看到孩子们游戏中的声音传导现象,才能予以联想,最终发明了听诊器。

初始念头的产生可以在任何场景、任何时间、任何活动中,临床科研选题中的初始念头则往往产生在临床实际工作中。在诊治患者时,当然也有在查阅文献时,学术交流时,与人争论中产生。一旦产生意念,最好的办法是即刻记下来,因为从人的思维特点看,有的念头、想法一闪即逝,如不随身携带记录本随时记录,就有可能丧失选择一个好的课题的机会。产生了初始念头后,要努力联想,深入思考,不断强化,以发现这个念头是否值得进行下一步探索工作。

（二）查阅文献与建立假说

初始念头的形成,只是选题开始的第一步。由于初始念头仅仅是通过对临床发现的问题进行思维的初步加工,因此初始念头的正确性如何,其中所含内容是否已有人研究过等,还需进一步得到解答。通常的办法是查阅文献,以便从已有资料中判断初始念头的价值、水平与创新性。

科学问题的研究常常需要较长时间,由许多人共同连续研究完成。文献资料中对此常有记载,从中可以发现问题的现状与历史,既往研究中采取的方法与思路,已有哪些问题得到解决,解决的程度如何,从中对自己的初始念头向科研课题的转变会有启发与借鉴,即便文献资料中没有自己初始念头的问题,也可从类似问题的研究报告中了解该念头,进一步作为课题研究时要注意的问题等。当然,倘若文献资料中已详细记载了与该念头相关的内容,就应放弃,不必再花费精力去研究了。

文献查阅及理论思维,可使初始念头成为科学假说。巴甫洛夫说过:"在科学思想的探索中产生科学的假设——这是科学的先遣的侦察兵。"

科学假说的正确与否,决定着科研工作的成败。如美国生化学家布卢姆伯格建立过这样一种假说:"接受过大量输血的患者,可能产生一种或几种多形血清蛋白的抗体,而这些血清蛋白是他们先天所没有的,是从供血者那里得到的"。他为此假说大量收集血清进行检测研究,1963年从一位祖籍为澳大利亚的患者血清中发现了一种过去文献中从来没有记载过的蛋白。为弄清这份血清中新型蛋白的性质,他去到澳大利亚,在许多当地人的血清中找到不少这样的具有抗原性的蛋白,于是他便将其命名为"澳大利亚抗原"。他由此开始改变原来的看法,否定了原来提出的假说,认为这可能与遗传有关,从而提出了新的假说——"'澳抗'是先天性的、遗传性的物质"。回到美国后,他对美国癌症研究所里保存的20万份血清作了澳大利亚抗原的检查,发现原属阳性的6年后仍显阳性,原属阴性的6年后仍显阴性。这一现象使他更加相信他所提出的新的假说。

1966年,他开始作"澳抗"与20种疾病患者关系的调查,发现白血病和先天性愚型人"澳抗"阳性最高,于是他开始研究这些人的染色体的基因与"澳抗"的关系,甚至提出了所谓"澳抗等位基因"的术语,走入了歧途。

然而,一个偶然的事件推翻了他的假说,使他走出了长期徘徊的迷宫。在他们门诊患者中有一个先天愚型患者,其第1次血清检查"澳抗"为阴性,而第2次检查却为阳性。布卢姆伯格对于这种完全违反了他的假说的特殊病例给予了重视,立刻将患者收入院进行彻底检查。通过一系列肝脏化学检验,表明此患者患有慢性无黄疸性肝炎。通过肝脏活检,从病理学角度进一步证实了患者肝脏确有炎性改变。据此布卢姆伯格又否定了他第2次提出的假说,提出了第3个假说"澳大利亚抗原可能与肝炎有关"。

布卢姆伯格对其新的假说又做了大量的工作,如测试"澳抗"阳性组和阴性组先天性愚型患者血清SGOT、SGPT,检测急性肝炎患者的"澳抗"等,所得结果都为其新假说提供了有力的证据。1969年秋,布卢姆伯格从日本人大川内将澳抗阳性的血液输给"澳抗"阴性的人,结果受血者中发生肝炎的比率很高的实验中受到启发,他反其道而行之,将"澳抗"阴性的血输给"澳抗"阳性的人,结果受血者出现输血后肝炎的人极少,从而证实了他第3次提出的假说,并最终得出了"澳大利亚抗原是乙型肝炎病毒抗原"的结论。这一结论终于在1971年被世界各国医学家认可,他因此获得了1976年诺贝尔医学奖。

从上述举例可以发现,假说是根据已知科学事实与结论对未知事物规律所做的一种假定性猜测,因此假说必然具有2个明显的特征,假说基于客观存在的问题和现象,根据已知规律进行科学思维与论证有其一定的合理性,此其一;但是否完全符合客观实际还有待研究证实,这说明其又有不确定性,甚至错误,此其二。一个科学的假说而非毫无根据的冥想和迷信传说所编造的假说的建立,一般是从个人实践中总结归纳提出的,是经过与以往文献资料对照比较的,是基本符合科学的原理与规律的。由于假说只是对提出问题的一种初步分析和综合,它和已被证明了的科学理论不同,它本身是科学性和推测性的统一,其内容能否正确地反映客观事实和规律,必须通过实践去验证。假说的验证结果不外乎"肯定",成为新的科学理论;"否定",假说被实践推翻。

(三)选择研究方法与预试

有的假说由于条件的限制,暂时难以开展研究;有的假说由于提出者的素质和所在环境因素无法去实践、去证实的情况,古今有之。因此,提出假说并要使之成为可开展的研究课题,接下来就要选择适宜的证实假说的方法或手段。这些方法与手段重在能研究证实假说内容,而不在于其是否属高、精、尖,应当实事求是,选择科学、合理、行之有效的已有方法或手段,或创新一种方法或手段。

选定课题前最好先做些预试验,以观察该课题有没有成功的希望或苗头,选择的研究方法或手段是否可行?具体研究过程中还可能出现哪些问题。由于预实验有投石问路的性质,因此通常采用小样本开展部分相对重要的内容预试,此不仅少消耗人力、财力,也有利于熟悉、调整所需用仪器设备的操作方法与性能,对最终选定题目、顺利开展科研有重要作用。

(四)确定课题与构思题目

通过建立假说、选择研究方法、开展预试验等过程,发现科学假说有研究的可能性后,就应当将课题确定下来,并构思能反映所选课题的题目。题目就是应用简洁明了的文字,高度概括所选课题。题目将反映出研究者对课题研究目的、内容、方法是否有清晰、明确的认识。

从文字角度论,一项科研课题的题目总字数(包括标点符号)不应超过 25 个字,有的可以有副标题。题目的文字结构一般要求有:①表达专业内容的限制性术语,如以研究病变论,研究病因的应有暴露因素和病名,如"吸烟与肺癌";研究发病机制的应包括研究的疾病名称和某方面机制,如"少弱精子症与锌的缺乏""细胞凋亡与糖尿病视网膜病复发的机制";研究诊断的应包括研究的疾病名称和诊断方法,如"游离睾酮水平在诊断阳痿中的作用";研究方法学的应包括疾病名称与治疗方法,如"紫杉醇透皮吸收的方法学实验研究"。②表达研究目的的文字,如"取穴方法的标准化研究",其中标准化就是该题目中的目的,又如"巴戟天、锁阳、枸杞子 3 种药物对精子体外活力的影响",该课题以研究 3 种中药对精子活力的影响为目的等。③表达研究手段方法的文字,如"应用分子生物学方法确定肝炎病毒的分类地位"等。④一般用动名词结尾,以表达课题的性质、特点。如临床观察、实验研究、调查报告等,并附加限定性语词,如初步研究、探讨等。

从内容表达论,题目不能过大。如以"消化道肿瘤的临床研究"作为课题名称,就属于此类情况。该题目使人不清楚研究者是要研究消化道肿瘤的诊断、治疗还是预后;同时消化道肿瘤有多种,是研究全部消化道肿瘤,还是仅研究其中的一种,若属前者,则显然过大。其他如研究乙型肝炎就不能仅在题目上写成肝炎,研究脑出血就不能仅写成脑血管病等。以上均是确定科研课题名称时要注意的问题。

四、临床科研选题申报书的撰写与申报

临床科研选题申报书又称为开题报告(以下简称申报书)。填写申报书是极其困难的事。一位诺贝尔奖获得者曾说过,在他一辈子科研生涯中,最痛苦的事就是填写科研申报书了。然而填写申报书是争取科研基金资助或立项的重要步骤,申报书也是反映科研人员具有的内在价值与学术水平的文件。科学研究基金委员会聘请的专家对申报项目的评审,基本上是根据申报书中所填的内容,决定是否批准立项与资助。若申报书填写规范,详略适当,内容表达清晰,对学术问

题思考缜密、科学,分析问题深入,则容易得到专家认可。若申报书内容混乱,表达不清,漏洞百出,则肯定被淘汰。因此要高度重视申报书的填写。

申报书填写的基本要求是:实事求是,严肃认真,详略适当,标准规范,用词准确,语句流畅,字迹工整,不宜缺项。

由于各基金委员会根据资助的目的、性质、范围等不同,而制订了格式不尽相同、填写内容栏目各异的申报书,现就其共同具有的主要栏目内容与填写要求进行介绍。

申报书的栏目据其填写内容在申请立项与资助中的作用,可分为一般栏目、核心栏目、其他栏目3部分。填表前,应认真阅读填表说明。

(一)一般栏目及其填写要求

一般栏目包括申报书封面、简表(含摘要部分)、国内外研究概况及其进展、研究进度及年计划指标、成果形式、申请者和项目组主要成员简历等。

1.申报书封面

申报书封面包括项目名称、申请者、所在单位、邮政编码、通信地址、电话、传真、申请日期,以及项目类别、学科领域,有的还有课题编号、申报学科代码、课题标志等。

(1)项目名称要求简明扼要,并具有特色,一般不超过25个字(包括标点符号),注意专业术语的准确化,不可口语化或方言。

(2)申请者是指本项科研课题实际申请者,要真实,因将涉及今后科研申报批准后的课题能否执行,按质按期完成,以及完成后获奖等一系列问题,有关申请者的名誉、待遇,如职称晋升、政府津贴等,也将与之有关。因此课题申请者一定应是课题的提出与完成者。

(3)申请单位要写全称,以单位公章为准,涉及多个协(合)作单位时要根据研究任务的多少等确定好主次。

(4)其他如项目类别等,可据填表说明,准确填写,有的基金凭此进行初步分类归档,若填写有误或空填,可被视为形式审查不合格,而难以进入下一步评审工作。

2.简表

简表分为研究项目、申请者、项目组、摘要、主题词等。简表内容将输入计算机,必须逐项认真填写。此栏要注意填写的是以下部分。

(1)项目组成员:①成员组成要合理,包括年龄、职称、专业等,有的课题还要注意性别。②投入的研究时间比例要恰当,主要研究者投入时间一般在每年6个月以上,参加者可视情况每年3个月至全年不等。③分工要具体,可按分题分工,也可按具体承担的内容分别注明。④名序排列要严肃,要实事求是地根据研究者在研究中已做和(或)将做的工作与贡献排定。⑤每位研究者一般仅能参加2项科研课题的申报。

(2)摘要:此在简表中是最重要部分,为核心栏目。填写时,注意在有限的字数中将研究内容、采取的方法、目标与意义等予以表达,有一定的难度,要反复推敲。本栏一般限制在160字左右(包括标点符号)。

(3)主题词:由于课题检索的需要,填写要准确、规范,最好参照有关主题词的专书填写,不宜随意乱填,一般要求填写3个左右。

3.国内外研究概况及其进展

此栏主要考查申请者对国内外与本项目有关的研究概况和最新进展的了解程度,及其综合分析、系统归纳、发现问题、预测研究动向的能力,也是提供评审专家评审课题时的参考内容之一。此栏基本上不要直接谈申请项目内容,更不宜空洞地大谈申报项目的意义如何,效益如何。主要是对有关研究内容加以综述或概述,但应提出与本项目有关的问题。如果申请的项目是首次提出,密切相关的研究尚未开展,也应以科普的方式概述与本项目有关的知识或问题,切不可简单地填写或缺项不填。填写此栏要注意的还有:对所涉及的参考资料要按照论文发表时所要求的那样,格式规范地列出参考文献,并在表中相应的内容处注上序码,以备评审专家参阅。

4.研究进度及年度计划指标

本栏填写一般应分年度撰写,如某年某月至某年某月要做哪些工作,完成什么研究内容,考核指标是什么。要注意留出一定的时间,总结撰写全部研究报告,整理鉴定材料等。

5.成果形式

成果形式主要有论文、专著、药品、医疗器械、试剂、方法、软件等。可据研究结果选择。

6.申请者和项目组主要成员简历

申请者和项目组主要成员简历除了一般性介绍外,重点写明科研经历、科研项目承担与完成情况、获奖情况。发表的论文、出版的专著等,要列出具体内容。

(二)核心栏目及其填写要求

核心栏目包括简表中摘要栏、研究方案、研究基础、经费预算、实验动物等。

1.研究方案

(1)研究目标、研究内容和拟解决的关键问题。此栏填写应注意:研究内容要具体,使评审者了解申请者拟做什么工作,能否达到研究目标,拟解决的关键问题是否是关键等。研究目标应是具体的学术目标,关键问题是具体的学术问题等。如研究目标是研制一种新型外用治疗小儿腹泻的药物,研究内容有药物的组成及剂型、用药的部位、用药前后的观察指标及药物的急性毒性试验、慢性毒性试验、皮肤刺激试验、药物效果试验等,解决的关键问题是药物剂型如何解决等。

(2)拟采取的研究实验方法、步骤、技术路线及可行性分析。本栏应具体写明研究时采用的方法与实验过程。如采用影像诊断方法,还应具体写明何种影像,是B超还是CT,是X射线还是热像图等。其他如免疫组化方法、放免测定法等,不仅要具体写明实验所采用的方法,对观察的指标,如激素水平、免疫球蛋白、cAMP、cGMP、ACh等均应详细注明。涉及的实验观察患者,应有具体例数与选择标准,如年龄、性别、病程、诊断标准等。观察患者的分组情况、对照组情况等。如系实验动物,应注明何种动物及其品系,标本采集办法、制作办法等。如需动物造模,应写明造模方法及成模指标等。对结果如何处理也应注明,如采取统计学方法处理数据等。对本栏的可行性分析,可根据自己曾做过的工作或已有文献报道,有类似研究方法介绍等加以论证。由于本栏是专家评审时重点审阅的内容,是申报书中的核心部分,填写越详细具体越好,涉及保密部分,当然不能和盘托出,但应作巧妙处理,必要时可另纸填写,密封交基金委员会。

2.研究基础

研究基础包括与本项目有关的研究工作积累,已取得的研究工作成绩,已具备的实验条件,尚缺少的实验条件和拟解决的途径等。可重点介绍已做过的与本项目有关的科研工作及发表的论文、专著,或其他形式的成果,包括所做预试工作,承担并完成的科研项目等。临床科研中若涉及大样本病例观察的研究项目,还可提供有关患者来源、数量、病种情况。关于实验条件,应注明实验室规模、人员、设备及开展过何项工作等,可发挥单位整体力量与条件,不应仅局限于某一科室。对不足部分,可通过与有条件单位合作方法去解决。

3.科研经费预算

各基金关于经费预算均有具体规定,一般分列以下几项预算。

(1)科研业务费包括测试、计算、分析费,国内调研和学术会议费,业务资料费,论文印刷费。

(2)实验材料费,原材料、试剂、药品等消耗品购置费,实验动植物的购置、种植、养殖费,样本、样品的采集加工费和包装运输费。

(3)仪器设备费主要是自制专用仪器设备的材料、配件购置费和加工费。一般不资助较大型的仪器设备的购置,但可允许设备租用费的开支。

(4)实验室改装费为改善资助项目研究的实验条件,对实验室进行简易改装所开支的费用,但扩建、土建、房屋维修费用不得列入。

(5)协作费指外单位协作承担资助项目研究实验工作开支的科研费用。

(6)项目组织实施费一般在 $5\%\sim10\%$,由单位掌管。

关于经费预算总额,要根据所申报的基金资助的平均强度和课题的实际需要,合理地确定。若请求资助的费用过高,超过了基金委员会规定的强度,会因经费要求过多而使项目难以获得批准。

4.实验动物

目前关于实验动物的要求越来越严格。一般医学科研基金申报时均需填写所用动物品系、等级及合格证情况。对不合格的实验动物,不仅涉及的科研项目不予立项与资助,即便单位自筹资金开展了科研,今后也难以报奖,论文也难以在国际及国家级重要刊物上发表。

(三)其他栏目及其填写要求

其他栏目包括单位学术委员会、推荐者、合作单位等的意见,以及合同页等。

1.单位意见

应说明表中所填内容是否真实,并做出允诺保证支持与监督课题顺利进行,不应仅写上"同意申报"等简单几个字。

2.推荐者意见

对不具有高级职称的申报者或申报青年课题时要有专家推荐意见。推荐专家一般要有2名,应与申请项目有关,具有高级职称。推荐重点是申请者的科研素质与科研经历,对申请的项目内容也可进行评介。推荐者实际上是项目初审者,亦是帮助申报内容完善者,故一定要请有"真才实学",并在学术领域有一定权威的专家教授作为推荐者。

3.合作单位意见

合作单位意见要表明愿意合作的意愿及可提供的条件和可承担的内容等,更要注意签章。

项目申请书是申请者以充分地、清晰地阐明课题意义、学术思路、研究方案、技术关键等来"说服"评审者的重要媒体,也是反映申请者学术水平高低、思路是否清晰、知识是否广博的重要文件,绝不可等闲视之。

(张　云)

第十八章　医院教学管理

第一节　管理体制及各部门职责

一、管理体制

医院主要承担高等医学院校的临床教学任务,高等医学院校的临床教学基地分隶属管理和非隶属关系两种,包括附属医院(临床医学院)、教学医院和实习医院3种类型。

(一)附属医院(临床医学院)

高等医学院校的附属医院是学校的组成部分。承担临床教学是附属医院的基本任务之一。附属医院的设置、规模、结构及其工作水平,是对高等医学院校进行条件评估的重要依据之一。附属医院的主要教学任务是临床理论教学、临床见习、临床实习、毕业实习。

(二)教学医院

高等医学院校的教学医院是指经国家卫生计生委、国家中医药管理局和国家教育委员会备案的,与高等医学院校建立稳定教学协作关系的地方、部门、工矿、部队所属的综合医院或专科医院,承担高等医学院校的部分临床理论教学、临床见习、临床实习和毕业实习任务。

(三)实习医院

实习医院是学生临床见习、临床实习、毕业实习和接受医药卫生国情教育的重要基地。

实习医院是经学校与医院商定,与高等医学院校建立稳定教学协作关系的地方、部门、工矿、部队所属的医院,承担高等医学院校的部分学生临床见习、临床实习和毕业实习任务。

二、临床教学基地各部门职责

(一)教务科

教务科是医院的教学管理职能部门,根据大学的总体教学任务,安排编制医院的教学计划并组织教研室实施。协助主管院长制订管理措施,指导教学工作,进行教学质量监控,协调各部门之间的相互关系,发现和解决教学中存在的困难和问题,完成教学任务目标。

(二)学生科

学生科对学生进行生活和学籍综合管理。对德、智、体等诸方面的质量实行全面的、定量的评价,组织学生参加各项文体活动,培养高尚情操。对毕业班学生进行全面考核,向用人单位推荐各类人才。

(三)教研室

各教研室是医院的基层教学单位,要按院教学计划具体实施,认真完成所承担课程的教学任务,进行教学改革,开展教学法研究,不断提高教学质量。努力开展科学研究,促进教学工作。同时,要做好师资培养工作。

(杨星洲)

第二节　各类医学生的管理

一、研究生

研究生教育是培养高层次医学人才的一种学历教育,是毕业后教育的一部分。高水平的人才是医院发展、竞争取胜的基本保证,研究生的培养,是提高人才实力的重要途径。而大多数医学研究生和所有的临床医学研究生的教育和培养又都是在医院内进行的,因此医院必须加强研究生教育的管理。

(一)医院研究生教育的层次和类型

1.医院研究生教育的层次

目前医院研究生教育分为两个层次,硕士研究生教育和博士研究生教育,对于研究生教育的不同层次有不同的要求。

硕士生教育是继本科教育之后,以培养具有从事科学研究工作、教学工作或独立担负专门技术工作能力的德才兼备的硕士研究生为主要目标的高层次教育。

博士生教育阶段是继硕士生教育阶段之后,以培养医学博士为主要目的的最高层次教育。博士生在规定的 3 年时间内达到规定要求者,可授予博士学位。

2.医院研究生教育的类型

按医学学科划分可分为临床医学研究生、基础医学研究生、预防医学研究生、药学研究生和中医学研究生。医院研究生教育以临床医学研究生为主,还可按二级学科划分研究生类型。按学习方式划分可分为脱产研究生和在职研究生。按培养要求划分,可分为临床医学科学学位研究生和临床医学专业学位研究生。

(二)医院研究生教育的管理

研究生教育管理一般有目标化管理和过程管理两种模式。目标化管理是以各学科的培养要求为标准,将研究生教育的总体目标分解成不同阶段目标,合理配置教学资源,通过阶段目标的实现,最终实现总目标。过程管理要求加强对研究生培养过程每一阶段的管理,对导师遴选、招生、制订培养方案、中期考核、课题开题、论文答辩的整个过程进行控制。医院应将两种模式有机结合。

1.医院研究生教育管理机构

医院应在高等医学院校的总体规划下,负责对医学研究生实施全面的教育和管理。一般以"三级管理,分工负责"为总原则。

第一级为管理层,应由院长(或分管副院长)负责领导本院的研究生教育工作。有学位授予点的医院,为开展研究生学位评审工作,应设立学位评定委员会,作为医院学位工作的领导机构,委员会一般由9~25名副高级以上职称的各类专家组成,其中教授和研究生导师应占半数以上。同时应设立专门管理机构或专职管理干部,保证日常管理工作。

第二层为教研室,可根据需要聘请1~2名主治医师以上人员担任教学秘书。

第三层为导师,导师是研究生教育的核心,是研究生培养质量的直接责任人。

2.导师遴选

我国研究生培养制度规定,必须为研究生配备指导教师。医院的研究生导师一般由具有较强临床业务能力或较高科研水平的副高级职称以上专家担任。大多数高等医学院校的附属医院,可以在学校的授权下,组织开展研究生导师的遴选工作。与职业技术职称不同,研究生导师不是一种固定资格,医院应建立研究生导师资格复审制度,复审一般在每年制订研究生招生计划前进行。除非特殊情况,一般硕士生导师年满60岁,博士生导师年满65岁后不应再担任研究生导师。

3.考试、考核和论文答辩

研究生平时考核包括工作态度和业务能力,记入轮转手册。平时有阶段考试,毕业前有技能、理论和外语考试。考试合格,修满学分,可申请论文答辩。答辩委员会应有校外和院外专家参与。按答辩委员会建议,由大学学位委员会统一授予学位。

4.经费管理

除按研究生经费管理办法外,研究生在临床实习阶段医院应按有关规定给以劳动补贴。

二、本科生

(一)教师选派及计划安排

在教学活动中,教师起主导作用,良好的讲授和指导,可使学生尽快掌握知识,并提高多方面素质。因而任课教师首先应具备良好的政治素质、思想品德和职业道德,能为人师表;同时教师要有较高的学术水平、专业知识和严谨的学风;第三教师应懂得教育科学,积极开展教学法研究,如教案的编写、板书的编排、课堂讲授艺术等,具有组织教学能力和科研能力。

(二)制订教学计划

教学计划是医院按照培养目标要求组织教学工作的实施方案,是指导和管理教学工作的主要依据。首先,教学计划要充分体现党和国家的教育方针,坚持教育与社会实践相结合,以提高国民素质为根本宗旨,培养学生的创新精神和实践能力。第二,教学计划要充分体现医学学科发展方向,注意学科的交叉融合、医学模式的转变、人类疾病谱的变化和当前社会高速信息化的特点。第三,教学计划要注重总结医学教育的实践经验,充分考虑当前我国医学教育在学制、课程设置、教学内容和方法方面的优势和不足,汲取别国的经验和教训。

(三)制订教学大纲

教学大纲是按照教学计划的要求,根据某一课程在教学计划中的地位、作用、性质、目的和主要任务以纲要形式编制的,用于教学、考核和教学质量评估的指导性文件,它规定了课程的知识和技术范围、教材的体系和深度、教学进度和教学方法的基本要求。

1.制订教学大纲的基本原则

(1)课程教学大纲必须体现教育方针,重视全面发展,加强知识、能力、素质协调发展。它要适应医学模式的转变,注重社会、人文、心理知识的渗透。

（2）必须符合教学计划的规定,根据各专业教学计划的要求编写,充分体现教学计划的培养要求,大纲中各课程的学时要按教学计划规定学时。

（3）要保证课程内容的系统性,避免不必要的脱节和重复,内容的取舍和层次要恰当。

（4）要具有高度的思想性、科学性和实践性,要以基础理论、基本知识和基本技能为主要内容,注意及时更新教学内容,剔除陈旧内容。

（5）必须符合学习认识知识的规律,内容结构须有序化,排列组合严谨,内容的深广度应以一般水平的学生为标准,充分发挥学生自觉性、创造性和独立性。

2.教学大纲的格式

教学大纲的基本格式包括大纲说明（前言）、授课与示教（见习）学时分配、教学内容与教学要求三部分。部分形态学科理论课与实验课（见习、实习）可以穿插编写大纲。

（四）医德、医风、学习方法

本科临床教学是培养合格医师的重要阶段。合格医师应具有良好的思想素质、高尚的医德。进入临床实习（或学习）阶段首先要层层进行医德医风的教育,给学生介绍医德高尚的楷模,树立良好的榜样力量。尽量避免社会不良风气对学生的影响,要求学生如何在临床实践中为患者服务,关心、管理和爱护患者,视患者为亲人,树立为患者解除病痛的决心和同情心。教师应是良好医德的表率。

在各个层面的教学管理和教学工组中,应始终贯穿对本科医学生学习方法的指导,强调医学是实践科学,真知来源于实践,应当把书本知识和临床实际应用结合起来,即基础结合临床、理论联系实际的学习方法;强调细致、全程观察管理患者的重要性;强调实践能力和动手能力的培养;强调学习的主动性和创造性,教师应多指导、多启发。

（五）临床教学实践活动

医学教育临床实践包括医学生的临床见习、临床实习、毕业实习等临床教学实践活动和试用期医学毕业生的临床实践活动。

1.临床见习

临床见习指临床课程讲授过程中,以达到理论与实践相结合为主要目的的临床观察与初步操作实践,包括现有的课间见习及集中见习等教学形式。

2.临床实习

临床实习指专业实习以外的与专业培养目标密切相关的、集中的临床实践教学,适用于基础医学类、预防医学类、法医学类专业及医学影像学、医学检验、医学营养学、麻醉学、护理学、妇幼卫生等专业。

3.毕业实习

毕业实习指以培养临床医师为目的的各专业,在毕业前集中进行的具有岗前培训性质的专业实习。

4.出科考核

要建立严格考试制度,出科考试是医学院校临床实习的重要环节,要考查学生理论知识和基本技能的掌握情况,是客观评价学生知识能力的一种手段,也是对学生医疗技能和综合能力锻炼的督促措施之一。考试内容及分数比例:医学理论占40％,实践技能占40％,平时表现及医德医风占20％,要做到全面考核。

（杨星洲）

第三节 进修医师的管理

培养进修生是大医院为基层医院培养人才,协助他们提高医疗技术水平的一项义不容辞的责任。在一定程度上,也起到技术交流和补充医院人力不足的作用。管理好进修医师即可帮助基层也有益于医院自身的工作。医院应责成相关职能部门(医务科或科教科)统一管理。

一、制订招生计划和生活管理制度

（一）招生计划

进修生来源复杂,层次水平差异很大,应制订进修生招生质量标准和计划,经过报名、资格审查,举行统一入院考试,择优录取,分期分批来院,便于统一管理。

（二）管理制度

医院应制订进修生管理条例。介绍医院规章制度、组织纪律要求、医疗常规、学术活动安排和考核制度。各科室进修生应有专人管理,制订本科室对进修生的要求和医疗学习活动计划。

二、岗前教育

岗前教育应包括环境和医疗常规的介绍,包括各种医疗文件(病志、处方、各种检查申请单)的书写要求,医院和科室的医疗管理制度(如首诊负责制、三级医师负责制、病例讨论制度、会诊制度、临床用血管理制度、医嘱制度、请示报告制度等),同时进行服务规范的培训以及医德医风教育,使其很快适应医院工作。

三、基本功训练和业务讲座

注重进修医师基本功训练,按三基三严的要求注意纠正不良作风和不规范的操作。制订进修生学习计划,包括各专业组轮转和业务讲座,每轮进修生安排二级和三级学科的专题讲座,包括基本理论,实践经验和国内外进展。

四、定期考核和检查

初期考核,在入科1个月内由科室主任对其病志、处方、申请单填写情况考核,合格后发给进修医师印章。每3个月由科室主任和总住院医师组织业务能力考核,对其不足之处予以帮助。进修结束时对其医疗技术水平及工作态度、医德医风情况进行综合鉴定,由医院统一发给进修医师结业证明。

五、进修生管理注意事项

视进修生为本院职工,加以关心和爱护,严格要求和具体指导相结合,避免注重使用、不关心成长的倾向。

（杨星洲）

第四节　继续医学教育

继续医学教育是学校医学教育的延续,是不断提高各级专业技术人员业务素质、更新知识、增加技能的终生教育。教学医院应当是继续医学教育的阵地。医院领导必须加强继续医学教育,这是医院人才培养、业务建设的战略性工作。国家对继续医学教育的总体要求、组织管理、内容和形式以及继续医学教育的考核、登记和评估等都有详细的规定。

一、管理机构

继续医学教育工作实行卫生行业管理,在管理上打破医疗机构的行政隶属关系和所有制界限,全国和省、自治区、直辖市继续医学教育委员会是指导、协调和质量监控的组织。医院应成立继续医学教育领导小组,设立继续医学教育的职能部门,派专职人员管理此项工作,各业务科室的负责人应主管本科室的继续医学教育工作。

二、内容和形式

继续医学教育的内容,应以现代医学科学技术发展中的新理论、新知识、新技术和新方法为重点。注意先进性、针对性和实用性,重视专业技术人员创造力的开发和创新思维的培养。根据学习对象、学习条件、学习内容等具体情况的不同采取短期培训、进修、研修、学术报告、学术会议、网络学习和自学等多种形式。

三、学分制管理

继续医学教育实行学分制管理,按活动性质分为Ⅰ类学分和Ⅱ类学分。具有中级或中级以上专业技术职务的卫生技术人员每年都应参加继续医学教育活动。

卫生技术人员完成继续医学教育学分将作为年度考核、晋升和续聘的必须条件。医院必须对专业技术人员的继续医学教育情况进行考核、登记和验证。继续医学教育对象每年参加继续医学教育活动,所获得的学分不低于25学分,其中Ⅰ类学分5~10学分,Ⅱ类学分15~20学分。省、自治区、直辖市级医疗卫生单位的继续医学教育对象五年内通过参加国家级继续医学教育项目获得的学分数不得低于10学分。继续医学教育对象每年获得的远程继续医学教育学分数不超过10学分。Ⅰ类、Ⅱ类学分不可互相替代。

(杨星洲)

第五节 师资培训和质量管理

一、师资梯队建设

教师队伍建设是学科建设的重要内容,是学科发展的基础,要充分发挥群体作用和个人优势,促进整个教师队伍水平的提高。

要选好学术带头人,学科梯队的人员配置包括不同年龄、不同档次的专业教师,在普遍提高的基础上,选好优秀的中青年教师作为带头人来加强培养,发挥老教师传、帮、带的主导作用,在学风上给予影响,从学术上、基础理论上、外语等方面给予指导,并注意在实践中提高青年教师的教学水平。各学科要有师资培养计划、考核指标,培育良好学术氛围,使教师队伍不断成长壮大。

二、对新教员的教学基本功训练

教师应当把自己精通的基础理论、专业知识、技能和技巧传授给学生,而且要善于把它变成学生财富。

作为新教员必须认真钻研教材,了解教材的重点、难点及关键部分,努力掌握教学技能和技巧,如教学组织、课堂讲授、各种教具的恰当应用及语言表达等。不断地总结自己,学习别人的教学经验,还要学习心理学,掌握学生身心特点。

新教员上课前一定要试讲,请老教师指导评论教案的书写,讲授的内容重点是否突出,逻辑性如何,板书是否规整,学时内时间分配是否合理等。通过示教查房、观摩教学等形式也可提高年轻教师教学水平。

三、师资外语培训

为学习国外先进技术,加强对外交流,外语是一种很重要的工具。必须尽快地提高教师外语水平,这样才能不断地更新知识,开阔眼界,提高师资队伍质量。特别是作为一名高等医学院校的教师,应该掌握1~2门外语。医院和主管部门应多为骨干教师创造提高外语水平的机会,如脱产、半脱产进行外文培训,或在有条件的情况下出国进修、请外教来讲学、查房、讨论病例等等,都是提高教师外语水平的有效措施。

四、教师管理的激励政策

振兴民族的希望在教育,振兴教育的希望在教师,调动和激励教师的积极性尤为重要。

(一)建立教师考核制度

从德、能、勤、绩几方面对教师进行考核,包括教师的思想政治表现、道德品质和工作态度,教师在教学、医疗、科研工作中的水平、能力和创新精神。注重实际工作中业绩和贡献,如承担教学任务,完成教学工作量,改进教学方法,提高教学质量,编译教材,撰写文章、著作,总结科学研究和科研成果等。

（二）建立教师职务评聘制度

教师职务系列可分为教授、副教授、讲师、助教 4 个等级，可以根据业绩、资历等条件进行评定，按岗位聘用。

（三）建立奖励制度

奖励制度是促进师资队伍建设的重要措施，可进行综合性奖励，如教师节或年终评选各级优秀教师，也可以进行单项奖励，如在教学改革、教学质量、教学方法、教学管理等方面表现突出者给予奖励，也可进行竞赛性奖励，如观摩教学、讲课比赛并奖励优胜者。

（四）建立教师调整交流制度

注重保持教师队伍的活力，活跃学术空气，开阔视野，在相对稳定的基础上进行师资流动，优胜劣汰。

（杨星洲）

第六节　教学质量控制

不断地提高教学质量是教学管理的核心工作，要对教学的各环节实行质量控制，建立健全监督检查机制。

一、建立教学评估制度

教学评估作为教学管理过程的主要环节，是教学决策的基础，对反馈教学效果、保障教学质量具有重要的作用。评估自始至终要贯彻"以评促建，以评促改，评建结合，重在建设"的原则。

根据评估的对象和内容可分为宏观评估、微观评估，根据评估实施的主体可分为自我评估、他人评估，根据评估指标和结果可分为定量评估、定性评估，根据评估的目的可分为办学水平评估、选优评估等。教学评估是一项系统性、科学性很强的工作，必须采取科学手段，有计划地进行。要为评估建立切实可行的实施方案和指标体系。

二、任课教师名单的审查制度

每学期期末即对下一学期的任课教师名单进行审查，由教学管理部门和主管院长审查各教研室提出的任课教师名单，对国家卫生计生委委属院校本科生大课要有 60％以上的副高职称以上教师任课，新教员不得超过 10％，对教学效果不好、态度不端正的教师暂缓授课。

三、备课、试讲及听课制度

要求教研组建立集体备课和老教师、主任亲自听课制度。

四、建立健全考试制度

实行教、考分离，由非任教老师按教学大纲要求命题，对学生成绩进行分析，学生成绩应呈正态分布。

五、建立教师教学工作档案

教师每年的任课情况、工作量及考核成绩记入档案作为教师晋升时的考核指标。

（杨星洲）

第七节 教学的档案管理和试题库

一、教学档案

教学档案管理是保证教学任务的连续性，提高质量，加强教学管理的重要工作，各级教学管理部门应设教学档案专柜，重要资料也可由医院档案科（档案室）专门管理。其归档内容包括教学管理规章制度、教材建设、教学改革和教学研究成果、教学经费使用和教学设备添置情况等基本文件，以及教学软件、教学计划、各类教学大纲、学生名单、任课教师名单、考核成绩、教学评估和教学质量监控材料等。

二、试题库

许多医院担任多层次和多专业的教学，考试考查繁多，按教、考分离的原则应当建立试题库，命题标准化，考试公平化，试题库应定期按教材内容或大纲内容进行更新和调整，以不断提高教学效率和考试考核质量。

（杨星洲）

第八节 住院医师规范化培训的管理

随着现代医学科学技术的发展，医学模式的转变，传统的一次性医学教育观念逐渐被阶段性终身教育观念所代替。医学终身教育包括了三个性质不同而又相互连接、相互影响的教育阶段，即学校基本教育—毕业后医学教育—继续医学教育。这一连续统一体的医学教育概念已为世界上大多数国家所接受。

住院医师规范化培训，是医学生完成学校基本医学教育后接受的某一个学科规范化的专业培养，是毕业后医学教育的重要组成部分，是培养高层次医学人才，提高临床医疗水平和医疗质量的重要环节和措施，有着现实和深远的影响。

一、培训基地与管理

（一）基地设置

1.基地分类

基地分为培训基地和专业基地。培训基地是承担住院医师规范化培训的医疗卫生机构。培训基地由符合条件的专业基地组成,专业基地由符合条件的专业科室牵头,组织协调相关科室,共同完成培训任务。

2.专业基地类别

本标准的培训专业基地类别共 34 个:内科、儿科、急诊科、皮肤科、精神科、神经内科、全科、康复医学科、神经外科、胸心外科、泌尿外科、整形外科、骨科、儿外科、妇产科、眼科、耳鼻咽喉科、麻醉科、临床病理科、检验医学科、放射科、超声医学科、核医学科、放射肿瘤科、医学遗传科、预防医学科、口腔全科、口腔内科、口腔颌面外科、口腔修复科、口腔正畸科、口腔病理科、口腔颌面影像科。

3.设置原则

培训基地应设在三级甲等医院。培训基地间可建立协同协作机制,共同承担培训任务。根据培训内容需要,可将符合专业培训条件的其他三级医院、妇幼保健院和二级甲等医院及基层医疗卫生机构、专业公共卫生机构等作为协同单位,形成培训基地网络。

4.其他要求

(1)拟申报专业基地的单位必须达到《住院医师规范化培训基地认定标准(试行)》各专业基地细则规定的要求。

(2)专业基地所在医院的相关科室缺如或疾病种类数量不符合《住院医师规范化培训基地认定标准(试行)》相应要求的,可联合符合条件的三级医院或二级甲等医院作为协同医院,协同医院数量不超过 3 家。

(3)相关专业科室不具备培训条件的专科医院,须联合区域内培训相关专业基地所在医院作为协同医院。

(二)培训基地应具备的条件

1.医院资质

(1)依法取得《医疗机构执业许可证》。

(2)近 3 年来未发生省级及以上卫生计生行政部门通报批评的重大医疗事件。

2.培训设施设备

(1)培训基地的科室设置、诊疗能力和专业设备等条件能够满足《住院医师规范化培训基地认定标准(试行)》各专业基地细则的要求。

(2)有满足培训需要的教学设备、示范教室及临床技能模拟训练中心等教学设施。

(3)图书馆馆藏资源种类齐全,有满足培训需要的专业书刊、计算机信息检索系统与网络平台。

3.培训制度建设

(1)住院医师规范化培训组织管理机构健全。培训基地主要行政负责人作为培训工作的第一责任人全面负责基地的培训工作,分管院领导具体负责住院医师规范化培训工作;教育培训管理职能部门作为协调领导机制办公室,具体负责培训工作的日常管理与监督;承担培训任务的科室实行科室主任责任制,健全组织管理机制,切实履行对培训对象的带教和管理职能。

(2)有 3 年以上住院医师规范化培训组织实施经验;有系统的培训方案、实施计划、培训人员名单及考核成绩等记录。

(3)有培训基地和专业基地动态管理评估机制,及时评价培训对象的培训效果和指导医师的带教质量;住院医师规范化培训任务作为考核科室建设和指导医师绩效的重要指标。

（三）培训基地的经费

建立政府投入、基地自筹、社会支持的多元投入机制。政府对按规划建设设置的培训基地基础设施建设、设备购置、教学实践活动以及面向社会招收和单位委派培训对象给予必要补助,中央财政通过专项转移支付予以适当支持。

（四）培训基地的管理

培训基地必须高度重视并加强对住院医师规范化培训工作的领导,建立健全住院医师规范化培训协调领导机制,制订并落实确保培训质量的管理制度和各项具体措施,切实使住院医师规范化培训工作落到实处。培训基地主要行政负责人作为培训工作的第一责任人全面负责基地的培训工作,分管院领导具体负责住院医师规范化培训工作;教育培训管理职能部门作为协调领导机制办公室,具体负责培训工作的日常管理与监督。承担培训任务的科室实行科室主任负责制,健全组织管理机制,切实履行对培训对象的带教和管理职能。

二、培训与考核

（一）培训目标

住院医师规范化培训的目标是为各级医疗机构培养具有良好的职业道德、扎实的医学理论知识和临床技能,能独立、规范地承担本专业常见多发疾病诊疗工作的临床医师。主要体现在以下 4 个方面。

1.职业道德

热爱祖国,热爱医学事业,遵守国家有关法律法规。弘扬人道主义的职业精神,恪守为人民健康服务的宗旨和救死扶伤的社会责任,坚持以患者为中心的服务理念,遵守医学伦理道德,尊重生命、平等仁爱、患者至上、真诚守信、精进审慎、廉洁公正。

2.专业能力

掌握本专业及相关专业的临床医学基础理论、基本知识和基本技能,能够了解和运用循证医学的基本方法,具有疾病预防的观念和整体临床思维能力、解决临床实际问题的能力、自主学习和提升的能力。

3.人际沟通与团队合作能力

能够运用语言和非语言方式进行有效的信息交流,具备良好的人际沟通能力和团队合作精神,善于协调和利用卫生系统的资源,提供合理的健康指导和医疗保健服务。

4.教学与科研

能够参与见习/实习医师和低年资住院医师的临床带教工作,具备基本的临床研究和论文撰写能力,能够阅读本专业外文文献资料。

（二）培训内容

住院医师规范化培训以培育岗位胜任能力为核心,依据住院医师规范化培训内容与标准分专业实施。培训内容包括医德医风、政策法规、临床实践能力、专业理论知识、人际沟通交流等,重点提高临床规范诊疗能力,适当兼顾临床教学和科研素养。

1.专业理论

专业理论学习应以临床实际需求为导向,内容主要包括公共理论和临床专业理论。

(1)公共理论:包括医德医风、政策法规、相关人文知识等,重点学习相关卫生法律、法规、规章制度和标准,医学伦理学,医患沟通,重点和区域性传染病防治、突发公共卫生事件的应急处理以及预防医学、社区卫生、循证医学和临床教学、临床科研的有关基础知识。

（2）临床专业理论：主要学习本专业及相关专业的临床医学基础理论和基本知识，应融会贯通于临床实践培训的全过程。

2.临床实践

住院医师在上级医师的指导下，学习本专业和相关专业的常见病和多发病的病因、发病机制、临床表现、诊断与鉴别诊断、处理方法和临床路径，危重病症的识别与紧急处理技能，基本药物和常用药物的合理使用。达到各专业培训标准细则的要求。

掌握临床通科常用的基本知识和技能，包括临床合理用血原则、心肺复苏技术、突发性疾病院前急救、姑息医疗、重点和区域性传染病的防治知识与正确处理流程。在培训第一年能够达到医师资格考试对临床基本知识和技能的要求。

熟练并规范书写临床病历，在轮转每个必选科室时至少手写完成两份系统病历。

（三）培训年限与方式

1.培训年限

住院医师规范化培训年限一般为 3 年（在校医学专业学位研究生实际培训时间应不少于33 个月）。

已具有医学专业学位研究生学历的人员，和已从事临床医疗工作的医师参加培训，由培训基地及专业基地依据培训标准，结合其临床经历和实践能力，确定接受培训的具体时间和内容。在规定时间内未按照要求完成培训任务或考核不合格者，培训时间可顺延，顺延时间最长为 3 年。

2.培训方式

培训对象在认定的住院医师规范化培训基地完成培训任务。

培训基地负责住院医师的专业理论学习和临床实践培训，主要采取在本专业和相关专业科室轮转的方式进行。

公共理论主要采取集中面授、远程教学和有计划的自学等方式进行，可分散在整个培训过程中完成。

（杨星洲）

第十九章 医务及医疗安全管理

第一节 医 务 管 理

一、概述

医疗工作是医院的核心业务,医务管理维护医院医疗秩序,保障医疗质量和医疗安全具有非常重要的作用,也是医院综合管理水平的重要体现。管理是一种活动,即执行某些特定的功能,以获得对人力和物资资源的有效采购、配置和利用,从而达到某个目标。医务管理是指医院相关管理部门对全院医疗系统活动全过程进行的计划、组织、协调和控制,使之经常处于工作状态,并能够快速适应客观环境的变化,从而达到最佳的医疗效果和医疗效率。

(一)医务管理发展的历史沿革

医务管理的范畴是在不断变化的,大致可以分为 3 个阶段。

1.第一阶段

19 世纪中叶至 20 世纪 50 年代。社会经济的发展和工业革命的完成推进近代医院的建设,社会化大生产促使社会医疗卫生需求的增长,也对医院建设与发展提出进一步要求。医院成为医疗卫生服务的主要形式,并形成了专业分工、医护分工、医技分工和集体协作的格局,也催生了规范化的管理制度和技术性规章制度的建立。但医务管理维度大部分都仅包含医疗档案管理、医疗行为规范和非常简单的医疗资质准入。

2.第二阶段

20 世纪 50~80 年代。随着二战之后重建及经济的复苏,社会生产不断扩大,社会生产力得到空前的发展,各家医院的规模也随之不断增加,从而使近代医院向现代医院转变。为了更好地管理医疗行为,现代管理学开始与医学相结合,发展出了医院管理学,医务管理维度随之扩展为医疗资质准入、医疗服务组织、医疗行为规范、医疗资源协调、医疗档案管理等。

3.第三阶段

20 世纪 80 年后以后。随着电子信息技术的不断发展,通过信息化监控和数据提取开展评价及医疗流程改善成为现代医院建设的必备要求。管理维度逐渐引入医疗流程改进、医疗质量评价、医疗安全改善等内容,适应医院管理的总体发展。国内医务管理加强了对外医疗服务组织和医疗质量评价等维度的强调力度,比如卫生应急管理、对口支援管理和临床路径管理都属于比较有中国特色的管理工作。

(二)医务管理的主要职能

通常,由于各个医疗机构规模、类别、科室设置等不同,其对医务管理部门所赋予的相应工作职责也会有所差异,医务管理的工作职能大体可以概括为计划、组织、控制和协调职能。

1.计划职能

计划职能即根据医院总体工作计划拟定符合医院实际情况和发展特点的业务计划。

2.组织职能

组织职能即根据有关法律、法规、条例、标准及医院的规章制度,组织全院医技人员认真贯彻执行,保证医疗业务工作的常规运行,杜绝医疗事故,减少医疗缺陷。

3.控制职能

控制职能即负责医疗工作的宏观管理,制订医疗质量标准和考核办法,并对全院医疗质量进行检查、监督和控制,确保医疗安全。

4.协调职能

协调职能即正确处理医院内外各种关系,为医院正常运转创造良好的条件和环境,促进医院整体目标的实现。

(三)医务管理面临的最主要问题——管理效率

在管理实践过程中我们常常发现,需要进行协同完成的工作,往往是整个管理流程中最可能出现各种问题的环节。管理问题有各种各样的表现形式,譬如相互推诿、流程不清、责任不明、执行力不强,但其最终的表现形式,均体现为项目推进效率低下。原因之一是因为在组织管理,尤其是多部门涉及的组织管理过程中存在一个非常重要的概念被忽视——"命令链"。

命令链是一种连续的、不间断的权力运行路线,从组织最高层扩展到最基层,不可见但实际存在。它可以回答:谁向谁报告工作。例如:有问题时,"我去找谁"和"我对谁负责"。命令链的运行效率直接决定了组织执行力的效果。

国内的医院无一例外都是典型的科层制组织,在这样的组织架构中,讨论命令链的重要性一定要理清两个附属概念:权威性和命令统一性。权威性是指管理岗位所固有的发布命令并期望命令被执行的权力。为了促进协作,每个管理岗位在命令链中都有自己的位置,每位管理者为完成自己的职责任务,都要被授予一定的权威;命令统一性原则有助于保持权威链条的连续性。它意味着,一个人应对一个且只对一个主管直接负责。如果命令链的统一性遭到破坏,一个下属可能就不得不疲于应付多个主管不同命令之间的冲突或优先次序的选择,直接降低效率。

国内各公立医院的现行体制,决定了在医务管理命令链的信号传递中,权威性是没有异议的,但是由于管理维度和科室职责之间的不匹配,导致很多具体的管理实务需要两个以上的部门或个人协同处理,命令统一性就存在较大的分歧,因此多部门协作的工作往往缺乏效率。

这里,就引申出了一个非常重要的问题,如何保障医务管理工作的有序推进且保有效率?

(四)现代医院医务管理的核心——制度

如何提高医务管理效率?需要体制机制做支撑,关键是需要制度体系做保障。在人类的社会互动过程中,每个人所拥有的有关他人行为的信息均是不完全的,因此,有必要制订一种旨在简化处理过程的规则和程序,通过结构化人们的互动、限制人们的选择集合来规范人的行为。

这种规则和程序,就是制度。往往需要协同完成的医务管理呈现出效率低下的特点,原因是命令统一性出现了问题,实质就在于多方的参与使得事务的执行出现了不确定性从而影响效率。而制度最大的作用,是通过建立一个人们互动的稳定结构来减少不确定性。因此,对于现代医院医务管理而言,制度设计和建设尤为重要。

在进行制度设计时,为了保证制度的完整和全面,尤其是制度的可执行性,通常情况下要兼顾到下列几个方面的问题。

1.设计的目的

制度本质上是一种人为设计的、型塑人们互动关系的约束。因此在每一项制度设计之初就应该有明确的管理对象、内容、流程、目的。

2.权威的明确

制度应该界定一套位置与每一个位置上参与者的命令归属关系。让参与其中的人能够依照这样的归属关系明确其本人命令链的上下游,从而避免决策、意见的冲突和混乱。

3.行为的界定

在制度设计中,最为重要的,是要对所涉及的各个环节给出明确的规则,让人知晓其对“约束”的界定。任何人通过对制度的学习即可明确合规与违规之间的区别、界限。

4.流程的规范

制度必须提供一个框架,包含标准的执行流程和大概率出现异常情况时的应急处置方案。每一种不同的处置方案均有明确的指令发出者和指令执行人,保证制度执行的畅通。

5.交流的渠道

在制度被执行时,一定会出现不同位置上参与者之间观念、意识、行为的冲突。因此在设计时,要充分考虑到不同参与人的交流渠道,并且能够界定所使用的方式和流程上的约束。

6.依从的监督

制度在被设计时,一定要将依从成本考虑在内。因为任何制度都存在依从与违反两种结果。必须在设计之初就要考虑到如何识别那些违反制度的行为,并衡量其违反的程度,尤其重要的是,知道谁在违规。

精巧的制度设计是提高医务管理效率水平的最优方式,此外,对于医务管理而言,制度的设计固然重要,制度的全面性也是现代医院医务管理的重要保障。

二、组织架构

组织架构是指一个组织整体的结构。医务管理的组织架构一般是指与医务管理有关的科室设定、分工安排、人员权责以及各个环节之间的相互关系。医务管理组织架构的本质是为了实现医院管理目标而进行的分工与协作的安排,组织架构的设计要受到内外部环境、组织文化、组织内人员的技术技能等因素的影响,并且在不同的环境、不同的时期、不同的使命下有不同的组织架构模式。

(一)医务管理组织架构将随着多院区发展模式发生相应变化

按照国家深化医药体制改革相关文件精神,未来公立医院改革方向会有两个:“医院合理规模控制”和“医院集团化趋势”。随着分级医疗政策的推进,由单体医疗中心规模扩张模式转为医联体多院区模式将是必然的趋势。

要适应这样的变化,医务管理要做两方面的准备:①医务管理人员应对整个医务管理的内容做到去芜存菁,洞悉医务管理的内涵和实质,然后对各项管理工作开展制度化、体系化、标准化改造以利于快速复制,同时将医务管理从管理实务性工作上升到学术理论高度,保证同一医务管理理论在不同医疗机构中管理水平与质量的同质化。②开始探索有效的医师集团管理模式,为了解决优质医疗资源的不均衡,除了行政性的拆分优质大型医院,还有一种有效的方法就是利用市场的力量调配医疗资源,医师集团模式就是一种有益的尝试。

现有的医师集团模式存在以下几点问题:①组织内医师晋升机制和继续教育机制缺失;②组织结构松散成员黏度低;③缺乏明确的战略目标和盈利模式;④缺乏实体医院作为依托;⑤目标客户没有明确的市场区分。这几个缺点都可以通过与传统的大型医院结合,也即"联合执业"来弥补。

以下几个新的问题需要医务管理人员认真思考:①责任与收益的分配模式;②集团内医师的再培训机制;③"联合执业"中相关法律法规的适用问题;④"联合执业"中组织有效性如何解决。

(二)MDT 医疗模式对医务管理组织架构的可塑性提出了更高要求

医学学科整合,是继学科细分后的又一学科发展趋势。在历史上,随着科学技术的进步,医学学科不断细分,这样的分化在初期确实有利于医学研究的深入和发展,但是在临床实际诊疗过程中一方面因为不同专精方向的医师给出的诊疗计划不尽相同,仅让患者独立选择诊疗方案造成极大的困扰;另一方面对医学生的全面培养、医疗基本技术的掌握也面临很大的缺陷。因此,国内外先进的医疗机构都开始了对学科设置的重组,开展学科发展中心化的探索。

将学科进行重组,如将心外科与心内科重组建立心脏疾病中心、将神经内科与神经外科融合组建神经疾病中心、胸外科与呼吸科组建胸部疑难危重症疾病诊治中心,甚至以老年、免疫等综合性疾病为中心建设综合性科室等,都是国内部分医疗机构已经开展了的对学科融合的尝试。这样做不仅有利于患者得到联合支持治疗,也可以执行高效的 MDT 诊疗模式,打破科室间的壁垒,提高危重患者的救治经验和科研能力,带动学科整体发展。现代化医院管理必然会进入医学学科整合时代,医务管理也要随之改变甚至先于医院做出调整以适应时代的变化和临床工作中对效率需求的提高。

医务管理群组化,可能是一种切实可行的解决方案。必须要认识到的是,无论医学学科如何整合,医务管理维度也不会发生太大的变化,只是会出现不同的管理项目组合形式,比如以"授权管理"为例,原来可以分为门诊资质授权、手术资质授权、药物资质授权、会诊资质授权等,因为医学学科整合的自下而上性,管理部门的设置应该随临床需求而变化,因此可能会将各类授权工作从原有的职能部门剥离出来组建成为一个新的"授权管理办公室",全面负责医院授权管理,保证效率与质量;再比如,随着学科整合医学新技术势必会蓬勃发展,可以将医疗技术管理、医学伦理审查、医学技术转化组建成一个综合性办公室,简化流程,提高医院新技术转化效率。

(三)人工智能等技术革命可能颠覆传统的管理组织架构

随着国民经济的发展和技术水平的提高,互联网概念和信息技术开始渗透进入生活中的方方面面,医疗卫生行业也不例外。

传统的医疗体系中有六大利益相关方:医师、患者、医院、医药流通企业、医药制造企业、医疗保险机构。随着互联网概念的介入,将会重构或新建一些关系连接模式。

可以看出,在互联网概念介入后与医务管理相关的发展模式主要有以下几种:就医服务、远程医疗、医疗联合体改革、新型健康管理模式发展等。面对这些变化,医务管理人员应该进行思考和积极改变,梳理管理体系,改变管理流程,重组医务管理模式,适应市场变化。

（四）科学合理的医务管理组织架构要求执行力强的职业化管理人员

客观地讲，长期以来中国的公立医院一直处于半计划经济体制时代，行政管理接受上级卫生主管部门管理，医院收益绩效接受市场检验。在这样的体制下，公立医院内部管理体制和运行机制中存在的明显的官僚化和行政化。随着医疗体制改革的深入和开放社会资本进入医疗行业，公立医院必然会面临市场经济的冲击，当面临生存考验的时候各个医院就需要精简人员、缩编机构，这时就要求每一个医务管理从业人员不仅拥有医学知识，还需要具备现代化管理思维及管理水平，否则一定会被市场所淘汰。

医务管理需要从以下入手：①对医务管理人员的管理学、社会学、法律知识等方面的培训优于医学知识的培训，基本的医学知识和医院运行体系、规则仍然是继续培训的重点。②医务管理团队要注意学科背景的构成，加强团队异质性方面的考量，强化医务管理中多学科交叉所带来的创新收益。③借鉴企业管理中的职业经理人模式，参考企业的在职业化上的管理经验和绩效考核方法，开拓管理思路、提高管理水平。

三、主要内容

（一）依法执业管理

依法执业是指医疗机构按照《医疗机构管理条例》《医疗机构管理条例实施细则》《医疗机构诊疗科目名录》等卫生法律、法规、规章、规范和相关标准要求开展一系列诊疗活动的行为，主要包括机构合法、人员合法、设备合法和行为合法4个内容。其中，机构合法是指医疗机构必须依据《医疗机构管理条例》《医疗机构管理条例实施细则》等国家相关法律法规规定，经登记取得《医疗机构执业许可证》；人员合法是指在医疗机构内从事需要特许准入的工作人员必须按照国家有关法律、法规和规章规定依法取得相应资格或职称，如从事临床医疗服务的医师必须依法取得执业医师资格并注册在医疗机构内；设备合法是指医疗机构不得使用无注册证、无合格证明、过期、失效或按照国家规定在技术上淘汰的医疗器械。医疗器械新产品的临床誓言或者试用按照相关规定执行；行为合法是指医疗机构和医疗机构内的有关人员必须按照国家有关法律、法规和规章的要求开展相关工作。

1.医疗机构依法执业的意义

医疗服务涉及公民的生命健康权，是《宪法》明确规定的公民最基本权利，任何人不得侵害；同时，医务人员在提供医疗服务过程中往往又涉及对患者进行检查、用药、甚至手术等。由于医患双方在专业知识方面的差异，导致患方往往只能"被动"接受服务。因此，国家、卫生行政部门为确保医务人员的医疗行为所导致的结果不与患者的生命健康权相违背，从不同层面出台了一系列法律法规、规章制度，对医方的主动权加以约束，对患方的被动权加以保护。但实际生活中由于这些法律法规又不够健全完善，医务人员法制意识相对薄弱，而人民维权意识在不断增强，导致医务人员在发生医疗纠纷、诉讼时，往往拿不出有利于自己的证据。因此，在全面深化依法治国的大背景下，加强医疗机构依法执业管理应该成为医院管理的重要工具和组成部分，也是防范医疗事故，保障医疗安全，促进医疗机构健康发展的重要保证。

据不完全统计，目前，与医疗机构执业相关的法律共11部、行政法规39部、部门规章138部，还有形形色色的行业规范、技术规程、技术指南以及行业标准等。但其中使用较多的主要有《中华人民共和国执业医师法》《医疗机构管理条例》《医疗事故处理条例》《人体器官移植条例》《医疗机构病历管理规定》《医疗机构临床用血管理办法》《放射诊疗管理规定》等。

2.医疗机构常见违法违规行为

（1）未取得《医疗机构执业许可证》擅自执业，主要表现形式如下。①未经许可，擅自从事诊疗活动：如黑诊所、药店坐堂行医等；②使用通过买卖、转让、租借等非法手段获取的《医疗机构执业许可证》开展诊疗活动的；③使用伪造、变造的《医疗机构执业许可证》开展诊疗活动的；④医疗机构未经批准在登记的执业地点以外开展诊疗活动的；⑤非本医疗机构人员或者其他机构承包、承租医疗机构科室或房屋并以该医疗机构名义开展诊疗活动的。

（2）使用非卫生技术人员：卫生技术人员是指按照国家有关法律、法规和规章的规定依法取得卫生技术人员资格或者职称的人员；非卫生技术人员是指未取得上述任职资格（资质或者职称）的人员在医疗机构从事医疗技术活动的。医疗机构使用非卫生技术人员的主要表现形式有：①医疗机构使用未取得相应卫生专业技术人员资格或职称（务）的人员从事医疗卫生技术工作的。②医疗机构使用取得《医师资格证书》但未经注册或被注销、吊销《医师执业证书》的人员从事医师工作的。③医疗机构使用卫生技术人员从事本专业以外的诊疗活动麻醉药品和第一类精神药品处方资格的医师开具麻醉药品和第一类精神药品处方的。④医疗机构使用未取得医师资格的医学毕业生独立从事医疗活动的。⑤医疗机构使用未取得药学专业技术任职资格（执业资格或者职称必须均无）从事处方调剂工作。⑥医疗机构使用取得《医师执业证书》但未取得相应特定资质的人员从事特定岗位工作的。⑦医疗机构使用未变更注册执业地点的执业医师、执业护士开展诊疗或护理工作的。⑧医疗机构使用未获得《外国医师短期行医许可证》的外国医师从事诊疗活动的。⑨其他。

（3）超范围行医：超范围行医是指医疗机构超出《医疗机构执业许可证》核准登记的诊疗科目范围开展诊疗活动的行为。主要表现形式：①未经核准从事计划生育专项技术服务。②未经核准开展医疗美容服务。③未经核准擅自开展性病专科诊治业务。④未经批准开展人类辅助生殖技术。⑤擅自从事人体器官移植。⑥未经医疗技术登记擅自在临床应用医疗技术。⑦其他。

（4）非法发布医疗广告：医疗广告是指利用各种媒介或形式直接或间接介绍医疗机构或医疗服务的广告。医疗机构非法发布医疗广告的主要表现形式有：①未经取得《医疗广告审查证明》发布医疗广告。②虽取得《医疗广告审查证明》，但医疗广告内容或发布媒体与《医疗广告审查证明》内容不一致。③医疗机构以内部科室名义发布医疗广告。④利用新闻形式、医疗资讯服务类专题节（栏）目发布或变相发布医疗广告。⑤其他。

3.医师多点执业带来的影响

2009 年 4 月《中共中央国务院关于深化医药卫生体制改革的意见》中首次提出医师多点执业概念，此后，陆续出台相关政策大力推进医师多点执业得到有效落实。然而，医师多点执业后，医师从定点执业向多点执业的转变，身份由"单位人"向"社会人"的转变必然会促进医务管理工作发生变化。第一，医师多点执业对传统医师培训模式也将产生重要影响，目前而言，医师的毕业后教育主要发生在医院，而医院也遵循"谁培养谁收益"的原则，掌握了对医师技术劳务价值使用的控制权。而多点执业政策执行后，既有格局将可能被打破，出现"为他人作嫁衣裳"的局面。第二，在不同地点执业过程中，参与多点医师面临的医疗纠纷和医疗安全问题等医疗风险和责任的分担也将是新形势下医务管理部门即将面对的问题，特别是在医师执业相关法律法规不完善的情况下这一问题将更加凸显。第三，医师多点执业对传统的工作评价模式也将产生挑战，多点执业后医师的工作将在多个执业点进行，对其执业绩效考核变成一个相对动态的过程，无论是工作数量和质量还是数据收集的全面性、及时性都将面临新的挑战；第四，医师的流动虽然能够扩大医院的影响力,但也有可能会带走部分病源,从而影响到主执业机构的既得利益。

4.如何加强依法执业

随着现代医学技术不断发展,放射诊疗设备被广泛运用到各级医疗机构,在提高患者疾病放射诊断与治疗质量同时存在放射设备无证经营、从放人员非法执业,放射性职业病、过量照射或防护不当引起患者投诉、医疗纠纷、放射事故等问题。医院应从管理机制、从放人员、放射设备及受检者防护管理等几方面开展放射防护管理工作。

(1)完善管理组织架构:医院成立以分管院领导为主任委员,相关临床、医技科室和有关职能部门负责人为委员的放射防护委员会,管理办公室设在医务部,安排专人负责放射防护管理工作;相关科室成立了放射防护管理小组,安排兼职人员负责本科室的放射防护管理工作,从院、科两级构建了放射防护组织体系,委员会建立了工作制度,明确了部门职责,放射防护委员会实行例会制度,定期对放射防护管理工作存在的问题进行总结并提出整改意见和办法。

(2)健全规章制度:按照国家相关法律法规规定,对新、改、扩建放射工作场所,放射设备的引进、换源、退出,放射防护用品的规范使用均做出明确规定,同时,各科室还根据设备分类制订了放射设备操作规程,由医院统一修订后下发并上墙,为强化放射防护管理提供了制度、规程保障。

(3)强化过程管理。①规范从放人员管理:医院对所有从事放射工作人员均进行了职业健康岗前、在岗及离岗体检,其中在岗体检不超过 2 年进行 1 次;每 2 年进行 1 次工作培训,每 4 年进行 1 次辐射安全与防护培训,通过加强放射防护安全培训,降低了职业照射和提高了放射防护水平。工作人员在体检、培训合格取得《放射工作人员证》后方能从事放射诊疗工作。从放人员进入放射工作场所必须按要求佩戴个人剂量计,医院委托第三方检测机构每季度进行 1 次个人剂量检测,针对剂量>1.25 mSv 的人员进行调查,并填写分析调查记录表。同时,医院为每位从放人员建立职业健康档案,包括职业健康检查记录、放射培训记录、个人剂量监测数据等资料,为规范从放人员管理提供了资料保障。②重视放射设备管理:医院凡新增放射设备均按要求委托第三方有资质的卫生技术服务机构及环评机构进行职业病危害预评价与环境影响评价,对新增放射设备项目可能存在的职业放射危害因素及项目拟采取的防护措施、防护用品分析评价。评价报告完成后报卫生、环保主管部门进行审批,审批通过完成项目建设后再进行职业病危害控制效果评价与环境验收监测,再报卫生、环保行政主管部门审批并通过专家验收后,放射设备在取得《放射诊疗许可证》《辐射安全许可证》后正式投入运营使用。在用放射设备每年定期进行 1 次设备性能及防护状态检测,检测合格后方能继续使用。严格做到放射设备依法执业管理。③加强工作场所管理:放射工作场所防护门、观察窗厚度均按规定达到与墙体相同防护厚度,进出口设置醒目的电离辐射警示标志,工作指示灯有文字说明。按照放射工作场所分类:放疗场设置了多重安全联锁系统、剂量监测系统、影像监控、对讲装置、固定式剂量报警装置,剂量扫描装置和个人剂量报警仪等;核医学设置了专门的放射性同位素分装、注射、储存场所与放射性固体废物存储室及放射性废水衰变池,配备了活度计及表面污染监测仪;介入放射及 X 射线诊断场所配备了工作人员及受检者的铅围裙、铅围脖、铅帽、铅眼镜等防护用品。④强化受检者管理:受检者在进行放射诊疗前,工作人员告知放射检查的危害,检查时对其他非检查的敏感部位(如甲状腺、性腺等)采取屏蔽防护,如受检者较为危重检查时需陪伴,工作人员也为陪伴提供并使用了相应的防护用品,由于受检者防护意识较为薄弱,医院在每个放射检查室设置了防护用品使用示意图指导受检者及陪护如何正确使用防护用品。

(4)管理成效:通过规范放射防护管理,健全组织构架,完善管理工作机制,优化工作流程,提升人员防护意识等措施。历年来,在放射诊疗人次数持续快速增长的同时,医院未发生1例放射事故,未发生1例疑是放射职业病患者,未发生因放射防护引发的纠纷投诉。从放人员职业健康体检率、放射防护培训率、个人剂量监测率均从初期的80%提升到99.9%,基本达到从放人员放射体检、培训、剂量监测全覆盖。

(二)医疗技术管理

医疗技术是指医疗机构及其医务人员以诊断和治疗疾病为目的,对疾病做出判断和消除疾病、缓解病情、减轻痛苦、改善功能、延长生命、帮助患者恢复健康而采取的诊断、治疗措施。

1.医疗技术管理的重要性

医药卫生是高新技术密集型领域,现代生命科学技术的飞速发展,推动了组织学技术、系统生物学技术、干细胞和再生医学、生物治疗等高新技术迅速发展,高新技术的发展是把双刃剑,为疾病治疗和健康维护带来了曙光的同时,也会产生一些如医学伦理等方面的影响。我国医疗技术准入管理和监督制度发展相对落后,医疗技术的发展和管理步调的不一致,致使少数涉及重大伦理问题、存在高风险或安全有效性有待进一步验证的医疗技术管理与监管存在一定风险。因此,对医疗技术实行规范化管理,是医院伦理管理的必然要求,也是医疗机构保障医疗安全、规避风险、承担社会责任的具体体现。对此,2008年原卫生部颁布《医院管理评价指南(2008年版)》,将医疗技术管理列为医院管理评价体系中的一项重要考核指标,也是十八项医疗核心制度和三级医院等级评审中重要评价指标之一。

2.医疗技术管理的现状和难点

医疗技术的监管,是全球化的难题,为更好实现对医疗技术的有效管理,各国采取了包括医疗技术评估、行政规划和干预、专科医师培训制度、医疗保险制度等各种综合手段和方法。2009年之前,我国仅有《人类辅助生殖技术管理办法》《人体器官移植条例》等几部针对专项技术管理的特别规定,尚无一部系统性规定。2009年卫生部颁布了《医疗技术临床应用管理办法》,对医疗技术实行分类分级管理:将医疗技术分为三类,并对第二类、第三类技术实施准入管理和临床应用前第三方技术审核制度。2015年以后,我国医疗技术管理逐渐进入创新转型阶段。在政府简政放权的大环境下,原第三类医疗技术管理规范已不适应当前医疗技术管理要求。对此,原国家卫生计生委印发《关于取消第三类医疗技术临床应用准入审批有关工作的通知》取消第三类医疗技术临床应用准入审批,并对医疗技术的管理由"准入审批"改为"备案管理",医疗机构对本机构医疗技术临床应用和管理承担主体责任。

2018年11月1日,国家卫生健康委员会公布《医疗技术临床应用管理办法(2018版)》,目的在于加强医疗技术临床应用管理,建立医疗技术准入和管控制度,促进医学发展、技术进步,提高质量,保障安全。此管理办法以部门规章的形式下发,旨在加强医疗技术应用管理顶层设计、建立制度和机制、强化主体责任和监管责任。

3.医疗技术管理实务

(1)高风险医疗技术管理:高风险医疗技术广义上是指安全性、有效性确切,但技术难度大、风险高,对医疗机构服务能力、人员水平有较高要求;或者存在重大伦理风险,需要严格管理的医疗技术。相对于普通医疗技术,具有高危险性、高难度操作性,具有准入要求。高风险医疗技术管理是医院医疗技术管理工作的重要组成部分,应当遵循科学、安全、规范、有效、经济、符合伦理的原则。科室开展高风险医疗技术,应当与其功能任务相适应,具有符合资质并获得医院高风险技术授权的专业技术人员,相应的设备、设施和质量控制体系,并严格遵守技术管理规范。在高风险医疗技术管理中,应该建立相配的医疗技术准入和管理制度,同时对开展高风险技术的医务人员进行动态授权,以提高医疗质量,保障医疗安全。

(2)医疗新技术:医疗新技术主要是指医疗机构此前从未开展过的,对治疗、诊断疾病确切有效的,具有一定创新性并且具有一定技术含量的,有临床应用价值的新技术和新方法。包括对各类医技检查、临床诊断和临床治疗过程中相关的器械设备、药物、检验检测试剂、手术耗材等的技术创新,改造和扩展功能、医疗新技术开展临床应用涉及设备、药剂、运营及伦理审查等多个方面。

(3)强化过程管理。①申报管理:新技术审核实施院科两级审核。申报人所在科室对申报者资质、能力、技术条件、安全性、有效性及伦理风险等进行可行性论证,医务部组织专家进行可行性论证,专家论证严格实行回避、保密制度;医院伦理办公室进行伦理审查;医疗新技术管理专委会审批。②审批管理:医疗新技术管理专委会定期对通过专家论证和伦理审查的新技术/新项目进行审批,经委员讨论投票通过后正式开展实施。③应用管理:经批准开展的新技术/项目在临床应用中,严格履行告知义务,征得患者书面同意后方可实施;实施过程中一旦发生不良医疗事件,严格按照"不良损害应急处置预案"相关规定进行处置,并立即停止该项目,收集相关证据资料,查找原因,报告医教部,医务部组织相关人员开展调查后报医疗新技术管理专委会决定该技术/项目是否继续开展。④追踪管理:经批准开展的新技术/项目,项目负责人定期向医务部提交《诊疗新技术/新项目进展报告》,内容包括诊治患者情况、质量和安全分析、成本效益分析等。⑤保障支撑:医院将临床新技术/项目申报、开展情况纳入科室年终考核评分;同时,对技术新颖、成熟度较高、临床应用前景好的新技术/项目,可申请医院临床新技术基金资助。

(三)医疗授权管理

医学作为一门实践科学,需长期实践经验的积累。依法取得执业资格、并进行注册,是一名医师能够从事医疗活动的基本条件,通常并非所有满足执业医师从业条件的医师都能独立完全所有与自身专业相关的临床工作,按照不同工作能力、岗位职责及岗位管理要求,医师的资质水平对质量安全影响重大,根据资质实施授权是有效手段。

1.医疗授权管理的界定

20世纪50~60年代,许多企业特别是一些大的公司已经提出了授权的概念。授权是指将权利转移出去,让他人共担,以实现更大的管理效益,授权管理目前广泛应用于金融、信息、企业等行业管理中。由于患者疾病的个体差异性、医疗救治的时效性、医疗专科的独特性,对患者的诊疗活动采取统一固定的模式会脱离临床实际。因此,对医疗服务主体(如医师、护士等)进行分权、授权的程度,远远大于其他行业,即每位医组长有权力决定其诊治的患者所需的医疗服务项目。但由于医疗服务的不可逆行,没有约束的授权又容易导致医师对同一种疾病可能采取各种不同的治疗方案,使得治疗效果与治疗成本参差不齐,势必造成患者的利益损害,影响医疗质量和医疗安全。

2.医疗授权管理的必要性

医疗管理的最终目的在于提高医院的社会和经济效益。因此,医院管理者进行决策时,应充分运用授权与目标管理的理念,达到管理的专门化与人性化。

(1)医疗授权是规范执业人员行为的基础:授权是完成目标责任的基础,权力伴随责任者,用权是尽责的需要,权责对应或权责统一,才能保证责任者有效地实现目标,进而规范执业人员的行为。

(2)医疗授权是调动执业人员积极性的需要:通过赋予权力,实现目标,激发执业人员的潜在动力,调动被授权者的积极性和主动性。

(3)医疗授权是提高下级人员能力的途径:通过授予具备相应岗位素质要求的医师从事相应岗位工作的权利,实现自我控制与自我管理,在一定程度上改变完全在上级医师指导或指挥下做事的局面,有利于下级人员发挥临床工作和协调能力。

(4)医疗授权是增强应变能力的条件:现代医疗管理环境的复杂多变性,对医院组织管理提出了更高的要求:必须具备较强的适应和应变能力。而具备这种能力的重要条件即相应岗位素质要求的医师应被赋予相应的自主权。

3.医疗授权的原则

开展医疗授权管理以医疗授权为手段,健全机制,理顺流程,对影响医疗质量和医疗安全的重要环节(如岗位)、技术开展评估、实施准入,强化考核,从而实现全过程监管。通过提高执业人员素质和能力,规范医师行为,合理、安全、有效地应用医疗技术,规避可避免的医疗风险,从而持续改进医疗质量,保障医疗安全。医疗授权管理具有以下特点。

(1)明确授权:授权以责任为前提,授权的同时应明确其职责,责任范围和权限范围,包括行使权力的前提、时间、对象、方式、规范等。同时,还需要建立处罚机制,对超越授权范围开展医疗行为进行处罚。

(2)视能授权:医疗服务的授权标准必须以医师、技师的自身能力水平为主体,依据工作的需要和授权对象能力大小、水平高低制订授权标准,不可超越授权对象能力和水平所能承受的限度,以保证医疗安全为前提,最大限度地发挥授权对象的能力。

(3)完整授权:"疑人不用,用人不疑",卫生技术人员一旦达到授权的标准,医疗管理部门就应向其授予对应的权利,并为其行使对应的医疗诊疗权利提供支持和便利。

(4)动态授权:授权不是弃权,在授权以后,应对医师、技师等行使医疗权限的行为进行持续动态追踪的监管,同时定期对医疗权限进行清理和重新评定,针对不同环境,不同条件、不同时间、授予不同的权力。如果出现权力使用不当或违反规章制度者,应及时缩减或终止授权。

4.医疗授权的实施

(1)搭平台,建制度:医院层面应成立医疗授权管理委员会,成员应包括院领导、医务、质控、护理等行政部门负责人以及各临床、医技科室主任。同时,应该建立工作制度,明确权限申请、审批、调整和终止程序;建立工作例会制度,定期对全院各级授权进行调整。

(2)抓重点,分类管:医疗业务过程环节千头万绪,将医疗授权工作全面铺开势必不具可操作性,医疗授权管理工作是否能落到实处,关键在于抓住重点环节,进行重点管理。

(3)强监督,勤考核:授权不等于弃权,如何确保被授权者合理使用取得的授权,必须建立与之配套的考核评价体系,不合格者及时终止授权。医院应建立完整的考核评价体系,确保被授权者合理使用被授予的权力,组织多部门进行动态管理,定期或不定期对各级授权人员进行考核,考核不合格者及时终止授权。同时,取得医疗授权意味着医院对其医疗业务水平的认可,取得岗位和技术授权也意味着要付出更多的努力,承担更重要的责任。为保证每一位被授权者以积极的态度认真履职,必要的激励机制不可或缺。

(四)医务流程管理

医务流程管理是医务管理的重要内容之一,流程一词指的是主体为达到某种特定目标,按照一定形式进行的连续不断的一系列动作或行为。通过分析流程中的各个环节,保留有价值的环节,尽量减少没有价值或阻碍流程运行的环节,最终达到每个步骤都能够为流程创造价值的目的。医院流程优化通过借鉴流程管理在生产中的成功经验,从而利用其理念和工具对医院管理流程进行优化和改善,以满足广大患者的需求和医院自身发展的需要。目前,医务管理的流程主要涉及资质审核、任务指派、应急处置、风险预警等。其业务流程的正常运行需以流程管理方法论的运用为基础,以"规范、培训、总结、改进"的实施为保障。

在医务管理中推进流程管理是一个循序渐进的过程。应重点做好宣传引导,在医疗相关部门统一思想,在流程管理的重要性上达成共识。具体操作层面,应根据管理实际情况,明确管理目标,对现有流程进行分析,判断现有流程与管理目标的协调程度,从而决定是否设计新流程,舍弃一些比较陈旧的流程,设计过程中要注意流程的可操作性;如果现有流程无明显缺陷,则仅需对其进一步规范,可通过加强日常宣讲、培训,强化流程管理意识,保证全院职工认可管理的各个环节,从而确保流程管理的全面展开、有序推进。同时,在流程管理中,要任命流程负责人或成立管理小组,负责整个流程的规范、改进、革新;新的流程在设计结束后,需要对其进行全面检查,并加强制度建设,总结经验,反思流程的可行性和最优化探索,持续改进,构建流程优化长效机制。以下以院内科间会诊管理优化为例浅谈医务管理流程优化。

1.院内科间会诊流程优化背景

会诊是在临床诊疗过程中,对疑难危重患者的诊治,仅凭本医院、本科室医疗水平不能解决,需要其他医院、科室医务人员协助时,由科室发出会诊邀请,被邀医院、科室相关专业医务人员前往会诊并共同确定诊疗意见的医疗过程。其目的是为了帮助解决疑难病症的诊断和治疗,是发挥综合医院协作医疗功能的重要方式。会诊作为集多学科力量、加强学科间技术交流、保证优势互补、提升临床诊治水平的关键环节和手段,其重要性和不可替代性毋庸置疑。会诊质量的高低已成为衡量医院医疗环节质量水平的重要指标,尤其是会诊的时效性,是医疗环节质量控制的重要指标。不断提高会诊质量管理水平是医疗质量持续改进,确保医疗安全的重要内容。

2.会诊流程改进思路和重点

会诊流程管理重点在于及时发现现有管理中的问题、找到问题根源,并及时解决请会诊质量和会诊质效两方面的问题,从而不断提升医院会诊质量。从找问题的角度出发,目前运用最多的是鱼骨图,它是一种发现问题"根本原因"的方法,也可以称之为"因果图"。其特点是简捷实用,深入直观。

针对上述存在的问题,医院应加强制度建设,做到有章可循、有法可依:①对会诊人员资质做明确规定,通过准入保证会诊质量。②发挥信息化优势,保证会诊信息传递的及时有效,加强监控。③在电子会诊系统增设不良事件提醒、会诊任务智能排序、患者检查结果等便捷链接,以便于临床查询、提高会诊效率。④建立评价指标,实现会诊结束后"请会诊-会诊"双向评价单方可见的会诊质效评价,为会诊相关医疗质量的评价提供客观依据。⑤将院内科间会诊纳入医疗质量考核指标,提高会诊及时率和满意度。

3.流程改进中的注意事项

(1)加强宣传,转变观念:为确保医务流程管理工作扎实有效开展,制订全面流程管理计划,对医务管理人员、医务人员进行专题讨论,进一步统一思想,达成共识;同时,做好宣传教育培训工作,加强对流程管理重要性的认识,举办专题讲座,使流程管理的核心理念渗透到全体医务人员,确保此项工作顺利开展。

(2)完善机制,确保成功:最优医疗服务流程的实现,依赖于相应管理机制的建立和完善,如多科会诊督导人员设置及会诊质效考评等,而相关工作的经济效益核算及合理分配是重要因素,要以强有力的组织措施和合理激励机制保障流程管理顺利进行。

(3)以点带面,逐步推广:医务流程管理的推行是一个循序渐进的过程,相关制度的制订和实施为其提供了有力保障,推行后认真总结、及时反馈、逐步推广。流程管理改造的出发点和立足点要基于简化流程的原则,同时也要注意改进的新流程是否能有效降低成本和提高质量,也要考虑医院自身的承受能力。

(五)医师培训管理

1.医师培训的重要性

如前所述,医务管理的范畴是在不断变化的,有着鲜明的时代特点和文化特点。但是,医务管理的重要对象则一直是临床医师,临床医师是提供医疗服务的核心,临床医师的水平和素质直接决定着医院的医疗质量和医疗安全。因此,对医院而言,全方位高水平人才的持续性培养是医院持续发展的重要保障,是提高医院核心竞争力的关键。开展医师培训正是医院人才培养的重要形式。

医学作为一门实践科学,需不断学习和长期实践经验的积累。尤其随着医学科学技术的迅速发展,各种医疗新技术、新方法不断涌现;随着医改的深入,医联体多院区模式和医院集团化趋势明显,医师多点执业法律法规的出台;医务人员法制意识相对薄弱,而人民维权意识在不断增强,医疗纠纷事件层出不穷等时代背景下,如何做好医师培训机制建设,通过医师培训,提升临床医师专业理论和技能,提升医院整体医疗质量,防范医疗事故,保障医疗安全,捍卫医师权益等是医务管理者急待思考的问题。

2.目前我国医师培训发展现状

基于医师培训的重要性,我国各大医院非常重视院内医师的培训工作,开展了多种形式的培训,但培训效果不尽人意。针对培训内容来说,目前我国医院主要侧重于知识和技能等基本胜任力的培训,对于医德医风、医患沟通能力、医疗相关法律法规、科研、教学以及团队合作能力等人文素质的培训较少;针对培训形式,缺乏分层分类培训,导致培训的内容缺乏系统性和针对性,不适应时代发展和临床实际需求;同时医师培训缺乏有效的监督和考核制度,使培训流于形式,不能调动临床医师参加培训的积极性。

所以,大型综合性医院要做好医师培训工作就应积极响应国家号召,顺应时代发展,深入挖掘临床医师需求,合理设置培训课程及内容,优化医师培训模式,开展分层分类的医师培训工作。医院应根据本院医师、规培医师、研究生、进修生等人员类别的不同、岗位的不同以及职称的不同来开展培训,应坚持分阶段、分层次、分类别、全面覆盖原则全面开展培训。具体做法如下。

(1)设立医师分级培训管理和监督机构。由机构负责培训工作的总体规划、组织、实施和协调工作。负责督导各专科专业理论和临床技能培训计划的落实和完成,督导各专科培训管理小组的考核并提出指导意见。

(2)成立培训指导委员会,专门负责确定医师培训总体目标、实施计划与考核办法,制订医师培训相关政策,审核各专科、各级别、各类别人员的培训计划及培训合格的认定。

(3)建立系统的、有针对性的医师分级培训、考核和监督体系:由医院负责引导,各专科培训管理小组负责落地各专科培训计划的制订、实施和考核,并提供本专科各级医师培训与考核情况。①制订培训计划:全院各专科首先分别确定本专科初、中、高级培训医师名单,再按照医院规定的统一格式和模板分别制订本专科各级人员培训细则。医院将各专科的培训细则整理成册。

各部门、专科各尽其责,严格按照培训计划实施培训内容。将专科培训工作制度化、常态化,使培训工作有据可依。②执行培训内容,监督培训过程:各专科培训管理小组按照培训计划,督促科内各级医师按要求进行培训,切实把培训内容贯穿于平时工作。培训内容既有基础理论、基础技能,又有专科手术操作技能,同时涉及科研、教学能力的培养和创造性思维的培养。科室负责所有培训人员的考核并及时组织上报。医院督导培训过程及考核情况并提出指导意见。

(4)立足专业培训基础,医院牵头开展综合素质培训:医师培训中综合素质培训及专业技术培训两手抓两手都要硬。对于专科培训,医院在组织开展时除了建立系统的、有针对性的医师分级培训、考核和监督体系,积极引导及督导科室落地培训外还应丰富培训形式,提高培训积极性。对于综合素质培训,医院则应发挥更大的主导性,从医院层面提供更多的通用课程设置,比如医学基础理论和操作培训,包括内、外科基础临床技能、急救技能、放射检查报告解读、临床检验新项目概览、医学人文教育、医疗核心制度解读、医疗相关最新法律法规解读、医疗机构常见违法违规行为案例分析、多点执业相关法律解读、医患沟通与纠纷防范、新技术申报以及合理用药等,旨在通过培训提高临床医师执业相关法律意识、人文素养并推进医务管理制度的落实,提高制度执行效率,培养全面复合型高水平人才。

(5)以信息化手段为支撑,提高培训效率:医院信息化建设是提高质量效率的必由之路,医师培训同样需要信息化建设为支撑,医师的分层分类安排、培训细则、培训计划、讲课安排、授课课件以及考核情况等信息都应达到标准化、信息化建档,通过信息系统查询便可快速得到所需数据,为科学决策提供服务。同时可利用信息化手段创新培训方式,增加在线在位培训方式,扩大培训辐射面以及培训时间选择的灵活性。

3.医院进修生岗前培训管理

进修医师岗前培训是院内医师分层分类培训的一种重要形式。进修生岗前培训的目的在于向新到院的临床进修学员,系统介绍医院基本情况,开展规章制度、医德医风教育,以及基本工作流程、规范、标准等要求的系统培训,帮助进修生依法依规参与临床工作,最大限度地降低医疗风险,规避医疗纠纷,圆满完成临床进修学习计划。所以医院应对进修生岗前培训十分重视。

(六)关键环节实施项目管理——合理用血管理

患者在医院中进行的诊疗经过,本质上是一种流程,带有明显的时间属性和逻辑属性。医务管理对患者的诊疗行为进行全程管控,也即是一种流程管理。整个医务管理流程由若干个环节构成,其中部分环节对于患者诊疗效果、医疗质量影响巨大,我们将其称之为"医疗关键环节"。在现代企业管理学与工程管理学中,有一个原理叫"控制关键点原理",是指管理者越是尽可能选择计划的关键点作为控制标准,控制工作就越有效。控制关键点原理是管理工作中的一个重要理念。对一个肩负管理职责的人员来说,随时注意计划执行情况的每一个细节,通常是费时且低效的。管理人员应当也只能够将注意力集中于计划执行中的一些主要影响因素和节点上。而且事实上,控制住了关键点,也就控制住了最终的效果。

正如本章第一节我们谈到的,医务管理工作纷繁复杂,管理项目多,管理难度大,通常都需要多部门科室进行协作联动解决,关键环节的项目种类也不胜枚举。在此,鉴于篇幅原因,我们以"合理用血管理"这一医务管理关键环节为例,给大家展示如何对关键环节实施项目管理。

输血是现代医学的重要组成部分,如果应用得当,可以挽救患者生命和改善生命体征。但血液供应、血液保管、血液传播疾病和输血不良反应对患者健康的威胁又使得合理用血管理成为医务管理中最重要的关键节点之一。

运用项目制推进关键环节工作,首先要设立明确、可行的工作目标。例如:在合理用血管理项目"技术创新结合科学管理,大力推广合理用血"中,项目目标被设置为以下内容。①根据各科室年度用血量以及合理用血指数制订详细的临床合理用血评分细则,每月对各临床科室进行合理用血评分,准备把该评分纳入科室医疗质量考核。②建立定期反馈机制:包括各临床科室总用血量、相比上月的增减率等;以医疗组为单位分析评估治疗用血液的合理性、平均输血前血红蛋白等,要求科室将该指标纳入科室医疗质量管理,定期分析评估改进。③紧密跟踪创新性技术,促进合理用血相关转化医学研究成果的推广应用和制度化实施。如围术期的输血指征评分。④完善合理用血分析评估制度,督导临床科室持续改进。

之后项目组按照既定计划和目标,逐条进行项目推进,并做期中阶段成果总结。总结结果如下:①输血科已拟定临床合理用血评分细则(试行),对输血量大及不合理输血例数较多的科室和个人定期公示。②医教部根据每月评分情况及分析数据,向科室反馈合理用血相关数据、督导整改。通过院内信息系统、即时通信工具等方式加强管理部门、输血科及各临床科室的联系和沟通;注重加大合理用血培训的强度和重点科室的针对性培训。③创新性合理用血相关转化研究成果的专项宣教以及制度改进,已依据研究进展试行制度化实施。④阶段性成果已形成改善医疗服务行动计划全国擂台赛案例,报医院审核后提交。

进入到一定阶段以后,项目组对研究的工作亮点、创新结果、优秀经验、未按计划完成部分及原因以及下一阶段工作推进安排进行总结和讨论。

最终,该项目通过引入革新性的输血理念(如国际上首创以围术期的输血指征评分指导临床用血),持续增加日间手术病种及比例,推行外科快速康复模式、大力发展微创技术、改进自体输血技术等方法,在手术台次逐年增加的同时,用血量呈下降趋势,有力保障了患者就医需求。

（七）多院区医务管理

根据国务院日前印发的《"十三五"卫生与健康规划》和《"健康中国2030"规划纲要》相关精神,在今后的医疗体制改革中会逐步建立"体系完整、分工明确、功能互补、密切协作、运行高效的整合型医疗卫生服务体系",建立不同层级、不同类别、不同举办主体医疗卫生机构间目标明确、权责清晰的分工协作机制,引导三级公立医院逐步减少普通门诊,重点发展危急重症、疑难病症诊疗。完善医疗联合体、医院集团等多种分工协作模式,提高服务体系整体绩效。

从上述文件精神可以看出,下一阶段的公立医院改革将会出现"医院合理规模控制"和"医院集团化趋势"两个方向。这是为了适应现代医院的发展趋势,确定地区内医院的规模,保证医疗资源的合理分配。按照国外医院管理经验,现代化医院的床位在1 500～2 000床位之间为宜,保持管理幅度和管理层级规模效应最佳。随着分级医疗政策的推进,由单体医疗中心规模扩张模式转为医联体多院区模式将是必然的趋势。

1.多院区发展历史沿革

早在20世纪80年代初期,我国医疗卫生领域曾以医疗合作联合体的形式,进行过一场医疗资源的重组,医疗联合体模式下的各个院区主要以技术上的互助形式松散联结;到90年代中后期开始,国内很多医院开始尝试医院集团化发展道路,通过采用合作共建、委托管理等多种方式,形成了以资本或长期的经营管理权等为纽带并拥有两个及以上院区的医院。需要说明的是:目前国内多院区医院通常组织形式为核心院区＋一个或多个分院区,由核心院区向其他院区输出人力、技术、管理等各类资源要素,这与由产权独立的医疗机构组成的松散医联体仍有本质差别。随着大型公立医院多院区发展趋势日趋明显,医联体建设步入快速、纵深发展阶段的,纯粹意义上的单体医院将越来越少。

2.多院区模式的优势

多院区医院的出现和发展与既往我国优质医疗资源主要集中于各大型公立医院有着密切联系。首先,位于城市中心的大型医院发展空间往往受到地域的严重限制,医院在扩张战略中不得不选择迁建或新建区的多院区模式;其次,可提高资源利用效率,降低服务成本是医院发展多院区的重要目标;另外,多个院区同时运行,使多院区医院医疗服务提供能力增强,服务覆盖人群更广,从而使得医院品牌知晓度提高等。

3.多院区医务管理的难点和对策

一体化管理难度大几乎是所有多院区医院发展过程中的共性问题,具体包括院区间文化整合问题、学科布局的科学性和前瞻性问题、成本控制问题、医疗同质化问题等。

对于医务管理而言,核心仍然是如何在多院区模式下保证整体的医疗质量和安全,促进医疗同质化。必须正视各个院区由于人员质量文化认同差异、技术水平参差不齐、医疗设备配置不同、各自有学科重点发展方向等因素对于医务管理带来的挑战,一般而言,可从以下几个方面入手提高医务管理质效。

(1)尽力建立统一的医疗质量标准、医疗服务流程和医疗质量考核体系。由此需要充分发挥核心院区的引领作用,合理配置各分院区的人力资源、医疗设备。

(2)针对性进行人员培训和院区间交流,促进医疗质量文化的整合。可依据现有人员的技术水平差异采取集中培训、鼓励院区间科室-人员互访、医院自媒体平台及时发布各院区建设发展信息等方式,以实现整体质量安全文化的整合。

(3)强调前置风险管理,合理界定不同层级医务管理部门权限。对于层次化管理模式的院区,有适度赋予其医务管理权限,以提高对医疗风险前置处理效率;同时也要注重医疗质量核心指标数据的信息共享,以保证及时介入干预。

（吕学信）

第二节　医疗安全管理

一、概述

（一）概念

医疗安全管理是指通过积极的手段、方式设计和运用以防止医疗错误及其带来的不良后果的行动。

《"健康中国2030"规划纲要》中明确提出,"持续改进医疗质量和医疗安全,提升医疗服务同质化程度,再住院率、抗菌药物使用率等主要医疗服务质量指标达到或接近世界先进水平"的工作目标,为了顺利推进"健康中国战略"的实施,习近平主席在中共第十九次全国代表大会上也明确提出"全面建立优质高效的医疗卫生服务体系,健全现代医院管理制度",医疗质量安全和医疗服务被放在了十分突出重要的位置。

（二）医疗安全管理现况及进展

近年来,随着医药卫生体制改革工作的不断深化,我国在努力满足人民群众日益增长的医疗卫生服务需求的同时,医疗安全风险隐患也随之增加,挑战日益严峻。

1.医疗资源配置和就医格局的改变给医疗质量安全带来的挑战

随着分级诊疗制度建设不断推进,政府对社会办医的鼓励和扶持力度日益加大,患者的就医地点选择呈现向基层和民营医疗机构集中的趋势,但基层和民营医疗机构的医疗技术、医疗质量安全管理基础较为薄弱,服务能力不足,医疗质量安全隐患也随之增加。

2.医疗发展模式和社会相关领域的变革给医疗质量安全带来的挑战

随着我国经济发展和社会进步,环境变化、人口老龄化以及生活方式转变等,使得我国疾病谱从以感染性疾病为主向以心脑血管疾病以及恶性肿瘤等慢性病为主转变。医学模式的转变和"大卫生概念"的确立,医疗服务范围的领域拓展,医疗机构的功能向院前和院后延伸,日常工作也从院内医疗向院外社区服务扩展。医疗机构的服务质量应在内涵上不断深化,外延上不断拓展,不仅仅体现在"治好病",还要在预防保健、服务方式、设施环境、医疗费用等方面让患者满意,得到社会的认可。健康服务业、社会办医、医师多点执业、医药电子商务、互联网医疗等新生事物蓬勃发展,医疗相关法律法规及配套设施建设相对滞后的矛盾越来越凸显。这些变化,对医疗卫生行业,特别是医院的医疗质量安全管理提出了更高要求。

3.医院外延式发展阶段的后续效应给医疗质量安全带来的挑战

医院的规模扩大,优质资源摊薄效应导致医疗质量安全同质化水平下滑,管理机制落后和管理人才不足导致有效的质量安全管理工作难以为继,服务量的超负荷增长导致的质量安全问题愈加突出,管理理念、管理手段、管理模式、管理能力和管理水平仍滞后于发展需要。

（三）组织构架

医疗安全管理是医院管理的重要组成部分,医疗安全管理需打破碎片化管理的模式,应形成相应的组织管理体系。至少包含医疗机构决策层、医疗安全管理专职部门、临床科室管理小组三位一体的组织构架模式,决策层由医疗安全专委会统筹全局,医疗安全管理专职部门负责日常管理事务,各科医疗主任作负责科室常规医疗安全防控,各个环节履行相应的职责,还需建立与之相对应的风险预警、质量控制、授权管理的平台,保障医疗安全落到实处。

二、前期风险防范措施

（一）医疗安全培训

1.培训目的

医疗安全培训的目的旨在提高医务人员临床服务能力、医患沟通技巧、医疗安全(不良)事件的处置能力,提高医疗风险防范意识,减少和避免医疗纠纷,保障医疗安全。

2.培训对象

医疗安全培训对象应包含各级医师、护士、技师、药师、实习生、进修生以及行政工勤人员、新进职工等,教学性质的医院还应包括医学生等。

3.培训形式

根据医院的培训目标和要求,医疗安全的培训形式是多样化的,针对不同层级、不同类别的人员进行针对性的培训,包括自己组织培训或者委托给企业、管理机构代为培训。方式有理论培训(授课)、实践培训(在医院的职能部门轮岗)、卫生行政监督执法培训(参与执法调查)、参加医疗争议案件的鉴定或诉讼程序。

4.培训内容

医疗安全培训内容包括医患双方的权利与义务、患者安全目标、依法执业、医疗质量、医疗文书、医患沟通、保护患者隐私等。培训内容围绕牢固树立以患者为中心的服务理念,加强医德医风教育,注重医学人文教育和医疗服务的科学性、艺术性。

(二)医疗安全(不良)事件管理

1.定义及分类

(1)定义:临床诊疗工作中以及医院运行过程中,任何可能影响患者的诊疗结果、增加患者痛苦和负担,并可能引发医疗纠纷或医疗事故,以及影响医疗工作的正常运行和医务人员人身安全的因素和事件称为医疗安全(不良)事件。

妥善处理医疗安全(不良)事件也是医疗风险防范工作的关键环节。目前医疗行业将医疗安全(不良)事件按事件的严重程度分4个等级。①Ⅰ级事件(警告事件):非预期的死亡,或是非疾病自然进展过程中造成永久性功能丧失。②Ⅱ级事件(不良后果事件):在疾病医疗过程中是因诊疗活动而非疾病本身造成的患者机体与功能损害。③Ⅲ级事件(未造成后果事件):虽然发生了错误事实,但未给患者机体与功能造成任何损害,或有轻微后果而不需任何处理可完全康复。④Ⅳ级事件(隐患事件):由于及时发现错误,但未形成损害事实。

但是在实际操作过程中,医疗安全(不良)事件报告的原则和流程就决定了医疗安全(不良)事件需要再划分到Ⅴ级。因为免责和鼓励报告原则尽可能地激发了医务人员的主动性,所以如欠费、三无人员等无任何医疗安全隐患的事件也在报告事件范围内。

(2)分类:医疗安全(不良)事件的分类没有统一明确的规定,医疗机构可结合实际情况来进行分类,从四川某大型医院的经验来看,把医疗安全(不良)事件先分等级后再进行分类,类别主要有诊疗相关、用药相关、手术相关、辅助检查相关、医患沟通相关、意外事件、体液暴露、跌倒、医疗器械相关、院感相关、费用相关、院内流程相关、备案等13类。

2.报告流程及处理

医疗安全(不良)事件的报告流程根据医院的发展程度应满足多渠道的上报方式,包括手工、邮箱、电话或电子信息系统填报等。满足一个原则,即医疗安全(不良)事件的填报方式和处理的流程是快速和通畅的。医院职能部门就医疗安全(不良)事件应尽量做到事件各个击破,且不同类型的报告由专业的职能部门介入处理,做到专事专管,提高医疗安全(不良)事件处理的效率。这样不仅能鼓励临床医务人员的报告积极性,还有利于医院管理部门对全院医疗安全(不良)事件的知晓情况。因为每个医疗机构的处理模式不同,且没有统一的规定。

3.分析

医疗安全(不良)事件是内部主动发现和报告的,该数据会明显高于医疗纠纷的数据,从医院管理的角度讲,有明显的分析意义,从医疗安全(不良)事件发生的时间、类型、具体科室等作为划分标准,做到前后对比和典型医疗安全(不良)事件PDCA的循环管理。

4.奖罚机制

鼓励报告医疗安全(不良)事件的态度及免责报告的原则就决定了医疗安全(不良)事件主要是奖励的管理模式。按照三级医院综合评审要求,每百张床位年报告≥20件。现阶段难以从质上评价医疗安全(不良)事件报告的好与差,但是可以做到量上的评价,对达到标准的科室进行适当的奖励,发生医疗纠纷反查漏报的科室进行考核。

三、医疗纠纷及投诉管理

（一）医疗纠纷的现状分析

医疗纠纷可以做广义和狭义的不同理解，广义上强调纠纷双方当事人的身份，即一方是患方，一方是医疗机构，就可以称之为医疗纠纷；狭义上说更强调的是纠纷的内容，指患者因购买、使用或接受医疗服务与医疗机构发生的纠纷称之为医疗纠纷。近几年来，我国医疗纠纷的医患关系仍呈现紧张状态，尤其职业医闹的出现、媒体的不实报道，使医患之间的关系恶化。医疗纠纷的现状可归纳为数量多、类型广、索赔高、处理难。该态势短期内不会改变。

（二）医疗纠纷处理

1.医疗纠纷常规处理模式

我国目前常见医疗纠纷的处理有四种模式：分别为医患双方协商、人民调解委员会调解、医疗争议行政处理（医疗事故技术鉴定）和民事诉讼。

（1）医患双方协商：协商解决医疗纠纷是法律赋予医患双方在意思表示真实且完全自愿的条件下，进行沟通协商，协议内容不违背现行法律和社会公序良俗。

（2）人民调解委员会调解：人民调解委员会为医患双方搭建了沟通平台，有利于医患双方矛盾的缓冲。但由于我国的调解制度运行时间较短，尤其是医疗纠纷调解中往往涉及专业性很强的医学、法律知识，调解员队伍及素质还有待提高。

（3）医疗争议行政处理（医疗事故技术鉴定）：医疗事故技术鉴定是围绕是否构成医疗事故及事故等级展开的。医疗事故技术鉴定是由各级医学会主持进行的，鉴定专家都是具有一定临床经验的专科医师，鉴定的科学性较高。同时也是判断患方能否依据《医疗事故处理条例》获得赔偿的关键。但由于医院与医学会及鉴定人员的关系特殊，且医疗事故技术鉴定是集体负责制，使患方对医疗事故技术鉴定的中立性和公正性大打折扣。我国现行医疗鉴定体制是二元化的鉴定体制，即医疗事故技术鉴定和医疗过错的司法鉴定并行。既有医学会作为官方代表进行医疗事故责任鉴定，又有司法鉴定机构进行医疗过错责任鉴定。

（4）民事诉讼：民事诉讼是医疗纠纷处理最权威的解决方式，也是医疗纠纷处理的最后一道防线。医疗纠纷启动诉讼程序后，卫生行政部门及其他机构不再受理，若已受理的，应当终止处理。由于诉讼程序性极强，医疗鉴定专业性强，这种模式成本高、周期长，易造成案件久拖不决。此外，诉讼的强对抗性及专注于法律问题而忽视灵活性，不利于医患关系的和谐。

2.重大、突发医疗纠纷事件及应急事件处置

重大、突发医疗纠纷出现苗头或已发生后，医疗机构应启动医疗纠纷处置预案，并按程序处置，防止医疗纠纷矛盾激化升级。处置程序包括医疗机构和上级卫生行政部门的联合接访；患方情绪失控与医务人员发生纠纷后，医疗机构和警方加强警医联动，并向上级主管单位报备。

在我国，暴力伤医、辱医及其他突发公共卫生应急事件时有发生，在处置该类事件中，应当做好以下几点：①端正意识，提高防范能力；②做好应急预案；③梳理隐患，妥善处置纠纷；④善安保措施；⑤合理应对新媒体；⑥依法处置伤医者。

3.涉及医疗纠纷的尸体处置

《医疗事故处理条例》明文规定患者在医疗机构内死亡的，尸体应当立即移放太平间。但部分医疗纠纷患者家属拒绝移动尸体，以此给医疗机构施压。为维护病房正常秩序，医院应立即启动院内应急预案，多部门联动，包括保卫部、医教部，必要时报警处置。若患方对患者死亡原因有

异议要求尸检,医疗机构应当予以配合。

4.医疗纠纷病历的复印和封存

根据《中华人民共和国侵权责任法》《医疗事故处理条例》相关规定,患方有权复印或封存患者住院病历资料。目前行业内习惯将病历分为主观病历和客观病历。实践操作中,患方可复印客观病历,封存主观病历。

5.医疗纠纷的分析、考核、整改

医疗纠纷充分反映了医院医疗服务过程中存在的问题和缺陷,以及潜在的医疗服务需求。重视投诉处理既是提高医疗服务质量、改进服务水平的一项措施,也是构建和谐医患关系的重要手段。将 PDCA 循环运用于医疗投诉处理中,能使投诉的接待和处理更加规范化和程序化,对医院的可持续发展具有重要意义。建立医疗投诉处理 PDCA 质量管理流程需注意以下几点。①疏通渠道,明确目标:为保障投诉渠道的通畅,在院内公布院内各类型纠纷的投诉电话。同时,制订医疗安全管理制度,优化投诉处理流程。②明确职责,执行目标:投诉接待实行"首诉负责制"。在听取投诉人意见后,核实相关信息,并如实填写《医院投诉登记表》,并经投诉人签字(或盖章)确认。对于涉及医疗质量安全、可能危及患者健康的投诉,组织相关专业专家及被投诉科室管理小组成员进行讨论。③依照指标,检查落实:每起投诉处理后,须向相关科室反馈处理结果及医疗过错中待改善的地方,要求科室定期进行整改。定期以典型的医疗投诉、医疗不良医疗安全事件为重点,进行院内展示,对相应科室整改再进行督导,提高全院医务人员的防范意识。与此同时,利用临床科室晨交班时间,进行宣教。④反馈处理,评价总结:各科室落实检查阶段中针对医疗安全工作制订的各类规章制度,医院定期组织科室质量大查房及机关、专家查房等方式对科室的整改情况进行监督;建立医疗投诉预警机制,该机制主要通过对医院往年的医疗投诉发生率、医疗数量、质量及效率指标进行统计分析,得出医院在各个时段不同的患者收治数量下,医院发生医疗隐患的预警指数,并划分出预警级别,针对不同的预警级别采用检查阶段制订的各种整改措施。

（吕学信）

第二十章 医学影像设备管理

第一节 医学影像学科设备的新进展

一、医学影像学科设备的现状

近40年来医学影像学发展迅速,尤其是近几年,医学成像技术发展迅猛,随着计算机、电子、通信、生物工程技术的飞速发展,影像医学的观察已深入到组织的分子、原子领域中,这就对影像设备的软硬件技术的要求越来越高。

（一）硬件设备突飞猛进

产品朝着专业化、微型化、无线化方向以加速度不断向前发展。超高速640层CT以320排超宽覆盖为平台,在基于倍增采样技术基础上,实现了探测器360度旋转,可获得Z轴双倍数据,达到单圈640层图像,容积体部灌注、全覆盖平台的心肌灌注等,真正实现了CT功能成像从定性到定量的飞跃,实现运动器官的动态显示,可充分满足实时观察的需要。在70 cm大孔径3TMR扫描装置上开始使用超高密度线圈,一方面,结合新型射频设计(包括64个射频通道),可以增加高达20%的信噪比,缩放图像时也不会降低高时空分辨率;另一方面,使患者感觉舒适,提高了扫描效率。多相位射频发射技术,超静音扫描技术,128单元一体化接收技术,使图像重建速度达到创纪录的4 400幅/秒。随着7TMR扫描装置引入临床,对解剖及功能的研究更加细微精确。平板血管造影机采用全新的落地多关节式C形臂及第三代平板探测器系统,融合了全新图像处理技术及影像技术,可保障复杂介入手术的顺利进行和提供高质量图像,热容量高达30 MHU的栅控液态金属管球以及多种剂量防控技术,打造出复杂介入手术的绿色平台。PET/CT则是将PET和CT有机结合在一起,使用同一个检查床和同一个图像处理工作站,将PET图像和CT图像融合,可以同时放映病灶的病理生理变化和形态结构,明显提高诊断的准确性。PET/MRI检查与目前其他手段相比,它的灵敏度高、准确性好,对许多疾病(尤其是肿瘤和最为常见的心脑疾病)具有早期发现、早期诊断的价值,1次检查便可发现全身是否存在危险的微小病灶。

（二）软件技术日新月异

随着计算机技术的不断发展,PACS已逐渐成熟并得到广泛应用,它以全数字化、无胶片化方式采集、阅读、存储、管理和传输医学影像资料。应用 PACS 能够精细全面地阅读图像信息，可以实现多种图像对比、过去与现在的图像对比，提高诊断和分期的精度，经过图像处理，可以更容易、更精确地发现病灶。PACS 与 HIS 连接实现影像资源共享，极大方便了医疗、教学和科研工作，最大限度地提高了影像诊断水平与效率，降低了医疗成本，从整体上提高了医院医疗质量。基于云计算的新型图像管理系统，使医师、医疗机构以及医疗系统以外的患者和医师，通过电子医疗信息交换用互联网安全地共享图像和报告。医师和医疗机构能够将信息和相关的患者图像直接传送至电子病历和其个人健康记录中。这种图像数据的实时交换无须使用 CD、打印或传真，为更完善的个人信息创造条件。由于电子医疗信息交换不需要安装专门的软件或设备，使用者可以节约运营成本，减少劳动力、资源和服务费用。全新的数据共享理念以及与信息技术结合的密集型数据模式软件的应用，可以自动处理许多枯燥费时的任务，特别是在需要读取大量 MR 和 CT 数据的时候，以心脏 CT 为例，能把 CT 血管造影阅片时间从 20～25 分钟减少至大约 5 分钟，时间可以缩短 5 倍左右。迭代重建图像空间技术的应用，可以使患者接触 X 射线量减少 60%～80% 的同时，输出图像与传统处理图像（即在高剂量下获得的数据）看上去基本一样。多源发射并行射频技术可以节省 3T MR 检查所需时间高达 40%，这更适用于儿科患者。同时使 3T MR 不再仅仅适用于神经和骨骼肌肉成像，而是可以应用于全身成像。MR 弹性成像技术是使用低频声波与 MRI 相结合，能够测量组织弹力，区别良恶性肿瘤，监测疾病进展，并提供有力的预防指导数据。

（三）形态学检查日臻完善

直接数字化 X 线摄影系统成为 X 线摄影系统的主流趋势。正电子发射乳腺成像通过检测乳腺癌细胞对氟脱氧葡萄糖的摄取，来判断癌细胞活性，从而检出大小仅为 1～3 mm 的隐匿肿瘤。乳腺特异性 γ 成像的检测指标是癌细胞的锝（^{99m}Tc）摄取值，乳腺特异性 γ 成像检出的隐匿病变平均大小为 1.16 mm，最小者仅为 1 mm。CT 血管成像进一步完善并开发出血管内导航内镜技术，血管的显示技术进一步实用化。CT 结肠成像使空腔器官也适宜作 CT 检查，还可经导航内镜技术作管腔内观察，如今的 CT 结直肠镜检查只需要几秒钟时间，实现实时图像处理，对 >10 mm 息肉的检测敏感性达到 90%。超高分辨力 MRI 使图像空间分辨力显著提高，利于显示一些常规不容易显示的结构，例如：内耳、海马、脑干等的内部细微结构，还能更精确地测量大脑皮质的厚度，勾画神经的走行，显示功能区的定位等。

（四）介入治疗的广泛应用

介入治疗的发展和普遍应用，现已成为同内科、外科并列的三大诊疗技术之一。但近年来面临微创治疗，尤其是微创外科的挑战。随社会经济和人民生活水平的提高，人口老龄化，医疗服务体系的转变，人们对安全、有效而微创/无创性诊治方法和需求将会不断提高。显然，微创、无创手术或治疗都要以医学影像学检查对病灶的精确定位为基础，因此这两方面的密切结合便成为必然。最近一些年来形成热潮的 γ 刀和 X 刀便是典型的例子。另外，立体定向外科手术与影像对病灶定位也是这样的关系。近几年开始出现外科手术导航系统，最近借助于影像技术进行手术或穿刺的导航的产品也已经出现。另外，为配合微创外科手术，内镜及超声内窥探头也得到了广泛的使用。

二、医学影像学科设备的发展方向

作为生命科学的重要组成部分，医学科学包括医学影像学的发展将具有以下特征。

（一）生理、代谢和功能影像

随着生命科学的发展，尤其是分子生物学、生物技术、基因工程的进展，医学影像学的进程将进一步深入。例如：生理、功能、代谢成像和基因治疗等已经并将进一步深入影像学诊治及其基础研究领域。分子影像学将现代分子生物学和影像医学有机结合，在分子及细胞水平研究疾病的发生、发展与转归。目前，新的磁共振成像方法——分子颗粒成像，通过置入干细胞的金属毫微粒的显像作为分子成像研究手段，现已从试管阶段发展到动物脑组织阶段，最终有希望用于全身的细胞追踪。

（二）综合介入放射学

随微机微电子技术的发展，新的影像和介入器械、器具，CT、MR 等新技术，如图像采集和显示、器官/疾病特异性对比剂的开发，以及与 MR 波谱成像的结合，新一代治疗导管/内支架及传送装置的开发、应用，影像诊断和介入治疗将进一步向纵深发展。

（三）网络影像学的到来

随信息科学的发展，由于 PACS 系统、智能型计算机和工作站，计算机辅助诊断和治疗等的进展和实用化，基于云计算的"网络影像学"即将到来。

（杨星洲）

第二节　医学影像设备的保养与维修

当代放射医疗设备技术正朝着集成化、大型化、高速化、流程化、微机化和技术密集化的方向迅速发展。先进的放射设备与落后的保养与维修能力之间的矛盾愈来愈严重地困扰着医院。

一、医学影像设备的保养与维修中普遍存在的一些问题

（一）存在的问题

（1）缺乏一套完整的维修管理体系：比较合理的设备维修管理队伍应包括物资器材专业人员、专业技术人员、管理人员，但较多医院，尤其中小医院，人员配备不齐全或不专业，造成供、管、修脱节，使仪器设备的效能发挥不充分；没有建立档案体系，造成账目不清甚至资产流失。

（2）缺乏有高管理水平和技术水平的医学工程技术队伍：多数医院设备科没有正式编制，医学工程人员缺乏，且大多是早期由其相近专业转行过来，虽然有实践经验，但基础理论差，知识结构陈旧，接受现代先进的医疗设备较困难，维修起来也显得吃力。管理人员缺少相应的培训，工作得不到足够的重视，影响了他们工作的积极性。

（3）维修保养观念滞后：由于对设备的日常维护保养认识不够，工作人员在使用过程中很少进行日常保养（清洁、润滑、紧固）和预防性修理，致使设备的故障率高或损坏面扩大，影响了设备的使用寿命，加之维修人员的技术受限，对贵重精密仪器的维修跟不上，而这种设备又少有备机，往往使诊断治疗工作中断。

（二）建立维修中心

为了充分发挥医疗设备的作用，除加强管理外，由于长期使用的磨损或因元件质量较差，在使用中会经常发生故障而影响正常工作，给医院带来经济上的损失，如将发生故障的仪器设备送

到修理工场去进行修理,不仅时间长,而且修理费用昂贵。所以,应根据医院规模,设立医疗设备维修中心,配备一定数量的专业技术人员和维修人员,并对人员进行各级培训,装备一定数量的测试仪器和机械设备以及必要的修理工具,储备各种维修材料。这样既有利于患者诊断治疗,又可为医院节省经费开支,同时也符合科学管理医院的要求。

(三)设备保养和检查

(1)设备保养是仪器技术性能的客观要求,主要做好防尘、防湿、防蚀、专人保管、定期保养、定点存放、定期检验。医院设备一般实行三级保养制。①日常保养:由仪器保养人负责,它的内容是表面清洁,紧固易松动的螺丝和零件,检查运转是否正常,零部件是否完整。日常保养主要在设备外部。②一级保养:由仪器保养人按计划进行,主要是内部清洁,检查有无异常情况(如湿度、声音等),局部检查和调整。③二级保养:一种预防性的修理,由仪器保养人及修理人员共同进行,检查设备的主体部分、主要组件,调整精度,必要时更换易损部件。

(2)设备检查就是对设备的运行情况、工作精度、磨损程度进行检查和校验。常与维护保养结合起来进行,检查可分为以下两种方式。①每天检查:一般在下班前或交班时同日常保养结合起来,由保管人员或操作人员执行,及时发现问题,及时解决。②定期检查:由保管人员、操作人员、维修人员参加,全面检查,根据所发现问题及时进行维护措施。③检查内容包括两种:一是功能检查,二是精度检查。功能检查指测定的各项功能是否符合仪器说明书和技术文件的要求。精度检查指测定设备的精度,还需定时地由国家计量部门来检查、鉴定。

(四)设备维修

设备的修理和设备的维护保养不能相互代替,修理主要是修复和更换已磨损或损坏的零件,使仪器设备的功能得以恢复。实践证明仪器设备的使用率和寿命在很大程度上取决于维修的好坏。目前设备维修工作已被人们所重视。

1.修理类别

(1)小修理:是指工作量最小的局部修理。在设备所在地点更换和修复少量零件,或调整设备的结构,以保证设备能够使用到下一次修理。

(2)中修理:是指更换与修复设备的主要零件,或数量较多的其他损坏部件,或校正仪器,以恢复其精度,达到设备规定的技术参数。

(3)大修理:是指工作量最大的一种修理,有时需要将设备全部解体,更换和修复全部损坏的零件,恢复设备原有的精度、能力。

2.修理方法

(1)强制维修:即对大型仪器或精度较高、结构复杂的仪器,根据仪器的修理日期,类别和内容都先制订维修计划,不管仪器技术状况如何,都要严格按计划执行。

(2)定期拆修:根据设备实际使用情况,参考有关修理周期,制订设备修理工作计划日期和大致修理工作量。其优点是有利于做好修理前的准备,缩短修理所占用的时间。

(3)预防维修:即对仪器异常进行发现和早期检修对一些贵重的仪器设备,可在故障发生前有计划地进行维修。

(4)事后维修:即仪器发生故障时才进行维修,这种修理需停机进行,修理费用高,管理上被动。

(5)快速维修:即在不影响设备正常情况下的修理。

(6)改造维修:即对仪器经常发生故障的部位进行结构改造,可减少维修工作量,提高其效率,降低保养费用。

二、建立现代维修管理制度

(一)安全检查和物理性能测试制度

由于设备安全问题造成对患者伤害,医院是需要负全责的,搞得不好就有可能引起法律纠纷。从优质服务的角度讲,设备引起的轻微电击或由于设备性能指标不够引起病员的不舒适感也是应该避免的。从这个目的出发,医工部门必须十分重视设备电气安全检查和物理性能的测试,必须建立安全检查和物理性能测试制度。

物理性能测试是指在脱离患者环境下用各种类型模拟器对设备性能进行检查。由于伦理和法律方面的原因,工程师不能直接在患者身体上调试、检查医疗设备。

虽然美国的医疗保险制度很完善,但由安全问题引发的医院赔偿数额动辄上百万美元甚至上千万美元。因此,美国医院医工部门把设备安全作为核心的工作来抓,一般工程技术人员其全年工作量的 54% 是用在设备的安全检查和物理性能测试上。

(二)设备故障维修制度

国际上自有了工业,设备保养与维修就已成为一个永恒的主题。当今发达国家经历了许多代人的不懈努力,将设备维修从最初的事后维修,即被动维修,经过预防维修、预测维修,发展到今天的可靠性维修体制。

众所周知"维修"是针对"故障"而言,而故障可根据其所产生的后果不同分为潜在故障、安全故障、运行故障和非运行故障。潜在故障是指暂时对设备无直接影响的故障,但此类潜在故障会产生严重后果。安全性故障是指故障一旦发生,会造成人身伤害或生命危险。运行性故障是指故障一旦发生,会影响生产运行和维修的直接费用。非运行性故障是指这类故障一般不影响生产运行,但会影响维修费用。

所谓可靠性维修,就是要彻底改变被动维修,而将预防维修、预测维修和主动维修结合起来的维修策略。这一体制旨在通过系统地消灭故障根源,尤其是最大可能地消灭潜在故障和安全性故障,尽最大努力削减维修工作量,最大限度地延长设备寿命。目前我国绝大部分医院还沿用着古老的无计划事后维修方式,即设备维修工程技术人员在等到设备发生故障后才去修理。这种维修方式发达国家工业领域早在20世纪60年代就已淘汰。事实也证明这种维修方式会对医疗工作造成极大的危害隐患,轻则影响医学临床诊断和治疗业务的开展,重则造成人身伤害和严重的医疗事故。以可靠性维修为中心的维修管理模式的最大特点是以后果评价作为维修方法选择的依据。其要点如下。

(1)对于潜在故障,使用强制性预防维修,通过在线或周期性的故障检查来寻找可能潜在的故障。

(2)对于危害安全的故障,使用强制性预防维修,如果没有可以使故障导致灾害降低的维修方法,则应及时考虑将设备或部件进行更新换代。

(3)运行及非运行性的经济性故障,可根据经济合理性来决策使用何种维修方式。

对后果的评价和预测主要是以故障分类和状态检测、监测为基础。医院工程技术人员首先应对所管辖的在用设备从应用范围和关键技术进行分类,然后根据分类情况制订状态检测和监测计划。定设备、定人员编制和下达专项检测和监测任务书。通过对任务书的完成和评定,制订相应的维修计划。

（三）设备维修登记制度

仪器设备在保养维修后必须进行登记,保存文字记录。维修登记内容包括:①精修,即填列单位、部门、设备名称、主诉故障等;②维修报告,写明故障情况、程度、原因;③停机时间;④工作时间,包括日期、开始时间、常规工作时数、加班时数、运送仪器所占用的时间等项目。执行设备维修登记制度,便于进行综合分析,使之成为设备管理的反馈信息。

我国因医院规模不同,医疗设备维修工程技术人员的配备和维修水平也不相同,但现行的维修管理模式大同小异,基本上都采用事后维修模式。随着我国医疗卫生体制的完善和发展,医院在为大众提供优质的健康保障服务的同时,对运行成本的管理和控制越来越成为医院管理的一个重要方面。医院越来越需要引进如全面质量管理、全员维修管理等现代先进企业的先进管理模式和手段。医疗设备虽然不像工厂的设备直接加工和生产产品,但它是医院为大众提供优质的医疗服务和医院创收及发展的重要工具。现代医院设备的维修工程技术人员应努力学习现代工业的先进维修管理模式和方法,尽早淘汰陈旧落后的被动维修方式,采用积极主动的可靠性维修管理模式,才能适应现代医院发展的需要。

（杨星洲）

第三节　医学影像设备的质量管理与质量控制

一、设备质量管理的作用

（1）医疗设备质量管理是医院管理的重要组成部分。没有运行良好的医疗设备作保证,医院的各项业务工作就无法正常进行,现代医院管理中实现最优化控制的目标就无法达到,因此,加强医疗设备管理不仅是医院开展医疗、科研、教学工作的重要基础,也是实现医院最优化管理的保障。

（2）医疗设备现代化是提高医疗质量的重要条件。一个具有一流医疗技术的现代化医院,一定要相应的配置一流的医疗设备,否则即使拥有再好的医技人才梯队,也难以施展才华,医疗设备的先进水平已成为衡量一所医院现代化程度的重要标志。

（3）加强医疗设备质量管理是提高办院效益的重要环节。医院中,医疗设备在固定资产中所占比例以及医疗设备产生的经济效益在医院总收入中的比例都是相当大的,医院每年在医疗设备方面的投资和与设备有关的维修,消耗费用也是很大的,对医疗设备实行科学的管理,一方面努力提高设备使用率,发挥效益,增加收入;另一方面延长设备使用寿命,降低维修和消耗费用,减少支出。这一增一减,能有效地提高医院的经济效益。

二、设备质量管理的任务

（1）根据经济和实用的原则,正确地选购设备,为医院提供品种数量必需、性能精度适当的技术装备。

（2）建立健全规章制度,加强岗位责任制,做到供应及时,管理严格,使医院设备、工作流程处于良好的状态。

（3）在保证供应和效益的基础上，充分发挥国家投资的作用，并合理使用设备，要避免闲置、积压和浪费，千方百计地提高设备的利用率。

（4）保证设备始终处于最佳技术状态，做到：在用设备台台完好，在修设备台台修好。尽快掌握引进设备的安装、保养和维修技术，及时解决备品配件的供应，千方百计地提高设备的完好率。

三、医用 X 射线诊断设备的质量保证与质量控制

早在 20 世纪 60 年代，医用 X 射线诊断设备质量保证与质量控制就引起人们的关注，70 年代中、末期一些发达国家就开始实施综合性的质量保证计划，并得到世界卫生组织、欧共体、国际放射防护委员会、国际辐射单位和测量委员会、国际电工委员会、国际医学物理组织、国际标准化组织、国际辐射防护协会的有力支持。到目前为止，几乎所有发达国家的医院、放射防护部门在政府干预或学术团体的宣传、动员和组织下，都建立了相应的机构，制订了国家法规或标准，并予实施。

我国自 20 世纪 80 年代初、中期部分地区和单位较系统地在放射学领域开展了 QA、QC 的研究工作。国务院在 1989 年颁布了 44 号令；卫生部于 1993 年颁布了 34 号令；卫生部工业卫生实验所于 1988 年获得卫生部医学科学基金，开展医用 X 射线放射诊断质量保证研究；中华医学会放射技术协会、中华放射学杂志社多次组织了全国性的 QA、QC 研讨会，并建立了全国性的 QA、QC 协作网点；近几年来，《中华放射学杂志》和《中华放射医学与防护杂志》相继发表了 QA、QC 文章；举办全国（全军）性 QA、QC 技术培训班；这些行动展示了我国 QA、QC 工作进展现况，随着我国医学影像技术和设备的不断更新，QA、QC 的实施必将使我国的放射技术专业队伍从"经验型"走向"科学型"大大迈进。

四、质量保证与质量控制的益处

医疗设备是实行医疗服务、教学和科研工作的必备工具，是现代医院赖以生存和发展的必要条件，也是衡量医院医疗技术水平的重要标志。为了更好地发挥医疗设备的作用，必须对医疗设备的投资、采购、使用、维修、保养报废等全过程实行科学管理，以便医院取得更大的社会效益和经济效益。实施质量保证与质量控制可带来以下 5 个方面好处：①降低受检者和工作人员的受照剂量；②降低废片率和重拍片率；③保证设备的良好运行性能；④节约资金、提高经济效益；⑤为临床提供最佳诊断信息。

五、在用设备的质量管理与质量控制

（1）建立系统完善的管理制度，明确使用、管理人员职责。

（2）大型医疗设备应专人、专管、专用，对新购仪器设备，操作人员必须经培训后或详细阅读有关仪器说明书，理解说明书的内容后方能上机操作。

（3）为确保设备的正常运行，科室必须改变重供轻管现象，应加强维修工程技术人员的培训和业务学习。

（4）做好在用设备的维修保养工作：①日常保养，由设备操作人员负责，每天上岗操作前应做好设备的外表清洁、紧固、润滑、外观检查等工作。②一级保养，定期由操作人员和维修人员共同对设备内部有选择地清洁、润滑、局部检查与调整、电气设备的通电情况、光学零件擦拭等工作。③二级保养，定期由操作人员和维修人员共同对仪器设备主体部件分解检查和

调整,更换磨损部件。仪器设备经保养或大、中修后,操作人员与维修人员需共同验收调试,经无负荷、有负荷试运行合格后方能交付使用。大型设备应将维修保养情况摘要记入维修档案,并签名以示负责。

(5)衡器、量器、精密仪器仪表应按有关计量法规进行检定,并定期复查,检定与复查结果要填入校验记录。

(6)设备的档案管理:①建立设备档案,包括设备档案卡、使用说明书、维修说明书、标准操作规程、安装调试验收记录、计量校验记录,维修保养记录、备件清单等内容。②建立设备在用情况档案,主要建立账卡,包括总账、分账、分类明细账。③建立设备维修档案,大中型设备应具有维修情况档案,包括维修记录卡和设备使用保养卡,以供维修员、操作员登记。④建立强检计量仪器周期检定档案,内容包括计量器具名称、数量、规格、型号、周期检定时间、检定合格证等。

总之,医院设备的质量管理与质量控制是一项复杂而细致的工作,它涉及面广,范围大。各级领导必须重视,管理人员必须要有高度的责任心、责任感,并在今后的工作中逐步完善这一管理体系,切实加强科学管理,使医疗仪器设备得到充分发挥其临床作用,为医院创造更大的社会效益和经济效益。

(杨星洲)

参考文献

[1] 李连成,莫大鹏,付应明.现代医院管理制度全集[M].北京:中国言实出版社,2020.

[2] 杨思进.基层医院感染管理实用手册[M].成都:四川科学技术出版社,2018.

[3] 蒋飞.现代医院管理精要[M].北京:科学技术文献出版社,2019.

[4] 糜琛蓉,倪语星,朱仁义.医院感染防控与管理实训[M].北京:科学出版社,2020.

[5] 郭启勇.现代医院管理新论[M].北京:人民卫生出版社,2018.

[6] 刘乃丰.医院信息中心建设管理手册[M].南京:东南大学出版社,2020.

[7] 田绪荣.现代医院管理[M].北京:科学技术文献出版社,2018.

[8] 王霜.现代医院管理制度研究[M].秦皇岛:燕山大学出版社,2019.

[9] 赵海专,杨有业,金华,等.现代实用医院管理[M].北京:科学技术文献出版社,2018.

[10] 张锦文.医院管理[M].台湾:台北市大林出版社,2020.

[11] 莫求,王永莲.医院行政管理[M].上海:上海交通大学出版社,2019.

[12] 臧培毅.现代医院管理理论与实践[M].长春:吉林科学技术出版社,2018.

[13] 庄建民.医院管理新思维[M].北京:人民卫生出版社,2020.

[14] 王成增,张建功.现代医院管理理论与实务[M].北京:科学出版社,2018.

[15] 邹妮,孙喆.医院感染管理[M].上海:上海世界图书出版公司,2019.

[16] 郑艳华.现代医院管理[M].北京:科学技术文献出版社,2020.

[17] 徐冉.精编现代化医院管理[M].上海:上海交通大学出版社,2018.

[18] 吴兆玉,陈绍成.实用医院医疗管理规范[M].成都:四川科学技术出版社,2019.

[19] 郭蔚蔚.实用医院经济与管理[M].天津:天津科学技术出版社,2018.

[20] 李亚军.现代医院管理制度[M].西安:世界图书出版西安有限公司,2020.

[21] 孙良仁.现代医院管理实践[M].北京:科学技术文献出版社,2019.

[22] 吕峰,杨宏,高云英.医院信息管理理论研究[M].成都:电子科技大学出版社,2018.

[23] 陈立华.现代医院财务管理研究[M].北京:现代出版社,2018.

[24] 沈红玲.现代医院管理理论与实践[M].北京:科学技术文献出版社,2020.

[25] 马静.实用医院管理[M].汕头:汕头大学出版社,2019.

[26]牟锋.现代医院档案建设与管理[M].北京:科学技术文献出版社,2018.

[27]莫言娟.现代医院管理与医院经济运行[M].天津:天津科学技术出版社,2020.

[28]胡光云.新编医院管理实务[M].昆明:云南科技出版社,2019.

[29]王晓锋.现代医院管理模式与实用操作[M].北京:科学技术文献出版社,2020.

[30]李爱军.医院医疗设备管理与维护[M].长春:吉林大学出版社,2018.

[31]兰芳.现代医院财务管理研究[M].延吉:延边大学出版社,2020.

[32]岳芙蓉.现代医院统计管理与病案管理[M].长春:吉林科学技术出版社,2018.

[33]杨继红.现代医院管理概要[M].上海:上海交通大学出版社,2019.

[34]陈英博.现代医院财务管理探索[M].北京:现代出版社,2020.

[35]张再英.探讨精细化管理在病案室病案管理中的应用[J].临床医药文献电子杂志,2020,7(53):180-180+186.

[36]梁莘.规范住院病案首页信息管理与质量控制对 DRGs 分组的作用[J].心电图杂志,2020,9(1):139-140.

[37]李长军.医院管理系统中计算机技术的有效运用[J].电子世界,2020(21):159-160.

[38]相悦丽,朱旭东,尹永奎,等.规范电子病历管理防范医疗纠纷的研究[J].中国卫生事业管理,2019,36(11):842-843+866.

[39]刘俊生.加强与完善医院财务管理的途径[J].商业文化,2020(34):52-53.

[40]彭洁荣.精细化管理在医院科研管理中的应用[J].中国卫生产业,2020,17(17):58-59+62.